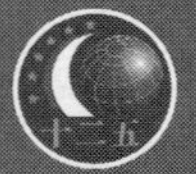

国家卫生和计划生育委员会“十二五”规划教材
全国高等医药教材建设研究会规划教材
全国高等学校医药学成人学历教育（专科起点升本科）规划教材

供护理学专业用

护理教育学

第2版

主　编　李小寒

副主编　高国贞　周　芸

编　者（以姓氏笔画为序）

丁　哲（辽东学院医学院）
卜秀梅（辽宁中医药大学护理学院）
马晓璐（中国医科大学护理学院）
王继红（北华大学护理学院）
许亚红（首都医科大学护理学院）
李小寒（中国医科大学护理学院）
吴炜炜（福建医科大学护理学院）
肖素香（嘉兴学院医学院）
周　芸（长治医学院）
高　睿（西安交通大学医学院）
高国贞（广州医学院第一附属医院）
霍　苗（大连大学护理学院）

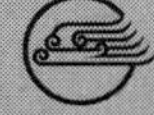
人民卫生出版社

图书在版编目（CIP）数据

护理教育学 / 李小寒主编．—2 版．—北京：人民卫生出版社，2013.10

ISBN 978-7-117-17622-4

Ⅰ．①护… Ⅱ．①李… Ⅲ．①护理学–教育学–医学院校–教材 Ⅳ．①R47

中国版本图书馆 CIP 数据核字（2013）第 229509 号

人卫社官网	**www.pmph.com**	**出版物查询，在线购书**
人卫医学网	**www.ipmph.com**	**医学考试辅导，医学数据库服务，医学教育资源，大众健康资讯**

护理教育学

第 2 版

主　　编：李小寒
出版发行：人民卫生出版社（中继线 010-59780011）
地　　址：北京市朝阳区潘家园南里 19 号
邮　　编：100021
E - mail：pmph @ pmph.com
购书热线：010-59787592　010-59787584　010-65264830
印　　刷：中国农业出版社印刷厂
经　　销：新华书店
开　　本：787 × 1092　1/16　　**印张**：24
字　　数：599千字
版　　次：2003 年 8 月第 1 版　　2013 年 10 月第 2 版
2016 年 11 月第 2 版第 6 次印刷（总第 13 次印刷）
标准书号：ISBN 978-7-117-17622-4/R · 17623
定　　价：40.00 元
打击盗版举报电话：010-59787491　E-mail：WQ @ pmph.com
（凡属印装质量问题请与本社市场营销中心联系退换）

全国高等学校医药学成人学历教育规划教材第三轮

修订说明

随着我国医疗卫生体制改革和医学教育改革的深入推进，我国高等学校医药学成人学历教育迎来了前所未有的发展和机遇，为了顺应新形势、应对新挑战和满足人才培养新要求，医药学成人学历教育的教学管理、教学内容、教学方法和考核方式等方面都展开了全方位的改革，形成了具有中国特色的教学模式。为了适应高等学校医药学成人学历教育的发展，推进高等学校医药学成人学历教育的专业课程体系及教材体系的改革和创新，探索医药学成人学历教育教材建设新模式，全国高等医药教材建设研究会、人民卫生出版社决定启动全国高等学校医药学成人学历教育规划教材第三轮的修订工作，在长达2年多的全国调研、全面总结前两轮教材建设的经验和不足的基础上，于2012年5月25～26日在北京召开了全国高等学校医药学成人学历教育教学研讨会暨第三届全国高等学校医药学成人学历教育规划教材评审委员会成立大会，就我国医药学成人学历教育的现状、特点、发展趋势以及教材修订的原则要求等重要问题进行了探讨并达成共识。2012年8月22～23日全国高等医药教材建设研究会在北京召开了第三轮全国高等学校医药学成人学历教育规划教材主编人会议，正式启动教材的修订工作。

本次修订和编写的特点如下：

1. 坚持国家级规划教材顶层设计、全程规划、全程质控和“三基、五性、三特定”的编写原则。

2. 教材体现了成人学历教育的专业培养目标和专业特点。坚持了医药学成人学历教育的非零起点性、学历需求性、职业需求性、模式多样性的特点，教材的编写贴近了成人学历教育的教学实际，适应了成人学历教育的社会需要，满足了成人学历教育的岗位胜任力需求，达到了教师好教、学生好学、实践好用的“三好”教材目标。

3. 本轮教材的修订从内容和形式上创新了教材的编写，加入“学习目标”、“学习小结”、“复习题”三个模块，提倡各教材根据其内容特点加入“问题与思考”、“理论与实践”、“相关链接”三类文本框，精心编排，突出基础知识、新知识、实用性知识的有效组合，加入案例突出临床技能的培养等。

本次修订医药学成人学历教育规划教材护理学专业专科起点升本科教材14种，将于2013年9月陆续出版。

全国高等学校医药学成人学历教育规划教材护理学专业（专科起点升本科）教材目录

教材名称	主编	教材名称	主编
1. 护理研究	陈代娣	8. 妇产科护理学	蔡文智　王玉琼
2. 护理管理学	张振香　罗艳华	9. 儿科护理学	范　玲
3. 护理心理学	史宝欣	10. 急危重症护理学	成守珍
4. 护理教育学	李小寒	11. 老年护理学	王艳梅
5. 健康评估	张立力	12. 精神科护理学	吕春明
6. 内科护理学	胡　荣　王丽姿	13. 临床营养学	让蔚清
7. 外科护理学	孙田杰　王兴华	14. 护理伦理学	姜小鹰

第三届全国高等学校医药学成人学历教育规划教材

评审委员会名单

前　言

《护理教育学》第1版教材于2003年8月出版，迄今已经使用了近10年的时间。此教材在使用过程中，得到了护理学专业教师和学生的认可和好评，并于2005年10月被全国高等医药教材建设研究会、卫生部教材办公室评为全国高等学校医药优秀教材。

随着时代的发展和社会的进步，社会对护理人才的需求发生了很大的变化，因此向护理教育者提出了更高的要求。此外，随着知识更新速度的加快，教育学中一些新的理论、理念和方法也不断涌现，我们的教材必须根据这些变化做出相应的修订和调整，为学生提供能反映学科发展的最新知识，以满足广大护理学专业教师和学生的需求。《护理教育学》第2版教材就是在这样的背景下进行修订的。

本教材在编写过程中，严格遵循了“教材继承性与创新性相结合的原则”。在继承第1版教材中较为成熟内容的基础上，参考国内同类教材先进的内容，并结合我国现行的高等护理教育实践，特别是认真听取和分析了教材使用者的中肯意见，对第1版教材进行了精心的修订，使第2版教材在内容上充分地体现科学性、先进性和实用性。本教材继续体现“三基五性”原则，力求达到“四个适应”，即适应社会经济发展和人群健康需求的变化、适应科学技术的发展、适应医学模式的转变、适应医学教育的改革与发展，结合护理学专业本科生的培养目标，同时考虑“专升本”学生的学习经历及知识结构的特点，保留第1版教材的整体结构框架及逻辑关系，并以培养学生综合素质和能力为核心。

第2版教材的主要改变是：①增加了“继续护理学教育”和“护理教育管理”两章内容，使新教材由原来的10章变成了12章。同时也增加和删减了相关的内容。②对教学技能和技巧的相关内容进行了系统的描述，突出了教材的可操作性。③理论部分的内容力求通俗易懂，并强化了理论的应用，增强了教材的实用性。④增加实例或范例，帮助学生更好地理解和应用所学教学内容。⑤每章内容前增加了学习目标，每章内容后增加了思考题以帮助学生了解教学要求和检验学习效果。⑥每章增加了知识链接的内容，以提高学生的学习兴趣和拓宽学生的视野。

本教材由全国11所高等医学院校的12位护理学专业教师通力合作、精心编写而成。这支编写队伍是一支团结友爱、严谨求实和精益求精的团队，作为本教材的主编，我为有这样的合作团队而感到荣幸和欣慰。借此机会我也想表达对所有编者深深的谢意。在教材的编写过程中，我们得到了所有编者所在单位相关领导和同事的大力支持；此外，每一位编者还获得了来自家庭成员的体谅、关爱和支持。我将由衷的敬意献给所有在教材编写过程中给予我们无私帮助和支持的朋友们。

尽管我们在本教材的编写过程中付出了许多辛苦和努力，但由于能力和水平有限，教材中难免会有疏漏之处。我们真诚地希望所有使用本教材的教师、学生以及临床护理人员及时给予批评指正。我们会不断努力去打造精品教材，为护理教育能够培养出更多理论基础坚实、知识面广、综合素质高、实践能力强的护理学专业人才贡献出我们的一份力量。

李小寒

2013年10月

目　录

第一章

护理教育学概述

学习目标

识记：

1. 能正确说出教育的功能。
2. 能正确陈述教育的构成要素。
3. 能正确描述护理教育的功能。
4. 能正确概述我国护理教育的类型和层次。

理解：

1. 能用自己的语言正确解释下列概念：
   教育　教育学　护理教育　护理教育学
2. 能正确解释教育的含义。
3. 能正确说明人的发展和社会的发展与教育的关系。
4. 能正确解释护理教育的特点。

运用：

1. 能结合国内外护理现状，正确分析我国护理教育未来的发展趋势。
2. 根据所学知识，正确评述教育在促进人的发展及社会发展方面所发挥的作用。

护理教育是建立在普通教育基础上的专业教育活动，旨在培养社会所需要的多层次、多规格的护理学专业人才。护理教育学是专门研究护理教育现象、本质和规律的学科，是护理学科体系中新兴的一门交叉性边缘学科。护理教育学的形成与发展对转变教育者的教育理念，提高护理教育质量以及促进护理学专业的发展具有重要的理论与实践意义。本章将在介绍教育相关概念的基础上，重点阐述护理教育。

第一节　教育概述

教育是一种培养人的社会活动，是继承社会文化、传递生产经验和社会生活经验的基本途径，是人类精神和生命在一种文明层面上的代代传递。教育者通过一系列精心设计的教育活动，可以使受教育者获得为社会服务的知识与技能，从而促进个体和社会的发展。

一、教育及教育学的概念

（一）教育的概念

教育（education）是人类特有的社会现象，它随着人类的产生而产生，并随着社会的发展而发展。在不同的历史时期，教育具有不同的特点，因此，人们对教育本质和属性的解释也不尽相同。

在我国，“教育”一词最早出现在古籍《孟子·尽心上》中，书中提到“得天下英才而教育之三乐也”，这只说明古人把“能够遇到优秀的人才并对其进行教育”作为“人生的三大乐趣之一”，并未揭示教育一词的真正内涵。东汉文学家许慎在《说文解字》一书中提及：“教，上所施下效也，养子使作善也”，在此，“教”是指教育者的教诲和受教育者的模仿，“育”则指受教育者在教育者的引导下向好的方面发展。《中庸》所谓的“修道之谓教”，注重从道德修养出发对受教育者的行为规范提出要求，最终着眼于如何做一个品行端正的文化人。

可见，我国古代的教育家普遍认为教育是一种培养人的活动，是教育者向受教育者实施教育，要求受教育者学习经典，使之成为有社会道德的个体。我国传统的教育思想是以社会需要为依据，教育活动以教育和培养为主。它强调的是教育中社会的需要性和教育的职能性。

在西方，“教育”一词源自于拉丁文的“educare”，原意为“引出”和“导出”，寓意引导个体发展的活动，强调教育不是把学生当作机械接受知识的“仓库”，而是要加强引导以最大限度地发挥学生的潜能。如美国实用主义教育家杜威提出“教育不是强迫人去接受或吸收外界的信息，而是如何使人与生俱来的能力得到发展和完善”。瑞士教育家裴斯泰洛齐认为教育是按照自然法则，发展儿童道德、智慧和身体各方面能力的社会活动。法国教育家卢梭则从个体发展的观点出发，提出了“自然教育的理论”。强调以儿童内在的自然或天性为中心，帮助儿童发展其本能，让儿童亲自参加活动，从而使其身心按自然规律发展和完善。

由此可见，西方教育家认为教育是一种培养人的活动，但在解释教育时，他们多偏重于个性的解放、人的价值和个体的发展，认为教育是促进个体身心全面发展的过程。

总之，尽管受东西方历史和文化背景的影响，中外教育家对教育概念解释的角度和侧重有所不同，因而出现了不同的教育定义，但其共同之处都是将教育看做是一种培养人、促进人身心发展的社会活动。

作为一种科学的、专门的术语，教育的概念可以从广义和狭义两个层次来界定。广义的教育泛指所有影响人们的知识技能、身心健康、思想品德和审美素质形成与发展的活动，存在于人类社会生活的各个方面。狭义的教育主要指学校教育，是指教育者根据一定的社会要求及受教育者身心发展的规律和需求，有目的、有计划、有组织地对受教育者的身心施加影响，把他们培养成为一定社会所需要的人的社会活动。本书所采用的是教育的狭义定义，据此，教育本身具有四层含义：

（1）教育是培养人的活动：人是教育的对象，教育是由教育者对受教育者所进行的一种有目的、有计划、有组织的影响活动。在这一活动过程中，学生掌握了一定的知识和技能，形成了一定的思想品德，同时获得了一定的身心发展。

（2）教育是社会活动：一方面，教育活动在一定的社会环境中进行，社会为教育活动提供必要的条件；另一方面，教育的目的是将受教育者培养成为社会需要的人。因此，教育反映了社会对受教育者的要求，并受一定社会因素的制约。

（3）教育是传递社会经验的媒介：教育活动的基本形式是知识和经验的传递，是将人类在实践中积累起来的生产及生活经验传授给下一代，使之能够适应现存的生产和生活方式。教育培养人的过程就是将社会的知识、生活方式、行为规范、意识形态不断地内化于教育对象，使个体社会化，从而使其按照一定的社会规范及要求来发展自己，并在继承前人经验的基础上，不断开拓创新和完善。

（4）教育是促进社会发展的保证：教育通过一系列有目的、有计划、有组织的活动，对受教育者施加影响，将其培养成为德、智、体、美全面发展的各类人才，为社会服务，从而促进社会的发展。

（二）教育学的概念

1. 教育学的定义　教育学（pedagogy）一词来源于希腊文“pedgogue”，原意为“教仆”，意指照顾儿童的学问，后来引申为关注教育过程的应用艺术。本书将采用来自于《教育学大辞典》中的教育学定义，即“教育学是研究人类教育现象及一般规律的学科。”其任务是研究培养人的社会教育活动，揭示教育的客观规律，阐述适应社会需要、符合教育规律的教育理论以指导教育实践。

2. 教育学的发展　按照时间顺序，教育学的发展分为四个阶段：

（1）教育学的萌芽阶段：教育学思想起源于古希腊及中国的春秋战国时期。当时，许多著名的教育思想家，如古希腊的苏格拉底、柏拉图、亚里士多德及我国春秋战国时期的孔子、孟子等都以自己的哲学思想为基础，对教育实践中积累起来的经验进行了概括性的总结，并提出了许多颇有指导价值的教育观念与教育主张，为人类积累了丰富的教育遗产。我国古代的《学记》是世界上最早、最完整的一部教育学专著，它高度概括了我国古代教育思想和教育经验，其中有的已经达到了规律性的认识，经过两千多年教育实践的检验，至今对教育活动仍具有普遍的指导意义。然而，由于受当时历史条件的限制，教育思想仍然和政治、哲学、宗教、文化及伦理等交织在一起，没有形成独立的、完整的知识体系。

（2）教育学体系形成阶段：文艺复兴时期，教育学开始从其他学科中分化出来，步入一个崭新的历史阶段，并逐渐形成了自己独立的理论体系。捷克著名的教育家夸美纽斯（Comenius JA）于1632年撰著的《大教学论》是教育学发展成为一门独立学科的里程碑。夸美纽斯的《大教学论》建立适应学生年龄特征的学校教育制度，全面系统地阐述了教学的基本原则与方法，确立了班级授课制，规定了广泛的教学内容。德国教育家赫尔巴特于1860年出版的《普通教育学》则是最早以教育学命名的专著，它明确提出教育学应以心理学、伦理学为学科基础，书中全面阐述了教育、教学问题，提出了教学的教育性原则及教学阶段理论。这些著作都具有完整的理论体系，对教育科学体系的形成与发展产生了巨大的影响，为科学教育学的发展奠定了基础。

（3）科学教育学建立阶段：马克思主义诞生之后，其历史唯物主义和辩证唯物主义的观点不仅为科学教育学的建立提供了世界观与方法论的指导，而且对教育学中的一些根本问题（如教育的社会性质与作用、教育与人的发展之间的关系、教育与其他社会现象之间的关系等）作出了科学的回答，使教育学进入科学化发展阶段，真正成为一门科学。

（4）教育学的多元化发展阶段：第二次世界大战以后，科学技术的发展呈现出既高度分化又高度综合的趋势。随着新的技术革命的到来，教育在提高劳动生产率和实现社会发展目标中的作用日益明显，随着教育学迅速发展起来，教育学理论研究的科学化水平得到进一步提高，教育学与心理学、社会学、经济学等学科的联系变得日趋紧密。科学的教育学理论体系的建立和发展，产生了许多新的交叉学科与分支学科，使现代教育学逐步呈现出一个立体交叉的学科网络结构及立体多维的研究格局。

二、教育的功能

教育是培养人的社会活动，这一教育定义，揭示了教育的两大基本功能：促进人的发展和促进社会的发展。

（一）促进人的发展

教育是培养人的活动，是人的发展所必需的。通过有目的、有计划、有组织的教育活动，可以促进人的发展。促进人的发展属于教育的内部关系，主要表现在以下三个方面：

1. 教育对个体发展的主导作用　个体的发展，是指个体从出生到成人期身心有规律的变化过程。它包括身体发展和心理发展两个方面，前者指机体的自认形态和组织器官及其功能的发展和完善，后者是指人的心理过程和个性心理的发展，包括认知、情感、意志和各种高级社会性的发展。心理的发展离不开身体的发展，身体的发展同样受到心理发展的强烈影响，两者是密不可分的。个体的发展呈现明显的历史性与社会性、顺序性与阶段性、共同性与差异性等特征。个体发展既能现实地展开，又具有无限发展的可能性。教育就是通过其独特的形式和丰富的内容，促进个体身心和谐的发展。

影响个体发展的因素可以归结为三个方面，即遗传、环境与教育。遗传素质是个体发展的物质基础，为个体的身心发展提供可能性；环境（自然环境与社会环境）对个体的发展起一定的制约作用；教育是一种特殊的环境，对个体的发展具有主导作用。

遗传素质和环境对个体发展与教育关系密切。教育的主导作用既表现为对个体的作用，也表现为对种族遗传、对环境形成的重要影响。然而，个体的发展往往离不开其能动的实践及个体主观能动性的发挥，它们对人的发展经常有着决定性的意义。因此，教育者应鼓励被教育者积极主动地参与各种教育实践活动。

2. 教育的个体社会化功能　教育在个体发展中的主导作用突出表现为教育能促进个体的社会化。所谓社会化是指人接受社会文化的过程。学校是个体社会化的场所，学校教育是个体社会化的途径。教育的个体社会化功能主要表现为以下三个方面：

（1）教育促进个体观念的社会化：个体观念是个体对社会事物的看法和个体在社会活动中形成的思想。个体观念的社会化，即世界观、人生观、价值观的形成。我们所期望的教育，就是在个体观念的社会化过程中，能有计划、有目的地按照一定社会的要求帮助人们形成社会所需要的观念，特别表现为促进个体政治观念和道德观念的社会化。

（2）教育促进个体智力与能力的社会化：首先，教育指导或规范个体智力和能力的社会化。其次，教育加速个体智力、能力的社会化。

（3）教育促进个体职业、身份的社会化：在现代社会中，个体谋求某种社会职业通常以接受相关的教育和训练为前提，教育是促进人的职业社会化的重要手段。个体的身份是指个体在整个社会结构中的地位，个体的身份社会化通常也以接受相关的教育与训练为前提，因此，教育是促进个体身份社会化的重要手段。

3. 教育的个体个性化功能　人在社会化的过程中必然伴随个性化，社会化过程同时也要求个性化。人的个性化的形成与实现依赖于教育。教育具有促进人的个性化的功能，教育的这种功能主要体现在它促进人的主体意识的发展、促进人的个体特征的发展以及促进个体价值的实现等方面。

教育无论是促进个体个性化，还是个体社会化，都不能割裂两者的关系，必须把两者有机地结合和统一起来。一方面，个性化必须建立在社会化的基础上，缺乏社会化的个性只能是原始的自然性，而不是健全良好的个性；另一方面，也只有以丰富的个性为基础的社会化，才是民主社会的社会化，才是健全意义上的社会化。人的社会性和个性的统一，决定了教育必须在促进两者统一的基础上，平衡两者之间的关系。

（二）促进社会的发展

促进社会的发展是教育的社会功能，属于教育的外部关系，主要是通过下列三种途径来实现：

1. 教育为社会主义经济建设服务　经济建设是社会主义现代化建设的中心。教育为社会主义建设服务，首先要为经济建设服务，经济建设的首要任务是提高生产力水平。教育最基本的经济功能就是劳动力的再生产，即把可能的劳动力转化为现实的劳动力，把一般的劳动力培养成为具有一定的生产知识、劳动技能、有觉悟、有文化素养的特殊劳动力。高等教育在提高生产力水平方面的作用越来越被重视，以至于人们把高等教育的数量与质量作为衡量一个国家生产力水平与经济实力的一个重要指标。"以知识为基础的经济"时代的到来，更加突出了教育在经济建设中的作用。

2. 教育为社会制度建设服务　教育为经济建设服务，不仅为了促进生产力的发展，还要使生产关系适应生产力的发展。经济制度是生产关系的制度化，政治是经济的集中表现，经济制度和政治制度构成了社会制度的主体。教育为社会制度建设服务的功能，主要通过培养人才以维护、改革、调整、完善经济制度与政治制度，即促进生产关系适应生产力的发展。

3. 教育为社会文化发展服务　教育为文化发展服务，主要体现在对文化的传承、选择和创造上。

（1）文化的传承：传承是教育最基本的文化功能，教育是传承文化的有效手段。教育对文化的传承有两种形式，一是纵向的文化传承，表现为文化在时间上的延续；二是横向的文化传播，表现为文化在空间上的流动。教育作为培养人的活动，它以文化为中介，客观上起着文化的传承和文化的普及作用。正因为教育的文化传承和文化普及作用，才使前人所积累的生产生活经验、伦理道德规范及科学技术知识，有计划地传递给下一代；才使文化由少数人传向多数人，由一个地域传向另一个地域，使文化得以传递和保存。

（2）文化的选择：一方面，人类数千年的文明历史积累了不可胜计的文化知识，教育者不可能在有限的时间内把前人所积累的文化知识全部传递给后人。另一方面，任何文化都是精华与糟粕并存，既有社会发展所需要的知识，又有不利于社会发展的东西，因此，不能无选择地都传递给后人，必须有所选择，即教育者应整理、继承、传播和发扬社会发展所需要的精华，剔除、摒弃所不需要的糟粕。文化制约教育，教育选择文化。

文化的选择是文化变迁和文化发展的起始环节，它表现为对文化的自动选择或排斥。教育是文化传递的手段，但教育的文化传播是有选择的。教育的文化选择形式主要有吸收和排斥两种。吸收是对与教育同向的文化因子的肯定性选择；排斥是对与教育异向文化因子的否定性选择。教育选择文化不只是促进文化的发展和变迁，更重要的是提高受教育者的文化选择能力，以优秀的人类文化精华促进人的发展。

高等教育通过制订培养目标、设置专业与课程、编写大纲与教材以及建立教师群体和校园文化，对文化进行有效的选择，批判性地继承。

（3）文化的融合：现代社会生产力的发展和市场经济的形成，使政治、经济、文化各方面已经打破了封闭的地域性而走向开放，文化的交流成为必然。文化的融合是文化交流的产物，它表现为不同文化的相互吸收、结合而趋于一体的过程。全球化时代教育的开放性，也使文化在传递的过程中不断地相互吸收、相互融合。教育通过教育的交流活动以及教育过程本身对不同文化的学习促进文化的交流与融合。不同文化的交流、融合，不仅促进了本民族文化的繁荣，而且也促进了世界文化的发展。

（4）文化的创造：人类文化的发展，不仅需要传递和保存已有的文化，更需要创造新的文化。教育的文化功能，最根本的就是实现文化的创新。教育通过以下三种途径实现文化的创造功能：第一，教育对文化的选择、批评和融合，总是着眼于古为今用、洋为中用，取其精华、去其糟粕，适应社会发展变化的需要，构建新的文化特质和体系，使文化得到不断的更新和发展。第二，教育直接产生新的文化。教师的科研活动、研究性教学、师生的创作、科研论文的指导与撰写等都直接创造着新的文化。第三，教育创造文化最根本的途径就是创造性人才的培养。教育通过传授人类精深的文化，培养人的个性与创造力，并将这种创造性人才输送到社会的各行各业中，直接从事文化的创造活动。

文化的创造主要由高等教育来承担，高等教育通过科学研究和创造性活动，不断地创新文化，这是高等教育的特殊地位与有利条件所赋予的。在传统文化与外来文化的冲突、重组、融合中，高等教育有创造新文化的机遇。这种创造活动，一般是渐进的、曲折的，但总体上是积极的、超前的，它使高等教育获得了新的生命力，也推动了社会的发展。

（三）促进人的发展与促进社会的发展之间的关系

教育的定义包含了三个基本概念：教育、人、社会。人的发展与社会的发展和教育的关系，是教育学的基本问题。要理解教育和人、社会的关系，首先必须理解人与社会的关系。①从人的角度看，人是处于一定社会发展阶段中的人，人的本质是所有社会关系的总和；人的发展，要在社会的发展中实现；人的价值，需要体现在社会价值之中。人不能超越于社会，离开了社会价值就不会存在抽象的人的价值。②从社会的角度看：社会是人按照一定模式或系统组成的集合体，社会的发展，归根到底，决定于人的个体与群体素质的提高；社会发展的最终目的，是为了最大限度地满足人们的物质和文化的需求。作为人与社会中介的教育，其基本功能在于根据社会的需要促进人的发展；反过来，通过培养人来促进社会的发展。因此，促进人的发展与促进社会的发展，是教育两个不可分割的基本功能。

人的发展与社会发展的一致性，决定了教育促进人的发展与促进社会的发展两个基本功能在本质上是统一的。为促进社会的发展，教育必须满足人的自身发展需要，提高人的个体与群体的素质；为促进人的发展，教育就必须满足社会发展的需要，使社会能提供人的发展所必需的物质和精神的教育资源。人的发展与社会的发展互为目的、互为条件，教育的价值是促进人的发展与社会发展的价值统一。因此，教育必须协调这两种基本功能，才能充分实现其价值。

教育的两种基本功能，在本质上是统一的，但在教育实践中，却往往是顾此失彼，甚至矛盾冲突的现象。如片面强调教育的社会功能而忽视个性的发展，或者片面强调个性而忽视为社会服务。前者致使人的个性发展受到压抑，人的聪明才智不能充分发挥；后者轻则滋长严重的个人主义、自由主义，致使学校培养出来的人不能适应社会需要，不能推动社会的发展，更有甚者，阻碍社会的健康发展。正是由于教育理论从不同角度反映教育实践中存在着的各种矛盾冲突，所以形成了所谓的“个人本位教育论”和“社会本位教育论”两种对立的教育观。前者主张根据个人发展的需要来确定教育目的和教育实施；后者主张根据国家的利益、社会的需要来确定教育目的和教育实施。

我们的教育，应当是为社会主义现代化建设培养人才，在培养过程中，要充分重视人的个性发展与尊重受教育者的个人选择。教育工作者，要善于协调促进人的发展与促进社会发展的两种基本功能。

三、教育的要素和特点

（一）教育的要素

教育是由“教育者”、“学习者”及“教育中介”三大要素组成的。

1. 教育者（educator）　简单地说，教育者就是从事教育活动的人。根据上面对教育所下的定义，教育者是指能够在一定社会背景下促使个体社会化和社会个性化活动的人。因此，一个真正的教育者必须有明确的教育目的，理解其在实践活动中所肩负的促进个体发展和社会发展的任务或使命，了解个体身心发展的规律以及社会对个体发展所提出的客观要求，同时必须具有必要的能够实现促使个体发展及社会发展任务或使命的知识。因此，教育者是能够根据自己对于个体身心发展及社会发展状况或趋势的认识，来引导、促进和规范个体发展的人。教育者这个概念，不仅是对从事教育职业的人的总称，更是对他们内在态度和外在行为的一种规定。

2. 学习者（learner）　传统上，人们将受教育者或学生作为教育活动的一个基本要素，它是相对于教育者而言的。比起受教育者来说，学习者是一个更具有主动性和更能概括多种教育对象类型的词汇。

学习者有其自身的特征：第一，不同的学习者有不同的学习目的；第二，不同的学习者有不同的学习背景或基础，并由此影响到各自的学习兴趣、能力或风格；第三，不同的学习者在学习过程中所遇到的问题或困难不同，因此，进行有效的学习所需要的帮助也不同；第四，不同的学习者对于自身行为的反思和管理意识与能力不同，从而影响到他们各自的学习效率和质量。因此，学习是一个高度个性化的活动。教育者要想成功地促使学习者有效学习或高效学习，就必须在把握学习者共性的同时，也需要花大力气把握其个性。

3. 教育中介（educational medium）　是教育者与学习者在进行教育活动时所依赖的一切事物的总和。教育中介是由教育目的、教育内容、教育方法、教育手段、教育的组织形式和教育环境六个要素组成的。

（1）教育目的：是教育活动所要达到的预期目的。

（2）教育内容：指依据教育目的或目标选择出来的知识、经验等。在学校教育中，教育内容主要体现在教科书上。

（3）教学方法：指为达到教育目的或目标，使学习者掌握所传递的内容而采用的方法，如讲授法、讨论法、角色扮演法等。

（4）教育手段：指教育活动中运用的物质手段，如实验器材、投影仪、幻灯机等。

（5）教育组织形式：指教育活动方式的形态，可分为不同的形式。根据教育活动性质分为正规教育和非正规教育；根据施教机构的不同分为学校教育、家庭教育和社会教育。正规教育主要指学校教育，是学生在有组织的教育机构中所受到的教育。非正规教育是对在有组织的教育机构以外所从事的教育活动的统称。家庭教育是指“父母或其他年长者在家庭内自觉地、有意识地对晚辈进行的教育”。广义的社会教育是指“一切社会生活影响于个人身心发展的教育”；狭义的社会教育则是指“学校教育以外的一切文化教育设施对青少年、儿童和成人进行的各种教育活动”。家庭教育和社会教育属于非正式教育的范畴，而学校教育属于正式教育。

（6）教育环境：主要指教育的物质环境，如教室、运动场地及器材、图书馆、宿舍、食堂等。

教育者、学习者及教育中介是教育活动不可缺少的，它们之间相互联系、相互依存、相互制约，共同构成一个完整的教育实践系统。各个要素本身的变化，必然导致教育系统状况的改变。不同教育要素的有机结合，形成了多样的教育形态，担负起促使不同历史时期和不同社会环境下个体社会化及社会个性化的神圣职责。

（二）教育的特点

1. 教育的永恒性　教育的永恒性是由教育的社会功能决定的。如前所述，教育通过传递社会经验和知识来促进社会经济、政治和文化的发展。离开教育，社会的发展将会停滞。因此，教育具有永恒性。

2. 教育的历史性　教育随着人类社会的产生而产生，并随着社会的发展而发展。每个社会都需要教育以促进自身的发展，但教育在每个不同的社会历史发展时期存在着不同的形式和特点。任何一个社会的教育都带有其历史的烙印，因而教育具有历史性。

3. 教育的阶级性　纵观人类社会发展史可以看到，任何在政治上占有统治地位的阶级为了使教育能够体现本阶级的利益，都必然利用政治来控制教育的领导权。因此，当人类社会进入阶级社会以后，教育又呈现出明显的阶级性，成为统治者进行统治的工具。

4. 教育的相对独立性　教育作为一种社会活动，具有和其他社会活动相同的特点和规律，但教育又有别于其他的社会因素，具有一定的相对独立性，如教育自身的继承性、与一定政治和经济发展的不均衡性、与其他社会因素的相关性等。

四、现代教育的发展趋势

教育是一种培养人的社会活动，是为社会服务的，因而必须满足社会发展的需要。科学技术的迅猛发展加快了经济市场化和全球化的进程，同时也扩大了知识的资源、丰富了知识的内涵，使当今社会成为一个以知识为基础的社会。社会的发展向教育提出了更高的要求。为了适应社会的发展，满足社会的需求，教育必须进行不断的改革与发展。现代教育呈现下列发展趋势：

1. 教育的全民化　全民教育的基本含义是：①全民教育既是经济发展的需要，又是道德发展的需要。②全民教育是广义的，它的范围从学前教育到继续教育、终身教育；教育不仅是投入更是产出，学校应当与丰富的学习环境结合在一起。③全民教育是一项新的社会责任，赞助者、家庭和非政府组织都要贯彻这一政策。

2. 教育的民主化　教育现代化的最重要标志就是受教育者的广泛性和平等性。教育民主是指把人吸收到生活的所有过程中来，这是社会一切工作的核心。参与、自治的思想是教育民主化思想的精髓。教育平等观念的要点是：①教育平等不仅是发展教育所需，而且也是实现社会平等的必由之路；②平等原则和能力原则是互补的，不应使一个目标屈从于另一个目标；③教育平等对个人、社会、民族、国家皆有益而无害；④只要教育方法得当，几乎所有的人都可以学到同样的知识，都可以得到发展。

3. 教育的信息化　教育信息化有两层含义：一是教育培养适应于信息化社会的人才；二是教育把信息技术手段有效应用于教学和科研。教育信息化要求：①让学生学会使用计算机；②让学生学会收集、选择、处理信息，进而学会创造信息；③促进学校教育手段的信息化、现代化；④进一步建立信息库、信息网络等。

教育的信息化对提高教育的直观性，培养学生的主体性、创造能力，增加学生感性认识提供了非常有利的条件。但同时，信息化也会导致人际关系的疏远，这是我们在教育信息化中应努力加以克服的。

4. 教育的全球化　教育全球化是一个多层次、多阶段、内涵丰富的历史过程。教育全球化的基本特征包括：①各国的教育交流与合作日益加强；②相互借鉴其教育发展和改革经验的自觉性日益提高；③各国相互承认学历和学位证书的趋势日益加强；④各国着手培养能使本国经济、科技与世界接轨的人才等。

教育全球化有三种表现形态：①教育资源的跨国界流动（留学生潮）；②全球性教育现象（义务教育制度）；③在全球范围内开展的教育活动（基于互联网的现代远程教育）。

教育全球化为各国教育实现快速健康的发展提供了许多新的机会，主要表现为：①外国资本在本国投资办学；②派留学生到国外接受教育；③接受国外教育机构基于互联网的远程教育；④在全球聘请优秀的教师；⑤利用国外知识产权；⑥争取各种国际捐赠和项目融资等。

5. 教育的个性化　新技术使人类进入了信息传播全球化的时代。信息技术使人类最新的教育、科学、文化成果可以很快地传播，人人可以共享。它改变了信息加工的传统模式，赋予信息以新的意义和价值。新的生产方式要求新的一代具有创造性、个性及广泛的适应性，这是教育个性化的基础。

从个体的角度看，人的发展既有共性也有个性，它们均受到各种社会因素的制约。共性更多地体现了社会的要求，个性则较多体现了个体的要求。按未来学家托夫勒观点，信息社会的特点是个性化和多样化。受遗传基因的影响，人的先天素质有多种差异，教育需要根据不同个体的具体情况施以不同的教育，才能使他们的潜能得到比较充分的发挥。

教育个性化是尊重每个人的个性特长，充分发挥和培养他们的个性特长，同时让每个学生真正地认识自我个性，在认识自我个性的同时，认识并尊重他人的个性。未来社会是一个高科技的社会，是竞争激烈的社会，无论是科技发展还是社会竞争都需要创新人才，而发展个性正是为了培养创新人才。

6. 教育理念现代化　现代教育的发展要求教育者从更新教育理念入手，用现代思维和观念去认识教育的目的、目标、作用、对象和活动等，从而选择有利于学生身心全面发展的现代化教育模式，增强教育效果。

7. 教育方向素质化　现代教育的发展要求教育要朝"培养综合素质高的人才"方向发展，即强调学生德、智、体、美、劳的全面发展。为适应这一发展趋势，教育者在教育过程中，必须将素质教育放在首位，做到教书育人、管理育人和服务育人。

8. 课程设置交叉化　课程设置的交叉化主要体现在两个方面：

（1）课程方向的人文化：将旨在培养完美人格的人文学科、艺术和社会科学及哲学的课程纳入普通高等教育中。目前，已有许多高校在不同专业范围增设了人文学科，正是为了适应这一发展趋势。

（2）课程内容的综合化：高校课程之所以会向综合化方向发展，一方面是当代科学技术高度综合的影响，另一方面是当代重大社会生产、生活问题的解决需要多学科的通力合作使然。课程内容的综合化表现在课程设置上的文、理、工相互渗透，开设联合课程或综合科目课程以及开设跨学科课程。

9. 教育体系网络化　注意建立学校教育、家庭教育和社会教育相结合的教育网络体系，使个体在人的生命周期中的各个发展阶段都能获得综合、有效、多层的教育。

10. 教育途径多元化　由于社会对人才需求的层次和规格是不同的，因而教育可以通过不同的途径为社会培养各种类型的专门人才以满足社会的需要。

第二节　护理教育概述

护理教育是为社会培养合格护理人才的一种专业教育，护理教育的开展有助于促进护理学专业学生综合素质的培养和综合能力的提高，同时通过护理教育培养出来的优秀护理人才可以为人类的卫生保健事业服务，从而促进社会的发展。护理教育学是教育学的一个重要分支学科，具有护理学和教育学的双重属性。

一、护理教育及护理教育学的概念

（一）护理教育的概念

教育是一项培养人的社会活动。护理教育（nursing education）是根据我国卫生工作方针，通过一系列有目的、有计划、有组织的教育活动，为护理学专业培养身心健康，品德优良，具有一定医学、护理学以及人文学科知识，并能为人类健康事业服务的合格人才。护理教育是一种特殊的专业教育活动，它的发展一方面可以加快护理学科发展的进程，另一方面也可以充实教育学的内容。

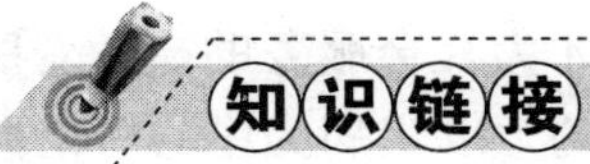

全民教育的目的

1. 每一个人（儿童、青年和成人）都应能获得旨在满足其基本学习需要的受教育机会。

2. 满足基本学习需要可以使任何社会中的任何人有能力并有责任去尊重和依赖他们共同的、文化的、语言的和精神的遗产，促进他人的教育，推动社会正义事业，保护环境，宽容与自己不同的社会、政治和宗教制度，从而确保坚持为人们所普遍接受的人道主义价值观念和人权，并为这个互相依存的世界建立国际和平与团结而努力。

3. 教育发展的另一个但更基本的目的就是传递并丰富共同的文化和道德价值观念。正是从这些价值观念中，个人和社会发现了自己的特性和价值。

4. 基础教育本身不仅仅是目的。它是终身学习和人类发展的基础，而各国可以在这一基础上系统地建立其他层次、其他类型的教育和培训。

（二）护理教育学的概念

护理教育学（nursing pedagogy）是一门由护理学与教育学交叉结合形成的边缘学科，是一门研究护理领域内教育活动及其本质、规律的应用性学科。它根据社会卫生事业和护理科学发展的规律和特点，运用教育科学的基本原理和方法，研究护理教育活动的基本规律，阐述培养符合社会需要的护理学专业人才的理论和方法，并探讨护理院校的组织及管理活动的规律和策略。

二、护理教育的功能

1. 培养护理学专业人才　护理教育是一种特殊的专业教育活动，它肩负着为社会培养合格护理人才的重要使命。

随着医学模式的转变、医学科学的发展和医疗卫生水平的不断提高，护理人员在预防、临床、康复等医学领域扮演着越来越重要的角色。护理的职能也日益扩展，远远超出了传统的护士工作范围。因此，护理教育必须尽快培养出多层次、多规格的高素质护理人才，以满足人们对卫生保健服务的需求。

2. 促进护理学专业的发展　护理学专业是为人的健康服务的专业，它的发展有赖于护理教育。虽然护理学专业自南丁格尔开创起已有100多年的历史，但由于我国护理教育的长期滞后且护理人员的素质较差，加之传统的功能制护理制度的束缚，使护理人员不能充分发挥在现代医疗卫生事业中应有的作用。同时，由于护理人员的学历结构和知识结构普遍偏低，难以适应快速发展的社会，大大限制了护理学专业的发展。通过护理教育（包括护理人员的继续教育），可以培养大批高素质的护理人才，将他们充实到临床护理、护理管理、护理科研、护理教育及社区卫生保健等岗位上，充分发挥他们的作用，提升护理的质量，从而促进护理学专业的发展。

3. 服务社会 护理教育是通过培养多层次、多规格的护理人才为社会服务的。随着医学模式的转变，护理模式也发生了相应的变化。护理模式由开始的"以疾病为中心"的阶段，经过"以病人为中心"的阶段，发展到目前的"以人的健康为中心"的阶段。护理模式的转变使护理学专业的服务对象扩展到整个人类，换句话说，护理的服务对象是每一个生活在社会中的人，包括生病的人和健康的人。为了使护理学专业学生能够充分促进健康、预防疾病、促进康复、减轻痛苦的护士职责，护理教育必须为他们提供护理照顾所必需的知识、技能和技巧，这样，护理学专业学生才能在未来的工作中得心应手，为服务对象提供高质量的身心整体护理，教育在这一过程中，通过培养社会所需要的人才，起到服务社会的重要作用。

三、护理教育的特点

护理教育是一种专业性的教育活动，以培养护理学专业人才为目标，具有教育的本质和属性。由于特殊的专业性质和特殊的教育对象，护理教育又具有区别于其他专业教育的特点。具体表现为以下几点：

（一）人道性

护理教育的人道性是由护理服务对象的特殊性决定的。由于护理教育的对象——护理学专业学生未来所从事的是一种为人类的健康服务的职业，其服务对象是生理、心理、社会、精神和文化等多个层面都需要照顾的人。服务对象的特殊性决定了护理教育的对象必须具备良好的人道主义精神。因此，护理教育必须注重培养学生高尚的护理职业道德以及严谨求实的工作作风。同时，还要使他们具备深厚的护理理论知识和精湛的护理操作技能以守护人类的健康。

（二）实践性

护理教育的实践性是由护理学科本身的特点决定的。护理学是一门在自然科学与社会科学指导下的综合性应用科学，它是一门实践性很强的学科。学生需要运用其所学的护理知识和技能为服务对象提供护理服务，解决服务对象的健康问题。因此，护理教育在强调扎实的理论知识的基础上，更应重视学生实践能力和解决问题能力的培养。一方面，在理论课的教学中，应根据讲授的内容设计一些实际的情境，锻炼学生分析问题和解决问题的能力；另一方面，要为学生创造各种实践机会，如实验室学习和练习、临床见习和临床实习以及其他社会实践活动等，使学生在模拟或实际的情境中培养其实践能力。

（三）整体性

护理教育的整体性是由护理服务对象的特点决定的。护理教育的整体性主要体现在教育内容的综合性及整体性。以整体护理的思想为指导，护理的服务对象是一个具有生理、心理、社会、精神、文化等多个层面的整体的人，要为其提供优质的个体化的整体护理，护理人员必须具备多个学科的知识。因此，护理教育内容除了包括医学和护理学的知识外，还必须包括心理学、社会学、伦理学、教育学、管理学等方面的综合知识。

（四）艰巨性

护理教育的艰巨性是由护理学专业及护理教育的历史特点所决定的，它主要体现在两个方面：

1. 教学工作的艰巨性　虽然我国在20世纪30年代至50年代，就有高等护理教育，但是由于“文革”的影响，高等护理教育停滞了30多年，于20世纪80年代初才重新恢复。因此，高等护理教育在许多方面相对于其他专业教育来说就存在着不可避免的差距，如课程设置、教学内容（教材）、教学方法、师资队伍等方面都有待于不断地去完善。这就要求护理教师必须付出不懈的努力去丰富和完善自己的知识体系，提高教学能力；同时还要投放很大的精力在课程的设置、教学内容的确定以及教学方法的选择上。

2. 学生专业思想教育的艰巨性　由于历史的原因，护理学专业在社会上的地位一直不高。在人们的思想意识中，护理工作又脏又累，护士的素质和能力低，只是医生的“附属品”，因而社会上普遍瞧不起护理工作，对从事护理工作的护士也另眼相看。这种社会偏见对护理学专业学生的专业思想是一个很大的冲击，也给护理教育者的工作带来了一定的难度。对护理教师来说，除了向学生传授护理学专业的知识和技能之外，还必须耐心细致地去做学生的专业思想工作。这一工作光靠说教是远远不够的，必须晓之以理、动之以情，才能收到比较好的效果。通常靠一次、两次的教育是达不到目的的，而且学生的思想还常常出现波动，因此，护理教师必须把专业思想教育贯穿于学生学习过程的始终。

四、护理教育学的任务

护理教育学是研究护理教育的学科，在我国尚处于刚刚起步阶段，其任务可以归纳为下列五个方面：

1. 通过借鉴教育学科的基本理论和原则，吸收心理学、社会学、管理学等其他社会科学的理论与实践知识，分析和研究护理教育现象的发生、发展规律，阐述护理教育工作的一般原理和基本要求。

2. 研究国内外护理教育理论的历史与现状，在充分考虑中国国情的前提下，借鉴发达国家的先进护理教育经验，指导我国的护理教育实践。

3. 认真总结中国的护理教育实践的经验和教训，根据社会需求制定切合实际的培养目标，设置合理的课程体系，确定护理教育的内容，探讨适合护理教育的教学方法和策略以及护理学科的学习规律和方法。

4. 以教育学理论为依据，结合护理教育的特点，探讨护理教育的过程及教学原则。

5. 根据教育的特点和规律，研究护理教育的组织领导及各项业务管理问题，包括教学、科研、实习基地、图书资料、仪器设备及经费等的管理原则和方法。

五、护理教育的发展历史、现状及趋势

了解国内外护理教育的历史、现状和发展趋势，有利于总结经验、寻找问题，促进我国护理教育的改革与发展。

（一）国外护理教育的发展历史及现状

现代护理教育始于19世纪末20世纪初，纵观近百年来国际护理教育的发展，大致可以划分为三个阶段：以医院护校为基础的带徒培训时期、高等护理教育的形成时期和高等护理专科教育普及时期。目前，在国际范围内已逐步形成了以高等护理专科教育为主干，中等护

理教育和高等护理本科教育同时发展的，由基础护理教育、基础后护理教育和继续教育所组成的完整体系。

1. 20 世纪前以医院护校为基础的护理教育　19 世纪 60 年代以前，欧洲和北美的女权主义者竭力反对歧视妇女从事医疗职业，从 19 世纪 50 年代开始在医院中培养女青年从事护理工作。尽管当时对护士的培训均采用带徒培训的方式，在医生指导下做 6 个月不付报酬的护理工作，然后取得护士的资格，但是，由于她们在工作中表现出色，显著地提高了医疗质量，受到了医生和服务对象的好评。

1854 年，欧洲爆发了英国、法国和土耳其联军同俄国之间的克里米亚战争。1861—1865 年，在美国爆发了南北战争。两场战争的医疗经验都表明，要克服战伤对战斗力的影响，必须提高护理水平，培训合格的护士同培训医生是同等重要的。

19 世纪下半叶，欧美的现代医学迅速发展，随着医院的发展壮大，对护士的需求也迅猛增加，通过带徒培训方式培养的护士已不能满足护理工作的需要，因此，在南丁格尔的努力下，欧洲第一所护士学校——圣托马斯医院护士学校于 1860 年正式建立，为正规的护理教育奠定了基础，南丁格尔也当之无愧地成为现代护理教育的创始人。圣托马斯医院护士学校的建立，开创了护理教育的新纪元，标志着护理从此成为一门科学的专业。

自 1860 年之后，由南丁格尔创立的护理教育制度成为欧洲、北美和日本护理教育的标准模式，在这些国家普遍建立了以医院为基础的护士学校。直到 20 世纪 50 年代以前，以医院为基础的护士学校一直是培养合格护士的主要途径。

2. 高等护理教育的兴起　高等护理教育开始于美国，1899 年，美国在哥伦比亚大学教育学院家政系开设了“医院经济学”的课程，旨在培养护校校长、教师和护士长；1909 年，明尼苏达大学第一个设置以培养专业护士为目标的三年制的大学护理系课程；1924 年，耶鲁大学首先成立护理学院，学制 4 年，学生毕业后，授予学士学位，并于 1929 年开设硕士学位课程；1964 年，加州大学旧金山分校开设了第一个护理博士学位课程。1965 年美国护士协会提出，专业护理的起点应该是学士学位。据统计，从 1924 年到 90 年代初，美国已有 73 所大学相继建立了护理系，日本也有 30 所大学建立了护理系。

在欧美和日本等国，19 世纪 50 年代以前，随着高等护理教育的发展，基本上也形成了由基础教育、基础后教育和继续教育三部分所组成的完整体系。

3. 高等护理专科教育的普及　第二次世界大战以后，随着医学科学的进步和专科化医疗的发展，卫生系统迫切需要大批受过高等教育的护士。与此同时，随着中等教育的普及，为满足青年人进入高等学校学习的需求，各发达国家在大力发展高等职业技术教育的同时，普遍开设了学制 2～3 年的高等护理专科教育，并成为各国培训护理人员的主要渠道。

在欧洲，尽管以医院为基础的护士学校是各国培养护士的主要场所，但是，经过改革，护理教育也逐步成为高等职业技术教育的一部分。1977 年 6 月 27 日，《欧共体护理指导法》出台，规定护理教育应以高中毕业为起点，学制 3 年，教学总时数不得低于 4600 学时。为了同这一法律相一致，欧共体各国的护理教育从学制到课程都进行了相应的改革。

（二）中国护理教育的发展历史及现状

1. 中国近代护理教育的发展　中国近代护理教育的发展主要是从鸦片战争以后开始的。鸦片战争以后，西方医学由传教士传入我国，各国教会相继在各地开办医院和诊所。为迎合医疗上的需要，各教会医院都开办了护士学校，通过带徒培训的方式，培养女青年从事护理工作。当时的医院环境、护理服饰、护理操作规程及护士学校的教科书等都带有浓厚的西方色彩。

1835年，第一所西医医院在我国广东建立，两年后以短训班的方式培养护士。1884年，美国护士麦基妮（Elizabeth Mckechnie）在上海成立妇孺医院开发现代护理工作。1887年，美国的布恩医师（Dr.Boone）在上海成立护理培训班。1888年，美国护士约翰逊（Ella Johnson）在福州医院创办了中国第一所护士学校，开始了较为正规的中国近代护理教育。1895年和1905年，在北京分别成立护士训练班及护士职业学校。1920年10月，由美国洛克菲勒基金会捐建的北京协和医学院与五所私立大学（燕京大学、南京金陵女子文理学院、苏州东吴大学、广州岭南大学及山东齐鲁大学）合办了协和高等护理专科学校，学制4～5年，学生毕业后授予学士学位，这是我国高等护理教育的开始。1920—1953年间，共为我国培养本科护理毕业生263人。1934年，教育部成立护士教育专门委员会，将护理教育定为高级护士职业教育，招收高中毕业生，学制3～4年。

2. 中国现代护理教育的发展　1950年8月，国家卫生部与中国人民解放军总后勤部在北京联合召开了“第一届全国卫生工作会议”。此次会议对护理学专业教育进行了统一规划，将护理学专业教育列为中等专业教育，由卫生部领导，制定全国统一的教育计划、教学大纲。并规定了护士学校的招生条件（招收初中毕业生，学制2年），成立了教材编写委员会，出版了21本中等护理学专业相关教材，为国家培养了大批中等专业护士。

1952年以后，我国取消了高等护理教育，北京协和高等护理专科学校也于1953年4月正式宣布停办。取消高等护理教育的初始目的是为了更快更好地培养护理人才，但结果却导致了护理教师、护理人员、护理管理人员、护理科研人员的断层，严重阻碍了我国护理事业，特别是护理教育的发展。

1966—1976年期间，护理教育受到了极大的摧残，全国几乎所有的护士学校被勒令停办或迁往边远山区，校舍及各种教学仪器设备遭到破坏，教师队伍被解散，护理教育基本停滞。但由于医疗工作的实际需要，很多医院自办护士培训班，使大批未受过正规训练的初级人员进入护理队伍，造成临床护理质量大幅度下降，从而拉大了中国护理教育与世界护理教育之间的距离。

1977年，高等院校恢复招生。1979年，为整顿和加强护理教育，国家卫生部发出“关于加强护理教育工作的意见”的通知。1980年，南京医学院举办了建国以来第一届高级护理进修班，学制3年，毕业后获大专学历。此后，各医学院校纷纷创办护理大专教育。1983年，天津医学院（现天津医科大学）在国内率先招收了首届学士学位的本科护理系学生。1984年1月，国家教育部和卫生部联合在天津召开了高等护理学专业教育座谈会，决定在全国高等医学院校中增设护理学专业及专修课程，恢复了高等教育，进一步明确了高等护理教育的地位和作用，讨论了护理教育的层次、规格、学习年限及教学大纲。此次会议为我国高等护理教育的发展提供了有利的契机，也因此成为我国护理学科发展的转折点。同年，在国家卫生部的领导下成立了高等医学院校护理学专业教材编写委员会，编写了《护理学基础》、《内科护理学》和《外科护理学》等本科护理教材，为护理本科教育的成功开展提供了有利的保证。此后，全国其他院校相继成立护理系或护理学院。

1992年，北京医科大学获准正式招收护理学专业硕士研究生。1994年，在美国中华医学基金会（CMB）资助下，泰国清迈大学与国内八所原卫生部部属医科大学（西安医科大学、中国协和医科大学、北京医科大学、上海医科大学、中山医科大学、中国医科大学、华西医科大学、湖南医科大学）联合举办了护理研究生班，共为中国上述八所学校培养了123名护理人才，毕业生们正在教学或临床岗位上发挥着重要的作用。2004年，第二军医大学、中南大学、中山大学等院校开始招收护理学博士生。

根据教育部高等教育司、教育部高等学校护理学专业教学指导委员会及卫生职业教育指导委员会提供的最新数据，至2010年，全国开设护理学中等教育的院校约866所，年招生人数约为37.8万人；开设护理学专科教育的院校共374所，年招生数约为12.6万人；开设护理学本科教育的院校共211所，年招生人数约为3.7万人；开设护理学硕士研究生教育的院校共60所，年招生人数约为760余人。至2011年，开设护理学博士研究生教育的院校共25所。

目前，我国已建立了一个由中等护理教育、护理学专科教育、护理学本科教育及护理学研究生教育各部分所组成的完整体系。

（三）护理教育的发展趋势

护理教育是社会整体的一个有机的组成部分，与社会中其他部分，如政治、经济、文化、科技等因素交互作用、相互影响，护理学专业本身也对护理教育有显著的影响。

社会的进步、科技的发展和医学模式的转变促进了护理学科的迅速发展。临床护理工作的模式发生了一系列的转变：指导思想从以疾病为中心转变为以人的健康为中心；服务对象从以单个病人为主转变为以各种全体甚至全社会的人群为主；服务场所从以医院为基础转变为以社区为基础；工作重点从以疾病治疗为重点转变为以预防保健为重点；护理目标从以基本防治与身心健康为主转变为以身心健全及其社会环境的和谐一致为主。这些变化，向护理教育提出了更高的要求，因此，护理教育必须做出适当的调整以适应这些变化。护理教育的发展趋势主要体现在以下几个方面：

1. 教育理念的辩证统一　主要体现在发展高等教育与经济发展、医学和护理学的发展、社会医疗保健的需求的增长相同步。重视护理学专业教育与素质教育的辩证统一，科学教育与人文教育的辩证统一，共性教育与个性教育的辩证统一，知识教育与能力教育的辩证统一，理论教育与实践教育的辩证统一。上述教育理念将成为护理教育的理论基础。

2. 培养模式的不断改革　根据社会需求，深化人才培养模式的改革是实现护理教育现代化的关键，旨在培养知识面宽广、基础扎实、能力强、素质高的现代化护理人才。因此，在教学过程中，护理教育将特别强调知识、能力、素质的有机结合，以逐步形成适应社会发展需求的人才培养模式。

3. 培养体系的多层次化　随着社会的发展，人们对卫生保健的需求也与日俱增，各医疗机构迫切需要大学层次的高级护理人才，因此护理教育将向多层次化发展，逐渐形成以高等护理教育为主流的态势。大专、本科、硕士、博士及博士后的护理教育将不断完善和发展，形成多层次并存的护理教育体系，并且各层次之间将形成恰当的衔接。

4. 课程体系不断完善　我国高等护理教育恢复至今仅有20年，因此其课程体系还不够完善。同时，受传统的生物医学模式的影响，我国高等护理教育的课程体系偏向于生物医学，没有体现护理学科的特色。近几年来，在全国范围内教育教学改革浪潮的冲击下，高等护理教育在课程体系方面也进行了不同程度的尝试，很多院校在护理学专业课中增加了人文科学、预防医学、健康教育、人际沟通等课程，一定程度上体现了护理学专业的特色。

随着教育改革的不断深化，我国未来护理学专业课程将体现以下特征：①课程设置中体现以人为本的整体护理观；②各护理院校将选择具有护理学专业特色的课程结构，以学科为中心，采用学分制；③加强学科间的交叉，设置各种综合课程及跨学科课程，使教学内容能反映学科间交叉和融合的发展趋势；④课程设置中将增加新型学科课程，融进学科发展最前沿的知识，反映学科发展动态；⑤课程设置中将体现当前卫生保健的重点与护理实践的变化。

5. 教学方法和手段的多样化 教学方法和手段是完成教学任务、实现教育目标的重要媒介，随着教育改革的不断深化以及科学技术的蓬勃发展，护理教育的方法和手段也将向多样化、现代化发展。教学方法在功能上将由教给知识到教会学习；在指导思想上将推行启发式，废除注入式；在结构上将由讲授为主到指导学生独立地学习和研究为主。因而在未来的教学中，将增加小组讨论法、角色扮演法、自学辅导式教学法、以问题为中心的教学方法的比例，以充分调动学生的积极性和主动性，培养其创新能力。同时，在教学过程中，护理教师将更多地借助现代化的教学手段以激发学生的学习兴趣和提高教学质量。

6. 学校教育的国际化 随着我国对外交流的日益增加，护理教育也在逐渐走出国门，与国际接轨。目前，已有一些护理院校与国外大学联合办学，旨在引进国外先进的教育资源、教育理念，以发展国内的护理学专业。学校教育国际化的另一个含义是指通过护理教育培养出来的优秀护理人才可以到国外继续深造或去国外就业以缓解国外护士短缺的矛盾。

7. 学校教育日益开放 护理教育的开放性不仅表现在办学过程中与社会实践、临床实践相结合，社会、医院参与学生的培养过程；还表现在各种教育形式之间的沟通与联系。正规的学校教育除了完成本身的教育任务之外，还可以进行实用性强、灵活多样的短期继续教育，也可以根据社会的需要，与有关的社会机构合作联合培养，以拓宽社会各界对护理教育的投入和参与的渠道，使护理教育机构能向有志于学习护理知识的学习者们打开，实现教育－社会一体化。

8. 教育制度标准化、法制化 护理教育法将进一步完善，在护理法中将对护理教育机构的种类、教育宗旨、专业设置、审批程序、护理学专业学生的入学资格、课程设置、考核方法、学位授予等做出具体的法律规定。护理教育制度也将不断地向标准化、制度化发展，使未来的护理教育有章可循、有法可依。

自 2010 年起，教育部开始组织护理学专业本科教学指导委员会的护理专家对国内的护理院校进行护理学专业的试认证工作。2010—2012 年，国内已有 8 所护理院校（吉林大学护理学院、南方医科大学护理学院、广西医科大学护理学院、大连医科大学护理学院、徐州医学院护理系、天津医科大学护理学院、西安交通大学医学院护理系、南京中医药大学护理学院）通过了护理学专业的试认证。

此外，护理教育的发展趋势还体现在护理教育在完成前期通科教育的基础上将逐渐向专科教育方向（社区护理学专业教育、康复护理学专业教育、老年护理学专业教育、健康教育专业教育等）分化，以满足社会日益发展的需要。

第三节 护理教育的类型与层次

护理教育的总任务是为中国医疗卫生事业的发展培养各级各类的护理人才。从这一任务出发，我国的护理教育结构分为不同的层次，各层次的目标、培养要求、学习年限、课程设置以及毕业后的工作范围都有一定的区别。目前，我国护理教育的结构层次包括中等护理教育、护理学专科教育、护理学本科教育及护理学研究生教育。根据教育对象的不同，护理教育可以分为普通护理教育和成人护理教育两种类型。

一、普通护理教育

（一）中等护理教育

中等护理教育（diploma nursing program）的任务是为临床一线培养“实用型”的中级护理人员。招生对象为初中或高中应届毕业生，参加国家统一入学考试，由各学校根据考生入学成绩，并参考入学前的操行评定结果和身体检查情况，择优录取。学制一般为3～4年。毕业时，学生必须掌握中等护理教育所必需的文化基础知识、专业基础及实际操作技能；具有对常见病、多发病及危重病人的观察、应急处理及身心护理的能力；具有基本的社会保健知识。学生按课程计划修完全部课程，考试及格，准予毕业，颁发毕业证书。按照我国2008年5月12日开始实施的《中华人民共和国护士管理条例》，获得中等护理学专业毕业文凭的护理学专业学生在毕业当年必须通过国家的执业资格考试，取得职业许可证后，才能在各级医院独立从事临床护理及预防保健工作。

值得一提的是，在我国高等护理教育重新恢复以前，中等护理教育一直主宰着中国的护理教育领地，而且为我国的护理事业培养了大批从事临床一线工作的护理人员，为护理学专业的发展做出了不可磨灭的贡献。然而，随着社会的发展及人们对健康需求的不断增加，中等护理教育已经不能满足社会对护理学专业的需求。因此，随着我国高等护理教育的不断发展和扩大，多数护理院校已经在逐步取消中等护理教育。预计在不远的将来，我国将完全取缔中等护理教育。尽管如此，我们仍然要肯定中等护理教育在我国护理教育史上所发挥的重要作用。

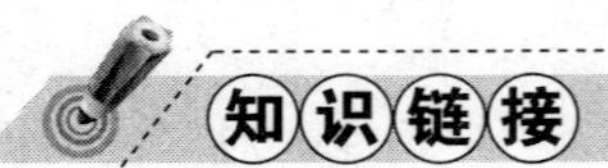

美国评估机构的建立及标准

美国护理学专业认证委员会（National League for Nursing Accreditation Commission，NLNAC）以及美国高等护理教育委员会（Commission of Collegiate Nursing Education，CCNE）是目前美国最具权威的护理教育评估机构。

1952年，美国成立了护理学专业认证委员会（National League for Nursing Accreditation Commission，NLNAC），其性质属于非政府组织，基本任务是通过履行严格规范的护理教育评估职能，促进护理院校对护理教育投入资源，改进护理教育过程，保持和提高护理质量，监督护理执照和文凭、证书的颁发过程，从而达到促进护理教育和实践，保护广大公众利益的根本目的。NLNAC建立了符合当前社会需求和未来护理学专业发展方向的护理教育标准及评估指标体系，对所有提供护理文凭、执照、学位教育的护理院校进行评估，并逐年修订。其制定的标准包括：一级指标7个，二级指标23个，每个二级指标后又有若干条细则。其中，一级指标包括目标或使命、教师、学生、课程与教学、资源、完整性和教育成效等。该评估体系的特色在于每个二级指标后都有建议表（suggest table），以便对评估情况进行说明或对评估指标体系提出建议，具有一定的借鉴意义。

美国高等护理教育委员会（Commission of Collegiate Nursing Education，CCNE）也是一个自治的非政府护理教育质量评估机构，致力于通过保证护理本科和研究生教育计划的质量，从而为提高公众健康水平服务。CCNE 的评估标准包括 3 个部分，即一级指标（标准项目）4 个、二级指标（要素指标）22 个、三级指标（证据材料）46 个。一级指标包括四部分内容：①教学目标和任务管理；②院校承诺义务和资源；③教学计划和实施。④护生学业成就表现和教师教学才能与成就。评估标准中规定所有护理学专业毕业生必须具备国家公认的护理学专业知识能力标准。

（二）护理学专科教育

护理学专科教育（associate degree nursing program）的任务是培养具有临床实际工作能力的"技术应用型"护理人才。招生对象一般为高中毕业生，也可以是应届初中毕业生或应届中专毕业生。高中毕业生需参加全国统一高考入学，学制为 2～3 年；应届初中毕业生也需参加全国统一考试入学，一般采取"3+2"的模式培养；应届中专毕业生一般需参加省内的统一考试入学，学制一般为 2 年。

学生毕业时，要求在掌握本专业的基础理论、基本知识和基本技能的基础上，提高专科护理理论及技能水平，掌握本专业的新知识、新技术，具备整体护理、预防保健、康复护理以及健康教育等能力。

我国还是一个发展中国家，经济基础还很薄弱，采用护理学专科教育方式能用最短的时间和较少的经费投资，培养社会需要的高级护理人才，因此护理学大专教育是符合我国国情的一种护理教育层次。随着中等护理教育的逐渐萎缩，护理学专科教育将成为我国护理教育的重要层次。

（三）护理学本科教育

护理学本科教育（baccalaureate degree nursing program）是我国多层次护理教育体系中一个重要的核心层次。其任务是培养能在各类医疗卫生保健机构从事护理工作的"高级应用型"专业人才。目前我国护理学本科教育主要有两种形式：①普通本科：招收对象为高中毕业生，需参加国家统一入学考试，进入护理院校学习，学制一般为 4～5 年，以 4 年居多。②专升本科：招收对象为应届专科毕业生，需参加国家统一考试入学，学制一般为 2～3 年，以 2 年居多。

学生毕业时要求掌握较系统的医学、护理学及人文社会学知识，具有创新精神、评判性思维能力、独立分析问题和解决问题的能力、沟通协调能力以及自主学习能力，具备基本的护理护理能力，初步的教学能力、管理能力和科研能力。学生按课程计划修完全部课程，考试合格，准予毕业，颁发本科毕业证书，并按国家颁布的学位条例规定授予学士学位证书。获得学士学位的学生在毕业当年必须通过国家的执业护士考试，取得职业许可证后方能从事临床护理、护理教育、护理管理、护理科研、社区护理等方面的工作。

需要强调的是，"专升本"是近十几年来我国护理教育中新增加的特殊本科层次的护理教育。其功能是为经过护理学专科教育培养的毕业生开辟一条继续深造的求学道路。从理论上讲，“专升本”护理教育层次的教育应立足于“填平补齐”的原则，使学生在毕业时能够达到护理学本科教育的水平。这一层次学生的特点是生活经验丰富、实践能力较强。但是由于现行教育体制不够完善，在“专升本”课程的设置上，经常出现课程的重复现象，使学生对知识的掌握缺乏系统性，无恰当的衔接。“专升本”层次对大专毕业的学生提高层次不失为一种好的途径，但如果教学计划安排不合理将会影响学生学习的积极性和学习效果，从而影响教育质量。护理教育管理者及护理教师必须慎重对待这一层次的教育活动。

（四）护理学研究生教育

1. 护士学硕士研究生教育　护士学硕士研究生教育（master's degree nursing program）的任务是培养具有从事临床专科护理、护理管理、护理教育及护理科研工作的高级应用型或学术型护理人才。护理院校必须获得护理学硕士学位授权资格之后方可实施护理学硕士研究生教育。招收对象为高等医学院校护理学专业或相关专业本科应届毕业生，经过国家统一考试，择优录取，学制一般为3年。学习期间，由指导教师按照研究生的培养目标，制定本专业的培养计划和培养方案。培养计划和方案对研究生的素质、专业要求、研究方向、必修和选修课程、时间安排、培养方法及考核和完成学位论文的期限等都做了明确、具体的规定。通过学习，研究生应具备扎实的护理学理论基础和系统的专业知识，了解本学科国内外发展前沿，具有科学的创新精神、评判性思维能力、独立研究能力和自我发展能力，在护理学某一领域具有一定的专长。研究生经过硕士学位课程的学习，考试、考查成绩合格，完成科研课题及学位论文，经过答辩委员会通过，上报国家授权的硕士学位评定委员会审核批准，授予硕士学位，并颁发学位证书及研究生学历证书。学生毕业后能独立从事高等护理教育、护理管理、护理科研工作，也可以成为临床护理、社区护理或预防保健等领域的护理专家（nursing specialist）。

2. 护理学博士研究生教育　护理学博士研究生教育（doctoral degree nursing program）是我国护理教育人才培养的最高层次。其任务是培养具有扎实宽厚的基础理论知识和系统精深的专门学科知识，把握所研究方向的国内外发展前沿，具有科学的创新精神、良好的思维品质和自我发展能力，具有独立从事科学研究和教学工作能力，能够在科学和专门技术领域内做出创造性成果的高级学术型护理人才。护理院校必须获得护理学博士学位授权资格之后方可实施护理学博士研究生教育。招收对象是护理学专业或相关专业获得护理学硕士学位的应届毕业生，经过国家统一考试，择优录取，学制一般为3年。入学后，必须在导师的指导下，按照培养计划学完规定的课程，考试及格，并在导师的指导下，完成课题研究，写出具有一定创新性和学术应用价值的学位论文，经过答辩委员会通过，上报国家授权的博士学位评定委员会审核批准，授予博士学位，并颁发学位证书及博士研究生学历证书。

二、成人护理教育

成人护理教育是我国成人教育中的一种专业教育，是对普通护理教育的补充，属于继续护理学教育的范畴。成人护理教育的主要目的是提高在职护理人员的学历层次及追加护理学专业的新理论、新知识、新技术和新方法。因此，成人护理教育可以根据目的的不同分为学历教育和非学历教育两种形式。

（一）学历教育

由于历史的原因，长期以来护理教育都是以中等护理教育为主，因而造成了临床护理人员学历普遍较低的现象。为了适应现代护理模式的发展以及护理临床教学工作的要求，在普通高等护理教育规模尚不能满足临床需求的情况下，临床护理人员急需通过成人护理教育的方式提高其学历层次，同时也有助于其知识结构的不断完善。学历教育的另一个功能是可以增加护理人员的自信心及增强自我概念。成人护理教育的承办单位可以是医学院校或综合大学的护理学院、成人教育学院或职业技术学院（系）。成人护理教育中的学历教育可以分为以下几个层次。

1. 护理学专科教育　招收对象为已获得护理中专文凭的在职护理人员，学制一般为3～4年。教育形式可以是成人夜大、函授及自学考试。学员利用业余时间在规定的期限内完成所设置的课程，毕业时经考核合格者颁发护理学专科证书。毕业后仍回原单位工作。

2. 护理学“专升本”教育　招收对象为已经获得护理学专科证书的在职护理人员，学制一般为2～3年。教育形式可以是成人夜大、函授及自学考试。学员利用业余时间在规定的期限内完成所设置的课程，毕业时经考核合格者颁发护理学本科毕业证书。毕业后仍回原单位工作。

3. 护理学本科教育　招收对象为已获得护理中专文凭的在职护理人员，学制一般为5～6年。教育形式可以是成人夜大、函授及自学考试。学员利用业余时间在规定的期限内完成所需学习的课程，毕业时经考核合格者颁发护理学本科毕业证书。毕业后仍回原单位工作。

经过护理学“专升本”教育或护理学本科教育而获得护理学本科毕业证书的学员经国家学位考试合格者可以授予护理学士学位，也可以按照国家规定申请在职硕士学位。

4. 护理学研究生教育

（1）护理学硕士研究生教育：招生对象为已获得护理学专业学士学位的在职护理人员（包括分配在大专院校的护理本科毕业生）。学制一般为3年。培养方式与普通护理教育中的硕士研究生教育相同。毕业时经考核合格并通过论文答辩者授予护理学硕士学位。毕业后回原单位工作。

（2）护理学博士研究生教育：招生对象为已获得护理学专业硕士学位的在职护理人员（包括在大专院校工作且具有护理学专业硕士学位的教师）。学制一般为3年。培养方式与普通护理教育中的博士研究生教育相同。毕业时经考核合格并通过论文答辩者授予护理博士学位。毕业后回原单位工作。

（二）非学历教育

非学历教育的主要任务是使在职护理人员有机会继续学习，掌握新理论、新知识、新技术和新方法，保持和发展临床护理学专业技术水平，跟上护理学发展的步伐，增强其整体素质和专业自信心，更好地为服务对象提供优质的、符合个体需要的身心整体护理。非学历教育属于知识更新性继续护理学教育，这是一类不受教育层次限制、无特定的教学程序、方式更加灵活、内容更加广泛的在职教育。这类教育的目标具有多样性，既有为补充和强化原有知识和技能的，也有提高对口专业技术能力的，还有更新知识和技术性质的。

因此，这类教育的场所更加广泛。除护理院校、进修学校、专业学会、护理团体外，从事护理服务的医院、保健机构均可作为教育的场所。成人的非学历教育可以采取以下多种形式进行：

1. 专科进修 选派在职护理人员到国内比较先进的医院学习专科知识和技术，或出国进修专科知识和技能，使之把国内外比较先进的经验学到手，提高对口工作能力。进修时间一般可在三个月至一年之间。

2. 短期培训班 一般是针对一些新知识、新业务或某个专题而举办的各种形式的短期培训班，使护理人员及时了解临床各学科的新进展，掌握各种新知识和新技术。培训时间一般在一个月以内。

短期培训还包括对护理师资的培训。随着社会的发展和医疗卫生事业的发展，护理学已经成为一门独立的学科，有其特定的研究对象和独立的学术领域。护理工作的性质正在改变，服务对象和服务范围也在逐渐扩大。为此，要提高护理质量，必须形成一支具有相当水平的高级护理师资队伍。

我国高等护理教育方兴未艾，在过去的二十多年里，高等护理教育已为全国培养了相当数量的高级护理人才，他们在国内某些大专院校和各大中城市的综合性医院发挥着作用。然而，和全国224.4万（卫生部信息统计中心发布的截至2011年底的数据）的护士数目比起来，我国高等教育培养出来的毕业生还很有限，远远不能满足目前市场的需求。再者，许多院校在护理师资队伍并不健全的情况下，开办护理学专业或扩招护理学专业学生，难以保障教育质量。最后，目前我国护理学专业学生的临床实习的带教工作很大一部分还是由非正规护理学专业本科毕业的临床护理人员承担的，尽管他们的临床经验比较丰富，但是由于他们没有接受过正规的高等护理教育，更没有经过教育学理论和知识的培训，所以很难从比较高的层次上指导学生。鉴于上述三个方面的原因，有必要在全国范围内定期或不定期举办一些护理师资培养班，以健全师资队伍。可请国内几家开办高等护理教育比较著名的大学牵头联合办班，然后带动其他的院校逐步培养大批具有护理学专业新理论、新知识和新技能的高层次护理队伍。培训的内容应重点放在护理理论、护理学专业的发展、护理管理、护理科研、护理教育等方面。

3. 执业考试与执业注册 根据《中华人民共和国护士管理办法》规定，护理工作必须由具备护士资格的人来承担，国家自1994年起开始施行护士执业资格统一管理，建立护士执业资格考试制度和护士执业许可制度。护士执业考试合格者将取得护士执业的基本资格，取得护士执业资格的人必须经护士执业注册后才能成为法律意义上的护士，履行护士的义务，并享有护士的权利。

注册是卫生行政机关行使许可权的一种形式。国家对护理人员实行执业考试和执业注册制度，对护理人员不断学习和提高起到了督促和促进的作用，因此可以作为非学历教育的一种形式和方法。

4. 其他类型 除上述三种非学历继续教育类型外，还有其他几种类型，如专题讲座、学术会议、参观学习、临床个案讨论、临床护理查房、举办护理知识竞赛和技术操作竞赛、阅读等。

本章小结

本章在介绍教育相关概念的基础上重点介绍了护理教育。护理教育作为一种专业性教育活动，既有教育的本质属性，又有自身的功能特点。我国的高等护理教育虽然起步较晚，一段时期停滞，但恢复后发展迅速，为社会培养了大批的优秀护理人才。随着经济全球化和科学技术的发展，社会保健需求的增长，护理教育的理念、人才培养的模式、课程设置等方面将做出相应的调整和变化，以促进个体和社会的发展。

（李小寒）

思考题

1. 如何理解教育的含义？
2. 如何理解教育在促进人的发展和社会发展中所起的作用？
3. 通过比较中美护理教育发展历史，分析我国护理教育与美国护理教育的主要差距。
4. 请分析护理教育的特点，并思考这些特点对护理教育者有何启示。
5. 面对我国护理教育的发展趋势，你认为护理教育应该进行哪些方面的改革才能适应这些趋势？

第二章

当代教育学理论与护理教育

学习目标

识记：

1. 能正确阐述以下学习理论的代表人物及主要观点：
   行为主义理论　认知理论　人本主义学习理论　社会学习理论
   合作学习理论　成人教育理论
2. 能正确说明成人学习的特征。
3. 能正确说出影响操作技能的相关因素。

理解：

1. 能用自己的语言正确解释下列概念：
   准备律　练习律　效果律　强化　强化物　惩罚　强化消退　塑造
   行为矫正　感觉记忆　短期记忆　长期记忆　遗忘　认知表征
   发现学习　榜样　自我效能　合作学习　操作技能
2. 能正确举例说明各种学习理论在护理教育中的应用。

运用：

在教学中能够应用教育学理论指导教学实践。

护理教育的实践需要以一定的理论为指导，同时在实践过程中进一步验证理论，并促进理论及实践的改革与发展。当代教育学理论可以使护理教育者了解学习的本质及其形成机制，明确学习的产生、过程及结果，掌握学习的条件、规律以及影响学习的因素。在此基础上灵活、创造性地应用当代教育学理论，可以使护理教师在教学过程中根据学生的个体差异因材施教，减少教育活动的盲目性，增强教育的科学性，从而提高教学质量。根据护理教育的特点，本章将重点介绍行为主义理论、认知理论、人本主义理论、社会学习理论、成人教育理论、合作学习理论及操作技能学习理论。

第一节　行为主义理论与护理教育

行为主义是一门以人类行为为研究对象的自然科学，它与生理学的关系最密切。行为主义理论是基于生理学实验研究学习行为的一个心理学派别。学习行为主义学习理论有助于护理教育者探讨如何促进学生学习行为的产生。本节主要介绍桑代克的学习理论和斯金纳的操作性条件反射理论。

一、行为主义理论

（一）行为主义理论的产生及主要代表人物

行为主义理论是20世纪初产生于美国的一个学习心理学派别，美国心理学家华生（J.B.Watson，1875—1985）是行为主义心理学的创始人，他率先把行为奉为一种“主义”，从而形成了一个独立的心理学派别。他的观点引起了人们对行为的关注，特别是在儿童学习和发展方面。华生提出的行为主义心理学，被认为是心理学中的一场革命，引起了许多年轻一代心理学家的积极响应。

行为主义理论的主要代表人物除华生外，还有巴甫洛夫（Pavlov）、桑代克（Thorndike）和斯金纳（Skinner）等。

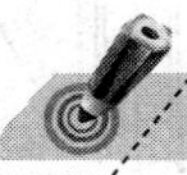

美国心理学家华生

美国心理学家华生（J.B.Watson，1875—1985）是行为主义心理学的创建人。在他看来，心理学应该成为“一门纯粹客观的自然科学”，而且必须成为一门纯生物学或纯生理学的自然科学。

1878年华生出生于南卡罗来纳州的格林维尔。他在孩提时代就显示出了日后研究所需具备的两个特点：喜欢攻击，又富有建设性。他于1903年获芝加哥大学哲学博士学位，1908年任约翰·霍普金斯大学教授。在此期间他开始探索用行为主义的方法来取代当时的心理学，他的观点很快受到了学术界的欢迎。1915年他当选为美国心理学会主席。

华生的主要观点包括：心理学研究行为而不研究意识，心理学的研究方法应该是客观观察而不是自我内省，心理学的任务在于预测和控制行为。

（二）行为主义理论的主要观点

行为主义学习理论有两个主要观点：一是将学习解释为条件反射作用，即学习是个体处于某种条件限制下所产生的反应，因而行为主义学习理论又被称为刺激－反应学习理论；二是将个体学习获得的行为称为刺激－反应联结，即某一刺激原本不能引起个体某种固定反应，但经过条件作用后，就会在该刺激再度出现时做出该固定反应，因此又称为联结理论。

二、桑代克的学习理论

桑代克（Edward Lee Thorndike，1874—1949），美国著名实证主义心理学家，是行为主义理论的代表，动物心理学的鼻祖。他用科学实验的方式来研究学习的规律，提出了试误学习理论，是现代教育心理学联结派学习理论的创始人。

（一）桑代克及其研究

桑代克于 1874 年出生于美国马萨诸塞州，在韦斯里杨大学攻读文学学士学位期间，拜读了威廉·詹姆斯的《心理学原理》，自此开始对心理学产生兴趣。之后于哈佛大学继续研究生学习，成为詹姆斯的学生，开始从事动物学习的实验研究，成为心理学史上第一位通过实验研究动物学习行为的人。桑代克工作之后，又将他的动物研究技术应用于人类，总结了学习的过程及规律，并出版了《教育心理学》一书，因此被誉为"教育心理学之父"。

桑代克采用"迷箱"的方法研究鱼、鸡、猫、狗及猴子等动物的学习过程来推断人类的学习过程。其中最著名的实验是以猫作为实验对象，观察其学习开门取食的过程。桑代克把一只出生 8 个月、饥饿的猫置于特制的迷箱中（图 2–1），然后在迷箱外面放上猫可以看见的鱼、肉等食物。箱内有一个特殊的装置，猫只要一踏笼中的踏板，就可以打开笼子的门闩出来吃到食物。观察猫需要多长时间才可以逃出箱子取食。结果发现，最初猫在箱内做各种各样盲目的动作，如乱跳、乱抓、乱撞门甚至乱咬箱壁等，直到它偶然触动机关脱门而出得到了食物。如此反复进行若干次实验后，发现猫逃出箱子所花的时间逐渐减少，而有效启动机关的次数逐渐增多，以至最后只要把小猫关进迷箱，它就能立即用前爪踩踏板、打开箱门并逃出箱子取食。即那些无助于获得食物的动作被逐渐淘汰，而有助于获得食物的动作被保留下来，猫获得了学习的成功。

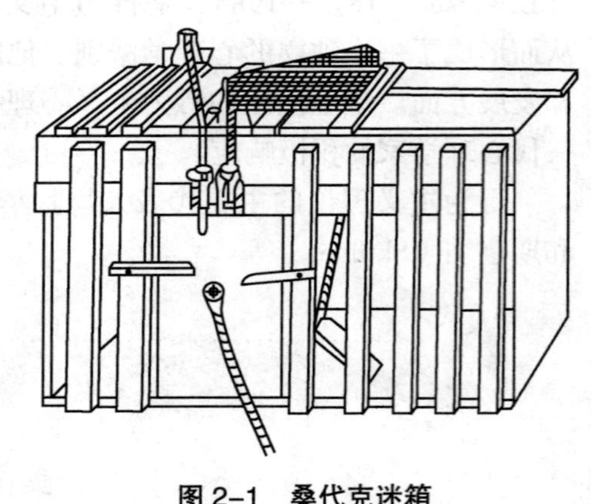

图 2–1　桑代克迷箱

（二）桑代克学习理论的主要观点

1. 学习是一种经过"试误"而建立刺激 – 反应的联结过程　通过动物实验，桑代克发现动物的学习过程都是遵循"尝试与错误"的方式进行的。"试误"过程可以归结为以下四个步骤：①以各种不同的反应进行试探；②发现了正确的反应；③选择了正确的反应或减少了错误的反应；④经过多次的练习将正确的反应保留固定下来。根据上述实验，桑代克认为，学习是一种渐进的、反复尝试的过程。随着错误的反应逐渐减少，正确的反应逐渐增加，最终形成固定的刺激反应。在上述实验中，"猫踩踏板"就是它要学习的反应，迷箱关闭得不到食物就是刺激情境。在此情境中如何学到适当反应，以达到出箱取食的目的，就是刺激与反应的联结。联结的形成，就代表学习。桑代克将这种经过反复尝试选择其中一种特定的刺激与反应联结的过程称为试误学习。

2. 学习规律　桑代克根据对动物的研究，提出了著名的三条基本学习规律：

（1）准备律（law of readiness）：指刺激－反应的联结随个体的身心准备状态而异。当个体准备对某个刺激做出反应时，任其产生反应，就会使之产生满足感，以后在同样的情境下会做出同样的反应；当不准备对某个刺激做出反应时，强迫其做出反应就会使其产生烦恼；若正准备对某个刺激做出反应时，由于外界因素阻挠，使其不能反应，也会感到烦恼，以后在同样的情境中也不会做出反应。例如，有的家长望子成龙心切，在孩子学习之余为其找了几个补习班，但如果孩子不喜欢或不愿意参加时，即使在家长的逼迫下去了也不会取得好的效果。

（2）练习律（law of exercise）：指刺激－反应的联结随练习次数的多少而增强或减弱。它包括“应用律”和“失用律”。①应用律（law of use）：是指任何刺激与反应之间的联结，一经应用或练习则可使之加强，练习越多，则联结力越强。②失用律（law of disuse）：如果某一刺激与反应之间的联结在一定时间范围内不加以练习，联结的力量就会减弱，甚至消失。“失用律”还有一条“附律”指出，两次练习的时间越接近，则某一刺激与反应间的联结力越强。教师要求学生课后及时复习就是应用了这一附律。

（3）效果律（law of effect）：指刺激与反应之间所建立联结的力量受反应结果的影响。当反应得到的结果是奖赏时，联结力量就会增强；相反，当反应的结果是惩罚时，联结力量就会削弱。效果律说明，一个导致成功或奖励的行为比没得到奖励的行为更可能被重复。效果律是最重要的建立刺激－反应联结的规律。

3. 辅助定律　除了上述三个主要定律外，桑代克还提出了其他五种辅助定律。

（1）多重反应：当某种反应不能产生满足的结果时，它就会触发一个新的反应。当遇到问题时，学习者会做出多种尝试，直到其中一个探索正巧解决问题为止。改变反应的能力显然具有适应的意义。

（2）心向或意向：在桑代克的理论体系中，这一概念与当代学习理论中的动机或驱力类似。人类会因为无知而激起求知的欲望。心向或意向对于反应的始发是十分重要的，同样也是学习的一个重要前提。

（3）选择反应：在学习过程中，动物和人类会逐渐对课题情境中的某些因素给予有选择的反应，同时忽略一些无关因素。即在学习的过程中，能够对情境中的众多要素进行过滤，选择出其中的重要元素并对其做出反应。反应的选择性与分辨能力有关。

（4）同化或类比反应：这是一种迁移作用。个体在某种情境中学到的刺激与反应的联结，将有助于在其他类似情境中学习新的刺激与反应联结，此现象称为学习的迁移（transfer of learning）。桑代克认为，如果两种学习情境之间具有“共同要素”，便会发生迁移。

（5）联想性转移：这是桑代克用来表示与条件反射相对应的术语。其基本含义是：如果在替代性学习期间情境保持相对不变的话，有机体已习得的对一组刺激的反应，可以逐渐转换成对一组新的刺激的反应。

（三）桑代克学习理论在护理教育中的应用

1. 准备律的应用

（1）做好教前和学前的准备工作：教师在教前需了解学生的前期学业状况、详细钻研教学大纲并仔细研究教材、收集资料以补充现有教材的不足或扩大学生的学习领域、根据教材分析和制订教学目标、精心编制教案、选择适当的教学媒体、探讨合适的教学方法以及对整个教学过程操作程序进行合理的设计。学生在学前则要先复习旧课，预习新课以及根据教师所规定的范围、内容和方法收集资料等。

（2）注意引起学生的学习动机：教师在开始上课时，可采用先复习旧课、考察预习作业、放一段影片或讲一个小故事等方法以集中学生的注意力，引起学生的学习动机。引导和鼓励学生在学习前就把“熟练”定为一个目标或理想，这样，学生在学习的过程中，就会全力以赴，以期达到目标。

（3）增强学生的学习动机：首先，教师于课程开始时，先告知学生本单元的学习目标以唤起学生的学习需要；其次，正确地使用奖惩以增进学生的学习兴趣；再次，教给学生正确的学习方法，让学生懂得如何去学习，使之不必在黑暗中摸索而浪费时间。

2. 练习律的应用

（1）培养学生的恒心和毅力，鼓励学生维持不懈的努力，这样，学生无论对理论知识的学习或技能的学习，都易达到熟练的程度。

（2）要求学生在课下多加练习，以期达到纯熟的程度。

（3）教师在指导学生学习时，要随时注意发现和纠正学生在学习或练习时所发生的错误，这样可以缩短学生达到熟练的时间。对于较难或较长的学习过程，可以采用“连续渐进训练法”，把学习过程分成若干个小步骤，依次学习或练习。当第一个步骤纯熟后，再依次进行下几步，直至最后一个步骤纯熟之后，整个学习过程才算结束。

（4）院校应该给学生提供更多的练习机会，以满足学生的练习需要。

3. 效果律的应用　以桑代克的效果律为理论基础，在教学过程中教师要注意利用奖赏的增强作用，发现学生有了进步，要及时给予表扬和鼓励，以增强刺激与反应之间的联结，提高学生的学习效果。教师除了要注重自身对学生良好行为的赞赏外，还可以利用同学之间的相互激励作用，如要求学生在角色表演的时候对扮演角色的同学的努力用热烈鼓掌等方式加以鼓励。

三、斯金纳的操作性条件反射理论

斯金纳（Burrhus Frederic Skinner，1904—1990），美国著名的心理学家，新行为主义心理学派的主要代表人物之一。他在行为主义心理学的基础上，提出了操作性条件反射理论，被西方学术界盛誉为继弗洛伊德之后的杰出的心理学家。

（一）斯金纳及其研究

斯金纳于1904年生于宾夕法尼亚州的一个小镇，1922年进入汉密尔顿学院专修英文，毕业后2年内从事写作。为了更深入地理解人的行为，他转向了心理学。在哈佛大学攻读心理学硕士期间，他受到了行为主义心理学的吸引。他继承了华生所强调的科学、客观、控制、预测等行为主义心理学的传统，参照了桑代克的试误学习原理，长期致力于研究鸽子和老鼠的操作性条件反射行为，提出了“及时强化”的概念以及强化的时间规律，形成了自己的一套理论。

斯金纳以白鼠和鸽子作为实验对象，对动物学习进行了大量研究。其中最著名的是利用“斯金纳箱”（图2-2），以白鼠为实验对象，观察白鼠按压踏板的研究。斯金纳箱是一种隔音的密闭箱子，箱内有一个可以供动物按压的活动踏板，踏板上有灯光照明，其下有一个食盘，箱外有一个装食丸的食盒和一个转动记录仪，只要按压踏板，食盒中的食丸就会掉入食盘中，同时记录仪就记录下踏板被按压的次数及间隔时间。实验时，箱内放进一只饥饿的白鼠，白鼠在箱内可自由活动，当它压杠杆或压键时，就会有一团食物掉进箱子下方的盘中，白鼠就能吃到食物，白鼠经过几次尝试后会不断按压踏板，直至吃饱为止。斯金纳通过实验发现，动物的学习行为是随着一个起强化作用的刺激而发生的。

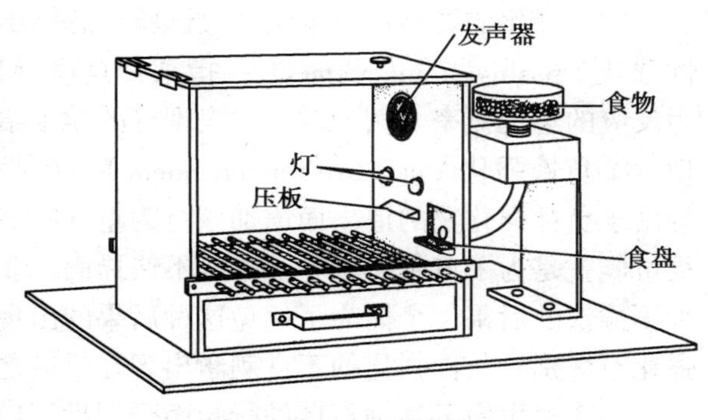

图 2-2　斯金纳箱

斯金纳把动物的学习行为推广到人类的学习行为上，他认为虽然人类学习行为的性质比动物复杂得多，但也要通过操作性条件反射；教育是塑造个体行为的过程，分析强化的效果是教学有效性的关键；应通过精心设计教学程序以建立特定的强化程序。

（二）斯金纳操作性条件反射理论的主要观点

1. 操作条件作用与学习行为　斯金纳认为操作性条件作用的学习过程是有机体在各种情境活动中，由于自发性的反应而建立起的刺激－反应联结关系，他主张人的行为的改变是操作性条件反射的结果，并将人类的行为分为应答性行为和操作性行为两大类。

（1）应答性行为（respondent behavior）：是对已知、特定、可观察的刺激所引起的反应，如用手电筒照眼睛会引起瞳孔收缩。应答性行为是个体对环境被动的反应，具有不随意性，由刺激控制。

（2）操作性行为（operant behavior）：指没有任何已知的刺激，而是有机体自发产生的反应，因而也称为自发性行为。如斯金纳箱中的白鼠按压踏板之前并没有事先得到食物刺激，而是无意中自发按压的。操作性行为是有机体主动地作用于环境，常表现为随意的或有目的的行为。

斯金纳指出，人类的行为绝大多数是经过强化而形成的操作性行为，只有少部分属于应答性行为。与此相对应，斯金纳认为，条件反射也有两种类型：刺激性条件反射和反应性条件反射。前者适用于应答性行为，后者适用于操作性行为。

2. 强化理论　斯金纳十分强调强化在学习中的重要性。其强化理论对强化的概念、类型及强化程序进行了系统的和全面的阐述，其目的是论述强化的类型和强化的程序对学习过程的影响。

（1）强化的概念：斯金纳认为，如果一个操作性反应发生后，紧接着给一个强化刺激，其反应就会增强，即强化刺激加强了刺激－反应的联结。在条件作用中，凡能使个体操作性反应增强的一切过程，均称为强化（reinforcement）。能产生强化作用的刺激称为强化物（fortifier）。按照强化物产生的实际效果不同，可以将强化物分为两类：正性强化物和负性强化物。正性强化物（positive fortifier）指当个体反应后在情境中出现的任何能使该反应频率增加的刺激，如白鼠按压踏板所获得的食物；负性强化物（negative fortifier）指个体反应能使厌恶性刺激消失，从而强化该反应的厌恶性刺激，如白鼠按压踏板以去除的电击伤害。教学中的积极强化物是教师的赞许等，消极强化物是教师的皱眉等，这两种强化物都增加了学生良好表现再次发生的可能性。

强化是分析行为的重要概念，行为被强化即被加强，也就是在未来类似情境下，同类行为再次出现的概率增加。受到强化的行为不是指某一特定行为，而是指一类或一组相似行为。

（2）强化的类型：斯金纳通过试验，总结出操作性条件反射主要有以下四种类型：①正性强化（positive reinforcement）：指某种具体行为的结果是获得正性强化物，可以增进该行为反应的重现概率。例如教师对表现好的学生给予肯定的评价，可以促进学生良好表现的出现。②负性强化（negative reinforcement）：指某种具体行为可以避开某种不愉快的后果，就会由于负性强化物的退出而增加该行为重现的概率。例如学生在期末考试前起早贪黑地学习很可能就是为了避免考试不及格的不快局面。③惩罚（punishment）：指某种行为可以导致某种不愉快的后果，个体为了避免这种后果的出现就会减少表现这种行为的概率。惩罚与负性强化有区别，负性强化的不良刺激出现在反应之后，而惩罚的不良刺激出现在反应之前。例如，一个学生做了某种不良的行为而受到批评后，会减少再次表现这种行为的概率。④强化消退（omission of reinforcement）：指在反应之后，如果不继续给予强化，反应行为就会逐渐消失。例如一个学生上课时为了吸引老师和同学的注意而故意"做鬼脸"，但是他的行为并未达到引起他人注意的目的，于是他的这种行为就可能逐渐停止。

（3）强化程序：强化程序（schedules of reinforcement）是指采用强化原理，在提供强化物的时间上做各种不同的安排，从而观察强化实施与个体正确反应率之间的关系。

强化程序有两种分类方法：①按照提供强化物的时间不同，可以分为立即强化和延迟强化。立即强化（immediate reinforcement）指个体在表现出正确反应后立刻给予强化物进行强化；延迟强化（delayed reinforcement）指个体表现出正确反应后，过一段时间才提供强化物进行强化。研究表明，立即强化的效果优于延迟强化。②按照提供强化物的频率不同，可以分为持续性强化和间断性强化。持续性强化（continuous reinforcement）指每次正确反应后立即提供强化物强化。间断性强化（discontinuous reinforcement）指强化物不是持续给予，而是间断性给予的，即选择一部分正确反应后提供强化物，一部分不提供。研究结果表明，间断性强化的效果优于持续性强化。

间断性强化又可以再分为比率强化和间隔强化。比率强化可以进一步分为固定比率强化和变化比率强化。间隔强化可以进一步分为固定间隔强化和变化间隔强化。在人类实际生活中，一般以间隔性强化为主。

3. 塑造与行为矫正　是斯金纳根据强化相倚关系设计的促使个体行为发生变化所采取的两种技术。

（1）塑造（shaping）：是用分解动作的方式，逐步练习，最后将多个反应连贯在一起而形成复杂行为的方法，即新行为的塑造。斯金纳认为，行为的塑造可以通过上述四种类型的强化来完成，其中以正性强化效果最佳，惩罚效果最差，负性强化居中。由于个体总是处在复杂的环境之中，所以在计划对人的行为进行塑造时，不能简单局限地依赖某一种强化，而需要根据环境及人的个性特征，灵活、综合地运用各种强化。

（2）行为矫正（behavior modification）：指使个体在某种情境下的不适当行为或不良习惯，经过操作条件作用的强化、惩罚或消退得以消失，从而矫正个体的不适当行为或不良习惯。

（三）斯金纳操作性条件反射理论在护理教育中的应用

斯金纳的操作性条件反射更接近于日常生活中的学习过程，其理论对于了解人的学习过程和提高学习效果具有一定的价值和作用。

1. 各种强化的应用

（1）正性强化的应用：在几种不同的强化类型中，以正性强化的效果最佳，因此在课堂教学或实践教学过程中，护理教师要多运用正性强化的手段，来获取所期望的学生的学习行为或表现。首先，在课堂教学中，对于学生良好的行为表现，如认真思考、积极发言，勇于发表自己独特的见解，作业有创造性等，护理教师应及时地用点头、口头表扬、微笑等方式给予肯定和赞赏。这样做既可以使学生获得快乐，又可以增强学生的自尊心和自信心，从而在下一步的学习中更多地表现出这些行为。其次，在临床教学中，带教教师对于学生在临床实习期间所取得的一点一滴的进步都应该给予及时的表扬和鼓励，从而减轻学生由于环境的陌生和专业自信心不足而导致的情绪紧张和压力，使他们能把注意力集中在学习上。

在应用正性强化时，应注意用发展的眼光对待每一个学生。如果某学生经过努力比以前有了进步，尽管和其他同学比起来还存在一定的差距，但是作为教师，对于这位同学的进步必须给予肯定，只有这样，才能给学生以激励。

（2）负性强化的应用：必要时可以采用负性强化的方法避免学生出现违纪等不良行为。如通过反复讲解临床上的一些差错事故的实例，使学生认识到正确操作的重要性，为避免自己在临床上出现差错而处处留心，避免发生类似不愉快的后果。

（3）惩罚的应用：因为惩罚方法是四种强化类型中效果最差的，所以，通常情况下不主张使用。但是必要时也可以考虑适当使用。例如在学生违纪（如迟到、无故旷课、考试作弊、夜不归宿等），或在临床实习中出现严重的差错（如给病人输血时，没有严格执行查对制度）可能导致严重后果时，教师应采用惩罚的方式，如口头批评、写出书面检查、暂停实习或取消实习资格，甚至给予相应的处分。

（4）强化消退的应用：利用强化消退的方法可以减少不期望行为的发生。例如，课堂上有的学生不注意听讲，随便与其他同学谈论和学习无关的事情，如果教师过多地注意他的行为，反而会使他的行为得到强化；相反，如果教师忽略这些行为，则会使其逐渐消退乃至消失。教师在使用强化消退时应注意其适用的情境。如果学生的行为后果严重就不能单靠强化消退的方法，而应该考虑用惩罚的强化方式。

2. 强化程序的应用　强化程序的重要性在于不同的强化类型可以导致不同的反应速度。首先，因为在固定间隔的强化中，强化之间的间隔越短，反应速度越快，因此，在教学中，每周或每月测验一次的方式要比最后集中在期末进行一次考试的强化方式效果好。其次，变化的强化程序比固定的强化程序造成的反应速度快，因此，在教学中不定期地进行一些课堂提问、小测验可以促进学生不断地学习。再次，在比率强化中，变化强化比率可以提高反应的速度，因此，一般来说，在学习之初，最好给予连续强化，即每一次正确反应后都给予强化，这样可以使学习的速度加快。有学者提出，最佳的学习训练组合是，最初时使用连续性强化，然后是固定间隔强化，最后是变化比率强化。例如，当学生开始学习静脉输液这一新的技能时，应该在最初阶段频繁地强化，随着学生对静脉输液操作程序的了解和熟悉，强化的频率可以逐渐减少，最终只对真正有效的表现给予强化。

第二节　认知理论与护理教育

认知指人内在的思维过程，如感知、思考、学习、记忆、领悟及解决问题的能力等。认知心理学是研究人思维过程的心理学理论，它主要研究人的思维过程，包括知识的获得。学习认知心理学的学习理论有助于护理教育者探讨如何扩大学生的认知结构，以促进其主动求知的能力。本节主要介绍信息处理学习理论及布鲁纳的结构主义教学理论。

一、认知理论

认知学派的学习理论认为学习是个体对事物经由认识、辨别、理解从而获得新知识的过程，在这个过程中，个体认知结构将发生改变。认知学习理论使教学摆脱了行为主义的消极影响，从重视教材知识结构和学习结果转变到重视认知结构、学习的内部认知加工过程、学习策略和思维策略的培养，提出了以认知过程、认知结构及主动生成学习为中心的教学思想。

（一）认知理论的产生及主要代表人物

20世纪初，在华生等学者发展行为主义理论的同时，一些德国心理学家，包括韦特海默（M.Wertheimer，1880—1943）、科勒（W.Köhler，1887—1967）、考夫卡（K.Koffka）提出了另一种理论，即格式塔（Gestalt）心理学或称学习的顿悟说。但是，格式塔理论在其初期却被人们忽视了，直到50年代后期，出现了数字式计算机，人们对思想过程研究的兴趣又被重新点燃，导致了现代认知心理学中一些主要概念和模式的发展。这一新的认知心理学的出现，代表了学习心理学由行为主义理论向研究系统思维的转变。

认知理论的主要代表人物及理论有：奥苏贝尔（D.P.Ausubel）的学习同化理论，加涅（R.M.Gagne）的指导学习理论，布鲁纳（J.S.Brunner）的结构主义教学理论等。

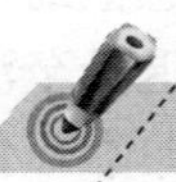

苛勒及学习顿悟学说

苛勒（Wolfgang，Kohler，1887-1967）是美籍德国著名心理学家，格式塔心理学的创始人之一。

1887年，苛勒生于波罗地海的雷维尔（现属爱沙尼亚）。他先后在德国杜平根、波恩、柏林大学就读。1909年在著名的心理学家斯顿夫的指导下获得柏林大学博士学位。1910年，苛勒接受法兰克福大学的邀请，在该校任职。在此期间，成为格式塔心理学的主干力量。

1913-1920年任普鲁士科学院人类研究所主任，到大西洋加那利群岛的腾奈立夫岛上对猩猩的智慧进行著名的实验研究。他以自己的长期观察，描述了关于动物解决问题的实验，提出了顿悟的学习理论。

苛勒认为一切现象经验都是有意义的整体。他强调组织结构和关系在认知过程中的作用。他认为学习主要取决于对整个情境结构的突然知觉，即顿悟。

（二）认知理论的主要观点

认知学派的学习理论认为学习活动在于个体内部认知结构的形成和内部改组的变化过

程，而不是刺激与反应联结的形成或行为习惯的加强或改变。重点研究如何通过影响学生的内在思维过程，包括注意、动机、记忆、思维及情感等，以影响学生的学习效果，强调学习内容的逻辑结构与学习者已有的认知结构之间的联系与相互作用。其基本观点包括：

1. 学习不是机械的、被动的刺激－反应过程；学习是个体作用于环境，而不是环境引起人的行为。环境只是提供潜在刺激，至于这些刺激是否受到注意或被加工，则取决于学习者内部的认知结构。当新的经验改变了学习者原有的认知结构时，学习就发生了。

2. 学习是凭借智力与理解，进行有意义的发现和认知的过程，决非盲目的尝试。

3. 重视内在动机与学习活动本身带来的内在强化的作用。认为外在强化不是学习产生的必要因素，没有外在强化学习也会发生。

二、信息处理学习理论

信息处理学习理论（information-processing theory of learning）认为认知学习过程是信息的收集、加工、贮存和需要时提取加以运用的过程。信息的收集涉及感觉记忆与知觉的心理过程；信息的加工、贮存涉及记忆的心理过程。注意虽不是一种独立的心理过程，但它总是与其他心理过程相伴，是保证学习活动开展的重要前提。在教学过程中，教师应通过影响学生的注意、知觉及记忆来促进学生对信息的获得、理解与保持。

（一）信息处理学习理论的产生

信息处理学习理论的研究始于20世纪50年代初，盛行于60年代以后。信息处理学习理论是通讯技术、计算机技术等科技发展的产物，它用来解释人类在环境中，如何通过感觉、知觉、思维、注意及记忆等内在的心理活动以获得并应用知识的过程。

（二）信息处理学习理论的主要观点

1. 信息处理的心理过程　信息处理是一种内在的心理过程（图2-3）。这一过程开始于来自环境中的信息刺激。环境中任何能引起个体感官产生反应的人、事、物或事件均为信息刺激。机体接受信息刺激后，开始对刺激进行编码（encoding），即将物理事件转换为心理事件，以便记忆贮存。经编码的信息被贮存在记忆系统中。然后是信息的提取阶段，即将心理事件转换为行为事件，此过程称为译码或解码（decoding）。经解码输出的信息则由行为表现出反应。信息从记忆中解码后由反应表现出来的过程称为检索（retrieval），检索之后的反应称为输出（output）。

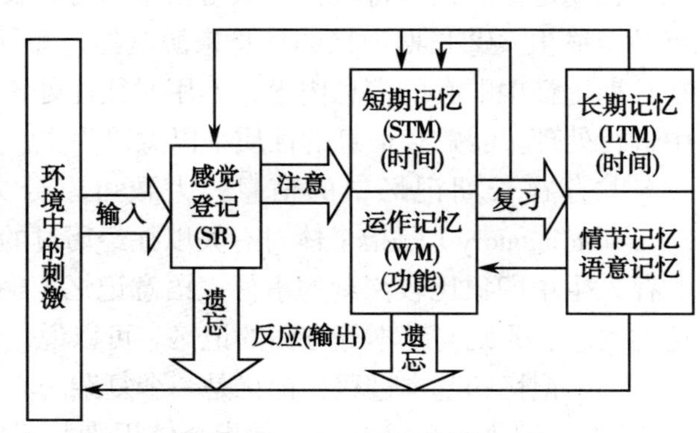

图2-3　信息处理的心理过程

2. 人类的记忆系统　记忆是过去经历过的事物在大脑中的反映。记忆对学习具有重要意义，个体知识经验的积累和行为的逐步复杂化都是以记忆为前提的。因此，要更好地理解学习过程，必须首先了解人类的记忆系统。

（1）记忆的信息处理模式：认知心理学家将信息处理过程分为感觉记忆、短期记忆及长期记忆三个阶段。

1）感觉记忆（sensory memory）：又称感觉登记（sensory register，SR），是个体通过视、听、触、嗅等感觉器官感应到外界刺激时所引起的瞬间记忆（一般在3秒钟以下），它是信息处理的第一步。感觉记忆的特点是持续时间短，信息保留原状，保存容量大。

一般而言，感觉器官感应到的各种信息都获得感觉登记，但并非所有登记的信息都被进一步处理。个体对进行感觉登记的刺激是有选择性的，其选择的标准可能与个体的动机、需求以及经验等因素有关。注意负责信息的筛选，将无用的信息过滤出去后遗忘，将被注意到的信息进行辨认，形成知觉经验，进而转入短期记忆。

2）短期记忆（short-term memory，STM）：指经过感觉登记后再经注意而在时间上延续到1分钟以内（多在20秒以内）的记忆。短期记忆的特点包括：①信息保存的时间短暂；②信息容量有限：心理学家研究发现，一般成年人在一瞥之下平均只能记忆7位数字，短期记忆的广度平均值为7±2。③是感觉记忆与长期记忆之间的纽带：由于感觉记忆阶段信息保持的时间过短，不能对其进行适当的处理，所以，当人对某种信息刺激做出反应时，必然要经过短期记忆。而长期记忆所保持的信息如果不经过短期记忆就不能直接被人们所认识，因此，长期记忆只负责知识的贮存，不负责新知识的学习，学习知识只有靠短期记忆。④具有运作性：短期记忆在信息处理过程中，对个体的行为具有两个重要作用：一是通过注意接受从感觉记忆来的信息，为当前的认知服务，并做出适当的反应。反应过后，如果目的已经达到，短期记忆的作用消失，不再做进一步的处理；如果个体认为所处理的信息是重要的，就采取复习的方式，使之保持较长的时间，然后输入长期记忆。二是短期记忆可以根据当前认知活动的需要，从长期记忆中提取已贮存的信息进行操作。因此，短期记忆又称为工作记忆（working memory，WM）。⑤贮存信息的性质以声码为主。

3）长期记忆（long-term memory，LTM）：是指信息的保持在1分钟以上直至终生的记忆。长期记忆有以下特点：①保留信息的时间长，一般在1分钟以上，可以数日、数月、数年乃至终生。②长期记忆的信息来源是经过短期记忆处理后的内容。③主要功能是备用性。在长期记忆中贮存的信息内容，不用时往往处于一种潜伏状态，需要时才被提取到短期记忆中进行处理。④贮存信息的性质是以意码为主，容量极大，包括了个人的全部知识。

贮存在长期记忆中的信息，大致可以分为两类：情节记忆与语意记忆。情节记忆（episodic memory）是指个体对有关以往经历过的某些特定事件方面信息的记忆，它主要用来贮存人生中印象比较深刻的事件。语意记忆（semantic memory）又称语义记忆，是指对所表达的概念、原则与基本等方面的记忆。可以说，语意记忆就是个人通过学习所获得的知识。

（2）记忆的基本过程：记忆是一个复杂的心理过程，包括识记、保持、回忆三个阶段。

1）识记（memorizing）：是指个体识别并记住事物的过程，它是记忆的基础和前提。根据识记的目的性及意志力程度，可以将识记分成有意识记和无意识记；根据识记的理解性及方法的不同，又可将识记划分为机械识记和意义识记。在日常生活中，有意识地利用意义识记，并配合机械识记，达到在理解的基础上熟记，是最佳的记忆方法。

2）保持（retention）：是将识记的事物在头脑贮存及巩固的过程。保持是一个动态的过程，即识记的信息在量和质的方面都要发生一定的变化。量的变化随着时间的推移可以导致记忆的保持量在总体上呈下降的趋势；质的变化是个体没有原封不动地保持识记的信息，而是对信息进行了主观的处理，使原信息的性质发生了改变。

3）回忆（recall）：是将头脑中保持的信息提取的过程。有两种不同水平的回忆：

①再现（reproduction）：指在头脑中重现过去经历过的事物，是一种高水平回忆。②再认（recognition）：指当识记过的事物再次出现时能将其识别出来，是一种低水平的回忆。

（3）遗忘（forgetting）：是指信息提取失败或从记忆中丢失信息，表现为不能再认、再现，或错误地再认、再现。根据记忆恢复的可能性，可将遗忘分为暂时性遗忘和永久性遗忘。

1）遗忘的规律：首先对遗忘现象进行系统研究的是德国心理学家艾宾浩斯（H.Ebbinghaus）。他的研究结果表明，信息在记忆后最初一段时间内遗忘较快，随着时间的推移，遗忘逐渐减慢，到一定程度和时期，就几乎不发生遗忘。即遗忘的量随时间递增，而遗忘的进程是不平衡的。根据研究结果，艾宾浩斯绘制了人类历史上第一个遗忘曲线来表示遗忘的规律（图2-4）。

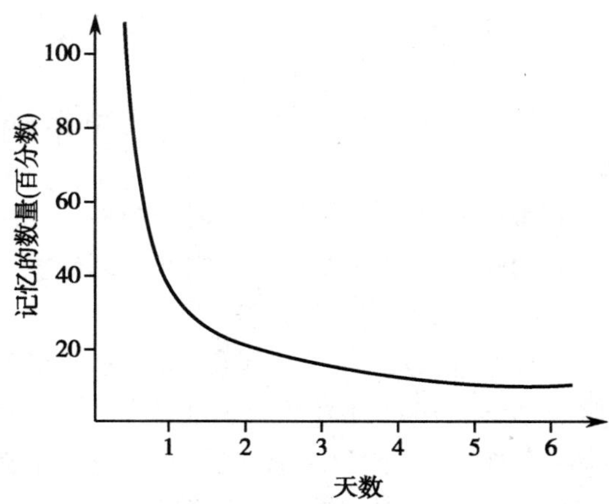

图 2-4　艾宾浩斯遗忘曲线

2）遗忘的原因：解释遗忘的原因主要有四个学说。①痕迹消退学说：是最早解释遗忘的学说。此学说认为，记忆痕迹如果没有得到强化，那么随着时间的推移将逐渐消退，从而产生遗忘。②干扰学说：此学说认为，引起遗忘的原因并不单单是由于时间的流逝，而是由于记忆中新旧经验的相互干扰造成的，一旦干扰排除，记忆就可以恢复。干扰有两种形式：前摄干扰和倒摄干扰。前者是指先前记熟的内容对后继所要记忆内容的阻碍；后者是指正在从事的活动对以前记忆产生的阻碍。③同化学说：此学说认为干扰理论仅能解释机械学习的保持和遗忘。在真正有意义的学习中，人脑为减轻记忆负担，对知识加以组织、简化，利用高概括水平的概念替代了低概括水平概念，提高了知识的概括性和适用性。④动机遗忘学说：此学说认为，动机因素决定人们将记住什么，遗忘什么。个体认为重要的信息会被牢记，而被认为无意义的信息则容易遗忘。

（三）信息处理学习理论在护理教育中的应用

信息处理学习理论在护理教育中的应用主要体现在以下几个方面：

1. 采用有效的教学策略，吸引和保持学生的注意力　教师应采用多种教学手段及媒体相结合的方式，对学生的各种感官进行刺激，以增加学生的注意，引发学生的学习动机。如采用富有感染力的讲解、直观鲜明的教具、生动的临床案例以及各种多媒体教学等。

2. 合理安排教学活动，加强学生对知识的记忆和保持　①教师应合理安排教学内容，引导学生在短期记忆阶段有效使用过去的经验对新信息进行综合思维，从而获得新知识。②给予合适的信息量并适当调节教学进度：信息量过大会影响学生识记、保持和回忆的效果，而进度过快，学生接受知识有困难，因此，在教学过程中，教师应根据教学内容的难易程度调节教学进度，保证重点突出、难点讲清，便于学生理解和消化知识。③合理安排课程：因为同类课程可以对记忆产生影响，因此尽量避免把相似或相同的课程安排在一起。④保证课间休息：足够的课间休息时间既可以巩固上节课记忆活动所留下的痕迹，也可以减少前后课之间对记忆的相互干扰。

3. 合理组织复习，以强化和巩固记忆痕迹　“重复是记忆的母亲”道出了复习在巩固记忆中的作用。有效的复习可以提高记忆的效果，因此在组织复习时，教师应注意引导学生努力做到：①及时复习和经常复习相结合；②分散复习和集中复习相结合；③反复阅读与尝试回忆相结合。

4. 计算机教学程序的设计　应用计算机模拟或实现人的各种认知功能，如问题解决程序、模式识别程序等，可以帮助学生增强记忆，减少遗忘。护理教师应给学生提供这类教学资源，并鼓励他们尽可能参与到设计过程中来。

三、布鲁纳的结构教学理论

布鲁纳（Jerome S.Bruner，1915—）是美国著名的心理学家和教育学家，他通过对儿童智力的观察及研究提出了结构教学理论。

（一）布鲁纳及其研究

布鲁纳 1915 年出生于美国纽约，1937 年获杜克大学学士学位，1938 年转入哈佛大学主修心理学，1941 年获哲学博士学位。20 世纪 60 年代初期，积极参加美国教育改革的领导和指导工作。其研究和思想受到拉什利、詹姆斯、杜威、格式塔心理学派、各种社会人类学家和当代认知心理学家皮亚杰等的影响，主要从事人的知觉、学习、思维、记忆等一系列研究，并取得了巨大的成就。在 20 世纪 50 年代世界性的教育改革及教育理论的研究中，布鲁纳提出了结构教学理论（Bruner's structure instruction theory）。他的著作《教育过程》，体现了美国 60 年代教学改革的指导思想。布鲁纳认为，人的认识过程是通过主动地把进入感官的事物进行选择、转换、储存和应用，以达到学习、适应和改造环境的目的。

（二）布鲁纳的结构主义教学理论的主要观点

布鲁纳的教学理论主要由四个部分组成：智力的发展过程、知识结构理论、发现学习法、内部动机是学习的真正动机。

1. 智力发展的过程　布鲁纳是以儿童的认知过程——智力的发展为研究主轴，来构想他的教学理论的。他认为认知发展是讨论教学问题的基础，所谓认知过程就是包括思维与概念的智力发展过程。

布鲁纳重视儿童在成长过程中智力的发展过程，他认为人的智力发展是经过知觉将外在的事物转换为内在的心理事件的过程，称为认知表征（cognitive representation）。人类的认识表征是随年龄而发展的，其发展过程如下：

（1）动作表征（enactive representation）：即行为把握阶段，是以学会做出某种反应和形成习惯的动作为基础，借助于动作去学习的阶段，是人类求知的基础。一般最早出现在幼儿期，并一直沿用终身。此期思维的特点是个体通过他的身体动作来认识周围的世界。

（2）形象表征（iconic representation）：即图像把握阶段，是把事物当作视觉或听觉的形象而作掌握或表现的状态。它主要依靠视觉或其他感觉组织和各种概括化映像的作用，以视觉图像为主。此阶段的求知方式是从具体思维到抽象思维转化，其思维的特点是通过感觉来认识周围的世界。此阶段大约从 6、7 岁至 10 岁。

（3）符号表征（symbolic representation）：即符号把握阶段，主要靠语言符号来表现认知，此阶段在 10 岁以后出现。布鲁纳认为，语言或符号为儿童提供了一种可以不用形象作为唯一判断根据的手段，儿童智力发展离不开语言和文化的相互作用。因此，对学习者有计划地提供语言体系、文化体系是教师的基本职责。学习者智力的发展是在教师与学习者的教育关系中实现的。

2. 知识结构理论　布鲁纳认为，如何组织学科内容是教学论中需要迫切解决的一个问题。每门学科都存在一系列的基本结构，即学科的基本概念、基本法则和基本原则。学生如果掌握了学科的基本结构，会有助于学生学习“事物是怎样相互关联”的，同时还有利于记忆和保持，并且有“生成力”或“迁移力”的效能，从而能更好地掌握整个学科。学生掌握学科基本结构应该是知识学习方面的最低要求。

为了组织最佳的知识结构，他还提出了三条组织原则：①表现方式的适应性原则：指学科知识结构的呈现方式必须与不同年龄学生的认知学习模式相适应。②表现方式的经济性原则：指任何学科内容都应该按最经济的原则进行排列，在有利于学生认知学习的前提下合理地简约。③表现方式的有效性原则：指经过简约的学科知识结构应该有利于学生的学习迁移。

3. 发现学习法　布鲁纳认为使学生掌握教材结构最有效的方法是发现学习。他认为，学生应该在教师的启发引导下按自己观察事物的特殊方式去表现学科的知识结构。学生的学习除了部分受环境的影响外，更主要的是遵循其特有的认识程序。教学的目的是帮助学生智慧和认知的形成与发展。教师的任务就是要把知识转换成一种适应正在发展着的学生的形式。

（1）发现学习的定义：发现学习（discovery learning）是指学生在学习情境中，通过自己的寻找和探索，从而获得答案的一种学习方式，主张让学习者自己去发现学科结构。

（2）发现学习的特点：发现行为主要是对现存事物的加工改组以及已知的各种要素的重新配置，需要灵机应变的耐性。发现学习的主要特点是：①探索解决问题的策略，要求学生采取积极的学习态度。②学生不是被动接受外来信息，而是主动组织信息，灵活运用信息，并积极探索解决问题的可能路线。③灵活而执着地追求问题的解决。

（3）发现学习的意义：①有助于提高学习者智慧的潜力。运用发现学习法，学生可以对事物进行组织，不仅能发现事物之间的规律性和相关性，还能使信息条理化，并能保证信息随时发挥其可能发挥的作用。②使学生的学习由外部动机向内部动机转移。学生最好的学习动机莫过于对所学的材料具有内在兴趣，而且有新发现的自信感。③使学生学会探究的方法。发现学习法就是让学生独立思考，改组教材，自行发现知识的一种学习方法。教师应尽可能发挥学生的主体作用，使学生离校后能独立地开拓某些领域。④有助于保持记忆。布鲁纳认为，记忆的首要问题不是储存而是检索，而检索的关键在于组织，也就是知道去何处寻找信息和获得信息。他曾用三组十二岁儿童记忆一套三十对的配对词做实验，甲组只要求记住，乙组和丙组则要求利用中介词使配对词联系起来再进行记忆，所不同的是，乙组由教师讲解，丙组则由学生自行设法联系记忆。结果表明，在出现第一个词后能记起第二个词的百分比，甲组最低，丙组则最高。因此，按照一个人自己的兴趣和认知结构组织起来的材料才是最有希望在记忆中自由出入的信息。

4. 内部动机是学习的真正动机　布鲁纳强调，在认知学习过程中要注意学习的心理倾向和动机。学生的学习受内部动机和外部动机的影响，内在动机比外在动机更重要。

内部动机是学生在学习本身中发现学习的源泉和报偿，如“好奇心”、“胜任力”、“互惠性”等。知识的获得是一种积极的过程，它受学生强烈的认知需求的驱使。名副其实的学习行为是探究式、累积式的持续行为，推进这种学习行为的真正动力是在学习本身中发现报偿的内部动机。

外部动机是外界因素作用的结果，如“奖赏”、“竞争”等，体现的是“他律性”。外部动机的作用是短期的，缺乏累积式的持续性。但外部动机也会对学生的学习产生影响。

（三）布鲁纳结构主义教学理论在护理教育中的应用

布鲁纳的教学理论提供了很多宝贵的见解，有些方面对我国护理教学改革具有借鉴作用。

1. 合理安排课程与课堂活动　根据布鲁纳的学科结构理论，护理教师在教学中应注意：①应按照学科结构设置课程，使学生在了解学科结构的基础上获得系统的知识。②教师在介绍一门新科目时，在最初阶段应先描述其基本的轮廓；讲授新单元内容之前，必须先解释最基本的结构、原理及它们之间的关系，这样有助于学生形成某科目或某一单元内容的清晰框架，避免出现“只见树木不见森林”的现象，提高学习效果。

2. 采用指导性的发现学习法　指导性的发现会在学习中产生良好的作用。护理教师首先让学生去发现在学习有关科目内容时所遇到的一系列问题，然后激励他们利用资料去寻求答案，这种方式可以使学生从主动学习中得到能力的训练。

发现学习也可以用于实验室的讨论活动，学生会努力去解释为什么会产生某些反应和某些现象，这样，教学过程就会成为探索知识的过程，学生利用教师所提供的材料，自己去发现，回答自己的疑问，解决自己形成的问题，从而减少对教师和教材的依赖性，也培养了学生的学习兴趣，同时发展了学生的推理和观察能力。

3. 激发学生的内部学习动机　布鲁纳强调内部动机对学习的促进作用。激发学生的内在动机主要通过利用惊奇、激发疑惑、提出具有几个解答的不确凿的问题、设计困境、揭示矛盾等方法来实现。在教学中需要注意：①要激发学生学习探索活动的最大热情；②要帮助学生维持学习探索活动的热情；③要使学生对学习的具体目标有明确的认识，并提供有关的知识，使学习探索活动有正确的方向。

第三节　人本主义学习理论与护理教育

人本主义反对行为主义把人等同于动物，只研究人的行为，不理解人的内在本性；它强调人的尊严、价值、创造力和自我实现。人本主义学习理论认为教育的目标、学习的结果应该是使学生成为具有高度适应性和内在自由性的人。学习人本主义学习理论有助于护理教育者建立以学生为中心的教育观。本节主要介绍罗杰斯的学习理论。

一、人本主义学习理论简介

（一）人本主义学习理论的产生及主要代表人物

人本主义学习理论（humanistic learning theory）是建立在人本主义心理学基础上的，于20世纪50年代在美国兴起的一种重要的教育思潮。人本主义心理学家认为，行为主义将人类学习混同于一般动物学习，不能体现人类本身的特性；而认知心理学虽然重视人类的认知结构，却忽视了人类情感、价值观、态度等最能体现人类特性的因素对学习的影响。他们反对把对白鼠、鸽子、猫和猴子的研究结果应用于人类学习，主张采用个案研究方法。在他们看来，要理解人的行为，必须理解他所知觉的世界，即必须从行为者的角度来看待事物。要改变一个人的行为，首先必须改变其信念和知觉。人本主义学习理论就是建立于现代人本主义心理学基础上的。

人本主义学习理论的主要代表人物是美国心理学家马斯洛（Abraham H. Maslow）及罗杰斯（Carl Ransom Rogers）。

（二）人本主义学习理论的主要观点

人本主义心理学强调学习行为中人的因素，从全人教育的视角阐释了学习者整个人的成长历程，以发展人性；重视人的内在价值，关心人的成长、个体的满足以及自我实现。它以人的需要出发研究人性，强调环境因素（主要指人际关系环境）对人学习行为与效果的影响，并提出通过改善环境使人性和人的潜能得到充分发展，以达到最大程度的自我实现。

人本主义的学习理论注重启发学习者的经验和创造潜能，引导其结合认知和经验，肯定自我，进而自我实现。重点研究如何为学习者创造一个良好的环境，让其从自己的角度感知世界，发展对世界的理解，达到自我实现的最高境界。

二、罗杰斯的学习理论

罗杰斯（Carl Ransom Rogers，1902—1987）是当代美国最著名的人本主义教育家、心理学家之一，也是人本心理治疗派的创始人。

（一）罗杰斯及其研究

罗杰斯于1902年出生于美国伊利诺伊州的奥克帕克。1920年考入威斯康星大学学习农业、历史和宗教。1924年在哥伦比亚大学师范学院读研，选修心理学课程，1931年获得心理学博士学位后，开始从事儿童研究。

罗杰斯是作为一名心理咨询者开始他的职业生涯的。他在给人们进行心理治疗、帮助他们解决日常生活问题的过程中，发展了他的“以病人为中心”的心理治疗原则。这一原则把病人视为主体，认为病人具有解决自己问题的能力。只要治疗师富有同情心，他就可以为病人提供足够的支持。因此，在以病人为中心的心理治疗过程中，治疗师并不需要指导或劝告病人做什么，而是通过为病人创设一个非评论性的气氛，帮助、促进其发展自我意识，加深对自己的了解，从而帮助病人解决他所面临的问题。

他还在心理治疗的实践基础上，提出了关于人格的“自我理论”，并把这个理论推广到教育改革和其他人际关系的一般领域中，强调教育中建立师生亲密关系和依靠学生自我指导能力的重要性，提出了“以学生为中心”的“非指导性”教学理论。

（二）罗杰斯学习理论的主要观点

1. 自我理论　“自我”是罗杰斯教育思想体系中的核心概念，也是其教育思想的逻辑生长点，包含三层意思：①“自我”是对自身的整体认识，包括对自己的能力、态度、情感以及生理方面等的认识；②“自我”是一种体验；③“自我”是个体对自己所处环境关系的认识。他认为人生来就对世界充满着好奇心，具有发展的潜能，只要在后天环境中具备了合适的条件，每个人所具有的学习、发现、丰富知识与经验的潜能和愿望是能够释放出来的，因此，教育必须正视学生的“自我”及发展，把它作为全部教育活动的核心。教育活动的真正价值所在就是推动学生的自我发展，教育的目的是促进学生的自我实现。

2. 以学生为中心的教学目的观 人生来就有学习的潜能，教育应以学习者为中心，充分发挥他们的潜在能力。在学习活动中，学生是主体，教师是促进者。教师应尊重学生，重视其意愿、情感、价值观，应由衷地信任学生能够发展自己的潜在能力，在教学中调动学生的主观能动性，充分挖掘并发展每个学生的潜在能力。教师的任务不是灌注式地教给学生知识，而是为学生提供促进学习的气氛，使他们自己决定学什么、怎么学，从而能够愉快、创造性地学习和工作。因此，教师是学习的促进者、学习资源的提供者，可以与学生分享感觉和知识。为了能够更好地促进学生的学习，教师要尽可能直接进入学生的情感世界去干预、重组学生的情感，创造特定的“心理氛围”，即课堂中师生之间、学生之间的情感沟通与交流。这种心理氛围的创造有三个条件：①真实或真诚：教师作为一个真实的人而不是某种理想的榜样。因此，很重要的一点是他对学生表现出正常的反应，毫不装腔作势，以便学生把他当作一个真实的人来接受。②接受或信任：教师应该接受这样的事实，即学生是一个有自主权的人，一个值得尊敬和关心的人。③同理心：即设身处地站在学生立场上来看待和理解问题。

3.“非指导性”教学过程观 按照罗杰斯“非指导性”的思想，教学必须遵循一些基本的原则或要求。

（1）充分发挥学生的内在潜能：教学中应以学生为中心，让学生通过自由选择、自我创造、自我发现和自我评价来获得知识和学习方法。罗杰斯认为当学生自己选择了学习方向、参与制订课程计划、学习计划、管理方式等方面的内容后就能充分调动学生学习的主动性，发挥学习的潜力，进行有意义的学习。教师的作用是安排学习活动，规定学习范围，帮助学生减少学习的阻力，以培养学生的学习兴趣及独立发现、分析和解决问题的能力。

（2）选择有价值、有意义学习内容：学生对那些对自己有实用价值和能促进个人发展的学习内容比较感兴趣，学习的速度也可以大大提高，因此，教师在教学中应注意了解学生的兴趣和爱好并尊重学生的选择，在教学内容的选择上尽量考虑学生的需要和对学生的意义。

（3）创设无威胁的学习环境：学生在学习过程中可能会遇到来自多方面的压力，如个人能力差、成绩不理想、家庭生活困难、相貌不好、同学关系不和谐等，这些因素对学生的学习是一种威胁，会使学生产生自卑感以至于丧失自尊和自信，因此，罗杰斯强调学习氛围对学生学习的影响。相互理解和相互支持的环境可以消除上述威胁，使学生具有健康的心理，从而促进学生的学习。

（4）鼓励学生主动参与学习：当学生负责地参与学习过程时会促进学习。这种参与是学生自主自发、负责任的。也就是学生自己选择方向、主动寻求学习资源、自己决定行动路线、承担选择的结果。这样才能最大限度地进行有意义的学习。

（5）让学生自己评价其学习效果：学生的学习情况应由学生自己做出评价。通过评价，学生可以正确地了解自己，明确学习是否满足自己的需要，并能养成学生自觉学习、对自己的行为负责的精神。此外，通过自我评价，还可以促进学生辩证思维和创造能力的发展。

（6）让学生掌握学习的方法及过程：罗杰斯认为，最有用的学习是掌握学习方法及过程。因此在教学过程中，应为学生提供“自我训练”的机会，在实践过程中，学生能学会以客观的态度评价自己和周围环境，学会掌握知识及经验的方法，并能将这些经验和方法应用到以后的学习中。

（7）重视学生综合能力的培养以适应将来的社会生活：学校应根据社会的变化调整教育方向，注重学生综合能力的培养，使学生能在未来的人生不断学习新知识以充实自己。同时要求学校教育生活化，使学生在自由学习活动中充分认识自我，了解自己与社会的关系，培养学生多方面的兴趣和能力，为将来的人生道路打下坚实的基础。

（三）罗杰斯学习理论在护理教育中的应用

罗杰斯的非指导性教学把教学的重心定位于学生的学习活动上，把教学过程的性质规定为学生内在经验的形成及生长，突出了学生在教学过程中的主体地位，是对传统教育的极大冲击。其理论给予护理教育以有益的启发和借鉴。

1. 重视人的价值和人格的发展　在护理学各学科的教育活动中融入人格教育理念，使学生在潜移默化中形成健全的人格。要求教师在教学过程中注意培养学生了解和接纳自己，了解自己与群体的关系，了解社会规范，了解个人的权利与义务，按照个人及社会的需要选择自己的专业和人生道路，培养学生建立良好的价值观念及价值判断标准。

2. 建立新型的师生关系　教师应真诚地面对学生，信任并接受学生，同时能够从学生的角度来理解事物。如果教师能信任和支持学生，可以增强学生的自信心，也有助于实现学生的学习目标。

教师在学生学习中的角色是帮助者和促进者，而并非信息的传递者。换言之，教师是学生学习资源的提供者。因此，当学生提出问题时，教师不应该简单地提供信息或忠告，而应以同情、认可、鼓励等方式引导学生自行寻找答案。

3. 重视创设良好的课堂气氛　课堂气氛应该是一个使学生感到平静并且能产生心理安全感的环境。教师应采用多种方法使同学间能互相理解、互相关心，从而使每个学生在班级内都能有一种归属感，以培养学生的团队合作精神，增强凝聚力。当有学生违规时，也应以民主的方式处理，促进学生的自我反省，使学生真正从心理上理解自己的过错，按自我规范进行自我惩罚。

4. 认识和接受学生的个体差异　学生的个体差异是客观存在的，它既可以存在于课程之前，也可以存在于课程结束时。对于护理教师，应根据学生的具体情况因材施教；同时应该持续地意识到，尽管学生经过了相同的训练，他们仍然是不同的个体，应该鼓励他们保持独特的态度和价值观，不能期望学生成为“均一”的产品。

5. 鼓励学生积极参与教学活动　护理教师应给学生提供做决策的机会，以促进学生个人价值感的发展。当然，让每一个学生都参与计划决策是不现实的，可以由学生代表提出建议。例如，关于何时考试、何时交作业这类问题可以由学生决定后征求教师意见，这样做的意义在于让学生感受到参与的快乐。

6. 使用学习合同　人本主义心理学的一个特殊应用是使用学习合同，这一方式可以保证学生学有所得，并给学生提供了对自己的学习承担责任的机会。合同允许学生在课程规定的范围内自己制订目标、学习计划，选择学习方法，确定评价标准。学生在签订合同之后依据学习合同安排学习。

人本主义学习理论为护理教育提供了以人为本的教育思想，对教育活动具有现实的指导意义，然而，它忽视了教师的教育作用，淡化了教育的约束力，任学生自由发展。此外，人本主义学习理论过分夸大了人际关系的作用，因此在应用人本主义学习理论时要注意克服其不足之处。

第四节 社会学习理论与护理教育

社会学习理论是一种新行为主义理论。学习社会学习理论有助于护理教育者探讨如何帮助学生在现实生活中形成和发展个人的个性特点和才能。本节主要介绍班杜拉的社会学习理论。

一、社会学习理论简介

（一）社会学习理论的产生及主要代表人物

社会学习理论是在反思行为主义所强调的刺激 – 反应的简单学习模式的基础上，接受了认知学习理论的有关成果而提出的。它综合了行为主义和认知心理学有关理论的认知 – 行为主义的模式，提出了“人在社会中学习”的基本观点。

社会学习理论的创立者和代表人物是美国著名心理学家班杜拉。

（二）社会学习理论的主要观点

社会学习理论（social learning theory）重视个体的内部因素对行为的影响，强调个人对环境中的人、事、物的认识和看法，以及个体在学习行为中所起的重要作用。认为人的思想、情感和社会行为，不仅受直接经验影响，而且还可以通过观察别人的行为、表现及其后果而学习获得，是对他人行为、态度和各种反应的模仿和认同，因此强调在社会环境中个体行为受他人的影响而改变。这种影响主要是通过观察、模仿等间接方式获得。

二、班杜拉的社会学习理论

班杜拉（Albert Bandura，1925—）是美国著名的教育心理学家，社会学习理论的创立者。

（一）班杜拉及其研究

班杜拉于 1925 年出生于加拿大的艾伯特省的蒙达，1949 年获不列颠哥伦比亚大学文学学士学位。后在美国爱荷华大学获得心理学硕士及博士学位，提出了社会学习理论。毕业后他应聘于斯坦福大学心理学系执教并成为心理学教授。

班杜拉进行了一系列实验研究，其中最经典的是“玩偶”实验。他让 4 岁儿童单独观看一部电影。在电影中一个成年男子对充气娃娃表现出踢、打等攻击行为，影片有三种结尾。将孩子分为三组，分别看到的是结尾不同的影片：奖励攻击组的儿童看到的是在影片结尾时，进来一个成人对主人公进行表扬和奖励。惩罚攻击组的儿童看到另一成人对主人公进行责骂。控制组的儿童看到进来的成人对主人公既没奖励，也没惩罚。看完电影后，将儿童立即带到一间有与电影中同样的充气娃娃的游戏室里，实验者透过单向镜对儿童进行观察。结果发现，看到榜样受到惩罚的孩子表现出的攻击行为明显少于另外两组，而另外两组没有差别。在实验的第二阶段，让孩子回到房间，告诉他们如果能将榜样的行为模仿出来，就可得到橘子水和一张精美的图片。结果三组孩子（包括惩罚攻击组的孩子）模仿的内容是一样的。说明替代性惩罚抑制的仅仅是对新反应的表现，而不是获得，即儿童已学习了攻击的行为，只不过看到榜样受罚，而没有表现出来而已。

（二）社会学习理论的主要观点

班杜拉认为，人的行为、认知等主观因素以及环境三者之间构成动态的交互决定关系。用三者交互作用的结果最后来确定学到的行为。由于班杜拉的社会学习理论中包含了个人、行为以及环境三个因素，因此也被称为三元交互决定论或三元学习理论（triadic theory of learning）。

1. 观察学习和模仿学习的概念　社会学习理论认为，学习来自于观察和模仿。观察（observation）是指个体只以旁观者的身份观察他人的行为表现而获得学习的过程。模仿（modeling）是指个体在观察学习时，向社会环境中的个体或团体行为学习的过程。模仿的对象被称为榜样（model）。班杜拉认为，人类大量的行为都是通过对榜样的观察和模仿而获得的，并指出观察学习是人类间接经验学习的重要形式。

2. 观察及模仿的过程　班杜拉认为，个体在观察和模仿学习中，新行为的获得要经历以下四个阶段：注意阶段、保持阶段、再生阶段及动机阶段。

（1）注意阶段（attentive phase）：指在观察学习时，个体必须首先注意榜样的行为特征（名义刺激），并了解该行为的含义（功能刺激），否则就不可能去观察及模仿他们的行为。名义刺激（nominal stimulus）指刺激所显示的外观特征是客观的，可测量的，其性质对情境中的每个人都有同样的意义。功能性刺激（functional stimulus）指刺激所显示的特征使情境中的人产生不同的认知和理解。因此，注意过程是观察学习的起点。

在注意阶段，榜样的特征、学习者的特点以及他们之间的关系将影响观察学习的效果。①榜样的特征：榜样行为的明确性、复杂性会影响学习的效果，通常，榜样行为越明确，越容易被注意；榜样行为越复杂，越不容易被模仿。例如，护生在临床实习时，会更多地注意带教教师的行为。另外，榜样与学习者的相似性，榜样的地位、声誉、能力及人格魅力都会影响对学习者的吸引力，进而影响学习的效果。②学习者的特点：学习者的个性特点、觉醒程度、感觉能力、知觉的定势及强化的经验等都会直接影响学习者对榜样行为的注意和观察水平。例如，当学生做好学习的心理准备，迫切希望学习某项技能操作时，他会集中精力注意观察教师的行为。③榜样与学习者之间的关系：榜样与学习者的关系如何、接触的频率，以及人际间的吸引力等也会影响观察学习。例如，两个学生关系非常密切，各自的行为自然会多次地被对方观察到。

（2）保持阶段（retention phase）：指学习者在观察了榜样的行为之后将观察到的行为转换为表征性的心象或表征性的语言符号以储存在记忆中的过程。如果学习者对榜样的行为不能保持记忆，观察就会失去意义。此外，对榜样行为的复述有助于提高保持效果。复述有两种形式，内心复述和动作性复述，它们是保持榜样行为的重要手段。例如，护生在观察了护理教师所示范的铺床法的操作过程后，会在脑海里演练自己如何进行此操作，然后再将其付诸行动，自己操作铺床法。

（3）再生阶段（reproduction phase）：指把记忆中的表象和符号转换成自己行为的过程，即再现以前所观察并保持的榜样行为。此阶段学习者能真正执行所观察的行为，能通过自我观察，评价自己行为的准确性，并进行矫正和反馈。例如在观察了教师导尿的操作后，学生会在实验室里的模型人上练习操作，并不断地评价和反馈，以使自己的导尿技能有所提高。此阶段，要准确地模仿榜样的行为，还需要必要的动作技能，有些复杂的行为，个体如不具备必要的技能是难以模仿的。

（4）动机阶段（motivational phase）：班杜拉认为学习和表现是不同的，人们并不是把学到的每件事都表现出来。动机阶段指学生不仅经过观察及模仿从榜样身上学到了某种行为，而且也愿意将所学到的行为表现出来。学生是否能经常表现出榜样行为受行为结果的影响，即主要取决于强化作用。

强化包括三种形式：①外部强化：指他人对行为结果的评价，如得到物质奖励、精神鼓励等。如学生根据教师的奖励、表扬、批评等增加或消除某种行为。②自我强化：指学习者本人根据自己设立的标准，对自己再现行为进行自我评价、自我反省、自我奖惩，从而调节自己的行为。这属于内部强化。如学生考试得到理想的成绩时会感到欣喜。自我强化参照的是自己的期望和目标。根据自我能力、榜样行为和社会的要求，确定适当的评价标准是自我评价的关键。③替代性强化：指学习者通过观察其他人实施这种行为后所得到的结果来决定自己的行为指向，调整自己的行为。如果榜样的行为受到社会外界的好评、鼓励和奖赏，学生就会愿意再现出榜样的行为。例如，一个实习护生每天坚持写实习日记的行为得到带教教师的赞赏后，其他的实习护生就会愿意像受到赞赏的实习护生那样坚持写实习日记。

班杜拉认为，强化不是使行为出现概率提高的直接原因。即使没有强化，学生也能获得有关信息，形成新的行为模式。强化在社会学习中的重要作用在于它能激发和维持行为的动机，从而控制和调节行为，即强化只是学习的一个促进因素。

3. 自我效能理论　自我效能（self-efficacy）是由班杜拉首次提出的概念，指个体对自己能否在一定水平上完成某一活动所具有的能力判断、信念或主体自我把握与感受，即个体在面临某一任务活动时的胜任感及其自信、自珍、自尊等方面的感受。

（1）自我效能的作用：班杜拉认为个体的行为不仅受行为结果的影响，而且受自我效能的影响。表现为：①可影响目标设定和行为选择：如果学生认为自己不能胜任某工作，则可能会刻意回避。②可影响兴趣的形成和行为的坚持：自我效能高的学生容易形成稳定的兴趣，并能持之以恒，不轻易放弃。③可影响能力的发挥：自我效能高的学生会更加自信，能够更加有效地运用自己的能力。④可影响情绪反应：自我效能决定个体的应激状态，自我效能低者易产生紧张、焦虑、恐惧等不良情绪，进而影响自身行为。

（2）自我效能的影响因素：班杜拉指出自我效能的形成主要受五种因素的影响，包括：①行为的成败经验：指经由操作所获得的信息或直接经验。成功的经验可以提高自我效能感，使个体对自己的能力充满信心；反之，会降低对自己能力的评估，使人丧失信心。②个体的替代性经验：指个体能够通过观察他人的行为获得关于自我可能性的认识。③他人的言语劝说：包括他人的暗示、说服性告诫、建议、劝告以及自我规劝。④个体身心状态：在充满紧张、危险的场合或负荷较大的情况下，高度的情绪唤起和紧张的生理状态会降低对成功的预期水准。⑤情境条件：当个体进入一个陌生而易引起焦虑的情境中时，会降低自我效能的水平与强度。

（三）社会学习理论在护理教育中的应用

1. 重视护理教师的角色榜样作用　对学生而言，护理教师就是一个专业角色榜样。学生进入护理院校学习后，不论是课堂学习还是临床实习，与护理教师接触的时间相对较多。

护理教师应意识到自己的言行举止可能给学生带来的影响。这种影响可以是积极的，也可能是消极的。为了充分发挥角色榜样积极的影响作用，要求护理教师必须具有一定广度和深度的专业知识、精湛的护理技能以及良好的职业素养和道德风范。只有这样，才能使学生的行为朝着我们期望的方向发展。

2. 利用榜样作用对学生进行积极的引导 护理教师除了注意在学生中发挥自己的榜样作用外，还要积极地在学生中树立其他的榜样，以引导学生身心的健康发展。这些榜样可以是在临床护理工作中有突出成绩的优秀护理人员，也可以是在护理教学、护理科研以及护理管理领域里取得成就的人士，还可以是各方面表现优秀的学生。

3. 采用各种示范教学以提高整体教学质量 无论是理论课教学还是临床实习带教，都可以采用示范教学的方式，如临床观摩查房、理论课的示范教学等。这种方法可以促进教师之间的相互学习，取长补短，共同进步，从而提高整体教学质量。

4. 多途径提高学生的自我效能 首先，在教学过程中，护理教师要着重培养学生良好的心理品质、正当的兴趣、爱好和特长，并给学生创造成功的机会，为学生铺好通向成功的阶梯，增加他们的成功体验。其次，护理教师应该给予学生积极的鼓励和及时肯定的评价。再次，当学生在学习中遇到困难及挫折时，护理教师应帮助学生克服自卑心理，引导他们正确对待，使他们能够从失败中吸取教训，以积极、平和的心态投入学习，最终获得学习的成功体验，进而增强其自我效能。

第五节 合作学习理论与护理教育

合作学习是目前世界上许多国家都普遍采用的一种富有创意和实效的教学理论和策略体系。学习合作学习理论有助于护理教育者探讨如何合理组织学生进行合作性学习，促进学生良好认知品质的形成等。本节主要介绍斯莱文合作学习理论。

一、合作学习理论简介

（一）合作学习理论的产生及主要代表人物

在西方，亚里士多德、柏拉图、奥勒留、托马斯·阿奎那等人都曾在著作里论述过合作学习的思想。合作学习研究的兴起始于20世纪70年代的美国，并于70年代中期至80年代中期取得实质性进展，很快引起了世界各国的关注，成为当代主流教学理论与策略之一。

合作学习研究领域的代表人物较多，如美国的斯莱文、约翰逊兄弟、卡甘博士，以色列的沙伦等。

（二）合作学习理论的主要观点

合作学习理论认为合作学习是指以合作小组为基础，以学生交往互动为主要特征的教学策略体系。即学生在小组或团队中为完成共同的任务，有明确分工的互助性学习。其主要观点包括以下几点：

1. 积极的互相依赖 是合作学习的基础。指每位组员与其他组员之间的关系密切，彼此依赖、相互帮助、相互鼓励、相互配合，共同成功。它强调“我为人人，人人为我”的观念，要求每位学生必须尽自己最大的努力去帮助同伴，所有成员必须为了共同的目标而奋斗。

2. 人人尽责　是合作学习的保证。指在合作学习的过程中，每个人都必须承担自己的一份责任和义务，完成自己的任务，并对最终结果负责。

3. 社交技能　是合作学习的前提。指在合作学习中，所有学生都能够相互信任、进行有效沟通、学会共同活动，并有效地解决组内冲突。只有当学生具备了一定的合作交往技能，合作学习才能顺利开展。

4. 协同互动　是合作学习的形式。学生在小组中的合作是通过一系列交往互动来实现的。在交往互动的过程中，学生相互交流、相互沟通、相互启发、相互补充，分享彼此的经验和知识，交流彼此的情感体验，从而达到共识、共享和共同发展。

5. 情感态度的分享　是合作学习的价值。通过交往合作，学生之间相互帮助，分享情感，体验到学习的快乐和满足，从而对其情感态度产生积极向上的影响。

二、斯莱文的合作学习理论

（一）斯莱文及其研究

斯莱文（Robert Slavin，1951—）是美国约翰斯·霍普金斯大学的教育心理学教授，是合作学习理论的主要代表人物之一。

斯莱文最有影响力的研究是他与同事在1986年为改善处境不利学生成绩所做的“全员成功”的研究。他们在美国巴尔的摩对比了一所采用“全员成功计划”的小学生与一所附近学校的小学生的学习情况。参加“全员成功计划”的学生在常规阅读时间之外都配备了辅导教师，并参加了具有弹性成绩分组特征的阅读课程。课程和教学重视学生的语言发展和学习技能；强调家庭的配合和协助；学生以小班化的形式接受个别化的辅导；强调合作学习和掌握学习的策略。教师在日常教学中则按照具体的教学指导手册进行教学。结果参加“全员成功计划”的学生其成绩都有较大的提高。

（二）斯莱文合作学习理论的主要观点

斯莱文认为，合作学习（cooperative learning）是指学生们为了达到某个目标或获得某种奖励及认可而在一起学习，小组的成功必须依赖于每位小组成员的努力。当所有人聚在一起为一个共同目标而努力时，相互间的团结和依靠对个人提供了动力，使他们互勉、互助和互爱。

1. 合作学习的三个要素　斯莱文教授提出了合作学习中小组目标、个体责任和均等的成功机会是合作学习的三个要素，缺一不可。

（1）小组目标：小组目标是指个人目标的达成与小组目标的达成休戚相关，小组成功是个人成功的前提。小组的共同目标将小组内部每个成员的个人利益和小组的集体利益统一起来。

（2）个体负责：指的是每个合作学习小组成员都要保证自己掌握所教的知识和技能，达到小组目标，不能有一个人落伍。他指出，虽然合作学习强调小组，但个人学习仍然十分重要。在合作学习中，每个成员都必须强烈地意识到自己的责任，在学习过程中都为小组贡献自己的力量，积极参与到小组活动中，学会对小组集体负责。

（3）均等的成功机会：指无论学生原有的基础如何，对小组做出贡献的机会都是同等的，且所有学生的努力都可以得到认可，使每个小组成员都有可能也有能力完成学习任务。

他认为成功的均等机会是合作学习有效实施的重要因素，尤其是在背景知识和技能水平方面存在差异的异质班级中显得尤为重要。

2. 合作学习的实施策略　合作学习的实施主要为学生小组学习，其中成绩分阵法、游戏竞赛和切块拼接法改进型是学生小组学习法中的极具代表性的三种操作方式。

（1）成绩分阵法：是开发最早、应用最广泛的方式之一，其流程包括：①全班教学：教师向全班学生进行教学，讲解和介绍新的学习内容，激发学生开展下一阶段小组学习的兴趣。②小组学习：在全班教学后，学生组成合作学习小组开展学习研究。每组由4～5名学生组成，其构成应体现一个班级的缩影，力求小组成员在成绩、性别、家庭背景、能力、个性特质等方面具有异质性和代表性。教师发给每个小组有限的学习资源，要求各小组通过相互讨论、提问、检查的方式掌握这些资料。小组成员的主要任务就是在掌握教师在课堂上所讲的内容的同时帮助小组成员也掌握这些内容，并做好测验的准备。③独立测验：在小组学习之后，教师给每位学生分发试卷，留出足够的时间让学生独立完成测试，以测验学生对所学内容的掌握情况。④小组认可：教师采用一定的统计方法，计算每个学生在自己过去分数的基础上得到的个人提高分，然后将小组成员的个人提高分相加构成小组总分，再除以小组成员数，得到每个小组的分数。最后将各组成绩情况进行通报，使学生认可成绩优异的小组，并给予一定形式的小组奖励。

（2）游戏竞赛：教学流程与成绩分阵法基本相同，所不同的是以每周一次的“小组竞赛”代替了成绩分阵法中的“独立测验”。小组竞赛的方法为：教师按照每位学生的能力或原有水平抽取各组成员，组成能力同质的各个竞赛小组，每位学生代表各自小组参加竞赛。竞赛游戏的问题与教学内容相关，目的在于测试学生在全班教学阶段中对知识的掌握情况。

（3）切块拼接法改进型：其教学流程包括：①合作小组学习：将学生分为5～6人的异质小组进行活动，学生学习事先就已经分割成片段的学习材料。②专家组讨论：各小组中学习同一内容的学生组成专家学习小组，他们在专家学习小组内共同讨论所要学习的那部分内容，直至掌握为止。③小组报告：专家们在学会之后返回其所在的合作小组，分别将自己所学的内容教给其他成员。每位学生在承担部分学习任务的同时，也必须完成全部的学习任务。④检测和小组认可：测试每位学生对所有内容的掌握情况。这种方法适用于事实、概念、原理等学习目标，不适用于技能掌握类的学习目标。

（三）斯莱文合作学习理论在护理教育中的应用

1. 明确学习目标　在实施合作学习之前，护理教师必须向学生解释学习任务，明确他们通过合作学习必须掌握的知识和技能。同时教师应将学习目标具体化，采取适当方式确保个人责任的落实，使预期的小组行为具体化，使学生清楚怎样完成学习任务，以确保学生在各自的小组中共同努力以达成小组目标。

2. 合理分组　教师对学生的分组要认真设计，可依据学生的学习程度、性别、爱好、守纪状况等将学生混合编组，保证分组的异质性、均衡性，以使学生能够接触到尽可能多的不同观点，扩大知识面。分组后要确定每个成员的分工，并由每个小组成员轮流担任不同角色，增进学生之间互动的有效性，以形成一个稳定而相互信任的学习团队。

3. 激发合作学习的动机和愿望　合作学习之前，教师要创设合作学习的氛围，让每一个学生相信自己享有和别人一样的学习机会和成功的机会。通过对集体成果的评定，使学生产生合作的动机和愿望。利用外部奖励的促进作用，采取“组间竞争、组内合作”的方式来强化学生的集体观念、团队精神，提高小组的内聚力。

4. 鼓励人人参与　每一个学生都必须对自己承担的任务负责，并完成一系列与学习目标相关的学习任务，如理解、解释、建立知识点之间的联系、赋予含义、组织数据和评价所学知识的相关性以及对所学知识的应用等。在合作学习中，每位学生都必须独立思考，提出自己的见解，阐述自己的观点，并对有疑问的部分进行集体研究，得出学习结果。大家在彼此合作、相互依赖中共同学习，而不是消极地依赖某个学生或某一部分学生解决全组的问题。要防止学生将合作学习演变成“好学生讲，差学生听”或“差学生搭便车”的小组模式。教师则应通过组间巡视，针对学习过程中出现的各种问题进行及时引导，了解学生的角色状况和学习水平。

5. 合理组织调控　在合作学习的初期，学生中可能出现闲聊、开玩笑、冷场等情况，需要教师合理地进行调控，以防小组合作学习流于形式。若碰到此种情况，教师可以施加一定的压力，要求所有学生为追求小组的共同目标而做出应有的贡献。

6. 正确积极反馈　教师在合作学习的教学后要对学习进行全面评价，及时表彰在小组学习中获得的成功，并总结小组学习过程中存在的问题。教师可以通过课堂观察、作业批改、与学生谈话等方式收集信息，总结取得的成功与不足，进而针对每个小组的表现再给予具体指导，促使每个小组均进行反思，以形成小组合作学习的良性循环。

第六节　成人教育理论与护理教育

成人教育理论是有别于传统的学校普通教育的一种将成人教育从其他教育中独立出来的学习理论和方法。学习成人教育理论有助于护理教育者探讨提高护理成人教育效果的策略和方法，使护理人员能够获得终身教育以促进护理事业的发展。本节主要介绍诺尔斯的成人教育理论。

一、成人教育理论简介

（一）成人教育理论的产生及主要代表人物

自20世纪20年代以来，特别是50年代后，随着科技进步，社会变迁以及人类的发展，传统的一次性学校教育已经远远不能满足人们获取知识的需要，因此兴起了成人教育、继续教育及终身教育的浪潮。联合国科教文组织在推动终身教育的过程中，把成人教育看成是先导，进一步促进了成人教育的发展。近四十年成人教育的思想逐渐在全球范围内发展起来，并成为当代国际上非常流行的一种教育思潮。

成人教育理论的创立者和代表人物是美国教育学家诺尔斯。

（二）成人教育理论的主要观点

成人教育理论（adult education theory）从儿童教育学关于学习者特性及学习特征的理论不适合成人的学习实践出发，提出了必须探索适合成人学习的理论体系。诺尔斯认为成人教育与儿童教育在学习需要、学习者的自我概念、学习者经验的作用、学习的准备性、学习的倾向性及学习动机六个方面存在不同之处。因此必须从成人的角度研究能够促进成人学习及终身教育的教学理论体系，从而帮助人们实现持续学习的愿望。

二、诺尔斯的成人教育理论

（一）诺尔斯及其研究

诺尔斯（Malcolm S.Knowles，1913—1997），美国著名成人教育家。他于20世纪60年代开始潜心研究成人教育理论。1967年，他结识了南斯拉夫成人教育专家萨维斯书茨，第一次听到了成人教育学（Andregogy）这个词语。此后便致力于成人教育理论研究，同时进行了大量成人教育实践，积累了丰富的经验。诺尔斯在研究成人教育的过程中创建了他的成人教育模式。他把个体学习者看做是自治、自由，以寻求成长为导向的学习者。提出成人教育的目的在于帮助成人学习者走向自我实现和自我发展。

（二）诺尔斯的成人教育理论的主要观点

1. 成人教育的概念　Knowles将成人教育（adult education）定义为“帮助成人学习的科学与艺术”。从心理学角度讲，成人是具有自我概念、自我导向，并且能对自己的生活承担责任的个体。因此，在研究成人学习时，要充分考虑成人在不同发展阶段的生理、心理、社会等诸方面的特征，具体如下：

（1）成人的学习类型为自我定向型，即成人对自己的学习全面负责。

（2）成人的学习动机是内在的，可能是出于自尊和自信的需要。

（3）成人具有较多不同类型的生活经验，这对成人的学习将产生很大的促进作用。

（4）成人的学习是以完成任务或解决问题为中心的，因此，成人学习特别注重目的性和实用性。如果能运用以往的经验和新学到的知识来解决现实生活中的实际问题，成人就会积极投入学习，学习的效果将是最佳的。

（5）成人更喜欢积极地参与学习过程，充分发挥自己的主观能动性，培养自己的能力。

（6）成人希望在学习过程中相互支持和联系，以促进自我发展和完善。

（7）成人具有各自所喜爱的不同的学习方式。成人是具有不同程度学习经历的人，在以往的学习生涯中，他们已经找到了适合于自己的学习方式，因此在后续的学习中，他们仍然喜好采用对自己学习有效的学习方式。

（8）成人具有责任感，他们会对自己的学习行为负责。

2. 成人教育理论中的教与学的原则　成人教育模式是一种过程模式，是教师促进学习者获取知识的过程，如教师帮助创造适宜的学习环境、鼓励学习者参与计划、判断学习者的需要并提供满足这些需要的学习经历等。根据成人教育理论，教学过程应遵循一定的原则，这些原则分别体现在教师和学生各自的职责方面。

（1）教师的职责：在成人教育过程中，教师应做到：①了解学习者的价值观，尊重其思想和情感。②为学习者创造一个有助于学习的气氛：学习气氛包括生理气氛和心理气氛两种。教室的布置、座位的安排等均属于生理气氛的内容。心理气氛的内容涉及相互尊敬、合作、相互信任、支持以及真诚、愉快和慈爱等。③允许学习者参与到评估并确定其学习需要的过程。通常学习者的需要与教育机构的需要之间存在着一定的距离，因而两者之间需要仔细协商。④让学习者参与制订学习目标。教师与学习者进行协商，应用学习合同，最后形成学习目标。⑤协助学习者制订学习计划，包括学习内容的选择、进度的安排、教与学的策略等。这也属于学习合同的一个组成部分。⑥帮助学习者完成学习计划，包括帮助学习者找到有助于达到学习目标的资源、最大限度地利用其学习经验等。这也属于学习合同的一个组成部分。⑦让学习者参与对其学习所进行的评价。这种评价应该既包括定性评价也包括定量评价。

（2）学习者的职责：在成人教育中，学生应做到：①履行学习合同，承担合作学习的责任。②积极参与学习过程。③根据自己的具体情况控制学习的节奏。

（三）诺尔斯的成人教育理论在护理教育中的应用

目前，为了满足广大护理人员提高学历层次以及增加新知识、拓宽知识面的需求，我国成人护理教育的规模正在不断扩大。护理院校是承担成人教育项目的主要部门，而且单纯从年龄而论，护理学专业的学生也已经跨入了成人的行列，因此，成人教育理论对各种类型的高等护理教育均具有重要的指导意义。

尽管成人教育模式是过程模式，但是它也含有内容模式。和儿童教育的内容模式相比，成人教育的内容模式强调的是知识和技能的传授，而过程模式所强调的则是提供获得知识和技能的资源。即，成人教育的指导方法不是告诉学习者所需要的全部知识，而是为其自学提供帮助。因此，应用成人教育理论时，护理教师和学习者之间应该是一种合作关系，教师应促进建立有效的学习环境，帮助学生掌握获取知识的过程，以便他在临床实践工作中进一步学习。

1. 正确评估成人学习者的学习需求　一般而言，成人学习者具有特定的学习需求，因此，护理教师首先必须正确评估学习者的学习需求，根据需求设置相应的课程、选择与其实践密切相关的内容。同时，注意避免课程内容的重复，以免浪费时间和精力，降低学习兴趣，影响教学的有效性。

2. 创造轻松的学习氛围　成人的自尊心较强，害怕失败，因此，护理教师应为他们创设一种无压力的、轻松的学习环境，形成一种相互尊重、相互信任、相互支持的学习氛围。此外，教师还应与成人学习者建立朋友式的伙伴关系，为学习者提供必要的帮助，协助其完成学习任务。

3. 合理选择学习活动　由于成人学习者多具有丰富的临床护理工作经验和生活经验，因此护理教师应充分重视学习者的经验和经历，选择学习者参与程度高的教学方法，如讨论法、经验学习、自学辅导式、角色扮演等方法，为学生提供各种机会使其将自己的经验引入现在的学习中，一方面可以让学生感到工作经验和生活经验的重要价值，另一方面，也为学生进一步的学习提供良性的刺激。

4. 发挥学生的主体作用　让学生认识到，自己在教学过程中的角色已不是知识的被动接受者，而应该充分发挥其主体作用，在教师的指导下，确定自己的学习需求、制订学习目标、选择学习内容和方法、安排学习时间和进度、制订评价标准和评价方法等。

第七节　操作技能学习理论与护理教育

护理人员必须具备扎实的理论知识和各种娴熟的护理技能才能达到使服务对象获得身心整体健康的目的。其中，护理技能是护理人员为服务对象提供护理服务非常重要的工具与条件，技能教学也自然成为护理教学中重要的组成部分。因此，为了让护理学专业学生掌握必备的护理技能，护理教师必须明确操作技能的有关概念、形成过程以及影响因素，以有效地指导学生学习各种护理操作技能。

一、操作技能的有关概念

（一）操作技能的概念

操作技能又称动作技能，是个体通过练习而形成的一定智力动作方式及肌肉动作方式的复杂系统，其目的是为了处理某种特定的作业。操作技能的概念具有三层含义：

1. 操作技能不是先天的条件反射，而是个体在后天的实践中经由练习而形成的。

2. 操作技能包含精细的肌肉控制。

3. 操作技能不是简单的肌肉运动，而是受心理过程控制的，需要知觉的参与。

（二）操作技能的心理要素

心理学家费茨（P.W.Fitts）在进行了大量研究的基础上，提出操作技能是由下列四个心理要素组成的：

1. 认知要素　指学生在学习某项操作技能之初对该操作技能的基本概况、动作要领和注意事项的认识。

2. 知觉要素　指学生必须准确而敏锐地辨别需要做出反应的线索。

3. 协调能力要素　学生必须根据动作要领及外界条件，通过信息反馈，协调自身的感觉系统与运动系统，使技能动作自然、到位。

4. 个性特征　不同的个性特征在不同的技能操作的学习中表现出一定的差异性。例如，多血质的学生适合学习要求灵活性较大的操作项目，而黏液质的学生更适合需要耐力及耐心的操作项目。

（三）技能与知识、能力的关系

技能、知识和能力是三个既有区别又有联系的概念。技能是完成某一活动的动作系统，是对动作及动作方式的概括；知识是在人的大脑中形成的经验系统，是对经验的概括；能力是顺利完成某项活动所必需的个性心理特征。知识和能力是形成技能的必要前提，而技能的发展则有利于知识的掌握和能力的提高。因此，护理教师在教学过程中要利用三者之间的关系，使学生在掌握基本知识及技能的基础上发展能力，通过发展能力而进一步促进知识的掌握和技能的提高。

二、操作技能的形成过程

根据费茨（Fitts）和波斯纳（Posner）的研究结果，操作技能的形成主要包括操作技能的学习、保持及迁移三种形式，每一种形式都有各自形成的过程和特点。

（一）操作技能的学习

操作技能的学习需要经过三个连续的阶段：

1. 认知阶段　是操作技能学习的初始阶段，指人脑通过感官对客观事物的整体反应。此阶段的关键是让学生领会技能的要领和基本要求，即学生通过观察教师的示范或经教师的指导，了解动作的要求，形成有关此项技能的正确表象。要学习的技能越复杂，这一阶段所需的时间越长。

2. 联系形成阶段　是操作技能学习的中心环节，指各种情境刺激反应动作之间形成联系。在此阶段，局部动作基本上达到了熟练的程度，学生需要经过反复练习，将每个局部动作结合起来，形成一个连贯的操作。此阶段教学的重点是给学生提供练习的机会，使其逐步形成连续的动作整体。

3. 自如阶段　指操作技能已经达到了熟练自然的程度，即“得心应手”，可以不假思索就能自如地完成整个动作。

（二）操作技能的保持

操作技能的学习是通过不断练习来达到的，完成后会储存于小脑及脑的低级中枢，进入保持阶段。操作技能一经学会便不易忘记，而且越复杂的技能，越不容易忘记。

（三）操作技能的迁移

操作技能的迁移是指一种操作技能的掌握对另一种操作技能的形成产生影响。产生积极、促进作用的称为正迁移；产生消极、抑制作用的称为负迁移，也称为干扰。另外，按影响的顺序，操作技能的迁移可以分为前摄迁移和倒摄迁移。已有技能影响新技能学习的现象称为前摄迁移；新技能影响已有技能的现象称为倒摄迁移。

操作技能的迁移可以是具体的，也可以是不具体的。例如，掌握了无菌技术，对其他操作如导尿术、静脉输液等的学习将起到促进的作用，这种情况属于具体迁移。而具有分析问题和解决问题能力的护生，在护理操作中可以及时发现问题、分析问题和解决问题，这种迁移属于非具体迁移。

研究表明，技能迁移的基本条件是两种技能具有共同的特点。共同特点越多迁移越明显。当新旧技能相同或相似，又要求作相同的反应时，迁移的效果往往是积极的、相互促进的，即正迁移；而当新旧技能十分相似却要求做出不同的反应时，迁移的效果往往是消极的、相互抑制的，即负迁移。因此，在操作技能的教学中，一个关键的策略是促进正迁移避免负迁移。

三、影响操作技能学习的因素

影响操作技能学习的因素包括内部因素和外部因素两种。

（一）内部因素

内部因素主要包括成熟度及个性心理特征。

1. 成熟度　心理学家的研究证明，在一定年龄范围内，个体掌握简单操作技能的能力随年龄和经验的增长而提高；复杂操作技能的训练开始的年龄越小，效果越好，如弹钢琴。

2. 个性心理特征　个性心理特征，如动机、态度、自信心、气质、能力等都对操作技能的学习产生一定的影响。例如，如果学生有强烈的学习动机、端正的学习态度或坚定的自信，操作技能的学习就会收到好的效果。

（二）外部因素

外部因素主要包括教师的示范、指导及学生的练习。

1. 教师的示范与指导　示范与指导对于学生理解动作概念，在大脑中形成正确的动作表象是必不可少的。在操作技能教学中，最有效的方法是教师的动作示范配合语言的讲解指导。这种方法有助于学生掌握技能正确的操作程序和动作要领。

2. 学生的练习 练习是使学生操作技能达到纯熟以及促进其保持的重要手段。为了有效发挥练习的作用，应注意下列几个问题：

（1）选择适当的练习方式：操作技能的练习可以分为多种方式，如身体练习和心理练习、集中练习和分散练习、整体练习和部分练习。练习方式的选择主要取决于操作技能的性质和学生的能力。一般来说，学生对练习的技能有一定感性基础者，可以采用心理练习法（在头脑中反复想象、回顾或思考操作技能的进行过程），否则多用身体练习法（操作程序的真正重复练习）。对于操作复杂、形成困难的技能，可以采用先局部后整体的方法。技能中的动作自成几个小单元，而各小单元的关系又不十分密切时，可以采用部分练习法。初学者多采用分散练习；学习者的能力较高时，可以集中练习。

（2）善用练习中的反馈作用：对学生的练习情况及时给予反馈，可以帮助学生及时调整自己的动作，促进学生操作技能的形成及提高。反馈分为两种类型，内反馈和外反馈。内反馈（intrinsic feedback）是指来自于操作者本身的反馈，包括操作者自身肌肉和关节的动觉反馈和可以观察到的行为效果。外反馈（exterior feedback）是指操作者以外的反馈，对于护理学专业学生来说，主要是来自于教师、同学及其他临床工作者等。外反馈可以在操作时进行，也可以在操作完成后进行。

四、操作技能学习理论在护理教育中的应用

护理学是一门实践性很强的应用性学科，学生对护理技能掌握的程度将直接影响他未来的临床护理实践。应用操作技能学习理论，有助于教师采取相应的教学策略以达到强化学生技能训练的目的。

（一）做好技能教学前的准备工作

1. 评估学生的准备度 因为学生的个性和经验是影响学生技能学习重要的内部因素，而学生的个性和经验又具明显的个体差异。因此，在进行技能教学之前，护理教师应先了解学生的动机、态度、能力及是否有过临床的经历等，以评估学生学习新技能的准备程度。

2. 提供有助于学习的环境 护理教师应为学生创设一个没有压力、没有风险和轻松愉快的环境，有利于提高技能学习的有效性。

3. 制订切实可行的教学目标 从教师角度讲，他们都希望学生的各项技能达到熟练自如的程度。但事实上，在有限的时间内这一理想是很难实现的。作为护理教师，应考虑到技能教学的时间和环境的局限性，从学生的实际出发，为学生确立一个经过努力能够达到的教学目标，以激发学生的学习积极性。

（二）精心设计护理技能的教学过程

1. 做好技能的示范 准确而适宜的示范是技能教学的重要环节，因此，护理教师应按照示范的原则和要求认真为学生做好技能的示范。

2. 有效利用视听手段 选择合适的技能操作的录像、多媒体光盘等向学生呈现技能操作的全过程，便于学生反复观察完整的技能操作过程及复杂的局部动作，从而促进技能的学习。

3. 采用适当的教学方法 对于复杂的操作技能，教师可以采用先局部，后整体，循序

渐进的方法进行教学。

4. 提供有效的指导　在学生进行操作技能练习时，教师要加强巡视，以便及时发现学生存在的问题。发现问题后，教师要及时地给予纠正，并指导学生操作的要领和技巧。

（三）护理技能的练习、迁移及反馈

1. 护理技能的练习　练习是达到护理技能熟练的必要保证，因此，护理教师要给学生足够的练习时间。实验室是学生进行护理技能练习的重要场所，各护理院校应将实验室向学生开放，使学生可以随时练习自己认为不很熟练的技能操作。此外，在学生练习时，最好安排一名教师值班，以便学生遇到问题时能够及时从教师那里获得帮助。

2. 操作技能的迁移　护理教师在进行操作技能教学时，要注意有效利用正迁移，避免负迁移。例如，在护理学基础的技能学习内容的顺序安排上，通常是先学习无菌技术，然后再学习各种注射法。这样，无菌技术的掌握将有助于促进各种注射法技能的提高，这是利用了操作技能的正迁移。

3. 提供增强性反馈　在学生进行操作技能练习时，教师应注意观察学生的行为，以便及时发现学生的进步，并及时给予表扬和赞许，以此对学生的操作技能学习提供增强性反馈，从而促进学生操作技能的提高。

本章小结

本章重点介绍了与护理教育关系密切的七类教育心理学理论：行为主义理论、认知理论、人本主义学习理论、社会学习理论、合作学习理论、成人教育理论以及操作技能学习理论。护理教育者只有了解上述理论的主要观点，并将其应用于护理教学中，更好地观察、分析教与学的动态过程，采取有效的教学方法和策略解决教学过程中存在的各类问题，才能提高护理教学的有效性，提高教学质量，最终达到预期的教育目标。

（高　睿）

思考题

1. 说出以下现代教育理论的代表人物及其主要观点：行为主义理论　认知理论　人本主义学习理论　社会学习理论　合作学习理论　成人教育理论

2. 请用自己的语言解释下列概念：准备律　练习律　效果律　强化　强化物　惩罚　强化消退　塑造　行为矫正　感觉记忆　短期记忆　长期记忆　遗忘　认知表征　发现学习　榜样　自我效能　合作学习　操作技能

3. 举例说明影响操作技能学习的因素。

4. 比较各种教育理论，分析各教育理论的优缺点。

5. 应用一种教育理论设计一次课堂教学。

第三章

护理学专业教师与学生

学习目标

识记：

1. 正确说出护理教师职业的社会作用与地位。
2. 正确叙述护理教师职业的性质与特点。
3. 正确叙述护理教师的职业角色。
4. 正确叙述现代教学对护理教师的专业素质要求。
5. 正确描述理想的师生关系的基本特征。

理解：

1. 用自己的语言准确地给师生关系下定义。
2. 正确解释科学的学生观。
3. 正确理解师生关系的性质。
4. 正确识别师生关系的基本类型。

运用：

1. 依据护理教师职业角色和职业形象，讨论如何树立护理教师的专业形象。
2. 通过对师生关系影响因素的分析，探讨建立良好师生关系的策略。

护理学专业教师和学生是护理教育系统中最基本的活动要素，他们构成教育活动的主体。二者在教与学的过程中，形成了一种特殊的人际关系——师生关系。护理学专业教师、学生及师生关系都会对教育教学活动的效果产生重要影响。明确护理学专业教师职业的社会作用与地位、性质与特点、素质要求及专业发展对提升教育教学水平、提高人才培养质量至关重要。同时，了解学生的基本特征，树立科学的学生观，根据学生在教学过程中认识活动的特点及教学对学生发展的影响开展教学活动，并建立良好的师生关系是搞好教育教学工作的重要保障。

第一节　护理学专业教师

护理学专业教师（nursing teacher），以下简称护理教师，承担着传授护理理论知识和技能以及培养现代合格护理人才的重要职责。社会及教育的发展赋予了护理学专业教师特殊的社会作用与地位、性质与特点，同时从专业素质、职业角色与形象等方面对其提出了相应的要求。为此，护理教师应当通过各种途径和策略使自己在专业方面不断发展和完善，以满足教育和社会的要求。

一、护理学专业教师职业的社会作用与地位

（一）社会作用

教师职业的社会作用是指教师职业对社会发展所产生的实质性影响，它是教师社会地位的客观基础。通常职业的社会地位与其在社会发展中的作用呈正相关。护理教师职业对社会及护理学专业的发展起着巨大的推动作用。第一，护理教师是护理学专业理论知识和技能的传播者，在护理学专业发展中起着承上启下的作用。第二，护理教师是护理学专业发展的推动者，通过理论构建、知识创新、品德示范和宣传咨询等直接参与护理学专业的发展。第三，护理教师是合格护理人才产生的主要承担者，担负着培养新生一代的重任，在护理人员的个体发展中起着引导作用。因此，护理教师的社会作用不可取代，应受到全社会的尊重。

（二）地位

教师职业的社会地位与教育的地位紧密相关，它不仅与人们对教育地位的认识有关，而且与社会对教育的需求与期望有关，还与它拥有的社会地位资源及对社会的实际贡献有关。教师职业的社会地位是通过教师职业在社会发展中所发挥的作用以及所占据的地位资源来体现的，主要包括政治地位、经济地位、法律地位和专业地位。

1. 政治地位　教师职业的政治地位是指教师职业在国家和民族的政治生活中所处的地位。教师职业的政治地位与教师的政治身份、自治组织、政治参与度、政治影响力有关。改革开放以来，党和人民政府明确了知识分子是工人阶级的一部分，成立了中国教科文卫体工会，教师群体建立了自己的自治组织。随着我国政治民主化程度的提高，教师的政治参与度与政治影响力越来越大，教师的政治地位也逐步提高。教师政治地位的提高标志着其社会地位的提高。

2. 经济地位　教师职业的经济地位是指教师所获得的物质报酬，包括工资、奖金及医疗、保险、退休金等福利待遇，它是教师劳动价值的表现形式之一。教师劳动属于复杂劳动、创造性劳动。因此，教师的经济待遇应相当于社会复杂劳动所享有的经济待遇水平。教师的经济待遇不仅影响教师个体的生存与发展，也影响教师队伍的稳定和教师职业的专业化程度，它是教师社会地位的最直观体现。

3. 法律地位　教师职业的法律地位是指法律赋予教师在履行职责时所享有的权利。教师享有宪法所规定的一般公民权如政治权利、经济权利、人身权利等，此外还享有职业本身所赋予的专业方面的权利。根据我国《教师法》规定，教师享有：①教育的权利，即依法享有对学生进行教育、指导、评价的权利。②专业发展权，即依法享有进修培训权。③参与管理权，即可以通过各种合法途径参与学校建设和管理等。教师合法权利的维护对教师职业的社会地位稳定具有特殊意义。

4. 专业地位　教师职业的专业地位是指教师职业的从业标准。这是教师职业的社会地位的内在标准。教师职业的从业标准越高、越规范，其专业地位就越高。目前，在我国教师

从业的要求方面，有学历要求、教师资格证要求，但资格证书取得较为容易，一定程度上影响了教师职业的专业地位的提升。

二、护理学专业教师职业的性质与特点

（一）性质

教师作为一种特殊的职业，有其独特的性质，主要体现在两个方面：

1. 专业性职业　职业是依据人们参加社会劳动的性质、内容与形式等标准划分的社会劳动群体，包括专门职业和普通职业。专门职业具备三个特征：第一，需要专门技术和特殊智力，在职前必须接受过专门的教育；第二，提供专门的社会服务，具有较高的职业道德和社会责任感；第三，拥有专业性自主权或控制权，如对从业人员的聘用、解雇的专业权利不受专业内外因素的控制，表现为专业工作者应获得本专业资格证书，专业内部应用不同职称来标志专业水平差异等。联合国教科文组织于1996年提出，教师工作是一种要求教师具备经过严格训练而持续不断的研究才能获得的并维持专业知识及专门技能的公共业务。因此，教师职业属于专门职业，教师则是专业人员。

由此可见，护理教师职业是一种专门职业，护理教师是履行教育教学职责的专业人员。他们将根据社会的需求，有计划、有组织地对护理学专业学生的身心施以影响，使之成为合格的护理人才。

2. 创造性职业　教育对象的特殊性决定了教师职业是一种创造性职业，这种创造性体现在：①因材施教，创造性地解决问题。学生的身心发展具有差异性，教师要想取得好的教育效果，就必须不断探索创新，因材施教，创造新的教育方式和方法，灵活地、创造性地解决问题。②创造性地运用教学原则和方法。教学有原则可循，但无死框框可套；教学有法可依，但无定法可抄。因此，教师必须根据不同情况，创造性地选择和运用教学原则与方法，并经常探索新的、行之有效的教学原则和方法。③创造性地组织加工教学内容。教师需要对教学内容不断更新改造，使之既能符合当代科学和文化艺术的发展水平，又符合学生的年龄特征、认知发展水平和学习特点。

（二）特点

不同职业性质的差异，使每种职业所扮演的角色、承担的职责都表现出不同的特点。护理学专业教师职业主要有如下特点：

1. 职业角色的多样化　角色是个人在一定的社会规范中履行一定社会职责的行为模式。每个人在社会中同时扮演多种角色。个人作为某一劳动群体的成员要扮演的角色即为职业角色。与其他职业相比，教师的职业角色非常丰富，有学者提出教师的职业角色达十种之多，例如教育者角色、管理者角色、沟通者角色、研究者角色和学习者角色等。还有学者认为，护理教师的角色将伴随护理教育的发展而不断扩展。

2. 职业训练的专业化　护理教师要成功地扮演各种职业角色并保持良好的职业形象，必须接受专门的职业训练。教师专业训练的内容主要包括五个方面：第一是专业意识，即使未来的教师形成对教师职业意义与价值的认识，对教师职业的社会期望的认识，以及由此而形成强烈的从业、敬业、乐业的动机。第二是专业态度，培养未来教师正确的专业态度，即对待教育鞠躬尽瘁，甘为人梯；对待学生倾心相爱，诲人不倦；对待同事精诚合作，协同施

教；对待自己严于律己，为人师表。第三是专业知识，使未来的教师具备从事教育工作所必须的专业知识，即具备广博的普通文化知识、所教学科的专业知识及教育心理学知识。这些知识的掌握和运用程度，是衡量教师职业专业化水平的最重要标志。第四是专业技能，即培养未来教师从事教育教学工作所应具备的基本技能，包括对学生情况的评估、确定教学目标、制订教学计划与方案、实施教学活动、组织课外活动、评价教学效果等。第五是专业品质，使未来的教师养成从事教育工作所需要的个性品质，包括具有广泛的兴趣；有丰富的情感和乐观的精神，相信、热爱学生，热爱教育，客观公平地对待每一个学生；对工作具有坚忍不拔的意志；具有创新精神等。

一个未来的教师，只有通过教师职业的专业化训练，取得一定的资格，才能成为符合教师职业规范要求的专业成员。

三、现代护理学专业教师的专业素质、职业角色与形象

现代教育教学的发展对护理教师提出了多方位、多层次的要求，主要包括专业素质、职业角色和职业形象。

（一）专业素质

1. 知识结构　传授知识是护理教师最基本的职责之一。为了出色地履行自己的职责，护理教师必须具有渊博的知识，并不断提高自己的知识水平。正如一位教育家所说："为了在学生眼前点燃一个知识的火花，教师本身就要吸取一个光的海洋。"护理教师还必须具备合理的知识结构，即一定深度和广度的专业知识、广博的文化修养和教育科学知识，这样才能成功地履行教师的职责，顺利完成教学任务。

（1）专业知识：护理教师不但要通晓教学大纲所要求的基础知识、基本理论和基本技能，而且还要熟悉本门学科产生和发展的历史、现状和最新成就、发展趋势以及邻近学科的相关知识。"资之深，则取之左右逢其原。"有关研究表明，教师的专业知识与学生的学习成绩之间呈正相关。因此，只有教师的专业知识造诣深厚，教学才能深入浅出，满足学生强烈的求知欲。

（2）文化修养：护理教师不仅应具有精湛的专业知识，而且应具有广博的文化修养。现代社会的学生通过学校、家庭、大众媒介接受了多种信息，他们思想丰富，眼界开阔，兴趣广泛。其所见所闻，往往超出教师的知识领域。他们常常会向教师提出哲学、科学技术、文学和艺术等多方面的问题和见解，教师如果不能给予正确的解答，无法满足学生的好奇心和求知欲，既影响学生智力的发展，还会降低教师的威信。

（3）教育科学知识：教育科学知识用来指导教学工作、提高教学质量，是教师成功教学的保障。教育教学工作有其自身的规律，这些规律是人类多年来教育实践经验的总结，主要反映在教育学理论中。护理教师必须掌握教育学、心理学以及学校管理等方面的理论知识，才能系统地掌握教育教学的原理和原则，并自觉地将其运用于教学活动中，避免教育和教学工作的盲目性。

2. 教学能力　能力是指与顺利完成某种活动有关的心理特征，是调节个体行为和活动的相应心理过程的概括化的结果。教学能力是教师工作的特殊能力，直接影响教学效果。由于现代教学的教学内容越来越复杂，教学要求越来越高，故护理教师必须具备相应的教学能

力，才能适应现代教学的需要。护理教师的教学能力主要包括：

（1）教学监控能力：教师拥有知识，但不是知识的“供应商”，教师需要具有教学监控能力来实现知识的转化。教学监控能力是指教师为了保证教学的成功，达到预期的教学目标，对教学过程进行积极主动地策划、控制、调节、检查、评价、反馈的能力。主要包括三个方面的内容：第一，对教学活动进行事先计划和准备的能力。即在课堂教学之前，对教材进行精选、重组，分析教材的重点和难点，将知识化繁为简，化抽象为具体；了解学生的兴趣、需要和发展水平，明确教学目标和任务；选择科学的教学方法，利用现代教育技术手段，并预测教学中可能出现的问题和可能的结果。第二，对实际教学活动进行控制调节、矫正、评价和反馈的能力。即对课堂进行有效的组织和管理，调动学生的积极性，随时处理各种偶发事件；呈现教学内容时，控制教学进程和教学方法，并根据学生对教学过程的参与反应，做出相应的调节；教学中注意运用语言和非语言行为与学生沟通，评价学生在学习中取得的进步，及时了解学生掌握知识技能的速度和水平，改进教学。第三，对教学活动进行有意识的监察、评价和反馈的能力。教师在一堂课或一阶段的教学之后要进行反省，仔细地回顾与分析，反思教学行为，总结得失，得出经验，以利改进。

（2）语言表达能力：语言是教师向学生传授知识最基本、最常用的途径。教师语言表达能力的强弱不仅直接影响课堂教学的效果，而且还影响着学生语言和思维的发展。教师要努力提高自己的语言修养，形成独具风格的教学语言，从而产生吸引和感染学生的巨大魅力。

（3）交往能力：教师在进行教学时，必然涉及教师之间、师生之间、教师与家长之间等各方面的人际关系。教师要与同事密切合作，以形成教学合力；要与学生沟通，去了解学生的各种兴趣与学习要求，以激发学生的自信心，使学生“亲其师而信其道”；要与学生家长交往，与其相互配合；要与社会联系，以取得各方面的理解和支持。因此，一个优秀的教师应该是人际关系的艺术家。

（4）创造能力：创造能力是现代教师必备的重要能力之一，因为教学工作是一项创造性很强的工作。教学中，不少学生已不满足于教师和书本提供的现成结论和结果，而开始发挥自己的主观能动性进行创造性的思维活动，如对某一现象形成独特的见解等。学生的创造性客观上要求教师要有更高的创造性，没有教师的创造性，学生的创造性发展可能会受到阻碍，甚至泯灭。现代社会，以创新为标志的知识经济时代已经来临，这对教师的创造性提出了更高的要求。在今后的教学工作中，既需要教师兢兢业业，对教育事业的献身精神，更需要教师有创造的意识与创造的能力去研究和解决教育教学中的新现象、新课题。

（5）科学研究能力：现代护理教育，尤其是高等护理教育，对护理教师提出了更高的要求，不仅要完成好教学任务，还要积极从事科学研究工作。科研能力是现代护理教师能力结构的重要组成部分。护理教师可在护理学专业和教育专业两个领域内进行科研选题、设计、实施等活动。因此，护理教师应善于发现问题、研究问题、解决问题。科研活动的开展及其成果会促进教学质量的提高，因此护理教师应积极地将科研成果运用于教学实践中，使学生获得护理学专业的前沿知识，提高教学质量。

3. 人格素质　教师职业的根本特征是培养人，从古至今的教育目标都包含着培养学生良好的人格特征。而学生良好人格特征的培养需要教师具有良好的人格素质。教师个人的心理品质和道德修养既会直接影响教学效果，也会对学生人格的完善起到潜移默化的作用。护理教师应该具备的特定的职业人格特征包括：

（1）责任心与事业心：护理教师对工作首先应该具有高度的责任感，对教学工作认真负责，一丝不苟，能从各个方面严格要求自己，治学态度严谨。其次，护理教师对教学工作应该具有浓厚的兴趣，主动地研究教学内容，探索有效的教学方法；主动地了解学生，科学地指导学生的学习。护理教师对教学工作还应该具有较高的热情，在课堂教学过程中，精神饱满，给学生以积极的情绪感染；在与学生的交往中，热情、开放，与学生建立亲密关系。最后，护理教师对教学工作应有顽强的毅力，能勤勤恳恳，踏踏实实，以最大的努力去获取教学中最大的成功。

（2）情绪稳定：一名合格的护理教师应该能够控制、调节自己的情绪，不出现情绪上的大起大落，即具有较高的情商。能够用意志控制自己的情绪，妥善地处理好教学中师生之间、学生与学生之间的各种矛盾和不协调，在学生面前始终保持热情、温和、乐观的形象，而不出现大的情绪波动。

（3）尊重学生：护理教师尊重学生首先表现为对学生的关心和热爱，主动地了解学生的各种学习需求、学习基础和学习能力，热情地帮助学生解决学习中的疑难和影响学习的外部困难。另一方面，护理教师要尊重学生的独立性，能够换位思考，勇于承认并积极改正自己的错误。课堂教学做到民主化，决不将自己的意愿强加给学生，压制学生。

（二）职业角色

教师的地位和作用，是通过教师在教育教学活动中充当的角色行为来表现和实现的。教师在教学中的角色是教师的多种社会属性和社会关系在教学活动中的反映，是教师在教育教学中的一套行为规范和学生对教师的角色期待。目前护理教师主要承担如下几种职业角色：

1. 教育者角色　教师的教育者角色是教师传统的、基本的角色。护理教师以教材为依据，根据教育教学目标，运用恰当的教学方法和教学媒体，向学生传授知识。这里所指的知识既包括一定的信息知识、动作技能，也包括智力技能、认知策略和态度。教师不但教导学生掌握知识，还帮助学生学会学习，善于学习。教师还通过正式的或非正式的教学活动，引导学生的发展，形成正确、积极的专业价值观。

2. 管理者角色　护理教师是教育教学活动的管理者。学校的教学活动大多以集体的方式、以班级为单位进行。为使教育教学活动顺利开展，教师必须组织和管理好班集体，包括确定目标、建立班集体、制订和贯彻规章制度、维持班级纪律、组织班级活动、评价教学效果等。从现代教育的观点出发，教师应该变传统的消极控制为积极控制，也就是教师在教学中为学生创造和提供相互诱发、相互冲击、相互补充的智慧碰撞机会，以利于课堂中师生的合作。护理教师还需根据教学目标，采用相应的方法，客观、全面地对学生进行评价。

3. 沟通者角色　在教育教学活动中，护理教师需要与学生、学生家长、临床医务人员、学校领导和同行、社会等多方面进行沟通，建立和谐的人际关系。护理教师运用恰当的沟通技巧，与学生建立民主、平等、和谐、融洽的师生关系。在良好的师生关系氛围中，教师可被学生视为自己的朋友或父母，可与学生分享他们的幸福与快乐，并分担他们的痛苦与忧伤。同时，教师与学生的有效沟通，可使学生的情感得到宣泄和认同，其心理也得到健康发展，从而更好地促使学生的学习。护理教师还通过协调好自己与领导同事、学生家长、临床人员及社会等各方面的关系，取得他们的信任与合作，使自己的工作在一个良好的氛围内开展，为自己事业的发展创造必要的条件。

4. 研究者角色　护理教师的工作对象是充满生命力的、千差万别的个体，传授的内容是不断发展变化着的人文社会科学知识；教学的方法和教学的媒体也呈不断多样化和现代化的趋势。这些特点决定了护理教师不能墨守成规，而是要以一种变化发展的态度来对待自己的工作对象、工作内容和工作方法。护理教师要在教育教学领域通过科学系统的研究，不断探索、不断创新，促进护理教学水平和教学质量的提高，促进护理教育的发展。

5. 学习者角色　为出色地扮演以上各种角色，护理教师必须具有精深的专业知识储备及广博的跨学科知识。由于知识量的激增及更新频率的加快，护理教师必须树立终身学习的观念，通过各种途径不断学习，以充实或更新自己的知识结构。

教师的角色呈多元化，且整合于整个教育活动的过程中。作为教师，只有熟练地运用角色技能，灵活并恰当地扮演好各种角色，避免出现角色模糊、角色紧张，角色混乱和角色失败，才能确保教育教学工作的顺利开展。

（三）现代护理学专业教师的职业形象

教师的职业形象（teachers' professional image）是教师群体或个体在其职业活动中的形象，是其精神风貌、生存状态和行为方式的整体反映。它既是社会对教师及其日常行为的一种总体性评价与概括性的认识，也是教师群体内部或个体自身对其职业所持有的价值认识与情感认同。教师的职业形象通过其内在精神和外显事物表现出来，内在精神包括职业的精神风貌、工作态度和创新精神等；外显事物表现为教师的节日、教师的组织、教师的着装等。教师个人的形象包括对学生的态度、工作态度、道德水平、教学水平和人际关系等。现代护理教师的职业形象主要体现在以下三个方面：

1. 教师的道德形象　教师的道德形象主要是指教师的职业道德修养，是教师从事教育教学活动的基本行为规范。它是以从业精神为基础，以协调师生关系为主要内容的道德规范。自古以来，教师的道德形象被视为教师的最基本形象。“学高为师，身正为范”等强调的是教师的榜样示范作用。乐于奉献、坚持公正是时代对教师职业的基本伦理道德要求，“奉献”作为从教的基本要求，是教师职业责任感和使命感的具体体现；“公正”就是公平、正义、合理，它既是教育的基本目标之一，也是教师职业基本的行为准则。随着社会的发展，市场经济制度的完善，重建教师的道德形象显得十分重要。

2. 教师的文化形象　教师是人类文化的传播者，是人类历史发展过程中不可或缺的中间环节，文化是教师与学生产生关联的中介，传播文化是教师社会职能的体现，教师的文化形象是教师职业形象的核心。现代教师的文化形象，首先是教师应具有广博的知识面及扎实精深的专业基础知识，这是教师职业活动的基础；其次，随着现代文化科学知识的不断增长与深化，教师也要不断提高和更新自身的知识结构，掌握更多的文化资源；再次，现代社会，教师已不再是唯一的信息源，学生也可以从其他多种渠道获取知识和信息，因此要求教师要为学生的文化展示和交流提供机会，以促进学生的主动发展；最后，新时代要求学生具有创新精神和实践能力，这就要求教师要改变教学方法和教学内容，注重经验总结和概括，成为新文化的创造者。

3. 教师的人格形象　人格是一个人的整体心理面貌。教师的人格形象是教师在教育活动中的心理特征的整体体现。教师的性格、气质、兴趣爱好等都属于教师的人格形象。教师的工作对象是活生生的、复杂多样并处于不断成长中的人，其劳动的复杂性、艰巨性不言而喻，因此教师必须具有良好的个人心理品质。俄罗斯教育家乌申斯基特别强调：在教学工作中，一切应以教师的人格为依据。因为，教育的力量只能从人格的活的源泉中生长出来，任何规章制度，任何人为的机关，无论设想得如何巧妙，都不能代替教育事业中教师人格的形象。教师的人格形象是学生亲近或疏远教师的首要因素。

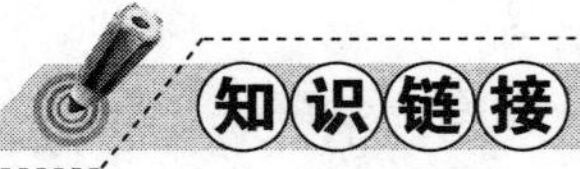

成功教师的五项标准

美国教师专业标准委员会所确定的成功教师的五项标准是：

1. 成功教师对学生及其学习尽职尽责。
2. 成功教师懂得其所教学科及如何向学生传授该学科知识。
3. 成功教师对监督和管理的学生负责。
4. 成功教师系统地思考其实践并从经验中总结学习。
5. 成功教师是学习共同体成员。

教师的职业形象应该是道德形象、文化形象和人格形象的统一，教师职业形象是一个不断设计和改造的过程，需要全社会对教师职业的地位、功能和条件进行科学研究，需要教师职业内部建立起自己的行为规范，需要教师个体自觉地去建设。

四、护理学专业教师的专业发展

教师的专业发展（teachers' professional development）是教师在整个专业生涯中，通过终身专业训练，习得教育专业的知识、技能，实施教育自主，表现专业道德，并逐步提高自己从教专业素质，成为一名良好的教育专业工作者的专业成长过程。教育要顺利完成社会和历史所赋予的重任，必须努力推进教师的专业化建设，提高教师的专业素质，促进教师的专业发展。

（一）护理教师专业发展的内涵

护理教师的专业发展既包含教师群体的专业发展，也包含教师个体的专业发展。

1. 教师群体的专业发展　为培养高素质的教师，世界各国对教师的教育都非常重视，1963 年和 1980 年世界教育年鉴的主题分别是“教育与教师培养”和“教师专业发展”，可见教师的专业发展问题是国际组织一贯强调和重视的问题。我国党和政府一方面加强法制建设，如制定了《义务教育法》、《教师法》、《教师资格条例》等法律、法规；另一方面根据不同时期教师队伍建设的需要，不断加强对教师教育改革的指导和改善对教师的培训，促进了教师群体专业素养和专业发展水平的整体提高。教师群体专业发展的内容主要包括：①具有良好的职业道德和崇高的职业理想，树立科学的世界观、人生观和价值观；②具有较高水平的专门知识和技能，掌握学科领域的发展方向；③具有广博的知识、合理的知识结构及不断进修的意识和能力；④具有科学的学生观和教育观，能够熟练地运用各种教学方法和媒介；⑤具有对职业角色正确、清晰的认识，构建专业的职业形象。

2. 教师个体的专业发展　教师个体的专业发展是教师作为专业人员，从专业思想到专业知识、专业能力和专业心理品质等方面由不成熟到相对成熟的发展过程，即由一个专业新人发展成为专业型教师或教育家的过程。作为教师，取得教师资格证书并不就意味着已成为一个成熟的教育工作者，终生从事教育工作的个体，其专业性也不一定得到发展。教师个体的专业发展虽与时间有关，但教师的专业发展并不仅仅是时间自然延续的结果，而更是教师自身素质的提高和专业自我的形成。

（1）专业理想的建立：教师的专业理想是教师在对教育工作感受和理解的基础上形成的，涉及教育本质、目的、价值和生活等方面的理想和信念。如“科教兴国”、“把学生培养成合格护理人才”的理想等。它是教师在教育教学工作中的世界观和方法论，是教师专业行为的理想支点和专业自我的精神内核。

（2）专业知识的拓展：教师专业知识是教师职业区别于其他职业的理论体系与经验系统。教师要具备合理的知识结构，以广泛的文化知识为背景，以精深的专业知识为主干，以相关学科的知识为必要补充，以丰富的心理科学知识、教育科学知识为基础知识边界的复合型的主体知识结构，是专业型教师追求的目标。教师专业知识的拓展包括量和质两方面的扩展：首先是量的丰富，即教师要不断地更新知识、补充知识，扩大知识范围。其次是质的深化，即从对知识的理解、掌握到对知识的评判，再到对知识的创新；教师知识的质的深化体现了教师职业的学术性。

（3）专业能力的发展：教师专业能力是指教师的教育教学能力，是教师在教育教学活动中所形成的顺利完成教育教学任务、处理教育教学问题的方法策略或能力和本领。教师专业能力是教师综合素质最突出的外在表现，也是评价教师专业性的核心因素。教师的专业能力一般包括：表达能力、设计教学的能力、教育教学组织管理能力、教育教学交往能力、创新能力、反思能力及教育教学研究能力等。

（4）专业自我的形成：教师专业自我是指教师在职业生涯中，创造并体现符合自己志趣、能力与个性的独特的教育教学活动方式，及个体在职业生涯中形成的知识、观念、价值体系与教学风格的总和。具体包括：自我形成的正确认识、积极的自我体验、正确的职业动机、对职业状况的满意、对理想的职业生涯的清晰认识、对未来工作情境有较高的期望、具有个性的教育哲学和教育模式等。

（二）护理教师专业发展的过程

教师专业发展是一个持续社会化和个性化的过程，存在多阶段性的特征，许多优秀教师的优秀品质主要是在实践中逐步积累和发展起来的，其成长是多阶段的连续过程。

1. 国外学者的划分　国外学者富勒（F. Fuller）和鲍恩（O. Brown）对教师专业化发展过程进行研究，将教师专业化发展过程分为以下四个阶段：

（1）从教前的关注阶段：这一阶段的教师只是想象中的教师，只关注自己。

（2）早期求生阶段：这一阶段的教师主要关注的是自我胜任能力以及作为一个教师如何幸存下来，关注对课堂的控制以及是否被学生喜欢和他人对自己教学的评价等。

（3）关注教学阶段：这一阶段教师主要关注的是在目前教学情境对教学方法和材料的限制下，如何正常地完成教学任务及如何掌握相应的教学技能。

（4）关注学生阶段：这一阶段教师开始把学生作为关心的核心，关注他们的学习、社会和情感需要，以及如何通过教学更好地影响他们的成绩和表现。

2. 国内学者的划分　国内学者叶澜从“自我更新”取向的角度对教师的专业发展阶段进行了深入研究，并将其分为以下五个阶段：

（1）非关注阶段：时限为在成为正式教师之前，主要特征是无意中以非教师职业定向的形式形成了较稳固的教育信念，具备了一些“直觉式”的“前科学”知识与教师专业能力密切相关的一般能力。

（2）虚拟关注阶段：时限为师范院校学习阶段，特点是开始对合格教师的要求进行思考，在虚拟的教学环境中获得某些经验，对教育理论及教师技能进行学习和训练，有了对自我专业发展反思的萌芽。

（3）生存关注阶段：时限为新任教师阶段，特点是在现实的冲击下，产生了强烈的自我专业发展的忧患意识，特别关注专业活动中的“生存”技能，专业发展集中在专业态度和动机方面。

（4）任务关注阶段：教学一线教师，专业发展特点是随着对教学基本“生存”知识和技能的掌握，自信心日益增强，由关注自我的生存到更多关注教学，由关注“我能行吗?”到关注“我怎样才能行?”

（5）自我更新关注阶段：此阶段教师不再受到外部评价或职业升迁的牵制，自觉依照教师发展的一般线路和自己目前的发展条件，有意识地进行自我规划，以谋求最大限度的自我发展，关注学生的整体发展，积累了比较科学的个人实践知识。

教师专业性发展达到成熟的时间因人而异，有短有长，少则3～5年，多则10～20年。从教师的整个职业生涯来看，专业发展有成熟期，也有保守期和衰退期。

（三）护理学专业教师专业发展的途径和策略

护理学专业教师的专业发展主要通过新教师的入职辅导、在职培训和自学等途径和策略来实现。

1. 新教师的入职辅导　对新教师而言，由学生到开始正式任教是一个身份或角色的转变。新教师因角色的转换、责任的变化以及环境的变化，往往会感到无所适从，产生较大的压力。在此阶段，给予他们适当的辅导和支持非常必要。

新教师的入职辅导（entry tutoring）是一种安排有序的促进教师专业发展的指导计划，旨在专门向新教师提供至少为期一年的系统而持续的帮助，使之尽快适应环境，进入角色。辅导的内容包括：①向新教师介绍教学机构的理念、制度、环境和设施；②介绍教师的职责与权利；③介绍课程设置；④安排新教师观摩其他教师的授课活动；⑤组织新教师试讲，请有经验的教师提出建议和意见，与之分享经验等。⑥为减轻新教师的压力，还应对新教师提供情感上的支持和帮助。

2. 教师的在职培训　教师专业发展的阶段性表明，教师在整个任教期间应该接受继续教育，以扩大和提高他们的专业知识及教育能力，也就是要接受在职培训（on-the-job training）。通过在职培训，教师能从容迎接新的挑战，积极参与教育教学改革。教师的在职培训是一个十分广阔的活动范围，主要包括以下几点：

（1）与工作结合的活动：即在工作过程中进行的活动，如课堂教学观摩。

（2）与工作有关的活动：即与工作有关但不发生在正在进行的工作中的活动，如参加国际国内各种培训班、学术研讨会，接受高层次学历学位教育等。这些活动是一种专业活动，服从于专业发展的需要。

（3）临床学习：由于护理教育的特殊性，专业课的讲授需要护理教师具有一定的临床实践经验，在讲授中用大量生动、形象的例子来加深学生的印象，帮助学生理解问题。另一方面，临床医学及护理实践发展日新月异，书本上的知识已渐落后或陈旧，因此专业课的讲授需要教师不断更新自己的知识。教师获得经验或新知识的方法之一就是参加临床实践。护理学专业课的教师应每间隔一段时间参加临床实践或参观，以及时了解临床的新进展，不断积累经验，使理论教学与临床实践紧密结合。

3. 自学　自学是护理教师专业发展的一个非常重要的途径。因为在职培训毕竟是暂时性的，且受时间、经费等诸多因素的限制。而自学的弹性却非常大，不受时空、经费等条件的限制。护理教师可以通过各种途径自学，不断提高自己的理论水平和能力。目前，供自学的途径有很多种，如网上资源、远程教育项目、多媒体软件及各种书籍、杂志等。

中国高等师范教育的发展

南洋公学师范院（1897）和京师大学堂师范馆（1902）是我国最早的师范学校。1904年清政府颁布的《奏定优级师范学堂章程》，规定优级师范学堂应由省设立，各省城宜各设一所。事实上，各省优级师范学堂仍多与初级师范学堂合设，称两级师范学堂。1912年9月，中华民国政府教育部公布《师范教育令》，规定设立高等师范学校及女子高等师范学校。1913年2月公布《高等师范学校规程》，规定高等师范学校分设预科、本科、研究科，而且可设专修科。中华人民共和国成立后，经过对高等院校的院系调整，高等师范学校全部独立设置。1952年教育部颁布了《关于高等师范学校的规定（草案）》，规定师范学院修业年限为4年，主要培养中等学校师资；师范专科学校修业年限为2年，培养初级中等学校师资。自19世纪末始，我国师范教育已走过百年的历程，初步形成了以独立设置的各级各类师范学校为主体，多渠道、多层次、多规格、多形式的师范教育体系。

第二节　护理学专业学生

从广义上讲，护理学专业学生（nursing student）是指一切接受护理教育的人，包括护理院校全日制学生和非全日制学生，如自考生、夜校生等。狭义的护理学专业学生是指护理院校全日制的学生，本节所指的即是高等护理院校全日制的学生（又称高护生）。护理学专业的学生既是护理教育的对象，又是自我教育的主体。护理教师在实践教学和教学管理的过程中，应了解学生的生理、心理及社会发展特征，树立科学的学生观，因材施教，培养学生全面的素质和能力。同时，通过科学的、符合学生身心规律的教育和教学方法来促进学生身心的良好发展和全面社会化。

一、护理学专业学生的基本特征

护理学专业的学生处于一个特殊的发展阶段，具有较为明显的生理、心理和社会方面的特征。

（一）护理学专业学生的生理发展特征

护理学专业学生的年龄一般在17～25岁，正处于人体生长发育的“第二生长高峰期”后期，生理发育的身高、体重、胸围、坐高、肩宽、小腿长等指标已接近或达到成人水平，内脏器官与功能趋于成熟，运动能力也显著增强。上述生理变化和特点为他们从事复杂的思维活动，加强学习复杂理论知识和技术提供了坚实的基础。

护理学专业学生生理成熟的重要标志是各种内分泌腺的发育和性成熟，其内分泌腺的发育达到稳定和成熟，生殖器官的发育基本完善并具备了生殖能力。同时，性激素分泌增多，使他们产生了强烈的性意识和性生理冲动，表现出强烈与异性交往的需要。

护理学专业学生的神经系统（主要是大脑皮层）的解剖生理发育已接近成人水平，是智力发展的高峰时期。脑细胞的兴奋与抑制已趋于平衡，大脑的结构和功能都进入复杂化过程，他们的综合分析、抽象和概括能力不断增强，并且能够坚持较长时间的脑力活动。

（二）护理学专业学生的心理发展特征

护理学专业学生生理机制趋向成熟，心理智能也已发展到相当高的程度。其心理发展特征主要包括以下几个方面：

1. 认知能力的发展　护理学专业学生的认知能力包括观察力、注意力、记忆力、思维能力和想象能力等。随着抽象逻辑思维的发展，观察的目的性、计划性、组织性已达到了较高水平，观察范围也已扩大，但由于缺乏知识经验和某些高级的心理品质，对事物的观察欠缺全面或细致。具有了稳定的注意力，并能恰当地进行注意力的分配和转移。在记忆力方面，以逻辑记忆为主，记忆的准确性、准备性、持久性和敏捷性等品质都已发展完善，整个记忆已达到逻辑记忆发展的顶峰。另外，思维能力特别是辩证思维能力得到高度发展。思维上的独立性和评判性品质不断发展，乐于接受新知识、新思想，但不迷信权威，敢于标新立异，对社会上的各种事物具有独到的见解。

2. 情感的发展　护理学专业学生的情感虽然很大程度上受到理智的制约，但二者之间的平衡尚不稳定。其情感发展的特征主要体现在两个方面：一方面，生活和学习的范围扩大，接触面更广，因此各种需要不断增加和升华，使得情感世界变得丰富多彩；另一方面，与成年人相比，对情绪缺乏控制能力，容易出现情绪偏激、冲动，情绪外显性强，又由于价值观还未完全定型，对事物和态度容易发生变化，因此情绪容易波动，呈现不稳定性，但整体逐渐趋向于有意识地控制情感，能够间接地表达情感。

3. 自我意识的发展　自我意识是个体对自己的认识和态度。随着护理学专业学生生理和心理的发展，自我意识明显增强。在各种学习和生活活动中，不仅能认识客观事物，还能认识自己，认识自己与周围环境的关系。对自己更加关心，对未来进行设计，并为客观目标而奋斗。还能较客观地进行自我分析和评价，经常进行自我反省和自我批评。自尊心是自我意识的一个重要内容。护理学专业学生具有很强的自尊心，并积极维护自己的人格和自尊心。

4. 个性倾向性的发展　随着年龄的增长和知识经验的丰富，护理学专业学生的动机与需要逐渐稳定下来，形成完整的动力系统。兴趣广泛而稳定，价值观、人生观与世界观逐步完善。能把未来和现实客观地结合起来，在对客观规律认识的基础上确立理想。

（三）护理学专业学生的基本社会特征

随着生理、心理上的发展与成熟，护理学专业学生具备了从事社会实践所需要的身体条件和心理水平，进一步趋于成熟，并表现出一些特有的社会特征。

护理学专业学生思想活跃，容易接受新思想、新信息。比一般成人更容易体察到时代的变化，能够较快地同时代精神产生共鸣。具有感受时代精神的敏锐性，但并不是总能准确无误地把握住时代精神。在社会急剧变革的条件下，容易迷茫，甚至迷失方向。

护理学专业学生的主要活动是学习，但并不是被动地接受社会、学校的教育与影响，更不是社会生活的旁观者。总是通过各种方式参与实际的社会生活，并对社会的发展变化产生一定影响。

在组织结构上，护理学专业学生分为正式结构（如学生会的各级组织）和非正式结构（如社团组织、同乡会等）。学生群体与群体、成员与成员之间互相影响，互相促进，形成比较统一的群体行为。

（四）护理学专业学生的个体差异

虽然护理学专业学生在生理、心理和社会发展方面具有共同的特征，但个体之间又客观存在着某些差异。这些差异包括身体发展的差异、心理发展的差异和性格上的差异等。

在身体发展方面，学生间存在着身高、体重及胸围的差异。身体发育的不同，又导致了运动能力的差异。

在认知能力方面，学生在学习过程中存在着观察、记忆、想象、思维等能力的差异。例如，对同一事物，有的学生观察得较全面、细致，而有的学生"视而不见"，忽略很多细节甚至关键的内容。有的学生记忆力好，而有的则记忆力较差。有的学生具有很强的抽象思维能力和对事物进行整体概括的能力，而有的学生则相对较弱。

性格是人对现实的态度和相应的行为方式中的比较稳定的心理特征。学生之间的性格差异比较大，存在各种类型的性格。任何一种性格本身都有其优点和缺点，但值得注意的是，某些性格可能会影响学习实践活动和人际交往。

护理教师应意识并接受学生的个体差异，并针对学生的差异，采取适合个体需要的教育方法，在保证学生全面发展的前提下促进其顺利的发展。

二、科学的学生观

科学的学生观（scientific viewpoint on student）是指对学生本质属性及其特点的看法。树立科学的学生观将有助于教师正确地对待学生并且在教学过程中采取有利于学生发展的教育教学策略。科学的学生观包括以下几个方面：

（一）学生的主体性

在教学过程中，学生不是被动的知识接受者，而是具有主体性的个体。学生的主体性具体表现在以下四个方面。首先，学生对教育的影响具有选择性。学生对教育的影响是根据自己的主体意识进行选择的，这就要求教师最大限度地适应学生的学习需要。其次，学生具有独特性。学生在学习水平、学习能力、学习目标、学习动机和兴趣爱好等方面都具有独特的个人特征。教师应根据学生的期望和要求，针对学生的个性特征，尽可能做到因材施教。再者，学生具有主动性。人生来具有学习的愿望，学生对学习具有一定的主动性和自觉性。教师应充分相信学生，将教学建立在学生主动性和自觉性学习的基础上。最后，学生还具有一定的创新性。学生在学习过程中，对学习方法、学习思路及对问题的认识，并不完全遵循教师或教材，常常表现出一定的创新性。这种创新性十分珍贵，它是学生创造力发展的结果及必要的表现形式，应得到教师的充分肯定和鼓励。

（二）学生的发展性

学生是处于一定发展阶段且不断发展变化的人，在不同的阶段其身心发展均有一定的特点并遵循一定的发展规律。教师应认识到学生身心发展对其学习的影响，根据学生身心发展不同阶段的特点，采取相应的教学方法及传授相应的教学内容，以促进学生的身心发展。

（三）学生的潜能性

每个人都具有一定的潜能，学生更是如此。教育就是要将学生的潜能转化为外显的能力。学生的潜能非常巨大，他们具有丰富的聪明才智。学生的才智领域、能级及表现方式因人而异。然而，学生的这些潜能在平常状态下却不易被发现，需要有人去发掘。教师应注重对学生潜能的发掘，并通过教育训练使其得到开发。

（四）学生的整体性

学生是一个具有身心和社会需要的整体。教育应从整体的角度出发，促进学生德、智、体、美的全面发展，避免片面的发展。

三、教学过程中学生认识活动的特点

（一）学生的认识对象是书本知识

教学中，学生认识的对象是以书本知识的形式出现的，这些书本知识是根据社会需要从人类知识宝库中挑选和提炼出来的最基本的材料，是人类文化的缩影。教学中，一般把知识编排成课程，主要包括三个方面的内容：关于自然、社会和人的发展规律的知识；关于一般智力技能和操作技能的知识、经验以及关于世界和他人的态度的知识经验。通过这三方面知识的获得，学生既间接地认识了客观世界的特点和规律，又继承了人类的文化，使人类的文化延续下去。但这一特点容易导致理论与实际的脱节，所以在教学中必须将两者密切地结合起来，才能达到培养现代社会所需人才的基本要求。

（二）学生认识条件的优越性

一方面，学生的认识活动是在事先设计好的特殊条件下进行的，这些条件包括教材、教师、教学仪器、教室、校园等。所有这些为学生的认识活动提供了优越的条件：教材是按照知识顺序与学生的身心发展顺序而编写的，更利于学生的理解和掌握；教师既能激发学生认识活动的心理动力，又能帮助学生解决认识中的困难，缩短认识的时间，避免走弯路；教学仪器设备可使学生的认识超越时空的限制，使抽象的知识生动、形象地展现在面前；学校的教室和校园为学生的学习活动提供了良好的场所与氛围。

护理学专业学生另一优越的认识条件来源于临床环境。包括服务对象、临床护理教师、护理人员、临床设施等。在这一丰富的环境中，学生既加深了对护理学专业的认识，又强化了专业价值观。

四、教学对学生发展的影响

教学过程不仅引导学生掌握知识和技能，还引导学生把知识与技能转化为能力，并完善学生的人格。现代教学应该是发展性的教学。教学对学生发展的影响主要表现在以下两个方面：

（一）教学能促进学生智能的发展

以掌握知识为中介，教学对学生智能的发展作用主要通过下列两条途径完成：

1. 教学中学生掌握的书本知识具有发展智能的价值　科学知识本身是人类社会历史经验的提炼和概括，是人类智力的转化物。现代学习理论认为，科学知识不单纯是一种认识成果，也包含了认识的方法。学生学习的书本知识中的概念、原则、定义、公理、规律等，既是认识的内容，又是学生继承人类认识的工具和手段。教学中学生掌握的知识是具有严密的内部逻辑结构的知识体系，是学科内的普遍而强有力的知识，可以让学生懂得事物是怎样相互关联的，能使他们在某种学习情景中获得的科学原理和态度，自然过渡到其他情景中去加以应用，即迁移，从而使科学知识自然地转化为智能。

2. 教学活动本身对学生的智能发展有影响　教学活动是教师按一定的计划和要求组织起来的活动。如果教师具有正确的教学思想，注重通过理解使学生掌握知识，并灵活地加以运用，使知识成为不断发展和深化的体系；同时，教师在教学过程中注意让学生独立地进行学习活动，使学生通过独立的观察，了解事物，自己去探索、推理、发现知识，得出问题的结论，使学生学会学习，那么，这样的知识学习活动就具有很好的智力价值。我国学者对有关思维训练的实验证明，教师注重对学生思维的训练，可以促进学生思维的敏捷性、灵活性、深刻性和独创性。这表明，合理而良好的教学措施，能够促进学生智力的发展。

（二）教学能促进学生个性的发展

学生个性品质的形成和发展可以在环境和教育影响下实现，教学对学生良好个性的培养起着重要的作用。各门学科教学不仅是一种认识活动，还是一系列复杂的情意活动，这些情意活动对人的世界观、价值观、态度和兴趣的形成有着较为重要的影响。教学中影响学生个性发展的因素有以下几点：

1. 教学内容　教学中学生掌握的知识内容多种多样，不同学科的知识具有不同的发展价值，为学生提供了正确的世界观、人生观和审美观的知识基础。

2. 教学活动组织　如果教师的教学方法重视学生的积极性、主动性的发挥，重视师生意见的交流和平等合作，鼓励学生积极上进，让每个学生都体验到成功，课堂活动充满快乐，学生之间充满团结、友爱、合作，这些对个性发展都能起到积极的影响。

3. 教师本人的个性　教师自身的人格风范以及在知识讲解中渗透出的个人立场、观点、情感体验，都可能引起学生的模仿。

4. 班级的心理氛围　班级中学习风气浓厚，学生具有良好的学习习惯、广泛的学习兴趣，学生之间友善的人际关系，班级的凝聚力、集体舆论等都对学生个性的健康发展起着促进作用。

第三节　师 生 关 系

在教育活动中，教师和学生是两个重要的角色，教师和学生的关系是最常见、最基本也是最重要的人际关系。良好的师生关系不仅是教育活动中价值的体现，而且也是其生命意义的体现。认识师生关系的意义、性质、类型以及建立良好师生关系的标准，是建立良好师生关系的前提。

一、师生关系的概念和意义

（一）师生关系的概念

师生关系（teacher-student relationship）是教师与学生在教育教学过程中结成的相互关系，包括彼此的地位、作用和相互对待的态度等。它是一种特殊的社会关系和人际关系，是教师和学生为实现教育目标，以各自独特的身份和地位通过教与学的直接交流而形成的多性质、多层次的关系体系。

师生关系的现实关系在不断变化和发展。从哲学的认识论角度来看，师生间存在着主客体关系、主体间关系；从教育学角度看，师生间存在着教育与被教育的关系；从心理学角度看，师生间存在着认识、情感个性互动关系；从社会学角度看，师生间存在着角色关系、互动关系；从管理学角度看，师生间存在着管理与被管理的关系等。

（二）师生关系的意义

师生关系是教育领域中人际关系最基本、最重要的方面，对教学效果具有重要性影响。首先，教师和学生是教育领域中的两大社会角色，教师和学生在教育过程中分别占据不同的地位，履行不同的职责。教师作为教育者和管理者，在与作为被教育者、被管理者的学生交往中，有着特别重要的影响作用。其次，由于教师与学生之间的文化水平、年龄经历、认知方式和个性特征等方面存在差异，他们之间的交往存在着一种无形的屏障。因此，教师必须调节自己才能为交往的顺利进行提供保证。再次，学生通过提问与教师进行讨论，可促使教师更好地组织教学活动，而学生所取得的进步，也会使教师感受到自身价值实现的喜悦。

学校的教育教学活动是师生双方共同的活动，在一定的师生关系维系下进行。因此，良好的师生关系是教育教学活动取得成功的必要保证。

二、师生关系的性质

（一）师生关系在人格上是平等关系

教育工作的最大特点在于它的工作对象是有思想、有情感、有独立人格的活动着的个体。学生虽然在知识、技能的拥有上较教师少，生理心理方面也未十分成熟，但他们是独立的社会个体，在人格上与教师是平等关系。这不同于封建社会的传统师生关系。在封建社会，教师相对于学生而言，有着无可辩驳的真理性和权威性，学生服从教师是天经地义的事情，即所谓的“师严乃道尊”。传统的师生关系，在管理上表现为“以教师为中心”的专制型师生关系，这种关系的基础是等级主义，其必然结果是导致学生的被动性和消极态度，造成师生关系的紧张。

作为对传统师生关系的反抗，19 世纪末以后，出现了以强调学生为中心的师生关系模式，它在哲学上强调学生的主体地位，强调学生的积极性和创造性，这对改变传统的师生对立状态起到了明显的促进作用；但在管理上却出现了一种放任主义的倾向。这对于学生活动的积极性和形成良好的师生关系同样不利。而严格要求的民主型师生关系，是一种朋友式的友好帮助的关系。在这种关系下，不仅师生关系和谐，而且学生的学习效率也有提高。

（二）师生关系在教育内容上是授受关系

在教育活动中，教师处于教育和教学的主导地位，从教育内容的角度看，教师是传授者，学生是接受者。作为处于主导地位的教师，能否树立正确的学生观，在相当大的程度上，决定了教育的水平和质量。

1. 相对于学生而言，教师在许多方面具有明显的优势。在知识上，教师是知之较多者，学生是知之较少者；在智力上，教师是较发达者，学生是较不发达者；在社会生活经验上，教师是较丰富者，学生是欠丰富者。以上各方面，教师相对于学生均具有明显的优势。教师的任务是发挥这种优势，帮助学生迅速掌握知识、发展智力、丰富社会经验。但这一过程并不是单向的传输过程，它需要学生积极的、富有创造性的参与，需要发挥学生的主体性。

2. 学生主体性的形成，既是教育的目的，也是教育成功的条件。一方面，我们的教育所要培养的生动活泼、主动发展的个体，是具有主人翁精神的全面发展的人，而不是消极被动、缺乏主动性和责任心的下一代。要培养主动发展的人，就必须充分调动个体的主动性。另一方面，个体身心的发展并不是简单地由外在因素施加影响的结果，而是教师、家庭、社会等外在因素通过学生内在因素起作用的结果。没有个体主动积极的参与，没有师生之间的互动，没有学生在活动过程中的积极内化，学生的主动发展是难以实现的。因此，单纯的灌输和消极的接受是陈旧落后的教育思想和教学方法，难以达到培养主动积极的发展人才的目的。

3. 对学生指导、引导的目的是促进学生的自主发展。教师的责任是帮助学生由不知到知、由知之较少到知之较多，由不成熟到成熟，最终促成学生能够不再依赖于教师，学会独立学习，独立判断和独立选择。社会在不断的发展变化，学习的标准、道德的标准和价值的取向也将随之不断的变化，整个世界发展的基本特点之一是多元化，教师不能期望在学校里教授的知识能使学生受用终身。教师不仅要认可而且要鼓励学生善于根据变化着的实际情况有所判断、有所选择、有所发展。

（三）师生关系在道德上是相互促进的关系

学校是社会的一部分。从社会学的角度看，师生关系是教师与学生之间的关系，属于人际关系的范畴。它是师生间思想交流、情感沟通、人格碰撞的社会互动关系。学生将成为一名怎样的护理人员，与护理学专业教师以及其他教育成员有着非常密切的关系。一名教师对学生的影响不仅是知识、智力上的影响，更是思想、人格上的影响。教育工作者作为社会的一员，对成长中的学生有着潜移默化的巨大影响。但这种精神上的、道德上的影响仅靠说教是不可能产生的。一位教育工作者的真正威信在于他的人格魅力，它会对学生产生终身影响。同样，学生不仅对教师的知识水平和教学能力做出反应，而且对教师的道德水平和精神风貌也同样会做出反应，并用各种形式表现他们的评价和态度。教师是智慧的使者，是文明的桥梁，是心灵的火炬，是人格魅力的重要来源。从事教师职业，是终身的荣耀。

三、师生关系的基本类型

师生关系是一个多层次多侧面的概念。根据师生相互作用方式的不同，可将师生关系分为三种类型，即专断型、放任型和民主型。不同类型的师生关系，有着不同的特点。

（一）专断型的师生关系

在专断型的师生关系（arbitrary type of teacher-student relationship）中，教师对学生不够热爱和尊重，认为没有教师监督，学生就不可能自觉学习。教师经常使用权威和强制手段管理学生，教育方法简单、粗暴，甚至苛刻。教师极少对学生给予表扬。学生对教师缺乏了解，表面畏惧、背后抗拒，处于被动地位。师生间缺少交流、沟通与合作，关系疏远，甚至紧张和对立。教师不在课堂时，学生的学习就会明显松垮。

（二）放任型的师生关系

在放任型的师生关系（laissez-faire type of teacher-student relationship）中，教师对学生不冷不热，对学生的问题不闻不问，采取放任自流的态度。学生对教师的存在与否也持无所谓的态度，消极对待教师提出的要求。师生之间交往甚少，交流有限，既缺少相互期望和帮助，也无明显的对抗和冲突，关系平淡。

（三）民主型的师生关系

在民主型的师生关系（democratic type of teacher-student relationship）中，教师热爱、关心、尊重和信任学生，既利用权威，又通过自己的学识、才能和品德去赢得学生的尊敬和拥戴，对学生的问题不包办代替，创造适当的条件和机会让学生学习和锻炼。学生理解和尊重教师，主动配合教师的教育教学活动，虚心接受教师的指导。师生之间交往较多，互相支持配合，关系正常、密切和融洽。

在上述师生关系类型中，专断型的师生关系更多地体现“教师中心”论，而放任型的师生关系则主要体现“学生中心”论。从各种不同的师生关系所表现的特点和导致的教学效果来看，民主型的师生关系是最佳的师生关系模式。在教师与学生之间只有建立起一种民主、平等、相互支持的师生关系，才能实现促进学生自主发展的目标。

四、师生关系的建立

师生关系总是建立在一定的社会背景之中，与师生双方密切相关，受多种因素的影响和制约。但从教育内部而言，建立良好的师生关系要靠双方的共同努力。教师在师生关系的建立与发展中占有主导地位，要建立民主平等、和谐亲密、充满活力的师生关系，护理教师需要了解影响师生关系的因素，明确理想师生关系的基本特征，并掌握建立良好师生关系的策略。

（一）影响师生关系的因素

1. 社会因素　师生关系建立在一定的社会环境中，必然受到社会环境中多种因素的影响。第一，观念的改变。自古以来，我国都有尊师重教的传统，然而随着社会的进步，经济的发展，人们衡量个人价值的观念发生了变化，某些错误的观念，如以金钱和地位来确定个人的成功与否，使传统的价值观受到了冲击，进而影响着教师职业的社会地位，也影响着教师与学生对师生关系的认识和态度。第二，网络发展的冲击。自 1994 年 Internet 正式接入我国以来，学校教育作为一种社会现象，全方位地受到了网络的冲击，使原本作为教学辅助手段的多媒体教学替代了传统的课堂教学模式。由于教师过分地依赖多媒体教学，忽视与学生的互动，加之远程教学方式的运用，使得师生间的沟通机会减少，无形中拉大了教师与学生间的距离，影响了良好师生关系的建立。

2. 学校因素　学校是教师教学、学生学习以及师生间互动的主要场所，学校的相关管理制度和评价体系等均会对师生关系的建立产生影响。第一，高校扩招的影响。2010 年全国普通高校招生 657 万人，是 1998 年 108 万人的 6 倍。我国高等教育发展跨越到了大众化发展阶段，这一状况一方面帮助更多的学子圆了大学梦，但另一方面也给高校师生交往带来了一定的困难。首先，扩招导致师生比例严重失衡，大班教学使得教师无暇顾及数量众多的学生，工作负荷增加，与学生的交流也显得力不从心；其次，扩招后学生数量增加，而教师队伍的建设不能与之同步，使得教师对学生如数家珍的时代结束；再次，随着高校的扩招，许多高校实行了多校区办学，这也给师生交往增加了难度，大多数教师是"上课铃响进教室，下课铃响出教室"，需要急匆匆去赶校车，因而减少了师生间的交流，阻碍了良好师生关系的建立。第二，管理制度的影响。当今高校高额的学费以及自主择业机制，使学生产生一种"商品消费者"的错觉，个别学生认为自己通过向学校交纳学费来获取知识，毕业时也要凭借自己的努力谋求职业，学校和教师对自身的成长并没做出什么贡献，因此缺少师生间内心深处的情感基础。第三，评价体系的影响。高校的评价体系并没有将师生关系纳入对教师考核的内容之中，而将教师的科研成果作为职称评定的重要指标，这种评定方式将导致"重科研、轻教学"的倾向。

3. 教师因素　教师在师生关系的建立和发展过程中占有主导地位，因此教师对师生关系的认识、个人的性格特征等都有可能对师生关系产生影响。第一，责任心缺失。教育家陶行知先生曾说："教的人尽义务，就能和学的人发生一种很宝贵的友谊。"其实师生关系的好坏与否，主要在于教师个人愿不愿意与学生接触、交流，是不是主动关心学生，这在很大程度上取决于教师的责任心。第二，忽视师生关系的重要性。唐代文学家韩愈曾说："师者，传道授业解惑也。"教师不仅要"授业"而且更要"传道"、"解惑"；不但要传授知识，更要在师德、道德、人格方面成为学生的榜样。但是由于各种原因，如扩招、考核制度等的影响，使得教师忽视师生关系对于学生成长的重要性，而将晋级、考核作为工作的重心，影响了师生关系的建立。第三，对学生"期望"过高。有些教师认为大学生作为成年个体，应该明白求学机会的来之不易，应该"独立"，而不应该像中小学生一样需要教师来"管"，并且在对学生"教"的过程中说教有余，引导不足，这种心理上的抵触逐渐造成师生之间的疏离。

4. 学生因素　学生作为师生关系中的另一个重要角色，其个人特征对师生关系的建立将产生影响。第一，人格特征的影响。随着改革开放、市场经济体制的推行，整个社会的价值观念系统发生了深刻的变化，在复杂的社会现实面前，高校学生的世界观、人生观和价值观受到极大影响，在人际交往中不自觉地越来越注重功利性而轻视情感，使得学生在与教师的交往中，表现出功利性目的，以通过建立师生关系能否获得利益来决定是否要建立或衡量建立的深度。由此，致使师生关系蒙上了一层功利主义的面纱，把师生间的神圣、纯洁的交往变成了一种交易，严重扭曲了师生关系的精神实质。第二，就业压力的影响。高校学生面对与日俱增的就业压力，面对不可预知的未来，缺失了梦想与激情的学生将获得稳定职业作为向往以及对就业压力的回避，过多的投入精力，无暇考虑师生关系的状况，使得师生关系越来越淡漠。第三，对教师期望值过高。期望值是人们对需要满足程度的一种估计，与之相对应的是实现值，二者越接近，心理需求越趋近平衡。在学生心目中，高校教师应该是学识渊博的学者，教学经验丰富的师者，人生的引导者，当他们带着对大学的美好憧憬和教师的崇拜进入学校后，如果发现理想与现实存在差距，则会产生一种心理上的缺失感，从而影响其对教师的接纳和认同，进而影响学生与教师交往的主动性和积极性。

（二）理想师生关系的基本特征

理想的师生关系是教育活动顺利进行和教育目标得以完成的基本保证，建立理想的师生关系是教育工作者的共同需求，也是教育规律的必然要求。理想的师生关系是师生主体间关系的优化，从其发生、发展来看，具有以下特征：

1. 尊师爱生，配合密切　尊师是指学生对教师的正确认识，了解教师工作的意义，理解教师的意愿与心情，尊重教师的劳动和教师的人格尊严。尊师是师生之间良好感情、正确行为的综合体现，是人类的美德。因此得到学生尊重是教师的最大愿望。爱生是指教师热爱学生、关心学生、保护学生以及尊重学生，它是教师热爱本职工作的体现，是教师对学生进行教育的感情基础，是教师基本的职业道德，也是培养学生热爱他人、热爱集体的道德情感基础。

教师和学生共同生活在学校环境中，双方在时间和空间上的接近有利于师生的沟通和互动。师生的交往越多越深，师生关系的情感体验就越强烈。师生在心理上和情感上的接近与互补预示双方关系的密切度。学生对教师的尊重和信赖，有助于其接受教师的影响和教育；教师对学生的关心和爱护，有助于其忠实履行自己的职责和获得理想的教育效果。因此，尊师和爱生是师生情感交流的两个重要方面，是师生双方密切配合的基础。

2. 民主平等，联系稳固　师生关系的民主平等体现了教师与学生在教育过程中的相互尊重人格和权利，相互开放、平等对话，相互理解，相互接纳等关系。民主平等不仅是现代社会民主化趋势的要求，而且也是教学活动的人文性的直接要求和现代人格的具体体现。教师和学生在教育过程中的活动都是为了一致的教育目标，双方在角色和职责以及知识水平上的差异不等于在利益上存在差异，相反，由于双方这些因素的不同，使师生之间产生多种多样的联系和交往，有助于需要的互补和智能的互补。如果师生在交往中，人格和利益不平等，双方的积极性就不能充分发挥，也就不能很好地达到教育目标。

现代社会的师生关系应该提倡民主平等。尊重学生人格，发扬教学民主，是建立良好师生关系的基本要求，对教师来说也并不意味着权威的削弱，相反，它有助于教师创造性和主导作用的发挥。因此，民主平等是师生关系稳固的前提，也是正常稳定的师生关系的特征。

3. 共享共创，教学相长　共享就是教师和学生共同体验和分享教育中的欢乐、成功、失望、不安，它是师生情感交流深化的表现。共创是教师和学生在相互适应的基础上，相互启发，使师生的认识不断深化，共同活动的质量不断提高。共享共创体现了师生关系的动态性和创造性，是师生关系的最高层次。共创共享的结果是教师和学生相互促进、共同发展，是学生智能、思想、道德、兴趣和人格等的全面发展，也是教师专业自我的成熟过程。

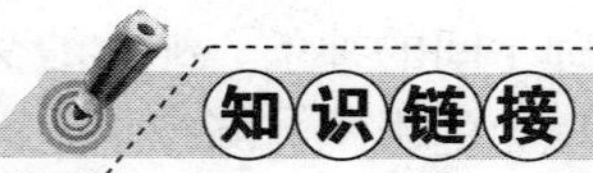

教学相长

教学相长，出自《礼记·学礼》：剑虽利，不历不断；材虽美，不学不高。虽有嘉肴，弗食，不知其旨也。虽有至道，弗学，不知其善也。是故学然后知不足，教然后知困。知不足，然后能自反也，知困，然后能自强也。故曰：教学相长也。教学相长说明了教学和学习可以相互促进，教师和学生在教学过程中共同展现生命价值，共同成长、共同进步的关系。

（三）建立良好师生关系的策略

良好的师生关系需要教师和学生双方的共同努力，其中处于主导地位的教师，需要掌握一定的策略，促进良好师生关系的建立。

1. 树立正确的学生观和教育观　学生观是教师对学生的基本看法。为了建立良好的师生关系，护理教师首先要树立正确的学生观，即对学生有客观、准确的认识。学生享有独立平等的人格，具有学习的能力和愿望，具有生理、心理等多方面的需求。他们有思想、有情感，期望被人信任、受到关怀和尊重。

护理教师要理解、尊重、关心和爱护学生，并全心全意地为学生服务。理解学生就是教师应与学生进行充分的沟通，了解他们的快乐与忧愁，对他们有切合实际的期望，认可并接受学生的个体差异。尊重学生就是教师以平等的态度对待学生，尊重学生的人格，尊重学生的观点和行为。当教师与学生的观点或行为相冲突时，应允许双方保留各自的观点（除非法律规定）。对于学生出现的问题和错误，要从学生的角度出发，耐心教育，以理服人。不得对学生进行斥责、讽刺、挖苦甚至辱骂。关心和爱护学生就是教师要为学生创造一种向上、轻松的氛围，积极为学生的学习提供各种资源，以为学生服务为己任、为学生服务为自己最大的乐趣，促进学生的成长和发展。

2. 全面提高自身素质　教师素质是影响师生关系的核心，教师的师性修养、知识能力、教育态度和个性心理品质等无不对学生产生深刻的影响。为了建立良好的师生关系，教师要不断提高自己的素质，包括职业素质、思想道德素质、知识素质和能力素质。只有教师具备了各方面较高的素质后，才能站在更高的角度认识师生关系，从而有利于良好师生关系的建立和发展。

3. 善于与学生沟通　教师与学生在交往的过程中，正确的学生观、教育观及自身修养是建立良好师生关系的基本前提。此外，学生是活生生的正在发展的人，具有一定的思想、感情和个性，甚至有的学生还非常活跃，所以教师还应具有与学生沟通的策略和技巧。师生的交往不一定在开始阶段就能够和谐、正常，一般都要经历由生疏、接触、亲近、依赖、协调到默契的过程。教师如何使这个互动过程逐步深入，需要运用一定的技巧，有经验的教师往往能很快使师生关系达到协调默契，而有的教师虽经努力仍无法与学生友好相处，这说明善于和学生交往相处也是建立良好师生关系的基本要求。这里包括教师的理解能力、启发引导能力和民主作风。善于理解学生的感情，才能产生心理共鸣；善于引导启发，才能使学生从中获益；具有民主作风，才能使师生以诚相待，敞开心扉相互沟通。因此，教师必须努力探索心理沟通的规律，并在交往中把握条件和机会，与学生深入交往和沟通，把师生关系推向美好和谐的境界。

本章小结

具有专业性和创造性职业性质的护理教师，在社会发展中具有一定的地位和作用。作为专业人员，护理教师在教育教学活动中，扮演着多种重要的角色，因此，现代护理教育对护理教师提出了多方位、多层次的专业素质、职业角色与职业形象方面的要求。护理教师可通过多种途径和方法来促进其教师群体和教师个体的专业发展以满足现代护理教育对其所提出的要求。护理院校的学生具有身体、心理、社会发展的特点，同时具有明显的个体差异，其智能和个性的发展又受教育教学过程的影响。因此护理教师必须树立科学的学生观，采取适当的方法与学生建立良好的师生关系，以促进教育教学质量的提高，最终实现培养合格护理学专业人才的教育目标。

（马晓璐）

思考题

1. 如何理解护理教师职业是一种专门职业？

2. 从现代社会发展的角度，你如何看待现代教学对护理教师专业素质、职业角色和职业形象的要求？

3. 请解释什么是科学的学生观？

4. 如何理解师生关系的性质？

5. 师生关系的基本类型包括哪几种？各自的主要特点是什么？哪种类型是最佳的师生关系模式？

6. 影响师生关系的因素有哪些？试述如何建立良好的师生关系？

7. 请解释为什么有的教师上课受学生欢迎，而有的教师则相反？

8. 护理学专业教师在与学生交往过程中，应遵循哪些职业道德规范，应具有哪些优良的心理品质？

第四章

护理教育的目标体系

学习目标

识记：

1. 能正确阐述教育目的的特征与功能。
2. 能正确简述制订护理教育培养目标的基本要求。
3. 能正确说出教学目标的分类、特点和功能。
4. 能正确说出布鲁姆教学目标分类系统中三个领域各层次目标的名称。

理解：

1. 能用自己的语言正确解释下列概念：
   教育目的　培养目标　教学目标
2. 比较社会本位论和个人本位论的教育目的理论，能正确说出两者的区别。
3. 能举例说明我国教育目的的精神实质。
4. 比较教育目的、培养目标和教学目标，正确说明三者之间的关系。
5. 能正确区分布鲁姆教学目标分类系统中三个领域及各领域的不同层次。

运用：

1. 运用本章知识，拟订一个护理学专业某一层次的具体培养目标，并能说出制订该目标的理由。
2. 运用教学目标分类理论编制符合要求的三个领域各个层次的教学目标，正确率达80%以上。

护理教育目标体系是一定时期教育事业、医疗卫生和护理事业对护理教育工作的要求，是一切护理教育工作的出发点和归宿。它包括教育目的、培养目标及教学目标三个层次，对教育方针的建立、教育任务的确定、教学内容的选择及组织起着重要的作用。教育目的与培养目标和教学目标之间是一种一般与特殊、普遍与个别、总与分的关系。正确认识及理解护理教育目标体系，对护理教育工作者具有重要的指导意义。

第一节 教育目的

教育目的是教育实践最基本的问题之一，是教育价值观的集中表现，是一定社会对教育方向的总目标或总要求的规定，是一切教育活动的出发点和归宿。教育者只有深刻理解教育目的，才能自觉地按照教育目的的总要求进行各项教育活动，从而保证人才培养的质量和教育效果。

一、教育目的的概念及内容结构

（一）教育目的的概念

1. 广义概念　广义的教育目的是指教育活动所要达到的预期结果，是人们对受教育者的期望，即人们期望受教育者通过教育活动在其身心诸方面发生的积极变化或结果。

2. 狭义概念　狭义的教育目的（aims of education）是指一定社会对教育所要造就的人才质量与规格的总体设想或规划。

（二）教育目的的内容结构

教育目的对教育的性质与价值取向、受教育者的身心发展与人才规格进行了具体规定，体现在以下方面：

1. 对培养的人的社会价值的规定　表现为对受教育者的社会功能做出规定，即通常所说的"为社会培养什么人"，以体现社会发展需要。比如中国古代教育的目的是培养官吏和统治者。

2. 对培养的人的身心素质的规定　表现为对受教育者的品德、智力、知识、审美、体质等方面的发展做出规定，使受教育者形成某种个性结构，以体现受教育者自身的发展需要。

我国《中华人民共和国教育法》将教育目的阐述为"教育必须为社会主义现代化建设服务，必须与生产劳动相结合，培养德、智、体等方面全面发展的社会主义事业的建设者和接班人"。其中"社会主义建设者和接班人"指的是受教育者所要承担和发挥的社会职能，"德、智、体等方面全面发展"指的是受教育者所要培养的身心素质。

教育目的的确立不仅是一个国家对人才利益的意志体现，更重要的是它可以规范教育活动的全过程，使教育活动更加符合教育的规律性和社会的需要性。教育目的是整个教育工作的核心，是一切教育工作的出发点和归宿，是制订培养目标、选择教育内容与方法、评价教育效果的根本依据。因此，教育目的是教育活动顺利进行的第一要素和前提。

二、教育目的的特征

（一）抽象性（一般性）

教育目的总是抽象的、概括的，换句话说，是一般的，普遍的。它对所培养的人的社会价值及身心素质的规定，都是方向性的指南。例如，"发展人的理性"、"培养合格的社会公民"，可以称作是"教育目的"，但像"养成锻炼身体和讲究卫生的习惯"、"掌握护理学的基本理论知识和技能”这样的表述，就不能称其为“教育目的”，因为它更为具体、特殊。

（二）预期性（理想性）

教育目的是指教育活动所要达到的预期结果，表达的是社会对教育对象未来发展状况的期望，所展现的是一种预期的状态。在对教育目的的规定中，渗透的是对未来的美好设想，反映的是人生发展的理想，它带有很强的超越现实的性质。

（三）终极性（不可及性）

教育目的是对受教育者身心发展的最终要求，是受教育者追求的理想目标，它往往带有不可及性的特点。例如，在教育史上，许多教育家都把“人的全面发展”或“个体一切才能的充分发展”视作教育的最高目的，从某种意义上讲，像这样的教育目的的表述完全超越了现实，甚至是不可企及的。然而，正是由于这种理想性与不可及性，才使得教育目的具有精神上的感召力，成为教育活动的指南。

三、教育目的的依据

教育作为培养人的社会活动，既能促进社会和个人的发展，同时又受社会因素及个人身心发展特点和发展需要等因素的制约。因此，在确立教育目的时，须考虑上述影响因素并以此作为确立教育目的的依据。

（一）社会发展需要

1. 生产关系制约教育目的　教育目的属社会意识形态范畴，与社会政治、经济存在直接的制约关系，是统治阶级人才标准的集中体现。一个社会需要什么样的人，具有什么样的政治倾向和思想意识，需要哪些类型与规格的劳动力，都集中地反映在所制订的教育目的上。在阶级社会中，统治阶级或执政党的教育目的首先表现为要符合统治阶级的利益和需要。由此可以说，有什么样的生产关系，便会有什么性质的教育目的。不同社会、不同阶级、不同政党的人才标准不同，教育目的便会有所不同。例如，在我国春秋战国时期，孔子和孟子都把教育当做实行“德治”、“仁政”的工具，提出培养“君子”或“感化小民”的教育目的。德国教育家赫尔巴特（Johann Friedrich Herbart）强调教育要担负起稳定社会秩序的历史重任，培养“受过正确教养”、“能将世界导入正轨”的具有“五道念”（自由、完善、仁慈、正义和公平五种道德观念）的人。

2. 生产力和科学技术发展水平制约教育目的　教育目的的确立直接受制于统治阶级的主观意志，但从根本上看，它反映了生产力和科学技术发展的实际需要，是生产关系必须适应生产力和科学技术发展的基本原理在教育活动中的具体体现。不同社会、不同时代、不同的生产力和科学技术发展水平，对人才规格、类型和标准的需要不同，教育目的也就有所不同。封建社会生产力和科学技术发展水平很低，教育目的主要指向社会的统治人才。资本主义是生产力飞跃发展的时代，科学技术在生产中的广泛应用使得社会对劳动者教育程度的要求越来越高。因此资本主义的教育目的不仅仅是培养统治阶级的继承人，还包括培养大批的合格劳动者。

（二）教育对象身心发展规律和发展需要

俄国著名教育家乌申斯基说：“如果教育学希望从一切方面去教育人，那么就必须首先从一切方面去了解人。”教育目的的直接对象是受教育者，教育首先是通过培养人进而服务社会的，因此，对受教育者特点的认识是确立教育目的的必要条件。

1. 教育目的的确立要符合教育对象的身心发展规律　教育目的作为一种教育指南，必须考虑其实现的可能性。从人的身心发展特点来看，它是确立教育目的不可忽视的重要依据。由于人在不同年龄阶段的身心发展特点和水平各异，在确定教育目的时需以此为依据，这样才能使教育目的形成从低到高、循序渐进、相互联系和相互衔接的有机序列，从而使实际教育活动符合学生的身心发展规律，而不至于过低或过高、过易或过难。另外教育目的的确立还受教育对象身心发展变化的影响。科学技术发展的不同时代给予了学生不同的信息量和发展程度，今天的学生与数十年前的学生相比其发展潜能就有着很大的区别。

2. 教育目的的确立要符合教育对象的发展需要　人是社会的主体，人的发展需要包括物质与精神、现实与未来、生存与发展等需要。确立教育目的时，只有正视并满足人的发展需要，才能更有利于人的价值提升和本质力量的增强。如果忽视人的发展需要，就不能激发受教育者在教育活动中的主动性和自觉性，不利于培养和造就具有积极性和创造性的社会主体。

四、教育目的的功能

（一）教育目的规定教育活动的总方向

教育目的为教育对象指明了发展方向，预定了发展结果，也为教育者指明了工作方向和奋斗目标。一是对教育社会性质的定向作用，即教育目的对教育“为谁培养人”具有明确的规定。二是对人才培养的定向作用，明确的教育目的不仅能改变人的盲目发展性，而且还能对人不符合教育目的的要求的发展进行正确引导，使其按照教育目的规定的预定方向发展，产生社会所需要的新品质。三是对课程选择及其建设的定向作用。教育目的对选择哪些教育内容、哪种水平的教育内容以及如何取舍教育内容等具有决定性作用。四是对教师教学方向的定向作用。

任何社会的教育活动都要以教育目的为总方向，以便把受教育者培养成为一定社会和时代所需要的合格人才。如果教育工作偏离了教育目的，就达不到预定的教育结果。古今中外，任何时代的教育，都坚持以一定社会或阶级的教育目的指引所有的教育活动，指引所有的受教育者的发展方向。教育目的导向功能既通过教育者对教育目的的认同，并转化为其实际教育行为得以体现，又通过转化为受教育者自我追求的目标得以实现。

（二）教育目的是教育活动的依据，是一切教育工作的出发点和归宿

教育目的是一切教育活动的依据，它不仅从整体上指引教育活动的方向，而且在实际教育活动中起着支配、控制和调节的作用。它直接支配着教育者与受教育者的一切活动。教育制度的建立、教学内容与教学方法的选择、教学效果的评价都必须以教育目的为依据。

（三）教育目的具有检验教育效果的标准作用

教育目的既为教育活动指明了方向，又为检查和评价教育活动的质量提供了衡量尺度和根本标准。无论是过程性评价还是终结性评价，都必须以教育目的为根本依据。同时，教育

目的只有具体体现在学校教育各个评价体系中，才能发挥其导向和调控功能。所以评价一所学校的教育质量，最根本的应是衡量该校是否实现教育目的以及其实现的程度。

（四）教育目的是教育改革的依据

随着社会的发展和科技的进步，人才质量要求不断变化，教育必须不断改革以适应社会对人才的需求。教育目的是一定社会对培养人才质量规格的总要求，要保证教育所造就的人才满足社会发展的需要，教育改革必须以教育目的为依据，一切教育改革方案和措施都必须紧紧围绕教育目的进行，才能保证教育不会偏离正确的方向。

总之，教育目的是一切教育活动的出发点和归宿。教育者在进行教育之前要从教育目的出发来计划和组织教育工作；在教育过程中要紧紧围绕"如何实现教育目的"来不断调控教育进程；在教育过程进行到一定阶段时要根据教育目的来评价教育效果。事实证明，教育者对教育目的理解愈全面、愈深刻，对教育目的实施则愈坚决、愈彻底，其教育活动就愈有成效。认真学习和领会教育目的精神，坚决贯彻执行教育目的要求，是每个教育者应尽的职责。

五、教育目的观简介

任何教育目的都以一定的世界观和方法论为基础，反映着一定的价值取向。教育所面临的基本矛盾是人的发展与社会发展的矛盾，因而教育目的观形成了对个人发展与社会发展、个人需要与社会需要孰轻孰重等一系列问题的不同看法。

（一）个人本位论

所谓个人本位论，就是主张教育目的应以个人需要为根本出发点，强调以个人自身完善和发展需要制订教育目的和建构教育活动的一种教育目的理论。其价值取向主要反映在自然主义和人文主义的教育思想中。18世纪和19世纪上半叶是这一理论的鼎盛时期，其主要代表人物有法国的卢梭（Jean-Jacques Rousseau）、瑞士的裴斯泰洛齐（Johan Heinrich Pestalozzi）及德国的福禄倍尔（Friedrich Wilhelm August Froebel）。个人本位论的基本特点如下：

1. 倡导人性本善　个人本位论者认为人性本善，这为教育价值的体现留下了空间，使人接受后天的教育有了可能。同时，人性本善论也为教育目的的确立、教育内容的取舍、教育方法的选择等方面的认识提供了价值取向的引领。

2. 尊重人的自然本性　个人本位论的教育目的观以尊重人的自然本性为主要志趣，认为教育目的不能是指向个人之外的某个因素，而是要关注人的自然本性和谐、健康地发展，在这个过程中，要努力使它不受后天因素的干扰和影响。

3. 关注个人的价值和地位　个人本位论者普遍重视个人的价值地位，认为个人价值高于社会价值，评价教育的价值也应当以对个人发展的作用来衡量。

个人本位论突出了个人的独立性与能动性，强调了个体的自然属性和价值。同时，它揭露封建教育的落后、腐朽，批判封建社会对人的发展的束缚摧残，在要求尊重人的价值、给人发展的自由等方面起到积极的推动作用。个人本位论的教育目的观对我们认识教育的价值和功能、准确把握人的发展有重要的启示作用。但是个人本位论者忽视了人是现实社会的人，没有看到人的社会制约性，没有认识到个人的个性化过程同时也是个人的社会化过程，这种观点极易导致个性、自由和个人主义的绝对化，其价值取向在社会发展中带有明显的片面性，因而不能科学阐明教育的价值。

（二）社会本位论

所谓社会本位论，就是主张教育目的应以社会需要为根本出发点，强调以社会发展的需要制订教育目的和建构教育活动的一种教育目的理论。19世纪到20世纪初期是这一理论的鼎盛时期，代表人物主要有德国的那托普（Natorp P）和凯兴斯泰纳（Kerschensteiner Georg）以及法国的孔德（Comte A）和涂尔干（Emile Durkheim）。社会本位论的基本特点如下：

1. 重视教育的社会价值　社会本位论站在社会的立场，强调社会价值与利益的至高无上性，重视每个人所承担的社会角色和义务，并以此来规定教育的目的和功能。在它的视野中，教育承担着重大的社会职责，适应现实社会是教育得以存在的重要前提。

2. 重视培养公民及其所承担的社会责任　社会本位论者多是国家主义者，重视公民教育，普遍认为作为国家公民，必须承担社会责任，扮演不同的社会角色，服务于国家利益。

社会本位论重视教育的社会价值，强调教育目的要指向国家利益和公民培养，并据此来满足社会需要，具有一定的历史合理性。但是，它的不足在于它过分夸大了社会的地位和作用，完全割裂了人与社会的关系，单纯将人视为社会的工具，而不是将人作为社会的主体来培养。这种观点严重束缚和压抑了人的本性的发展，其价值取向在个性发展中带有明显的片面性。

（三）全面发展观

人的全面发展理论是教育目的最基本的理论基础。不同历史时代的教育者都对人的全面发展有各自意义和层面上的理解和追求，因为追求不断发展与完善，是人的自然性倾向，同时也是社会不断完善的客观要求。

1. 人的全面发展观的历史回顾

（1）原始社会：早在原始社会就对“完整”的人有了朦胧的向往。作为自然的人，他们必须与自然进行物质交换才能维持生存；作为社会的人，只有在人与人之间的协作与交往中才能保证社会个体的生存和共同体的存在。也就是说，原始社会的人必须在自然性活动和社会性活动两个方面获得较为完整的发展，否则便无法生存。

（2）古希腊时期：古希腊人已有了对“和谐”与“完美”的人的热切追求以及相应的教育的建构。古希腊哲学家和教育家认为，要造就和谐完美的人，必须依靠教育。雅典教育是这方面的典范。雅典人提出了“和谐发展的人”的概念，即体、智、德、美多方面均衡发展的人，初步形成了促进身心和谐发展的教育理想。雅典的教育与此相应地包括体育、德育和“缪司”教育（即智育和美育）。

（3）文艺复兴时期：在文艺复兴运动下，人性开始复苏，该时期的教育也发生了深刻的变化。文艺复兴时期的教育主张尊重人格，发展个性，激发进取精神，发挥自主性和创造性，培养能积极从事社会、政治、文化和工商业等各项活动的实际活动家，乃至努力开拓事业的冒险家。

（4）近代资本主义时期：在人的全面发展问题上，近代资产阶级进步思想家和教育家的一个共同点，就是把实现人的全面发展的理想途径寄托于和谐、全面与充满理性的教育之上。捷克教育家夸美纽斯（Comenius Johann Amos）认为人的身心在天赋上就是和谐的，“人的本身，里外都只是一种和谐”。因此，教育就应该顺应自然，培养在身体、智慧、德行和信仰等几方面和谐发展的人。瑞士教育家裴斯泰洛齐认为教育目的是“促进人的一切天赋能力或力量的和谐发展”。

2. 马克思主义关于人的全面发展学说　马克思主义关于人的全面发展学说是我国教育目的的理论依据。其基本观点是：

（1）人的发展与社会生产发展相一致：按照马克思主义的观点，人的发展状况与人的活动的性质、内容、范围、方式大体一致，简言之，人从事什么样的活动，人的发展大致就是什么样的。人在各种活动中改变外部世界和改造自身。

（2）旧式劳动分工造成了人的片面发展：旧式劳动分工就是强制性长期乃至终身把个人固定在一个孤立的活动范围内的一种分工。分工是人的发展的有力杠杆，但分工在个人身上的强制性和固定化又造成人的片面畸形发展。尽管分工是无法消灭的，但随着社会的发展，旧式分工可以逐步弱化乃至消除。

（3）大工业机器生产要求人的全面发展，并为人的全面发展提供了物质基础：技术的不断更新、社会流动的不断加速必然造成个人职业的变换和职能的变动，使个人终身从事一种职业或一种操作的现象逐渐减少。在机器大生产的条件下，如果劳动者不能成为“各种能力得到自由发展的个人”，就不能适应现代生产的“交替变换职能”和“极其不同的劳动需要”。

（4）实现人的全面发展的根本途径是教育同生产劳动相结合：马克思主义的这一思想不可作机械的理解。这一观点并不是指单靠教育加生产劳动就可以造就全面发展的人，而主要是认为教育与社会实践相结合是人才培养的有效途径和必由之路。我们的教育要把社会实践作为知识创新和发展的源泉，作为认识和检验真理的试金石，作为造就高素质劳动者和专门人才的有效途径。

（5）人的全面发展内涵：马克思主义关于人的全面发展学说把人的全面发展理解为一个目标，主要包括人的劳动活动、劳动能力、社会关系、自由个性和人类整体的全面发展。马克思认为全面发展既包括体力方面，又包括智力方面；既包括从事物质生产劳动的能力和作为生产力要素的生产技术能力，又包括从事精神活动和精神生产的能力；既包括社会交往、社会适应和驾驭社会关系的能力，又包括开拓和创新的能力；既包括德能，即思想觉悟与道德修养的能力，又包括审美的能力；既包括现实能力，又包括潜在能力。其中，体力和智力的发展，是人的全面发展的主要内容，也是其他能力得以全面发展的基础和前提。

六、我国的教育目的

我国的教育目的在社会主义建设的不同时期，具体提法有所不同，但总的来说，都是以马克思主义关于人的全面发展学说为理论依据，并密切结合我国的实际情况而提出的，所以其基本精神是前后一致的。

（一）我国教育目的的历史沿革

1949年9月，《中国人民政府协商会议共同纲领》规定：“人民政府的文化教育工作，应以提高人民文化水平，培养国家建设人才，肃清封建的、买办的、法西斯主义的思想，发展为人民服务的思想为主要任务。”这是建国初期对全国教育工作具有指导作用的教育目的的阐述。

1958年9月，中共中央、国务院在《关于教育工作的指示》中提出了“党的教育工作方针，是教育为无产阶级的政治服务，教育与生产劳动相结合”，“共产主义社会的全面发展的新人，就是既有政治觉悟又有文化，既能从事脑力劳动又能从事体力劳动的人。”该教育目的一直沿用了20余年。

1978年，《中华人民共和国宪法》规定：“我国的教育方针是教育必须为无产阶级政治服务，教育必须同生产劳动相结合，使受教育者在德育、智育、体育几方面都得到发展，成为有社会主义觉悟有文化的劳动者。”

1981年6月，党的十一届六中全会通过了《关于建国以来党的若干历史问题的决议》，并重申了党的教育方针：“要加强和改善思想政治工作，用马克思主义世界观和共产主义道德教育人民和青年，坚持德、智、体全面发展，又红又专，知识分子与工人农民相结合，脑力劳动与体力劳动相结合的教育方针”。

1982年12月，第五届人民代表大会第五次会议通过《中华人民共和国宪法》中规定：“国家培养青年、少年、儿童在品德、智力、体质等方面全面发展”。

1985年，《中共中央关于教育体制改革的决定》提出：“教育要为90年代至下世纪初叶我国经济和社会发展培养新的能够坚持社会主义方向的各级各类人才”，同时明确提出“所有这些人才都应该有理想、有道德、有文化、有纪律，热爱社会主义祖国和社会主义事业，具有为国家富强和人民富裕而艰苦奋斗的献身精神，都应该不断追求新知，具有实事求是，独立思考、勇于创造的科学精神”。这是我国首次将“独立思考”和“创造能力”的培养纳入教育目的。

1986年，我国颁布施行《中华人民共和国义务教育法》，其中规定：“义务教育必须贯彻国家的教育方针，努力提高教育质量，使儿童、少年在品德、智力、体质等方面全面发展，为提高全民族的素质，培养有理想、有道德、有文化、有纪律的社会主义建设人才奠定基础”。

1990年，在《中共中央关于制定国民经济和社会发展十年规划和“八五”计划的建议》中，我国教育目的被表述为“教育必须为社会主义现代化建设服务，必须与生产劳动相结合，培养德、智、体方面全面发展的建设者和接班人”。

1993年，《中国教育改革和发展纲要》提出：“教育改革和发展的根本目的是提高全民族素质，多出人才，出好人才，各级各类学校要认真贯彻‘教育为社会主义现代化建设服务，必须与生产劳动相结合，培养德、智、体等方面全面发展的建设者和接班人’的方针，努力使教育质量在90年代上一个新台阶”。

1995年3月，《中华人民共和国教育法》对教育目的作了完整的表述：“教育必须为社会主义现代化建设服务，必须与生产劳动相结合，培养德、智、体等方面全面发展的社会主义事业的建设者和接班人。”

1999年6年，《中共中央、国务院关于深化教育改革全面推进素质教育的决定》指出：“实施素质教育，就是全面贯彻党的教育方针，以提高国民素质为根本宗旨，以培养学生的创新精神和实践能力为重点，造就‘有理想、有道德、有文化、有纪律’的德智体美等全面发展的社会主义事业建设者和接班人。”这一表述是对《教育法》表述的补充，把“美”作为独立的素质提出来，这标志着新时期的教育目的的进一步完善。

2001 年 6 月，《国务院关于基础教育改革与发展的决定》明确提出“要高举邓小平理论伟大旗帜，以邓小平同志‘教育要面向现代化，面向世界、面向未来’和江泽民同志‘三个代表’的重要思想为指导，坚持教育必须为社会主义现代化建设服务，为人民服务，必须与生产劳动和社会实践相结合，培养德智体美劳等全面发展的社会主义事业建设者和接班人。”

2002 年，党的十六大报告《全面建设小康社会，开创中国特色社会主义事业新局面》再一次强调：“全面贯彻党的教育方针，坚持教育为社会主义现代化建设服务，为人民服务，与生产劳动和社会实践相结合，培养德智体美全面发展的社会主义建设者和接班人。”

2010 年，《国家中长期教育改革和发展规划纲要（2010—2020 年）》指出：“全面贯彻党的教育方针，坚持教育为社会主义现代化建设服务，为人民服务，与生产劳动和社会实践相结合，培养德智体美全面发展的社会主义建设者和接班人。”此纲要进一步强调“促进德育、智育、体育、美育的有机融合，提高学生的综合素质，使学生成为德智体美全面发展的社会主义建设者和接班人”，并提出高等教育阶段要“着力培养信念执著、品德优良、知识丰富、本领过硬的高素质专门人才和拔尖创新人才”。

（二）对我国当今教育目的的分析

1. 我国的教育目的　我国的教育目的以马克思主义关于人的全面发展学说为理论依据，体现了促进人的全面发展的要求。它包含了教育目的内容结构的两个方面：一是对教育要培养出的人的社会价值做出规定，即培养“社会主义事业建设者和接班人”；二是对教育要培养出的人的身心素质做出规定，即“在德育、智育、体育、美育、劳动技术教育等方面全面发展”。

（1）德育：德育是社会主义全面发展教育的方向，是教育者按一定的社会要求，有目的有计划地对受教育者心理上施加影响，以使其养成教育者所期望的思想品德，是思想教育、政治教育、道德教育、法制教育、健康心理品质教育等方面教育的总称。

（2）智育：智育是社会主义全面发展教育的核心，是向学生传授系统的科学知识和技能，发展智力，培养能力，培养科学精神和创新思维能力的教育活动。

（3）体育：体育是社会主义全面发展教育的基础，是向学生传授身体运动及健康保健知识，增强其体质，提高其健康水平，发展其身体素质和运动能力的教育活动。

（4）美育：美育是社会主义全面发展教育的重要组成部分，是培养学生正确的审美观点，发展其对自然美、社会生活美、文学艺术美的感受、鉴赏和创造能力的教育活动。其目的在于陶冶情操，净化思想，培养学生美好的心灵和文明行为，使其在生活中体现内在美和外在美的和谐统一。

（5）劳动技术教育：一般通过劳动和技术教育两方面进行。劳动教育的目的在于培养学生正确的劳动观，使其养成正确的劳动态度和习惯。技术教育的任务是使学生掌握现代生产技术的基本知识和技能。

德育、智育、体育、美育和劳动技术教育是我国全面发展教育的基本构成要素，虽各有其独特的任务和作用，但彼此相互依存、相互渗透、相互制约，共同形成全面发展教育的统一整体。

2. 我国教育目的的精神实质　纵观建国以来我国教育目的的演变，不难看出在社会主义建设的不同时期，存在着对人才培养的不同要求。同时，不同时期的教育目的又存在一定的连续性和稳定性，体现着我国社会对人才培养的基本精神，主要体现在三个方面：

（1）坚持社会主义方向：我国教育目的明确了教育的社会主义方向。教育作为培养人的社会活动，源于社会需要又受到社会因素的制约，它体现着各个时代社会的特点和要求。维护社会主义利益，为社会主义服务，一直是我国教育目的的根本所在。新中国成立以来，无论社会怎样发展和变化，各个发展时期工作重点有何不同，我国教育目的确定的社会主义性质始终不变。正因为有这一性质的规定，我国教育目的才在根本上保证了教育发展的社会主义方向，指引着教育培养具有社会主义政治、思想观点和道德品质，能为社会主义政治经济服务的社会主义建设者和接班人。

（2）坚持培养劳动者：我国是社会主义国家，劳动是每一个有劳动能力的公民的光荣职责，把每个人都培养成为劳动者，是社会主义教育目的的根本标志和总要求。我国现行的教育方针提出的是培养建设者和接班人，这是对劳动者的具体提法，即社会主义劳动者，在社会主义物质文明和精神文明的建设上，是合格的建设者，在社会主义革命事业中是接班人。

（3）坚持培养全面发展的人：我国教育目的明确了人才培养的素质要求。一方面明确人才应该具有的基本素质，即德、智、体、美、劳；另一方面明确了受教育者在各方面全面发展，即不仅重视学生基本素质的形成和发展，同时还要注重促进其他素质的形成和发展，而非仅限于德、智、体、美、劳方面。这一要求是促进个性发展之必须，有利于个人在物质和精神领域发挥创造性才能，更好地实现自己的理想和价值。

第二节　护理教育的培养目标

教育目的是各级各类学校培养学生的共同准则，而培养目标是不同级别、不同类型、不同层次和不同专业教育的具体目标。教育目的是制订培养目标的依据，培养目标是教育目的的具体化。教育目的是对所有受教育者提出的较为概括和抽象的要求，它是一种教育意志，而培养目标则是围绕教育目的所展开的针对特定对象的具体、明确的规定。因此，教育目的与培养目标之间是抽象与具体的关系。

一、培养目标的概念

培养目标（training objectives）是指各级各类学校、各专业培养人才的具体质量规格与培养要求。

培养目标是教育目的的具体体现，是引导教育行为向预期教育目的前进的标志。教育目的决定着培养目标的状态、内容和方向。教育目的只有具体化为各级各类学校的培养目标，才能现实操作和具体落实。

二、护理教育培养目标的概念

护理教育培养目标（training objectives of nursing education）是指护理院校培养人才的具体质量规格与培养要求。

护理教育培养目标的制订必须以我国社会主义教育目的及专业教育的培养目标为依据。合理的护理教育培养目标是护理教育工作开展的必要前提。

三、制订护理教育培养目标的基本要求

（一）方向性

教育目的是一定社会培养人的总要求，是根据不同社会的政治、经济、文化、科学、技术发展的要求和受教育者身心发展的状况确定的。它反映一定社会对受教育者的要求，是教育工作的出发点和最终目标。在制订护理教育培养目标时，必须以我国的教育目的为依据，以保证具体培养目标的方向性，避免发生偏差。

（二）专业性

在制订护理教育培养目标时，应有明确的专业定向，应反映护理这一特殊专业对人才培养的具体方向、使用规格和要求。

（三）层次性

在制订护理教育培养目标时，应有明确的层次定向，注意护理学专业不同层次人才培养的区别，以体现不同层次护理人才的知识、能力水平在深度和广度上的差异。

四、不同层次护理教育的培养目标

我国现行的护理教育分为两个等级四个层次。两个等级是高等护理教育及中等护理教育，四个层次是中等护理教育、护理专科教育、护理本科教育及护理研究生教育。各层次的培养目标分别为：

1. 中等护理教育　2000 年，教育部制定的《关于全面推进素质教育，深化中等职业教育教学改革的意见》要求“中等职业教育要全面贯彻党的教育方针，转变教育思想，树立以全面素质为基础、以能力为本位的新观念，培养与社会主义现代化建设要求相适应，德智体美等全面发展，具有综合职业能力，在生产、服务、技术和管理第一线工作的高素质劳动者和中初级专门人才。他们应当具有科学的世界观、人生观和爱国主义、集体主义、社会主义思想以及良好的职业道德和行为规范；具有基本的科学文化素养，掌握必需的文化基础知识、专业知识和比较熟练的职业技能，具有继续学习的能力和适应职业变化的能力；具有创新精神和实践能力、立业创业能力；具有健康的身体和心理；具有基本的欣赏美和创造美的能力”。中等护理教育的培养目标是在此基础上根据专业特点而确立的。2001 年，《中等职业学校医药卫生类护理学专业教学计划》指出中等护理教育的培养目标为“培养与我国社会主义现代化建设要求相适应，德智体美全面发展，具有一定护理职业能力，在护理第一线工作的高素质中等专业人才”。

2. 护理学专科教育　根据2003年教育部文件《三年制高等职业教育护理学专业领域技能型紧缺人才培养指导方案》，我国护理专科教育的培养目标是“培养拥护党的基本路线，德智体美全面发展，具有良好的职业道德，掌握护理学专业必需的基本理论知识和专业技能，能在医疗卫生保健和服务机构从事临床护理、社区护理和健康保健的高等技术应用性护理专门人才”。我国护理专科教育是以护理应用技术能力为中心，瞄准基层医疗卫生岗位或岗位群，培养具备护理综合职业能力和素质，适应医疗、预防、保健、社区卫生服务等基层需要的高等技术应用型人才。其培养目标体现了高层次的职业技术特征及人才的综合素质特征。

3. 护理学本科教育　2008年，教育部高等学校护理学专业教学指导委员会酝酿出台《本科医学教育标准——护理学专业》，提出由总体培养目标、思想道德与职业态度目标（9项）、知识目标（12项）和技能目标（11项）组成的人才培养目标体系。该标准指出我国护理本科教育的培养目标是“培养适应我国社会主义现代化建设和卫生保健事业发展需要的德智体美全面发展，比较系统地掌握护理学的基础理论、基本知识和基本技能，具有基本的临床护理工作能力，初步的教学能力、管理能力及科研能力，能在各类医疗卫生、保健机构从事护理和预防保健工作的专业人才”。

4. 护理学研究生教育　1980年2月，第五届全国人民代表大会常务委员会第十三次会议通过并颁布了《中华人民共和国学位条例》，2004年8月第十届全国人民代表大会常务委员会第十一次会议对该条例进行了修正。条例明确了硕士研究生的学术水平应达到“在本门学科上掌握坚实的理论和系统的专门知识；具有从事科学研究工作或独立担负专门技术工作的能力”。此条例为我国硕士研究生培养目标的制定明确了方向，具有普遍适用性。护理硕士研究生教育目的是培养护理管理、教育、科研及临床高级人才。由于专业的特殊性，护理学硕士研究生教育的培养目标必须在具体专业目标上有所界定。国内目前尚无统一的护理硕士研究生教育的培养目标，各护理院校对研究生的培养自成体系，一方面借鉴国外护理硕士研究生的培养目标，一方面尝试适合自身特点的培养目标，以形成特色。2007年，姜安丽等提出了我国护理硕士研究生的培养目标，即“护理学研究生应在护理本科教育基础上进一步掌握自然科学、基础医学和护理学坚实的基础理论和系统的专业知识，有广泛的人文、社会科学知识，熟悉了解所从事研究方向的国内外科学技术发展与新动向，具有从事护理科学研究、教学工作和临床护理技术工作与管理工作的能力”。

博士研究生教育是我国目前护理教育的最高层次，主要对象为高等学校及科研机构培养本学科的学术骨干或学科带头人。根据《中华人民共和国学位条例》的有关规定，博士学位授予标准为“在本门学科上掌握坚实宽广的基础理论和系统深入的专门知识；具有独立从事科学研究工作的能力；在科学或专门技术上做出创造性的成果”。我国护理博士研究生正处于起步阶段，各方面的发展都不是很成熟，国家对护理博士研究生的培养目标尚未形成明确的统一规定，缺乏具有操作性、指导性、专业性和发展性的培养目标。

2011年，教育部印发《学位授予和人才培养学科目录（2011年）》，将护理学从二级学科调整为一级学科。此次学科调整是近年来护理学专业不断发展、专业性和独立性日益增强的体现。学科定位的提高，为护理学专业的发展提供了机遇，也带来了更大的挑战，对护理教育提出了更高的要求，各层次护理教育的培养目标有待于重新定位。在制订培养目标时，可以参考国外高等护理教育的标准，美国高等护理教育的标准详见附录Ⅰ。

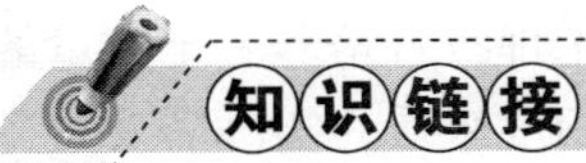

美国高等护理学专业教育标准

（Essentials of Baccalaureate Education for Professional Nursing Practice）

1986年，美国高等护理教育学会（American Association of Colleges of Nursing，AACN）制定"高等护理学专业教育标准"，目的是界定护理本科生毕业时应具备的基本知识、价值观和专业行为。该标准一直是美国护理本科教育的框架。1995年，AACN对此标准进行了修订，1998年完成了修订工作，主要内容如下：

美国"高等护理学专业教育标准"主要界定了护理学科、护士角色及护理学专业教育标准。护理学专业教育包括普通教育、专业价值观、核心能力、核心知识和角色发展。其中本科生应掌握的核心能力包括评判性思维、评估、沟通和护理技术能力；核心知识包括促进健康、降低危险性、预防疾病、病痛和疾病管理、信息和健康照顾技术、伦理、多元文化护理、全球健康服务、健康服务系统与政策。

2008年，AACN对标准进行补充，强调护理教育应该重视培养学生广泛的人文和科学素养、循证护理以及跨学科交流合作的能力。

五、护理教育培养目标的分析

（一）精英人才与一般人才

高等护理教育培养高级护理人才。这些人才不仅具备了更高的品德素质，掌握了精深的科学文化知识，还掌握了专门化程度较高的技能和技巧，达到了较高的智能水平。一般而言，高级人才有两个比较明显的层次，精英级高级人才和一般高级人才。

精英人才，即英才或天才，他们具有突出的智能水平和品德要素，能够在护理实践、护理教育、护理管理及护理研究等方面做出杰出的创造性贡献，对社会发展影响重大，是社会最宝贵的财富。因此，高等护理教育应将精英人才作为培养目标所追求的最高层次。

一般人才在知识、智能以及品德方面能够满足复杂护理工作的基本要求，并能在护理工作中从事富有成效的劳动。虽然他们做出的贡献，以及对于社会发展的影响不及精英那样意义重大，但他们是社会的中坚力量和主力军，也是精英赖以存在和创新的基础。因此，高等护理教育应把培养大批一般人才作为培养目标的最基本层次。

（二）学术人才与实用人才

高级专门人才可分为学术人才和实用人才两类。学术人才指从事理论研究以及相关研究的科学工作者，如哲学家、数学家、医学家及护理理论家等，其使命是运用各种抽象的符号系统构建某个学科或领域的概念、定律和学说，创造新知识。实用人才指一切从事非学术研究性工作的实际操作者，如工程师、教师、医师等，其使命是在一定理论指导下，进行社会化的操作运用，将抽象的理论转换成具体的操作构思或产品构型，将新知识应用于实践。

高等护理教育培养的学术人才仅占少数，而实用性人才的培养比例较大。前者带有明显的精英教育性质，后者则体现了很强的“大众化”教育色彩。高等护理教育培养一定数量的学术人才对护理学科的发展十分必要。但是，从护理学专业发展的角度来看，实际需要更多的是实用人才。没有实用人才就不能将已有的专业理论知识应用于护理实践，以促进人类健康事业的发展。高等护理教育既要为社会培养学术人才，同时也要为社会培养更多的实用人才。

（三）通才和专才

通才和专才可以通过知识面和职业适应面来考察。知识面和职业适应面宽广的是通才，单一的是专才。除此之外，通才与专才的区别还在于通才在不同的专业方向较多地依靠自己的一般能力去工作，通才之“通”，不仅限于知识技能之“通”，更主要还在于其基础理论之“通”，一般能力和方法之“通”；而专才则更多地依靠自己所掌握的专门知识和技能去工作，其能力常有较多的专业性，一旦走出该专业，所掌握的知识、技能和能力往往不能适应新专业。

通才教育是时代发展的必然要求。随着科学技术的迅猛发展，学科在高度分化的同时也在高度综合。面对日益增长的科学社会化和社会科学化，株守一隅、眼光狭窄的“专家”不仅不能适应社会的要求，而且自身在专业发展上也会受到极大限制。长期以来，我国高等教育承袭原苏联二、三十年代的专才教育模式，专业划分过细过窄，已不能适应时代的需要。因此，扩宽专业口径，培养适应性强的“通才”，是我国高等护理教育改革的一个重要课题。

第三节 护理教学目标

教育目的和培养目标是通过一系列具体的教学目标来实现的。教育目的和培养目标是制订教学目标的依据。教学目标是设计、实施和评价教学的基本依据，它贯穿于教学过程的始终。教学目标是否明确、具体、合理，直接影响到教学的有效性。

一、教学目标的概念

教学目标（objective of teaching）指教学活动实施的方向和预期达成的结果，主要描述学生在学完规定的教学内容后可以表现出的知识、技能和情感等方面的行为变化。对教师而言，它是教授的目标；对学生而言，它是学习的目标。

二、教学目标的特点及功能

（一）教学目标的特点

1. 主观性与客观性的统一　教学目标必须反映社会政治、经济、文化及科技发展对人才素质的要求，是对现实的反映，它具有客观性。但教学目标一般又是由人确定的，是客观要求在人的主观意识中的反映，不同的人往往对教学目标的理解不同，会产生对教学目标的不同观点，使其具有主观性。因此，教学目标既有客观性，又具有主观性，是两者的有机统一。

2. 预期性与可行性的统一　教学目标是师生通过教学活动预期达到的教学效果，具体体现为学生经过教学活动后其身心等方面发生的行为变化。教学目标以学生的发展现状为基础，但又超越其发展现状，而这种超越一定要具备可行性。过高、过难或不符合实际的教学目标，均不利于教学目标的实现，使其失去应有的价值。因此，教学目标必须既要有人才培养要求的预见性，同时又要有其可行性。在制订护理教学目标时，应将两者有机地结合起来。

3. 系统性与层次性的统一　由于社会对人各方面的要求以及个人的素质发展需求的多样性，教育目标通常不是单一的，而是一个目标群或体系。教学目标是由许多具体目标构成的一个目标体系。该体系中并非各个目标都在一个层面上，而是分层分级的，这使教学目标具有层次性。有较高层次的目标，也有较低层次的目标，较高层次的目标分解、具体化就成为较低层次的目标。在实现目标的过程中，较高层次目标的实现是以较低层次目标的实现为基础。通常在拟定教学目标时，总是从低层次目标发展到高层次目标，这有利于教学活动具体化、明确化，并具有很强的针对性。

4. 稳定性与灵活性的统一　首先，教学目标具有相对的稳定性。稳定性表现在目标的设计，以社会、学生和知识发展的客观需要为依据，指引着教学活动的方向。教学目标一旦确定，就不会轻易变动，否则目标的定向、评价等功能势必受到干扰。稳定的目标对同类教学活动具有长远的、普遍的指导意义。其次，教学目标又具有一定的灵活性。教育随社会发展而发展，教学目标也随社会需要的变化而变化。在教学中，教学目标常根据客观需要、活动内容、活动进展不断调整、修正或更新，这说明教学目标不是一成不变的，具有灵活性或动态性。

（二）教学目标的功能

教育过程就是通过师生的相互作用，使受教育者的行为朝着教育目标规定的方向持续变化或发展的过程。教学目标以其对教学准备、教学过程和学习效果的全程指导、控制和检查，影响师生双方的教学活动，成为指导学校教育和教学工作的指南。教学目标的功能主要体现在四个方面：

1. 定向功能　教学目标是教学活动的预期结果，制约着教学设计的方向，为教师加工教材内容、选择教学方法、设计教学环节、布置作业、评价等提供准确而具体的依据。换句话说，整个教学过程都受教学目标的指导和支配，并围绕教学目标而展开。如果教学目标正确、合理，就会有效地指导教学活动，否则就会误导教学。所以确定准确、合理的教学目标是教学设计的首要工作或第一环节。

2. 激励功能　需要是激发人的各种活动的直接原因，因为当需要带有清晰的目的意识，延伸至行为领域并同行为相联系时，就形成动机。它一旦被人意识和反映，就会转化为内驱力，驱使其朝需要引导的方向努力。因此在教学开始之初，向学生明确而具体地陈述教学目标，能激发学生对新的学习任务的期望和达到教学目标的欲望，即激发学生的学习动机，从而调动学生学习的积极性和主动性。如果目标实现，就会使学生产生成就感，获得良好的情绪体验，并为下一个目标的实现提供良好的心理准备。另外教学目标的达成度即实现的可能性也很重要。过难的教学目标会使学生望而却步，失去信心，引起消极的情绪，对学习过程起减力作用；过易的教学目标同样无法调动学生的学习积极性，使教学目标难以起到激励的作用。因此，制订的目标要难度适中，要让学生“跳一跳，摘到苹果”。

3. 调控功能　教学目标是教学活动各要素的联结点和灵魂，一经确定，就对教学活动起着调控作用。它作为一种约束力量，把教学人员、行政人员和学生各方面的力量凝聚在一起，为实现既定目标而共同努力。教学目标的调控功能还表现在总体目标对各子目标的规范和制约上。一般地说，高层次的教学目标必然对低层次的教学目标具有约束力，迫使低层次的教学目标与其一致并为其服务，从而使目标系统内部达成一致。

4. 评价功能　教学目标作为预先规定的教学结果，自然是评价教学活动有效性的尺度或标准。进行评价时，既要确定教学目标是否实现，又要确定目标的达成度，因此作为评价教学效果的目标必须具体、明确，这样才便于检测教学。

三、教学目标的分类

（一）教学目标的层次体系

完整的教学目标层次体系包括教学总目标、学校教育目标、课程目标、单元目标和课时目标。

1. 教学总目标　即教育目的，是一定社会对所培养人才的总体要求，对各级各类学校具有普遍指导意义。它是一切教学工作的出发点和归宿。教学总目标由实质性目标、教育性目标和发展性目标所组成。实质性目标是指通过教学使学生掌握一定的知识和技能。教育性目标是指通过教学使学生受到思想品德教育，形成正确的世界观。发展性目标是指通过教学使学生的身心得到健康发展。三部分目标相辅相成，共同构成教学总目标。

2. 学校教育目标　即学校培养目标，指各级各类学校根据各自的具体任务和特点所制订的目标，学校根据教学总目标确定学校的教育目标，它是教学总目标的具体化。学校培养目标包括三个方面的内容：①培养方向：指通过教学，专业培养人才所指向的未来职业门类。如护理学专业本科教育的培养目标中的培养方向为可从事临床护理、护理科研、护理教育、护理管理和社区保健的高级“护理师”。②使用规格：指同类专业中不同人才在未来使用上的规格差异。如“理论型”和“应用型”，护理学专业本科教育的培养目标中的使用规格为“应用型”。③规范与要求：指对同一培养方向、同一使用规格人才在德、智、体、美等方面的具体要求。它是培养目标中的核心和本质内容。各校在具体要求和文字表述上不尽相同。

3. 课程目标　指各门学科的教学目标，即各门学科的教学所要达到的最终结果，由各门学科教学目标组成。它是学校教育目标在具体学科教学中的体现，学校教育目标的最终实现有赖于所有课程目标的连续达成。各门课程的教学目标既相互关联又相互区别，形成一个有机的整体，为实现学校教育目标提供保障。课程目标的表述包括教学对象、学生的行为、教学内容及学生行为改变的程度。

4. 单元目标　单元目标指一门课程中，根据教学内容所划分的若干个单位的教学目标，它反映了课程编制成员和教师对一门课程体系与结构的总看法，是依据教育科学的要求所做的分解与安排，不同学科可划分为不同的单元，从而确立不同的单元目标。单元目标是课程目标的进一步具体化。

5. 课时目标　指一节课的具体教学目标，即一节课所达到的教学结果。一节课可划分为若干个教学目标，一个教学目标有时需要几个课时才能完成，它是单元目标的具体化。课时目标在教学目标体系中最具体、最具有操作性。正是每个课时目标的实现，才为教学目标系统逐层落实奠定了扎实的基础。

（二）布鲁姆教学目标分类系统

美国著名教育家、心理学家布鲁姆于1956年出版了《教育目标分类学》，第一次把分类学的理论运用于教学领域。在他的推动下，教学目标分类研究已成为教育教学理论研究的一个专门领域，对指导当代教学目标设计影响深远。布鲁姆将教学目标划分为认知领域、动作技能领域和情感领域，每个领域的目标又由低级到高级分为若干层次。布鲁姆提出了认知领域的目标分类，动作技能领域目标由辛普森于1972年提出，情感领域目标由克拉斯沃尔（Krathwohl D.R.）于1964年提出，具体内容如下：

本杰明·布鲁姆（Benjamin Bloom）简介

本杰明·布鲁姆（1913–1999）是美国当代著名的教育家和心理学家，1913年2月21日出生于美国宾夕法尼亚州（Pennsylvania）。1935年2月和6月，布鲁姆先后在宾夕法尼亚州大学取得文学学士学位和理学硕士学位。1942年3月，布鲁姆在芝加哥大学获得教育博士学位。

从1940年起，布鲁姆开始在芝加哥大学考试委员会担任职员。1943年，成为该大学的主考，并在此职位上服务了16年，直到1959年才离开。布鲁姆从1944年起开始在芝加哥大学的教育系任教，并在1970年被任命为教授。布鲁姆曾经多次以教育顾问的身份为以色列、印度等许多国家的政府部门提供服务。这些经历对布鲁姆的生活和事业有着重要的影响。从芝加哥大学退休后，布鲁姆曾在美国的西北大学从事教学和研究工作。1999年9月13日，布鲁姆在睡梦中去世，享年86岁。

布鲁姆早期专注于考试、测量和评价方面的研究。1965至1966年，担任美国教育研究协会（AERA）的主席并且是国际教育成绩评价协会（IEA）的创始人之一。70年代后从事学校学习理论的研究。由于布鲁姆在教育研究领域所做的突出贡献，他在1968年获得约翰·杜威学会颁发的杜威奖，1972年获得美国心理学会颁发的桑代克奖。布鲁姆一生著作颇丰，它的主要代表著作有《教育目标分类学；第一分册：认知领域》（*Taxonomy of Educational Objectives; Handbook 1: Cognitive Domain*）、《人的特征的稳定性与变化》（*Stability and Change in Human Characteristics*）、《学生学习的形成性评价与总结性评价手册》（*Handbook on Formative and Summative Evaluation of Student Learning*）、《人的特征与学校学习》（*Human Characteristics and School Learning*）、《我们的所有儿童都能学习》（*All Our Children Learning*）、《为改善学习而评价》（*Evaluation to improve learning*）等。

1. 认知领域（cognitive domain） 认知领域的知识即是事实之知，它的内容包括从完成简单的记忆工作，到新旧知识的融合，再到将已学习的知识综合并应用的过程。认知领域的教学目标由低到高分为六个层次，依次为：

（1）知识（knowledge）：指记忆学习过的具体的知识，即术语的知识和具体事实的知识、处理具体事物的方式方法的知识、学习领域中的普通原理和抽象概念的知识。其所要求的心理过程主要是记忆。

（2）领会（comprehension）：指理解知识和信息的能力，一般可借助转化、解释和推断三种形式来完成。转化即用不同的词汇或方式来表达对所学知识的理解；解释即能按自己的理解对事物的意义做出解释，包括能说明和概括所学的知识，表达知识间的内在联系，阐明其构成要素等，包括对素材的重新编排、组织和认识；推断即能对事物间的关系进行推理，或用所学的知识估计将来的趋势或推断预期结果。领会超越了单纯的记忆，代表最低水平的理解。

（3）运用（application）：指能将习得的知识应用于新的具体情境，包括概念、规则、方法、规律和理论的应用。运用代表较高水平的理解。

（4）分析（analysis）：指将整体素材分解成它的构成成分，并理解其组织结构，认识其相互关系，分析解决问题步骤的能力。分析表现为要素分析、关系分析以及组织原理分析三个方面。要素分析指明确一个内容所包含的要素；关系分析指明确一个内容的构成要素或组成部分之间的相互关系或结合关系；组织原理分析指能够使内容形成有组织、有系统的排列结构，例如推断作者的目的、观点、思维和情感特征。分析代表了比运用更高的智能水平，因为它既要理解材料的内容，又要理解其结构。

（5）综合（synthesis）：指将要素或各组成部分结合在一起，形成新整体的能力。综合表现在交流能力、处事能力、推导抽象能力三个方面。交流能力即以各种方式传达自己的观念、情感和经历等；处事能力即对某事物处理时所表现的综合能力，如制订计划、实施方案等；推导抽象能力即在推理抽象关系时所表现的能力。

（6）评价（evaluation）：指学生在学习后能根据自己的观点对材料做出价值判断的能力，是认知领域的最高层次。评价表现在内在评价和外在评价两个方面。内在评价即对材料内在组织的逻辑性判断，如依据逻辑的正确性、一致性以及其他内在标准来评价信息的正确性；外在评价即根据所选择的标准间的关系对材料做出评价。

2. 动作技能领域（psychomotor domain） 该领域内容为在实践中顺利完成某种动作方式，包括七个层次：

（1）知觉（perception）：借助感觉器官得到某动作技术上的知觉经验，了解与某动作技能有关的知识、性质和功用。如教师在进行某一技能教学时，先做动作的讲解和示范，学生由观察而感知这一技能或技巧。

（2）心向或准备（set）：为学习某一动作技能做好准备，包括心理、身体和情绪三个方面准备。如学生在观察教师的示范时，在生理和心理上产生强烈的学习欲望，想直接实施某动作。知觉和准备阶段为动作技能学习的开始阶段。

（3）指导下的反应（guided response）：指在别人指导下所表现出的明显动作，包括模仿和试误。

（4）机械动作（mechanism）：指反复练习所学的动作，该阶段学习者能独立按照程序步骤完成动作操作，不需要指导。

（5）复杂的外显反应（complex overt response）：指能熟练完成包含复杂动作的操作。操作熟练的特征包括：①精确度：能够精确地执行技能。②速度：动作敏捷，充满自信。③效率：动作省时省力，有备用能力。④时间按排：精确计时，顺序正确。⑤一致性：保持每次操作都能获得一致的结果。⑥预感性：能敏锐地预感到可能事件的发生，并能做出恰当的反应。⑦适应性：能使技能适应当时的情况。⑧洞察力：能够从较少的线索中获得最多的信息。

（6）适应（adaption）：指技能的高度发展水平，具有应变性，学生能修正自己的动作以适应具体情境的需要。

（7）创造（creation）：即在学习某动作技能的过程中形成了一种创造新的动作技能的能力。学生在方法和技能上已能推陈出新，有所改进，并能独具创意。

3. 情感领域（affective domain）　该领域内容为通过对某事物的注意、重视，到确定它在自身态度、价值观中的位置的过程，包括五个层次：

（1）接受（receiving）：指学生对学习活动自愿接受并加以注意，是情感目标中最低层次。接受分为三种水平，即感知有关刺激的存在，有主动接受的意愿，有选择的注意。从教师方面来看，其任务是指引和维持学生的注意。

（2）反应（responding）：指学生愿意以某种方式加入某事件，即积极地参与反应。这类目标与通常所说的“兴趣”类似，强调对特殊活动的选择与满足。反应包括默许、意愿、满意三个方面。默许含有被动服从的意思，也许个人认为完全没有这样做的必要（如阅读教师指定的教材内容）；意愿则有自愿活动的含义（如自愿阅读教师未指定的教材内容）；满意则是做出某种行为之后的情绪反应，如愉快、轻松、满足等（如为满足兴趣而阅读）。

（3）价值判断（valuing）：指认定某一现象和行为的价值所在。价值判断表现在接受价值观、偏爱价值观和坚信价值观三个方面。接受价值观表明学生认可某种价值，其突出特征是对所持信念或态度有连贯、稳定的反应；偏爱价值观表明更进一步的追寻、向往某种价值观；坚定价值观即对某种价值观所持的非理性的信仰、忠诚。这一阶段的学习结果所涉及的行为表现出一致性和稳定性。这类目标与通常所说的“态度”和“欣赏”类似。

（4）价值的组织（organization）：指将许多不同的价值观组合在一起，克服它们之间的矛盾、冲突，并开始建立内在一致的价值体系。重点是将许多价值观进行比较、关联和系统化。价值的组织表现在构建价值观和组织价值体系两个方面。构建价值观即表明应如何把学生已有的、发现的和即将接受的价值观联系起来；组织价值体系指学生将不同的、复杂的价值观重新组合构成为一种新的价值复合体。

（5）价值的个性化（characterization by a value or value complex）：指学生通过学习，经由接受、反应、评价、组织等内化程序，将所学的知识观念综合成统一的价值观，并融入性格结构，形成性格化的价值体系。又称价值定型或品格形成。

布鲁姆的教学目标分类用学生外显的行为来陈述目标，便于客观地评价；三大领域教学目标有一定的层次性，学生行为由简单到复杂按序排列成目标层次体系，后一类目标建立在前一类目标的基础上，符合学习的心理规律；该分类超越学科内容，任何学科中的知识，都包括上述三个领域，但由于学科的性质不同，每个领域所占的比重有所不同。在制订教学目标时，应尽量兼顾以上三个领域。

四、护理教学目标的编制

（一）护理教学目标的构成要素

传统的教学目标是从主观愿望出发，对教学意图作普遍性的描述，常用的有“掌握、熟悉、了解”。该类教学目标模糊、不可测量，为评价带来不便。教学目标必须说明学习者学习后能达到的程度和水平，应该具有精确性、可观察性和可测量性，克服模糊性和不确定性。编写教学目标有多种模式，其中马杰模式也称行为目标模式，使制订明确、具体、可测量的教学目标成为可能。马杰（Robert F. Mager）将教学目标分成四大构成要素，用 ABCD 四个字母表示：

1. 教学对象（audience） 学习者是教学的核心，教学目标的行为主体是学生，而不是教师。在教学目标编写中，应摆正教与学的位置，以“学”为出发点。

2. 行为（behavior） 学习者通过学习后能做什么，即获得什么样的能力。

3. 条件（condition） 学习者完成规定行为时所处的情境，包括在什么条件下完成教学目标所规定的行为，以及在什么情况下评价学生的学习结果。

4. 标准（degree） 行为完成质量可被接受的最低程度的衡量依据。

（二）护理教学目标的编制依据

1. 学生实际 学生是学习的主体，教学目标主要描述的是学生经过教学后预期发生的行为变化，因此脱离学生实际的教学目标没有任何实用价值。在编制教学目标前，应首先评估学生实际知识水平，根据学生在校学习阶段需要掌握的知识与技能、需要形成的个性和人格以及需要发展的各种综合能力，制订恰当的教学目标。

2. 社会需求 教育是为社会服务的，其所培养的人才必须满足社会需要，因此，教学目标的确定必须以社会需要为依据。制订护理教学目标应该根据社会发展需要，培养能满足社会需要、具有一定知识、技能和良好素质的综合性护理学专业人才。

3. 学科知识 各门学科知识都存在固有的逻辑体系，反映客观事物和现象的本质。构成学科的基本概念、逻辑结构、探究方式、发展趋势及其相关学科，都是制订教学目标必须考虑的重要因素。在确定教学目标前，应请教有关学科专家，并认真分析学科特点，以保证教学目标涵盖学科最重要的知识和技能。

4. 学校理念 教学目标应该体现学校的办学宗旨，也应体现教育者的价值观，包括对教育的理解、教育功能的认识、对教师和学生及关系的认识、对专业知识的理解以及对护理概念的认识等。教学目标以及一系列课程内容的确定、教学方法的选择和教学评价的实施，均以学校理念为指南。因此，教学目标应与学校教育理念保持一致性。

（三）护理教学目标的编制要求

1. 表述确切 为使编制的教学目标能够直接指导教学，且便于评价，就必须对教学目标进行确切的表述，确切的教学目标必须具备两方面的要求：一是尽可能使用可直接观察和测量的行为动词，以明确地表述预期结果的外显变化；二是要能表明学生行为的程度。如能运用所学公式，计算不同氧浓度的每分钟氧流量，正确率达 100%。

2. 全面协调 教学目标要反映教育对人的全面发展的要求，既要包括对学生知识目标的要求，又要体现学生的动作技能和情感态度方面的要求。因此编制教学目标时应注意全面把握、整体协调，不仅要编制各类教学目标，而且要使各类教学目标纵贯横连，形成一个完整和谐的系统，以更好地体现教学目标的系统性、层次性、递阶性及联系性等特点。

3. 弹性得当 教学目标既要反映对所有学生的统一要求，又要顾及学生间能力、兴趣、爱好、特长等方面的差异，因此教学目标要体现一定的弹性。根据教学大纲的要求，从宏观上把握一个阶段内对学科教学规定的基本标准（下限）和最高标准（上限），防止教学目标偏低或超纲。教学目标的下限，是每一个学生都必须达到的教学标准，教学目标的上限是为学有余力的学生设定的最高教学标准。

4. 难度适中　教学目标的难度要适中。如果目标的层次过低，学生不需要动脑筋，不需要花费多少努力就能达到，则此目标对学生起不到促进发展的作用；如果目标定得太高，学生经过努力达不到，会使学生产生畏惧心理，丧失信心和勇气，也不利于学生的发展。

（四）护理教学目标的编制方法

1. 编制程序

（1）目标定位：由于教学目标具有系统性和层次性，因此编制具体的教学目标时，首先需要明确教学内容在整个护理知识体系中的位置与作用，然后才能确定学生的掌握程度，即确定教学目标。只有对教学目标明确定位，才能使编制的具体教学目标不至于孤立片面，而是整个教学目标系统中的有机组成部分。

（2）目标分解：指将一般的教学目标分解成若干可以操作的教学目标。首先将所学知识确定属于认知、动作技能、情感领域中的何种领域，再确定在该领域应达到的层次。比如在讲授“三查七对”知识点时，教学除了要求学生记忆“三查七对”具体内容外，还要求学生能在临床实践中应用。因此教学目标可以分解为“学生能正确说出‘三查七对’的具体内容”和“学生能在临床实践中正确运用‘三查七对’进行操作”。

（3）目标表述：目标确定后，要用恰当的方式来陈述教学目标。完整的教学目标表述包括教学对象、行为、条件和标准四个方面。

①教学对象的表述：在编写目标时，首先应明确教学对象，即行为的主体——学习者。学习者是目标表述句中的主语。行为目标描述的应是学生的行为而非教师的行为，不能把目标描述成“教师教给学生……”，而应描述成“学生能够……”。在实际教学目标编制中，由于教学对象往往是明确的，因此没有必要在每一条教学目标的表述时具体写出教学对象。

②行为的表述：行为是目标表述句中最基本的成分，是目标表述句中的谓语和宾语，必须具体写出，不能省略。表述行为运用动宾结构的短语，动词说明动作的类型，宾语说明学习的内容。一般说明学生通过学习后获得怎样的知识，形成怎样的技能，产生哪些行为。行为的表述应该明确、具体、可观察。例如：学生能用自己的语言说出整体护理的涵义。

③条件的表述：条件表明学生表现行为的情境或条件因素，包括环境、人、设备、信息、时间等因素，是目标表述句中的状语。条件对目标具有限制作用。例如：学生能够在模型上正确演示灌肠操作。

④标准的表述：程度要明确学习结果的标准，是学生应当达到的表现水平，用来评价学习结果的达成度，是表述中的状语和补语部分。标准一般从行为的速度、准确性和质量三方面来确定，例如“好到什么程度”、“精确度如何”、“完整性如何”、“在什么时间内”、“质量要求如何”等。例如：能运用所学公式，计算不同氧浓度的每分钟氧流量，正确率达100%。

（4）目标反馈：目标一经确定，就成为制订各项计划的基础。在教学中，教学目标常根据客观需要与活动内容、活动进展不断调整、修正或更新。

2. 注意事项　运用ABCD方法编写具体的教学目标时应注意以下几个问题：

（1）教学目标的行为主体必须是学习者，而不是教师。从这个意义上说，诸如“培养学生的团队合作能力”这样的目标表述就是不恰当的。因为，它的行为主体是教师而不是学生。这样表述意味着只要教师组织学习者进行了相关活动，目标就算达成。至于学习者达到了多少预期的学习结果，则常常被忽略。

（2）教学目标必须用教学活动的结果而不能用教学活动的过程或手段来描述。从这个意义上说，诸如“学生应受到观察的训练”也是一个不合格的目标表述。虽然这一目标的行为主体是学生，但它没有表达教学活动最终要达到的结果。

（3）教学目标的行为动词必须具体。所谓具体是指这一动词所对应的行为或动作是可观察的，像“知道”、“理解”、“掌握”、“欣赏”等抽象动词，由于含义较广，各人均可从不同角度理解，给以后的教学评价带来困难，在编写教学目标时应避免使用。表 4–1 给出了编写具体教学目标时，可供选用的部分动词。

表 4–1　常用的护理教学目标行为动词

分类	层次水平	动词名称
认知领域	知识	为……下定义、列举、说出（写出）……的名称、复述、排列、背诵、辨认、回忆、选择、描述、标明、指明
	领会	分类、叙述、解释、鉴别、选择、转换、区别、估计、引申、归纳、举例说明、改写
	运用	运用、计算、示范、改变、阐述、解释、说明、修改、订出……计划、制订……方案、解答
	分析	分析、分类、比较、对照、检查、评析
	综合	编写、设计、组织、计划、综合、归纳、总结
	评价	鉴别、比较、评定、判断、总结
动作技能领域	知觉	观察、说出要领
	心向或准备	说出操作程序
	指导下的反应	模仿、仿做、示范、回示
	机械动作	进行、规范地进行、连贯地进行
	复杂的外显反应	熟练地进行
	适应	改进、调整
	创造	用其他方法操作、创造性地进行等
情感领域	接受	听讲、知道、看出、注意、选择、接受、赞同、容忍
	反应	陈述、回答、完成、选择、列举、遵守、记录、听从、称赞、欢呼、表现、帮助
	价值判断	接受、承认、参加、完成、决定、影响、支持、辩论、论证、判别、区别、解释、评价
	价值的组织	讨论、组织、判断、确定、建立、选择、比较、定义、系统阐述、权衡、选择、制订计划、决定
	价值的个性化	修正、改变、接受、判断、拒绝、相信、继续、解决、贯彻、要求、抵制、正视

本章小结

本章概要介绍了教育目的、培养目标以及教学目标的基本概念和理论知识，分析了我国全面发展的教育目的和高等护理教育的培养目标，重点介绍了布鲁姆的教学目标分类系统及教学目标的编制。护理教育者需要在把握教育总方向的基础上，结合学校自身发展需要和条件制订适合各学校护理学专业的人才培养目标，并根据社会和个体发展需要制订具体的教学目标，以达到培养人才的规格和质量要求。

（霍　苗）

思考题

1. 请分析教育目的、培养目标和教学目标三者之间的关系。

2. 试比较社会本位论和个人本位论的区别。

3. 思考我国护理教育培养目标存在的问题。

4. 根据所学知识，请判断以下教学目标是否正确，并将错误的教学目标改正：

（1）熟悉口腔术后的饮食护理特点

（2）能说出静脉注射的操作方法

（3）皮肤护理对长期卧床病人的意义及重要性

（4）能用自己语言准确说出上消化道出血病人的护理要点

（5）能准确熟练地进行口腔护理，无多余动作，病人感到舒适

5. 近年来，我国许多护理院校开设护理礼仪、插花艺术、文学欣赏等课程，你认为这些课程有必要吗？为什么？

6. 运用布鲁姆教学目标分类理论，编写护理学专业有关课程的三个领域教学目标各两条，并进行相互评价。

第五章

护理学专业的课程设置

学习目标

识记：

1. 能正确描述课程的功能。
2. 能正确说出课程的主要特点及优缺点。
3. 能正确描述各种课程模式的主要特点。
4. 能正确陈述课程设置的基本原则，编制教学计划、教学大纲和教材的基本要求，护理课程改革的意义、影响因素、发展趋势及策略。

理解：

1. 能用自己的语言正确解释下列概念：
   课程　学科课程　活动课程　核心课程　综合课程　必修课程　选修课程　显性课程　隐性课程　直线课程　螺旋课程　课程设置　教学计划　教学大纲　教材
2. 比较教学计划、教学大纲和教材，正确说明它们之间的关系。
3. 能用实例说明护理教育课程结构的特点。
4. 能正确识别课程类型结构。

运用：

能应用所学课程结构知识和课程设置原则，拟定一个护理学专业本科层次的教学计划。

课程是学校教育的基础与核心，是教学活动内容、实施过程及方式的统一，是实现教育目的和培养目标的重要手段。在以教师、学生和课程三者为要素的教学过程中，师生的教学双边活动是通过课程来实现的。课程的设置、改革与发展，既要反映时代的变化和对教育的要求，又要遵循教育自身发展的特有规律。合理的课程设置既有助于学生系统地掌握知识，又有利于学生正常的身心发展，从而直接影响高级专门人才的培养质量。根据社会和专业发展的要求以及受教育者身心发展的需要不断地进行课程改革，对专业人才的培养质量具有积极的促进作用。因此，作为护理教育者，应深入了解课程理论的发展、课程设置以及课程改革的相关理论知识和实践。

第一节　课　　程

课程是将教育思想、观念、目的、宗旨等转变为具体教育实践的中介，在教育活动中居于核心地位。为了有效地编制课程，形成合理的课程体系，首先必须对课程的基本概念、功能、构成要素以及课程的结构与类型有一个明确的认识。

一、课程概述

（一）课程的基本概念

在教育领域中，课程是内涵最复杂、歧义最多的概念之一。要研究和理解课程结构、类型及模式，首先必须对课程这一概念有一个基本的认识。

1. 课程的词源学分析　在中国，“课程”一词最早出现于唐朝。据考证，唐朝的孔颖达在《五经正义》里为《诗经·小雅·巧言》中的词句“奕奕寝庙，君子作之”所做的注疏：“维护课程，必君子监之，乃依法制”则是“课程”一词在汉语文献中的最早显现。孔颖达所用的“课程”指“伟业”，其涵义远远超出学校教育的范畴。宋朝的朱熹在《朱子全书·论学》中也多次提及“课程”，如“宽着期限，紧着课程”，“小立课程，大作功夫”等。朱熹的“课程”主要指“功课及其进程”，其含义已与当今所使用的“课程”意义极为接近。

在西方，最早提出 curriculum（课程）一词的是英国著名的哲学家、教育家斯宾塞（H.Spencer）。他于 1859 年发表了一篇著名的题为 *What Knowledge is of Most Worth*（《什么知识最有价值》）的文章。文中，斯宾塞所用的课程指的是“教学内容的系统组织”。“curriculum”一词源于拉丁语“currere”，“currere”是动词，意思是“奔跑”；而“curriculum”是名词，原意为“跑道”。根据这个词源，西方最常见的课程定义是“学习的进程”（course of study），简称“学程”。

由于斯宾塞所使用的“curriculum”原意为静态的跑道，因而导致教育中过多地强调了课程作为静态的、“组织起来的教育内容”的层面，而相对忽略了教育者和学习者动态的经验和体验的层面。当代许多课程学者更青睐于“curriculum”的词源“currere”的原意“跑的过程与经历”，据此，可以把课程的涵义理解为学生与教师在教学过程中的亲身经验和体验。

2. 课程的涵义　随着社会的变化，课程定义的内涵和外延也在不断地变化。由于不同的教育理念和对课程的不同理解，因而出现了各种不同的课程定义，特别是 20 世纪 60 年代以后课程的涵义越发扩展，以学科为中心的课程观受到了挑战，学校生活中的非学科的经验也同样受到了重视，学者们普遍认为这些经验对学生的态度、动机和价值观的形成与发展具有明显的不可忽视的作用。当代课程观注重学习者在学校环境中的全部经验。此外，把课程主要看做“教程”而不注重“学程”的静态课程观也同样受到了挑战。课程不再被看做是单向的传递过程，而是双向的动态实践过程。尽管课程的定义众说纷纭，但是可以将多种多样的课程定义大致归纳为以下 5 大类：

（1）课程作为学科：这是最普遍使用的课程定义。《中国大百科全书·教育》中将课程定义为“所有学科（教学科目）的总和，或学生在教师的指导下各种活动的总和，这通常被称为广义的课程；狭义的课程则是指一门学科或一类活动。”把课程等同于教学科目，由来已久。我国古代的课程有礼、乐、射、御、书、数“六艺”；欧洲中世纪的课程有文法、修辞、辩证法、算数、几何、音乐、天文学“七艺”。最早采用“课程”一词的斯宾塞，也是从指导人类活动方面的诸学科角度来探讨知识的价值和训练的价值的。

这种课程定义把课程内容与课程过程割裂开来，片面强调课程内容，而且把课程内容仅局限于学科知识。此类定义最大的缺陷在于把课程视为外在于学习者的静态的东西，忽视了学习者的经验，只关注教学科目势必会忽视学生的心智发展、情感陶冶和创造性表现等对学生成长有重要影响的维度。事实上，学校为学生提供的学习，远远超出正式列入课程的学科范畴。目前课程改革已经明确地把综合实践列入课程，这足以说明将课程等同于学科是不完全的。

（2）课程作为目标或计划：此类课程定义将课程视为教学过程要达到的目标、教学的预期结果或教学的预先计划。例如 Oliva 认为课程是“一组行为目标”；课程论专家 Taba 认为课程是“学习的计划”；Johnson 认为课程是“一系列有组织的、有意识的学习结果”。

这种课程定义将课程视为教学过程之前或教育情境之外的东西，把课程目标、计划与课程过程及手段割裂开来，并片面强调前者，其主要缺陷也是忽略了学习者的现实经验。

（3）课程作为学习者的经验或体验：此类课程定义将课程视为学生在教师指导下所获得的经验或体验以及学生自发获得的经验或体验。美国实验主义教育学家杜威就是把课程看做是“学生在教师指导下所获得的经验”的主要倡导者，他反对“课程是活动或预先决定的目的”的观点，在他看来，手段和目的是同一过程不可分割的部分。在杜威的影响下，许多学者也持与其同样的观点。例如，美国著名的课程论专家 Caswell 和 Campbell 认为课程“是儿童在教师的指导下所获得的一切经验”。后期的课程理论则十分强调学生在学校和社会情境中自发获得的经验或体验的重要性。

学生被视为有很大潜力、独特的学习者，因此，学生的经验是最为重要的。虽说经验要通过活动来获得，但活动本身并不是关键所在。学生的学习取决于他自己做了什么，而不是教师做了什么。也就是说，唯有学习经验才是学生实际、意识到的课程。目前，西方一些人本主义课程论者都趋向于这种观点，他们开始把课程的重点从教材转向个人。

这种课程定义的显著特点是把学生的直接经验置于课程的中心位置，从而消除了课程中“见物不见人”的弊端以及课程内容与课程过程、目标及手段的对立。但也有一部分持这种课程定义的学者存在忽视系统知识在儿童发展中的意义的错误倾向。

（4）课程作为文化的再生产：美国学者 Bowles 和 Gintis 被认为是这一主张的代表人物。在他们看来，任何社会文化中的课程，事实上都是该种社会文化的反映，学校教育的职责是要再生产对下一代有用的知识和价值。政府有关部门根据国家的需要来规定所教的知识、技能等，学校教师的任务是要考虑如何把它们转换成可以传递给学生的课程。换言之，课程就是从某种社会文化里选择出来的材料。

这种课程定义的弊端在于，他们认为课程应该不加批判地再生产社会文化，即认为社会和文化的改进已经不再需要了。实际上，现实的社会文化远非人们想象的那样合理。倘若教育者以为课程无需关注社会文化的变革，那就会使现存的偏见永久化。

（5）课程作为社会改造的过程：持这种观点的教育家认为，课程不是要使学生适应或顺从于社会文化，而是要帮助学生摆脱社会制度的束缚。然而，课程总是滞后于社会的变革，因此要求课程重点应放在当代社会的主要问题和主要弊端，学生关心的社会现象以及改造社会和社会活动规划等方面。课程应该有助于学生在社会方面得到发展，帮助学生学会如何参与制订社会规划，这些都需要学生具有评判性思维意识和能力。

当今最有影响的代表人物是巴西的 Freire。他批评资本主义社会的学校课程已经成了一种维护社会现状的工具，充当了人民群众与权贵人物之间的调节者，使人民大众甘心处于从属地位，或归咎于自己天性的无能。所以，他主张课程应该使学生摆脱盲目依从的状态，要求学生在规划和实施课程的过程中起主要作用。然而，在社会上，学校组织并未在政治上强大到足以使社会发生重大变革的地步。因此，这种夸大学校课程对社会变革作用的观点是不切合实际的。

上述每一种课程的定义，或多或少都有着某些积极的特征，但也存在着明显的缺陷。可以想象，由于人们不是指向同样意义的课程，所以有关课程定义的分歧一直存在。美国学者 Goodlad 归纳出 5 种不同的课程：①理想的课程，即指由一些研究机构、学术团体和课程专家提出应该开设的课程。理想的课程的影响取决于是否被官方采纳并实施。②正式的课程，即指教育行政部门规定的课程计划和教材等。③领悟的课程，即指任课教师所领会的课程。由于教师对正式课程会有多种解释方式，因此教师对课程的领会与正式的课程之间会有一定的距离。我国学者将这种由教师重构后的课程称作“师定课程”。④实行的课程，即指在课堂里实际展开的课程。⑤经验的课程，即指学生实际体验到的东西。

根据国内外学者的最新研究成果，本书将课程的定义归纳为：课程（curriculum）是对学校培养目标、教学内容、教学活动方式的规划和设计，是教学计划、教学大纲和教材全部内容及其实施过程的总和。

总之，课程是一个发展的概念，它是为实现各级各类学校的教育目标而规定的教学科目及其目的、内容、范围、分量和进程的总和，包括为学生个性的全面发展而营造的学校环境的全部内容。

（二）课程的功能

课程的功能是指课程在一定的社会、学校和其他环境中对人才培养和文化传播所起的作用，可以概括为以下几方面：

1. 课程可以促进社会的发展　课程是知识的载体，学生通过课程的学习，获得对社会有用的知识、技能和态度，并将其应用于社会实践中，从而促进社会的发展。

2. 课程有助于确定人才培养规格　课程是根据教育目标设置的，在设置课程之前，应首先明确各层次、各专业的人才培养目标，然后在此基础上构建课程，课程结构有助于确定人才培养规格。学生通过课程的学习，可以形成思想道德品质、知识、能力以及个性特征，从而达到人才培养的标准要求。

3. 课程是教育教学活动的依据　课程的内容是按照社会的需求和学生身心发展规律设置的，教师的教和学生的学都以课程为基础，确定教学活动的内容、教学方法和手段以及评价方法。

4. 课程是学生获得知识的主要途径　随着现代社会传播媒体多样化的发展，在校学生可以通过多种途径获取知识，但课程仍然是学生获得知识的主要途径。因为课程是根据培养目标、从多种知识中精心挑选出来的，并对知识进行加工、改造，以教材的形式展现给学生。教师经过精心的教学组织实施，可以使学生顺利快捷地掌握这些知识。

5. 课程是评价教学效果的依据　评价教学任务完成情况以及评价学生教学目标的达到程度均须以课程标准为依据。使用课程标准进行评价，可以及时发现教学中的问题，并采取适当的措施调整和改进教学活动，从而保证教育目标的实现。

（三）课程的构成要素

在我国，学校的课程主要由教学计划、教学大纲和教科书三个部分组成。课程是比较抽象的，而教学计划、教学大纲和教科书是比较具体的。

1. 教学计划（teaching plan）又称为课程计划，是课程的总体规划。高等医学院校的教学计划是培养各类高级卫生专门人才的模式，是组织教学工作的主要依据。教学计划必须体现国家的教育方针、教育制度和国家对各类专门人才培养的合理知识结构以及教学要求。教学计划一般分为指导性教学计划和执行性（操作性）教学计划。

（1）指导性教学计划：是根据国务院批准的专业目录，经国家教委审定，由卫生部颁发的能体现教育目的和不同类型学校的教育任务的指导性文件。

（2）执行性（操作性）教学计划：是各学校参照各专业的指导性教学计划，结合本地区和本校的实际和特点所制订的具体的教学计划。

2. 教学大纲（syllabus）又称为课程标准，是根据不同层次的教学计划，以纲要的形式编写的有关一门课程教学内容的指导性文件。教学大纲是对单科课程的总体设计，它从总体上规定课程的性质及其在课程体系中的地位。教学大纲需要对课程的教学目的、任务、内容、教学进度和教学方法等做出具体的规定。教学大纲是各课程教师组织教学和学生学习的指南，也是教师编写教科书和考试命题的依据，同时也可以作为学生准备考试的复习提纲。

3. 教科书（textbook）是教师进行教学的基本资料，是学生获得知识的主要来源，也是师生双方顺利完成教学任务的基本要素。教科书是教学大纲的具体化，它详细阐述了教学大纲规定的知识体系。

（四）课程结构与课程类型

课程结构与课程类型是课程设置中所涉及的主要问题。将课程结构与课程类型进行合理的选择与组合，有助于充分发挥课程在教育中的功能。

1. 课程结构（curriculum structure）是指课程体系的构成要素、构成部分之间的内在联系，它体现为一定的课程组织形式。主要包括各类科目课程的数量、相互关系、顺序、配合和比例。课程结构的研究主要集中在探讨课程各组成部分是如何有机地联系在一起的。根据泰勒的观点，课程的组织形式有纵向组织和横向组织两种，因而课程结构可以划分为纵向结构和横向结构。

（1）纵向结构（vertical structure）：是按纵向形式组织课程，指课程的构成要素和构成部分在时间和顺序上的相互关联性，即如何将课程目标和课程理念体现在课程结构内各类各门课程之中，并最终转化为学生在课程中的学习活动。即从宏观的课程目标具体化为微观的课程形式，也就是从教学计划到教学大纲、再到教科书的形式，它强调不同阶段学习经验之间的联系。

在纵向组织课程时，通常应遵循下列两个原则：

1）连续性原则：是指直线式地重复主要的课程要素，即在课程设置上应使学生对于所学的知识和技能有不断重复练习和继续发展的机会，课程中作为基本训练和打基础的课程特别需要这种连续性。

2）序列性（或程序性）原则：指的是课程要素之间的依赖性，即先学内容与后学内容之间的关系问题。也就是说，每一后续经验应建立在先前经验的基础上，并对有关问题进行更广泛、更深入的探讨。

课程程序的确定受课程编制者的教育思想、专业性质、知识本身复杂性等多方面的制约，即不同的教育思想、专业性质及对知识本身的逻辑和关系的认识不同，将会产生不同的“程序性”。课程合理的安排程序需要进行大量的实验才能确定，这是一项艰巨的任务。但另一方面，课程程序的复杂性也给予我们一个重要的启示：在课程内容的纵向安排上，可以不受原有排列顺序的限制，进行多种顺序的试验，深入进行课程结构的改革与实践以发现更好的课程组织形式。

（2）横向结构（horizontal structure）：是按横向形式组织课程，指课程的构成要素和构成部分在空间上的相互关联性，强调不同领域的学习经验之间的联系。

在横向组织课程时，应遵循整合性（或统合）原则。整合性原则是指课程之间的横向联系，它考虑各种经验之间的关联性。横向结构的关联性主要表现在三个方面：各学科之间的关联性、学科与社会之间的关联性以及学科与学习者之间的关联性。因此，依据统合原则，在横向组织课程时应注意三个方面的统合。

1）各学科之间的统合：即采用合并的方式将相邻领域的学科或内容综合在一门新的学科中。常用的统合形式有：①融合形式：这种形式是将具有内在联系的不同学科合并或融合成为一门新的课程，即跨学科课程或交叉学科课程。例如将心理学科与护理学科合并成为一门新的学科——护理心理学。②广域形式：是将几门学科的内容组织在一门综合性的学科中。它与融合形式的区别在于并未形成新的学科而且所涉及的领域比较广泛，为综合课程，如护理学导论、人体形态学等。③主题形式：是选取最能反映某学科基本原理的若干主题，将与之相关的内容综合在一起以达到对主题进行深入研究的目的。这种形式主要用于加强基础、拓宽知识面，使学生能够举一反三，以达到学科相互渗透的效果。如“安乐死问题”、“中国人口老龄化问题”等。

上述组织形式的共同目的是打破学科间相互孤立的状态，从横向上建立学科间的密切关系。

2）学科与社会之间的统合：是将学科内容与解决社会问题所需要的知识内容结合起来的形式。这种统合形式有两种方式：①核心课程与分科课程相交错的形式：可以先将各门学科按照知识本身的逻辑关系组织学术领域，然后在其下面按照社会问题分设科目，分配于各领域内；也可以先按社会实际问题划分为若干领域，然后在其下面按照学术知识体系设立科目于各领域内。②工读形式：将理论知识学习与生产实际结合起来的形式，其目的在于加强学科知识与社会实际之间、理论与实践之间的联系。这种形式往往要求理论学习与实践活动之间多次地交替进行，使学习学科知识和解决社会实际问题相互促进。

3）学科与学习者之间的统合：指学科知识内容与学生的认知心理过程、动机和兴趣相结合，传授知识与培养学生能力相结合。

有效的纵向组织和横向组织会使不同的学习经验之间相互整合、相互转化；相反，不良的纵向组织和横向组织会导致经验之间相互冲突甚至相互抵消。因此，形成合理的课程结构在课程编制中具有重要的意义。

2. 课程类型　从不同的视角来看待课程，可以将课程分为不同的类型。

（1）学科课程与活动课程：根据课程的存在形态及课程内容的组织编排方式，可以将课程分为学科课程和活动课程，这是一种最基本的课程类型划分方式。

1）学科课程（subject curriculum）：又称“分科课程”，是以文化知识（科学、道德、艺术）为基础，按照一定的价值标准，从不同的知识领域或学术领域选择一定的内容，根据知识的逻辑体系，将所选出的知识组织为不同的科目。学科课程是最古老、适用范围最广的课程类型，它是学校课程的基本形式。我国古代的“六艺”、古希腊的“七艺”和“武士七艺”（即骑马、游泳、投枪、击剑、打猎、下棋、吟诗）都可以说是最早的学科课程。

学科课程的特点包括：①学科知识的优先性：学科课程是以学科知识及其发展为基点，因而课程内容以科学知识为主；②学科结构的逻辑性：课程组织遵循学科知识的逻辑体系进行，即依据学科本身固有的内在联系编制课程；③学科的简约性：学科课程体现的是人类以间接经验概括千百年文化精华、高效率地传递文化和引导创新文化的重要优势。

学科课程的优点：①有助于系统地传承人类文化遗产；②有助于学习者获得系统的文化知识；③有助于组织教学与评价，从而提高教学效率。

学科课程的缺陷：①由于学科课程是以知识的逻辑体系为核心组织起来的，容易导致轻视学生的需要、经验和生活的弊端；②每一门学科都有其相对稳定的逻辑系统，因而容易导致忽略当代社会生活的现实需要；③学科课程还容易导致单调的教学组织和单一的教授式教学方法；④忽视各学科之间的联系，而把每一门学科看成是与其他学科互不关联的实体。

2）活动课程（activity curriculum）：亦称经验课程（experience curriculum），或生活课程（life curriculum），或儿童中心课程（child-centered curriculum），是以学生的主体性活动的经验为中心组织的课程。活动课程以开发和培育主体内在的、内发的价值为目标，旨在培养具有丰富个性的主体。学生的兴趣、动机和经验是活动课程的基本内容。活动课程的基本着眼点是学生的兴趣和动机，动机是课程与教学组织的中心。

活动课程具有如下特征：①活动课程以学习者现实的直接经验为课程开发的核心，学生的经验及其成长需要是课程目标的基本来源。学生在与环境的互动中以及解决各种实际问题中构建经验，发展人格。②在活动课程中，学生参与学习活动的构想、计划、实施和评价过程，充分体现其能动性和创造性。③活动课程的学习过程是学生全人格参与的过程，这是智力过程与情绪过程的统一，是思维与行动的统一。④活动课程重视学生的个性差异。

活动课程的优点包括：①活动课程强调学生直接经验的价值，重视学生的需要、动机和兴趣，因此，在经验课程中，学生是真正的主体。②活动课程主张把学科知识转化为学生当下活生生的经验，强调教材的心理组织，因此，学生在与文化以及与学科知识交互作用的过程中，人格获得不断发展。③活动课程给学生更为广泛的学习空间和更为充分的动手操作机会，学生在获取知识和运用知识的过程中更带有明显的自觉性，即使遇到困难，学生也往往会主动去克服，对于学生能力和智力的培养具有重要价值。

活动课程的局限性包括：①学生从活动课程中获得的知识缺乏系统性和连贯性，有较大的偶然性和随机性。②容易导致“活动主义”，忽略学生思维能力和其他智力能力品质的发展。③活动课程的组织要求教师具有很高的教育艺术，因此，相当一部分教师很难适应。

学科课程与活动课程在总体上都服从于整体的课程目标，二者都是学校课程结构中不可缺少的要素。但是在具体的目的、编排方式、教学方式和评价上，学科课程与活动课程存在着明显的差别。第一，从目的来看，学科课程主要向学生传递人类长期创造和积累起来的经验，而活动课程主要让学生获得包括直接经验和直接感知的新信息在内的个体教育性经验。第二，从编排方式来看，学科课程重视学科知识逻辑的系统性，而活动课程则强调各种有教育意义的学生活动的系统性。第三，从教学方式来看，学科课程主要以教师为主导去认识经验，而活动课程则主要是以学生自主的实践交往为主导去获取直接经验。第四，在评价方面，学科课程强调终末评价，侧重考查学生学习的结果，而活动课程则重视过程性评价，侧重考查学生学习的过程。

学科课程与活动课程是学校教育中两种基本课程类型，两者之间是一种相互补充关系，而非相互替代的关系。学科课程将科学知识加以系统组织，使教材依一定的逻辑顺序排列，学生在学习中可以掌握一定的基础知识、基本技能，但是，由于分科过细，只关注学科的逻辑体系，容易脱离学生的生活实际，不易调动学生学习的积极性，而活动课程可以在一定程度上弥补这一缺憾。与此同时，活动课程自身往往依据学生的兴趣、需要而定，缺乏严格的计划，不易使学生系统掌握学科知识，所以可以借助学科课程来补充。可见，两类课程在学校教育中缺一不可。

（2）核心课程与综合课程：根据课程对学科的组织形式不同，可以将课程分为核心课程与综合课程。

1）核心课程：核心课程（core curriculum）是以社会基本需求和生活为核心，将若干重要的学科结合起来，构成一个范围广阔的科目，并与其他学科相配合，成为每个学生所必修的课程。

在核心课程的概念中，有两个基本点。第一，核心课程是以社会问题或生活领域为核心的设计，为此不必恪守学科界限；第二，核心课程是所有学生必修的共同的学问或普通教育，因为核心课程构成了所有个人在社会上有效地发挥作用所需要的共同的概念、技能和态度。

在使用核心课程的概念时，主要存在两种取向。第一种取向的“核心概念”是把核心课程视为学科取向的组织模式。这种核心课程概念认为，核心课程对所有学生都是必要的，因而是所有学生必修的学科领域。著名的课程理论家泰勒在1991年提出，核心课程包括五门主要科目：语言、文学、数学、历史与科学。第二种取向的“核心课程”概念是把核心课程视为混合取向的组织模式。这种核心课程概念认为，核心课程是谋求学习者、社会、学科彼此间平衡与整合的课程组织模式，而不是简单地规定一些必修科目。

核心课程的研制者主张以人类社会的基本活动为中心，这种课程既可以避免学科本身偏离生活，又可以避免单凭学生的兴趣和动机来组织课程，避免酿成概念模糊和体系混乱的后果。在形式上，核心课程通常采取由近及远、由内向外、逐步扩展的顺序呈现课程 内容，并要求围绕一个核心组织教学内容和教学活动。

核心课程的主要优点包括：①核心课程强调课程内容的统一性和实用性，以及对学生和社会的适用性。核心课程把各门学科的内容结合起来从属于要学习的题目，学习中强调理解问题、分析问题和解决问题的技能，所学的内容是实用的。②课程内容主要来自周围的社会生活和人类不断出现的问题，学生积极参与学习，具有强烈的内在动机。③通过积极的方式认识社会和改造社会。社会问题课程是核心课程的重要表现形式，它主要是针对某个社会问题，从不同的学科角度组织教学内容。而且，社会问题课程是帮助学生了解社会和改造社会的一种有效途径，其最终目的是提高学生的公民意识和社会责任感，养成遵守社会公德和社会准则的习惯，掌握处理人际关系的社交技能。

核心课程的缺陷包括：①课程的范围和顺序没有明确的规定，学习的内容可能是凌乱的、琐碎的和肤浅的。②学习单元可能变得支离破碎，知识的逻辑性、系统性和统一性可能受到影响。③由于缺乏有组织的内容，文化遗产不可能得到充分体现，甚至有可能背离高等院校对课程的要求。

2）综合课程：综合课程（integrated curriculum）又称“广域课程”、“统合课程”或“合成课程”，它是打破学科逻辑组织的界限，从知识的整体性角度组织起来的课程。一般采取合并相邻领域学科的方法，减少教学科目，把几门学科的教学内容组织在一门综合学科之中，以认识论、方法论、心理学、教育学等学科为理论基础。

综合课程具有如下优点：①克服了学科课程分科过细的缺点。②综合课程可以发挥学习者的迁移能力。通过综合课程的学习，学生常常会把某一学科领域的概念、原理和方法运用到其他学科领域，从而使不同学科的相关内容得到相互强化，学习效果也因此得到加强。通过综合课程的学习，学生能够更加充分地理解和把握各门学科的要领、原理和方法之间的异同，在更大程度上体验人类知识的综合性，并在学习中主动形成迁移，运用所掌握的某种知识技能促进其他知识的学习。③综合课程的学习有助于学生运用综合学科的知识和技能来解决复杂的社会问题。④综合课程不仅是科学发展、学习方法的需要，而且也是学生未来就业的需要。随着社会的发展，科学技术不断综合，在未来的就业生涯中，学习者只有学会综合运用不同学科的知识，才能获得成功。⑤综合课程比较容易贴近社会现实和实际生活，通过把多种学科的相关内容融合在一起，构成新的课程，这是学科课程所无法拥有的优势。

然而，综合课程在实施的过程中面临着以下困难：①教材的编写：如何将各门学科的知识综合到一起，是一个需要认真研究的实际问题；②师资的问题：过去培养师资，专业划分过细，很难胜任综合课程的教学，有些教师甚至不愿意去教授他们感到陌生的综合课程。在国外，通常采取两种对策来解决上述问题。一是采用“协同教学”方式，即由若干教师合作完成一门综合课程的教学任务；二是开设综合课程专业，专门培养综合课程的教师。

（3）必修课程与选修课程：按课程对某一专业的适应性和相关性划分，将课程分为必修课程与选修课程。

1）必修课程（compulsory curriculum）：是指所有学生都必须修读的公共课程，是为保证所有学生的基本学力而开发的课程。为了保证学校的教育质量，各专业必须设定一定数量的必修课。必修课主要包括公共课程、基础课程和基本专业课程。

2）选修课程（elective curriculum）：是指依据不同学生的特点与发展方向，容许个人选择的课程，是为了适应学生的个性差异而开发的课程。选修课程能快速地把科学技术的新发展和新课题引入教学中，有利于拓宽学生的视野，扩大学生的知识面，使学生在自己感兴趣的领域中得到发展。选修课一般分为两种：①限定性选修课：也称指定选修课，是规定学生必须从所提供的选修课中选修其中的一组课程或从指定的各组中选修几门课程。②非限定性选修课：也称任意选修课，是学生可以根据自己的兴趣和需要自由选修的课程。

就高等教育而言，为学生开设必修课程和选修课程都是必要的。必修课程强调的是学生的“公平发展”，即让一切人享有平等的受教育机会。选修课程强调的是学生的“个性发展”，即教育应体现适合每个人的能力、能力倾向和个性的特点。尽管如此，必修课程和选修课程在根本教育价值观上具有内在的一致性和统一性。

（4）显性课程与隐性课程：按课程的表现形式或影响学生的方式，将课程分为显性课程和隐性课程。

1）显性课程（manifest curriculum）：是一个教育系统内或教育机构中用正式文件颁布而提供给学生学习，学生通过考核后可以获取特定教育学历或资格证书的课程，表现为课程计划中明确列出和有专门要求的课程。它是学校教育中有计划、有组织地实施的正式课程，也称为"官方课程"（official curriculum）。它是在学校情境中以直接的、明显的方式呈现的课程。

2）隐性课程（hided curriculum）：也称潜在课程、隐蔽课程、无形课程、自发课程，是非正式、非官方的课程，是学生在学习环境（包括物质环境、社会环境和文化体系）中所学习到的非预期或非计划性的知识、价值观念、规范和态度，是学校情境中以间接、内隐的方式呈现的课程。它是学生在显性课程以外所获得的所有学校教育的经验，不作为获得特定教育学历或资格证书的必备条件。然而，隐性课程对学生的学习和社会化具有积极的作用，这种作用可能比正式课程（显性课程）更重要。潜在性和非预期性是隐性课程的两个主要特征。

隐性课程的主要表现形式有：①观念性隐性课程：包括隐藏于显性课程之中的意识形态，学校的校风、学风，有关领导和教师的教育理念、价值观、知识观、教学风格等；②物质性隐性课程：包括学校建筑、教室设置、校园环境等；③制度性隐性课程：包括学校管理体制、学校组织机构、学生管理方式等；④心理性隐性课程：主要包括学校人际关系状况、师生特有心态、行为方式等。

显性课程与隐性课程的区别在于：①在学习结果上：学生在显性课程中获得的主要是学术性知识，而在隐性课程中得到的主要是非学术性知识；②在计划性上：显性课程是有计划、有组织的学习活动，学生有意参与的成分较大，而隐性课程则是无计划的学习活动，学生在学习过程中大多是无意接受隐含于其中的经验；③在学习环境上：显性课程是通过正式的课堂教学传授进行的，而隐性课程通常体现在学校或班级的情境之中；④在作用上：显性课程对学生的知识传授起着主导作用，而隐性课程对学生的身心发展有重要的影响。

显性课程与隐性课程的关系主要表现在以下 3 个方面：①隐性课程对于某一个或某几个课程主体来说是内隐的、无意识的，而显性课程则是直接的、明显的，它对课程的实施者和学习者来说都是有意识的。②显性课程的实施总是伴随着隐性课程，而隐性课程也总是蕴藏在显性课程的实施与评价之中。③隐性课程可以转化为显性课程。当显性课程中存在的积极或消极的隐性课程影响为更多的课程主体所意识，而有意加以控制时，隐性课程便转换为显性课程。

由此可见，显性课程与隐性课程相互补充、相互作用，在一定条件下，二者可以相互转化。这种相互补充、相互作用的关系，使得某些课程由显性不断向隐性发展，学校课程的内容不断丰富。隐性课程是学生思想意识形成的重要诱因，是进行道德教育的重要手段，是学生主体成长发展的重要精神食粮。可以说，不重视隐性课程的教育不是真正的教育，或者说是不全面的教育。

（5）直线课程与螺旋课程：按不同课程内容之间的衔接关系，将课程分为直线课程与螺旋课程。

1）直线课程（linear curriculum）：是将一门学科的内容按照逻辑体系组织起来，其前后内容基本上不重复。直线课程在我国学科课程的组织中一直占主流。这种课程组织的优点是能较好地反映一门学科的逻辑体系，能够避免课程内容不必要的重复。其缺陷是不能恰当地体现学生认知发展的特点，也不利于将学科发展的前沿成就迅速反映在教学中。

2）螺旋课程（spiral curriculum）：是在不同学习阶段重复呈现特定的学科内容，同时利用学生日益增长的心理成熟度，使学科内容不断拓宽与加深。螺旋式课程组织的优点是能够将学科逻辑关系与学生的心理发展顺序恰当地结合起来。其缺点是容易使学科内容过于臃肿或出现不必要的重复。

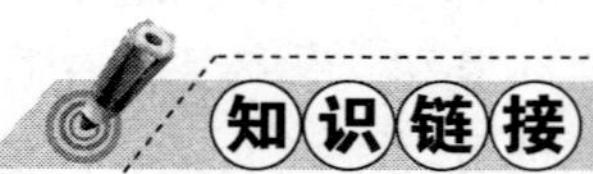

知识链接

国家课程与校本课程

国家课程（country-based curriculum）亦称“国家统一课程”，它是自上而下由中央政府负责编制、实施和评价的课程。负责国家课程的课程编制中心一般具有如下特征：

（1）权威性。课程编制中心的权威性来自政府赋予它们的职责以及法律赋予它们的合法性。

（2）多样性。课程编制中心可以为整个教育系统编制课程，也可以为某些地区编制课程；可以为某个教育阶段或几个教育阶段编制课程，也可以为某类学校或几类学校编制课程，还可以为某类学科或几类学科编制课程。

（3）强制性。在绝大多数国家，课程编制中心负责制的课程是强制执行的，其中包括课程标准、教材、教师用书、习题集等。

校本课程（school-based curriculum）是相对于国家课程而言的。它是一个比较笼统的、宽泛的概念，并不局限于本校教师编制的课程，还包括其他学校教师编制的课程或学校之间教师合作编制的课程，甚至包括某些地区学校教师合作编制的课程。校本课程就是以学校为课程编制主体，自主开发与实施的一种课程，是相对于国家课程和地方课程的一种课程。校本课程的类型划分可以从两个维度进行：一是从校本课程的形式来看，包括筛选已有的课程、改编已有的课程和开发全新的校本课程；二是从学校教师参与校本课程的形式来看，包括个别教师参与的校本课程、部分教师参与的校本课程和全体教师参与的校本课程。

二、护理学课程的结构与类型

（一）护理学课程的分类结构

就课程的分类结构，可将护理学课程分为3类，即公共基础课程、专业基础课程和护理学专业课程。

1. 公共基础课程　公共基础课程是高等医学院校所有专业学生必修的课程，包括政治、德育、高等数学、物理学、化学、外语、计算机和体育等课程。

2. 专业基础课程　专业基础课程是护理学专业学生必修的医学基础理论、基础知识及基本技能课程，包括人体解剖学、生理学、病理学、病理生理学、药理学和病原生物学等。

3. 护理学专业课程 护理学专业课程是护理学专业课程的核心部分，多为护理学专业的主干课程，如基础护理学、健康评估、内科护理学、外科护理学、妇产科护理学、儿科护理学、社区护理学、护理伦理学和精神科护理学等。

公共基础课程、专业基础课程及护理学专业课程在护理学课程结构中均占有重要的地位，且有适当的比例，在实现培养目标方面，均发挥各自不可替代的作用。正确处理公共基础课程、专业基础课程以及护理学专业课程之间的关系，是建立合理课程体系的关键环节，也是课程改革的重要方面。

（二）护理学课程的学科类型结构

就课程的学科类型结构，可将护理学课程分为4类，即自然科学基础课程、人文与社会科学课程、专业基础课程和护理学专业课程。

1. 自然科学基础课程 如：生物学、高等数学、物理学、化学等。

2. 人文与社会科学课程 如：心理学、社会学、行为学、伦理学、法学、美学、教育学等。

3. 专业基础课程 如：人体解剖学、组织胚胎学、生理学、药理学、病理学和病理生理学等。

4. 护理学专业课程 如：护理学导论、基础护理学、内科护理学、外科护理学、妇产科护理学、儿科护理学、老年护理学和社区护理学等。

（三）护理学课程的形式结构

就课程的形式结构，可将护理学课程分为必修课和选修课。

1. 必修课 必修课是指每个学生都必须修习的课程。护理院校必须开设一定数量的必修课程，以保证专业培养目标的实现。

2. 选修课 选修课是指允许学生有选择地修习的课程。学生在完成必修课程的前提下，可在一定范围内选修若干直接或间接与专业培养目标相关的课程。选修课的主要作用是：①让学生及时了解本专业领域的新理论、新知识、新技术和新方法，使学生掌握学科发展的前沿；②拓宽护理学专业基础知识和科学文化知识，以满足学生的兴趣爱好和就业需要，弥补某些方面的不足或缺陷，促进学生的全面发展；③提供高层次理论知识，培养学生评判性思维能力及分析问题和解决问题的能力。因此，护理院校应重视选修课的设置和有效实施，使其充分发挥对学生开展个性化教育、培养和发展学生的能力以及提高护理人才综合素质的作用。

选修课又可分为限制性选修课和非限制性选修课两种：①限制性选修课：是指学生必须在指定的几门或一组选修课中选修一门或若干门课程，如指定学生必须选修护理美学、护理社会学、护理康复学等。②非限制性选修课：是指学生根据自己的兴趣、需要，选修若干与本专业无直接关系的课程，如音乐欣赏、美术概论、中西方文化比较等。

必修课和选修课的比例在不同学校、不同专业以及不同学历层次都有较大的差别。正确处理二者之间的关系，保证所培养人才的专业素养、必要的相关知识和技能，是建立合理的护理学课程体系的重要环节。

（四）护理学课程的内容结构

就课程的内容结构，可将护理学课程分为理论课和实践课。

1. 理论课　护理教学中的理论课通常是在护理院校的课堂教学中实施。理论课一般系统性较强，通过理论课的学习，护理学专业学生可以获得各门课程的基本理论和基本知识框架，为临床实践奠定必要的理论基础。

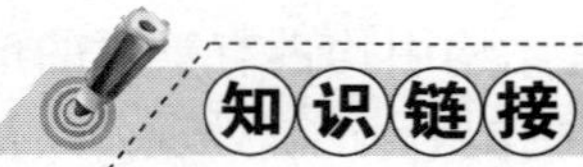

美国国家课程标准

美国是一个多元化的国家。美国人十分珍惜他们的多元文化并以此为自豪，所以有些人担心统一课程的实施会排斥某些特殊观点和背离他们的传统。但是，确定全国统一的核心课程是美国20世纪80年代课程改革的奋斗目标。正如1983年“美国优质教育质量委员会”发表的调查报告中认为的，“自助式的课程”结构既不协调也不连贯，而大量时髦、烦琐、肤浅、毫无实质性的知识充斥课程，这是造成60年代至70年代美国学校一片混乱的根源。贝内特在1988年的报告中指出，每个熟悉美国近代史的美国人都可作证，要确定核心课程，就要首先明确国家课程标准。他说，美国小学的教育目标是，“具有读、写能力，并在历史、地理、公民常识、数学、自然科学和文学课程等方面打下坚实的基础。”美国中学的教育目标是：“成为既有知识又有技能，既有共同思想基础又有共同道德观和知识修养的人。我们要求他们掌握数学、科学、历史和文学知识，懂得如何进行思索、处理重要问题、解决疑难、进行辩论、维护观点、知己知彼和权衡得失。”“为他们将来进入社会成为合格的公民做好准备。”

2. 实践课　护理教学中的实践课包括在护理学技能实训室中完成的基础护理的操作（如静脉输液、吸氧、导尿等）以及临床专业课的专科技能（如胸腔闭式引流的护理、心电监护仪的使用、早产儿暖箱的使用、孕妇的四步触诊法等）；临床见习和临床实习。通过实践课的学习，护理学专业学生获得从事临床护理实践必备的专业技能和能力。

护理是一门实践性很强的专业，因此在护理学专业设置中，既要合理设置实践课的比例（通常实践课与理论课的比例应大于等于1），又要保证实践课教学的质量。正确处理理论课和实践课的关系，也是建立合理的护理学课程体系的重要环节。

（五）护理学课程的综合类型结构

按综合课程结构，国内外护理院校均将临床各科护理学综合为成人护理学、母婴护理学等综合性课程。

第二节　课程设置的概念及理论基础

任何形式的教育机构，实施教育的基本前提是要为学习者提供教育内容，即课程。课程设置是整个专业教学计划的核心，科学的、符合专业教学指导思想并富有专业特色的课程设置是培养优秀专业人才的基础。课程设置既可以被看成是一个过程，也可以被看做是结果。

作为过程，课程设置是通过一系列步骤，将教育内容以正规的文字形式描述出来；作为结果，课程设置既体现了国家的教育方针、教育政策与法规，也表达了教育机构的目的、任务和规章。护理教育者在设置护理课程时，必须在相关课程模式的指导下，遵循课程设置的基本原则，按照科学的程序进行。

一、课程设置的概念

课程设置既有课程开发、规划、设计之意，也有课程实施、评价等含义。因此，可以把课程设置（curriculum development）定义为探讨课程内容、编制课程方案的过程。

从广义上讲，课程设置主要包括课程规划、课程组织、课程实施和课程评价 4 个阶段方案的制订。课程规划和课程组织主要解决的是“教什么”的问题，具体包括课程设置依据的选择、课程目的和标准、课程内容的选择与组织等；课程实施主要解决的是“怎样教”的问题，这是课程设置的核心内容，具体包括课程实施程序的设计和课程实施方式、方法的选择等；课程评价主要解决的是课程规划及实施方案的善后优化问题，这一程序的实施是在教学过程结束后进行的。

二、课程设置的理论基础

课程设置的有效性依赖于恰当的课程理论作指导。不同的教育思想、教育观念和课程理论将产生不同的课程设置模式，从而影响课程设置的质量。

（一）主要的课程理论流派

现代课程理论的重要代表人物是美国当代最负有盛名的课程理论家和评价专家拉尔夫·泰勒（Ralphw.Tyler），他被誉为“现代课程理论之父”。

1949 年，泰勒出版了《课程与教学的基本原理》（the Principles of Curriculum and Instruction）一书。在书中的前言部分，他提出课程理论应解决 4 个最基本的问题，即学校应达到的教育目标是什么？学校应提供什么样的教育经验才最有可能实现教育目标？学校应如何有效地组织这些教育经验？学校应该如何评价这些教育目标是否达到？泰勒认为，不同的学校应根据自己的情况来确定自己的教育目的。同时，他对如何研究上述问题提供了方法和程序。为了恰当地选择教育目标，必须认真考虑以下 3 方面因素：①学科的逻辑，即学科自身知识、概念系统的顺序；②学生的心理发展逻辑，即学生心理发展的先后顺序、不平衡特征、差异特征等规律；③社会的要求，如社会经济、职业的需求等。上述 3 方面的因素都会对学校的课程产生影响。而不同时期、不同的学者对这 3 种因素强调的程度不同，因而便出现了不同的课程流派。

1. 学科中心课程论　学科中心课程论又称知识中心课程论，是一种以传递科学知识为中心任务的课程观。这种观点认为，各门学科所包含的文化遗产具有其固有的逻辑性体系，它反映了客观现象的本质和规律。学生要正确地认识客观世界，就必须按照各门学科知识固有的逻辑体系，将各门学科课程按照事实、原理与规则、概念和结论加以系统组织。学科中心课程论主张学校课程以学科的分类为基础，以学科教学为核心，以掌握学科的基本知识、基本规律和相应的技能为目标。

学科中心课程论的早期代表是英国的赫伯特·斯宾塞（Herbert Spencer），他在《什么知识最有价值》（1859）一文中提出，为人类的各种活动做准备的最有价值的知识是科学知识，认为自然科学知识在学校课程中应占最重要的位置。他主张依据人类生活的五种主要活动（人类维护个人的生命和健康的活动、生产活动、教养子女的活动、调节自己行为的活动及闲暇、娱乐活动）组织课程。德国教育学家赫尔巴特提出，编制课程应以人类“客观的文化遗产”——科学为基础、以发展人的“多方面的兴趣”为轴心设置相应的学科。

这一课程流派主要有要素主义（代表人物：巴格莱，W.C.Bagley，1874—1946）和永恒主义（代表人物：赫钦斯，R.M.Hutchins，1899—1977）。20世纪30年代美国要素主义学者提出，人类文化遗产中存在一种“知识的基本核心”，即共同的、不变的文化要素，即人类文化的“共同要素”，包括各种基本知识、基本技能和传统的态度、理想。要素主义认为，学校的课程应该给学生提供分化的、有组织的经验，即知识。如果给学生提供未经分化的经验，学生势必要自己对它们加以分化和组织，这将妨碍教育的效果。在要素主义者看来，要给学生提供分化的、有组织的经验之最有效能和最有效率的方法就是学科课程。这种课程的重要特点在于，它是由若干门学科组成的，而每一门学科都有自己特定的组织。要素主义强调以学科为中心和学习的系统性，主张恢复各门学科在教育过程中的地位，严格按照逻辑系统编写教材。

永恒主义认为，教育内容或课程涉及的首要问题就是要确定最有价值的知识以及选择合适的学科以实现教育目的。永恒主义认为，具有理智训练价值的传统的“永恒学科”的价值高于实用学科的价值。赫钦斯在《美国高等教育》一书中说过，“课程应当主要由永恒学科组成。我们提倡永恒学科，因为这些学科抽绎出我们人性的共同要素，因为它们使人与人联系起来，因为它们对于任何进一步的研究和对于世界的任何理解是首要的。”他在书中还提到，“永恒学科首先是那些经历了许多世纪而达到古典著作水平的书籍”。

美国心理学家布鲁纳的结构化思想是当代学科中心课程论的一个发展。布鲁纳认为，学科的概念、核心概念、原理及其相互关系是一门学科的基本结构，是组成一门学科的核心，因而应将这种知识结构作为教育的重点。

依照此理论，课程的编制是按学科知识的逻辑体系从易到难、从简单到复杂进行组织和排列的。一般将围绕以学科为中心的课程展开的教学称为“系统教学”。在系统教学中，教师的任务是将各门学科的知识传授给学生，学生的任务是掌握教师事先为他们准备好的各门学科知识，因此，学生可以系统地接受文化知识，教学活动也容易组织和评价。不足之处是易导致教学方法单一，过分强调学生知识的掌握，忽视了学生的心理准备因素（如学生的学习兴趣、需要和接受能力等），不利于因材施教。

2. 人文主义课程论　人文主义课程论以追求人的和谐、全面发展为目标，试图使人的本性、人的尊严和人的潜能在教育过程中得到充分的实现和发展。此课程论主张以学生为中心，强调个体化的课程设置。在传授知识的同时，更关注学生的个性需要与成长，注重人际关系和自我意识、自我实现的需要，不仅强调智力发展，而且强调人格的发展。

人文主义的课程思想早已体现在古希腊和文艺复兴时期相关思想家、教育家的思想中。近代以后，人文主义的课程论得到了发展，法国的启蒙思想家卢梭，对其发展具有重要的贡献。“发现儿童”是卢梭在教育思想史上的最大贡献。卢梭课程教学思想的核心在于创造性发展儿童内部的“自然性”，这种自然性是动态的，它具有无限创造性的潜在能力。教育既要适应受教育者身心成熟的阶段，又要适应众多受教育者的个性差异和两性差异。

杜威是19世纪末20世纪初对教育和课程改革产生巨大影响的人物。他提出了以儿童社会生活经验为中心的课程观点：①儿童和课程之间的关系不是相互对立的而是相互联系的。儿童是起点，课程是终点，只要把教材引入儿童生活，让儿童直接去体验，就能把两者联系起来，使儿童从起点走向终点。②学校科目相互联系的中心点是儿童本身的社会活动。据此，杜威提出了编制课程要解决的4个主要问题：如何使学校与家庭和社区的生活关系更加密切？如何使各学科的教材对儿童生活本身有真正价值？如何使正式学科的教学在平日获得的经验之上实施，并同其他学科的内容有机联系起来，从而激起学生的兴趣？如何适当地注意个别儿童的能力和需要？并提出解决上述问题最关键的2个策略：把教学过程变成解决问题、训练思维和学习方法的过程；以活动为中心组织课程，并在活动中展开课程。

人文主义的课程论注重人的个体性与全面发展，这对学生发现和认识自我具有重要的作用。但是人文主义所提供的课程方案缺乏系统性，不利于学生加深和拓宽所学的知识，同时它所推崇的课程评价标准也过于笼统，不利于实施。

3. 社会重建主义课程论　社会重建主义课程论形成于20世纪50年代的美国，它关心的是课程与社会政治、经济发展的关系并认为教育能够影响社会的变化，因而主张教育的目的是改造社会，实现社会的重建。此课程论提出，应通过课程引导学生认识各种社会问题，培养他们评判性思维能力和改造能力，使他们能积极地参与社会改造，以建立更理想的社会。

功能主义的早期代表Durkheim是社会重建主义的当代代表。他认为，人生活在社会群体中，只有群体的作用得以发挥，个体才能获益。只有个体均能形成社会成员共享的观念、情操和价值观，社会才能维持和发展。因此，他提出教育的目的在于“使年轻一代系统地社会化”，“使出生时不适应社会生活的‘个体我’成为崭新的‘社会我’”。这就要求向学生灌输社会的集体意识，以使他们适应社会生活。相应地，学校的课程就应该为实现这种适应过程而努力，注意目前存在的重要的社会问题，并将政治、经济、科学、艺术、教育和人类关系学科的内容与个体学科有关的社会现实问题结合起来，使学校课程真正成为维护社会结构、保持社会平衡的手段。

社会重建主义课程论把重点放在当代社会问题、社会的主要功能、学生关心的社会现象，以及社会改造和社会活动计划等方面，重视教育与社会、课程与社会的联系，以社会需要来设计课程，有利于为社会需要服务。同时，它还重视各门学科的综合学习，有利于学生掌握解决问题的方法。社会重建主义课程论从一个全新的角度对课程理论进行了探讨，为现代课程理论的发展做出了重要的贡献。但它的不足之处在于它片面强调社会需要忽视了制约课程的其他因素，如科学本身、学生本身的系统性及需要；忽视了各门学科的系统性，不利于学生掌握各门学科的系统知识。同时，它还夸大了学校教育对社会的作用，事实上，许多社会问题单靠教育是不可能解决的。

4. 存在主义课程论　存在主义认为，在确定课程时的一个重要前提就是要承认学生本人要为自己的存在负责，即课程最终要由学生的需要来决定。在存在主义者看来，为学生规定一种固定不变的课程是不适当的，因为它没有考虑到学生对知识的态度。为学生规定固定课程的出发点是：它能消除学生的无知，并能给予学生一定的知识。然而，人的境遇时刻变化，没有任何东西是固定的、绝对的，而且固定的课程难以适应学生的情况和需要，无助于学生的发展。

存在主义课程论的主要代表人物之一是美国学者 Kneler。他认为，不能把教材看做是为学生谋求职业做好准备的手段，也不能把它们看做是进行心智训练的材料，而应当把它们看做是用来自我发展和自我实现的手段。不能使学生受教材的支配，而应该使学生成为教材的主宰。知识和学习必须具有个人意义，必须与人的真正目的和生活相联系，只有这样，个人才能在时间和环境都适宜的条件下按照所选择的知识和对于知识的理解来行动。

需要说明的是，存在主义之所以反对固定的课程，主要是因为固定课程没有考虑到学生对它的态度，而不是反对课程本身和体现各门学科知识的教材。存在主义认为知识离不开人的主观性，它仅仅是作为人的意识和感情才存在的。因此，能够激发学习者感情的知识才能成为明确的知识。

存在主义课程论重视发掘学生的人生价值，注重学生的情感反应。它注重以学生为中心，培养学生的自我责任意识，鼓励教师和学生进行精神交流，有利于建立和谐的师生关系。存在主义课程论的弊端在于以下两方面：第一，在这种课程论指导下的课程缺乏系统知识的传授，课程结构破碎而难以形成体系；第二，这种课程思想也没有制订出详细的客观标准来衡量学生的学习结果，课程的有效性常常依赖于教师和学生的主观评价来确定。

课程理论主要流派的优缺点比较见表 5–1。

表 5–1　课程理论主要流派的优缺点比较

课程理论流派	优点	缺点
学科中心课程论	有利于学生掌握系统的科学文化知识，继承优秀的人类文化遗产	容易使各门知识发生断裂现象，加重学生的学习负担，理论和实践相脱离
人文主义课程论	注重人的个体性与全面发展，有助于学生发现和认识自我	所提供的课程方案缺乏系统性，不利于学生加深和拓宽所学的知识，课程评价标准也过于笼统，不利于实施
社会重建主义课程论	重视课程与社会的联系，有利于为社会需要服务	缺乏系统的知识学习，夸大了教育的作用
存在主义课程论	注重学生的情感、责任和人生价值，有利于建立和谐的师生关系	缺乏系统知识的传授和评价标准，学习效果依赖主观评价

（二）课程模式

目前比较广泛用于课程设置的课程模式有 4 种：系统模式、目标模式、过程模式和以情境为中心的模式。

1. 系统模式（the systematic model） 是把系统论应用于课程设置过程中，对课程设置的主要内容加以概括和说明。按照系统论的观点，我们可以将课程设置的过程看做是一个系统，此系统的输入部分是学校及教师所具有的教育思想、观念和理论。根据一定的知识技能，将这些思想和观念转化为具体的课程，这个转化过程就是“课程设置”过程。输出部分是预期课程，包括教学计划、教学大纲、教学材料和教学活动的安排。然后通过反馈，评价输出的预期课程是否与输入部分的教育思想和观念相一致，是否在转化过程中由于受某种因素的影响而改变了原来的思想和观念，如果出现了这种情况应及时进行调整。

课程系统是一个开放系统，它持续不断地与外界发生联系和相互作用。随着社会的发展和科学技术的进步以及心理学和教育科学本身的不断完善，课程系统也要不断地发生变革。因此，课程系统作为一个开放系统，它处于一个不断更新、不断改进和不断提高的循环往复的动态变化过程中，每一次循环，都将使课程向更高的水平迈进一步。

对于某一具体的学科而言，系统模式强调的是该学科本身的系统性，即知识内容由浅到深、由简到繁、由具体到抽象。此外，要保证内容间的连贯和承上启下，同时注重内容的逻辑安排顺序，注重文化的积累与传递。

2. 目标模式（the objectives model） 是以目标为课程设置的基础和核心，围绕课程目标的确定及其实施、评价而进行课程设置的模式。目标模式的创始人是美国著名的课程理论家泰勒。

1949年，泰勒在《课程与教学的基本原理》一书的前言部分所提出的4个基本问题被誉为著名的“泰勒原理”，或称为泰勒的目标模式。泰勒原理是在他总结前人研究成果的基础上提出来的，泰勒的观点得到了教育家的广泛认同。泰勒原理被人们尊称为“课程研究的范式”。后来，Schubert把从泰勒的4个基本问题中归纳出来的4个关键词——“目标”（purpose）“内容”（content）“组织”（organization）和“评价”（evaluation）称为课程开发的“永恒的分析范畴”。

根据目标模式，我们可以按照4个步骤来实施课程的编制过程：确定教育目标、选择教育经验、组织教育经验、评价教育计划。

（1）确定教育目标：是课程设置过程中最核心的部分。泰勒认为，确定教育目标是课程设置的出发点，课程设置的整个过程都取决于预定的教育目标，目标是课程的灵魂。教育目标可以保证教学活动始终按计划向预期目的进行，也是组织教学内容和确定教学方法的前提和依据，又是评价教育结果的标准。

按泰勒的观点，目标“即有意识选择的目的，也就是学校教职员所向往的结果”，并认为在确定教育目标时，应进行3个方面的研究：①对学习者的研究：泰勒认为，对学习者的研究需要两个步骤，一是了解学生的现状；二是把学生的现状与可接受的常模作比较以找出差距。这种差距就是学生的需要，也是教育的需要。这种差距就是教育目标；②对校外当代生活进行研究：泰勒认为，由于社会变化迅速，学校必须把精力放在当代社会生活中最重要的方面。另外，泰勒还借鉴心理学关于迁移的研究，提出学习情境要与生活情境具有多方面明显的相似性，为学生提供将校内所学内容应用于校外生活领域的练习，才有助于学生将学过的内容迁移到生活情境之中；③学科专家的建议：泰勒认为，在确定教育目标时，要改变以往学科专家对学科教育目标过于专业化的倾向，使其考虑某一学科在普通教育中的作用与功能，以及对一般公民的用处，而不仅仅是培养该领域专家的作用。

按照泰勒的观点，当一系列来源于学习者、社会生活和学科的课程目标确定下来之后，便应该开始用社会哲学和心理学两个“筛子”对这些课程目标进行筛选，从而得出有意义的和可行的教育目标，在此基础上，形成具体的行为目标。

教育目标按层次高低分类：①教育的总体目标，即教育目的；②专业的培养目标；③特定的行为目标，指每门课程的特定目标，是对组成学习活动的行为进行准确的陈述。

（2）选择教育经验（学习经验）：即选择与目标相一致的课程。泰勒认为，“教育经验既不等同于一门学程所涉及的内容，也不等同于教师所从事的活动；学习经验是指学习者与他能够做出反应的环境中的外部条件之间的相互作用。学习是通过学生的主动行为而发生的，取决于学习者做了什么，而不是教师做了什么”。泰勒认为，教师可以通过安排环境和创造情境向学生提供教育经验，帮助学生达到所期望的目标。因此，选择教育经验的问题，不仅是确定哪些种类的经验有可能达到既定教育目标的问题，也是一个如何安排各种情境，以使学生获得他们所期望的那种学习经验的问题。为此，泰勒在《课程与教学的基本原理》一书中提出了选择学习经验应遵循的5条一般原则：①为达到既定的教育目标，给学生提供的教育经验必须既能使学生有机会去实践目标中所隐含的行为，又能使学生有机会处理该目标所隐含的内容。②学习经验必须使学生在实践上述行为时获得满足感。③学习经验所期望的反应是在学生力所能及的范围之内，即学习经验应适合学生目前的水平及其心理倾向。④可采用多种学习经验达到同一个教育目标。⑤同样的学习经验通常会产生几种结果（良好的学习经验应当同时达到几种理想的目标）。

（3）组织教育经验：为了使教育经验产生积累效应，必须对教育经验进行有效的组织，以使之相互强化。教育经验组织的优劣极大地影响着教学的效率以及在学习者身上所产生的主要的教育变化的程度。

泰勒提出组织教育经验应遵循连续性、顺序性及整合性原则。连续性是指主要课程要素在垂直关系上的重复；顺序性则与连续性有关，但主要是指一个主要课程要素在同一水平关系上的重复，而没有理解能力和技能态度上的提高；整体性是指课程经验间的横向关系。由此，泰勒提出了学习经验的2种组织方法，即横向组织和纵向组织。泰勒认为，学习经验的组织应帮助学生日益获得统一的观点，并将学生的行为与所接触的课程要素统一起来。

（4）评价教育计划：通过评价学习经验的有效性对所形成的教育计划进行价值判断。泰勒认为，评价的本质是确定课程与教学计划实际实现教育目标的程度问题，也可以说就是确定学生所发生的行为变化的程度问题。泰勒的评价概念包括两个重要的内涵：一是评价意味着必须评价学生的行为；二是至少要有两次评价，一次是在教育方案实施前期，另一次是在教育方案实施的后期。只有这样，才能测出变化的程度。关于评价的方法，泰勒指出：“任何方法，只要能够获取学校或学院教育目标所要求的行为的有效证据，都是一种恰当的评价程序”。此外，泰勒还给出了评价程序的4个步骤：确立评价目标、确定评价情境、设计评价手段（工具）、利用评价结果。

确定教育目标、选择学习经验、组织学习经验以及评价教育计划4个环节构成了泰勒关于课程设置的系统观点。确定教育目标是课程设置的出发点，选择学习经验和组织学习经验是课程设置的主体环节，指向教育目标的实现，评价教育计划则是课程设置的整个系统运行的基本保证。其中，教育目标既作用于学习经验，又作用于评价。目标既是选择、组织学习经验的指南和关键因素，又是开发评价程序和评价工具的规范。因此，确定教育目标既是课程设置的出发点，也是课程设置的归宿。

依据目标模式设置的课程有助于使教师明确教学任务和要求，同时为学生的学习提供了明确的方向。但是，此模式也具有一定的局限性。首先，它使教育的领域变得狭窄；其次，情感领域里的教学内容很难转化为可测量的行为；再次，此模式只强调共同性而忽略了个体的差异性；最后，由于目标的限制，对于经验丰富的教师来说，往往压抑了他们智慧的充分发挥。

3. 过程模式（the process model） 是由英国著名的课程论专家Stenhouse于20世纪70年代系统确立起来的。Stenhouse提出的过程模式建立在对目标模式批判的基础上，并以英国著名的教育哲学家 Peters 的知识论为其理论依据。

Peters 认为，知识以及教育本身具有内在价值，无需通过教育的结果加以证明。这类活动有其固有的完美标准，能够根据这些标准而不是根据其导致的后果来评价。据此，Stenhouse 提出，课程设置的任务就是要选择活动内容，建立关于学科的过程、概念与标准等知识形式的课程，并提供实施的过程标准。活动内容的选择标准就是看其是否含有内在价值。

由此可见，过程模式注重知识及教育的内在本质和价值，认为课程不是将一般的教育目的分解成具体的目标而得到解决的，而应是通过教育过程的不断调试，实现使教育产生最大限度的效益、使学生最大限度的学习和发展的目的。过程模式是通过对知识和教育活动的内在价值的确认，鼓励学生探索具有教育价值的知识领域，进行自由自主的活动。它把学生视为一个积极的活动者，教育的功能在于发展学生的潜能，使他们自主而有能力地行动。此模式倡导“过程原则”，强调过程本身的教育价值，主张教育过程给学生以足够的活动空间。它强调教师和学生的互动，教师在课程实施过程中，不是学生行为的主宰者和控制者，而是学生行为的引导者和学生学习的伙伴。

总之，过程模式把发展学生的主体性和创造性作为教育的首要目标，尊重并鼓励学生的个性特点，并把这一目标与课程活动、教学过程统一起来，进而又统一于教师的主导作用中。

但是，过程模式也存在着不足，由于此模式没有具体说明行动方式和步骤，也没有在理论上进行系统的概括和明确的界定，因而使人感到过程模式较难把握。

4. 以情境为中心的课程模式（the situation-centered model） 是英国著名课程论专家 Lawton 提出的，它是以文化分析为基础来编制课程，因而也称为文化分析课程模式。此模式强调课程设置应全面考虑学生将要面临的客观世界，使学生学会适应未来社会的各种情境。因此，以情境为中心的课程模式是一种在课程设置中既要考虑学生本身的需要，又要承认学科、知识的客观价值，还要顾及社会需求的综合性模式。

文化分析是一种选择文化的过程，教育的目的是使下一代获得我们所认为的文化精髓。根据文化分析，Lawton 认为课程设置过程中应考虑 4 个方面的因素：①社会存在的形式；②社会发展的方式；③社会成员对社会发展的期望；④教育方法与价值观和人生观之间的联系。

依据此模式进行课程设置应包括以下 5 个步骤：

（1）情境分析：即对学校环境中各种相互作用的因素进行分析。主要是对影响课程设置的学校内、外部因素的分析。内部因素是指学校内的因素，如教师、学生及其知识、技能、校园文化和设施等；外部因素是学校以外的因素，如经济、政治、科技和道德等。

（2）表述目标：在情境分析的基础上，根据目标陈述的要求，对师生在各种教学活动中期望达到的行为改变做出表述。

（3）编制程序：包括选择学习经验、确定教学活动以及安排教师等。

（4）具体实施：将计划付诸于实践，同时随时解决实施过程中所出现的实际问题。

（5）评价与反馈：对课程目标、课程的安排、教学活动及效果进行评价。

以情境为中心的课程模式是将目标模式和过程模式有机地结合起来的适应性很强的模式。将其应用于护理课程的设置中，作为决定课程基本因素的文化应包括：①国家文化：即国家拥有的信念、价值和思想；②地方文化：即某地区特有的文化；③护理文化：即护理作为一门独立学科所固有的理论、信念及思想体系。

上述4种课程模式是从不同的角度来研究课程设置，它们反映了不同的教育理念和教育思想。每一种模式既有其独特的优势也有其缺陷，因此在使用时，必须对自己的实际情况进行客观地分析，然后综合运用上述模式。

第三节　课程设置的原则和程序

课程设置是一项具科学性与创造性、复杂性与艰巨性于一体的工程，需要教育者付出极大的努力和精力。为了使课程设置按正确的方向有序地进行，教育者必须遵循一定的原则及采取科学有效的程序与方法。

一、课程设置的基本原则

1. 法规依据原则　法规依据原则是指课程编制要严格遵守国家的教育法律和法规，符合国家各层次教育管理部门所颁布的课程标准和要求。

2. 社会发展原则　社会发展原则是指学校所设置的课程必须符合社会发展的要求。因为学校教育的终极目的是为社会培养有用的人才，所以随着社会经济、政治、文化和科技的发展，课程的编制必须做出相应的调整，以使个人价值、学校的教育目标与社会发展的要求和谐统一。

3. 连贯性原则　连贯性原则是指构成课程的要素必须符合学科的逻辑顺序以及学生的认知结构。课程要素在横向结构和纵向结构上要有一定的关联。前期课程必须为后续课程奠定基础。

4. 全面性原则　全面性原则是指课程的编制要涵盖一切与课程相关的因素。课程计划和课程内容所涉及的广度和深度要符合教育目标的要求，使学生在认知领域、技能领域和情感领域都得到发展。

5. 可行性原则　可行性原则是指课程能按计划实施并有效，即设置的课程经过师生双方的努力以及学校各方面的积极配合能够达到预期的结果。

二、课程设置的程序与方法

有效的课程设置，必须在国家教育、卫生工作方针的指导下，通过一系列科学的程序与方法，以课程模式为指导，同时综合教育学、心理学以及现代护理理论，充分反映国家教育机构的目的、任务和规章，最终形成可行的教学计划。课程设置按时间先后具体分为4个阶段：指导阶段、形成阶段、实施阶段和评价阶段。

（一）指导阶段

指导阶段的核心工作是在全面细致地收集信息资料及查阅参考文献的基础上，确定课程设置的理念、理论、概念及具体的知识内容，为以后各阶段提供指导。指导阶段不仅为整个课程设置的过程提供明确的方向，而且是课程形成的保障。指导阶段一般包括四个方面的内容：明确护理教育理念、确定培养目标、统一术语以及形成概念框架。

1. 确定护理教育理念　护理教育理念是护理理念、教育理念和学校理念的统一体。选择和确定护理教育理念，目的在于培养和建立群体的职业共识，保持护理教育行为的高度一致性，切实把护理学专业先进的观念贯穿于护理教育活动中。

（1）选择和确定护理理念：护理理念（nursing philosophy）是指导护理人员认识和判断护理及其他相关方面的价值观和信念的组合。护理理念不仅对护理理论的发展具有深远的意义，而且它会影响护理人员对护理现象及本质的认识和感受，同时也影响护理人员的行为。护理理念体系是由人、健康、环境和护理四个要素组成的。在课程设置的指导阶段选择和确定护理理念，就是明确护理教育者对上述四个要素的认识和理解。

（2）选择和确立教育理念：教育理念（educational philosophy）是引导教学人员思维和行为的价值和信念，其核心是对教育目的、目标、作用、对象和活动等方面的认识和信念。不同的认识和信念将产生不同的教育模式，从而产生不同的教育效果。在课程设置过程中选择和确立科学合理的教育理念是十分必要的。

（3）学校理念：学校理念（philosophy of the school）是指学校的办学理念和教师对护理学专业任务的理解。学校理念是通过全体教学人员对某些概念的一致认可体现出来的。学校理念应包括对护理教育要素（人、环境、健康、护理、教师、学生和社会需求等）的认识，学校理念体现了教育者的价值观，反映了学校教师对培养人才的具体设想，同时也可以预示人才的未来发展。

（4）护理教育理念与课程设置的关系：对护理教育理念的广泛认同和接受，是合理科学地设置护理课程的前提，同时也是保持护理教学行为高度一致性的重要保障。高等护理教育的课程设置应该在护理理念、教育理念和学校理念的共同指引下进行。护理教育理念应包含教育的哲学依据、教育内容、教学对象和教学活动几个方面。护理教育理念一经确立，就必须贯彻于护理人才培养的过程始终。如培养目标、课程结构、目标体系、教学实施与评价的过程都必须在护理教育理念的引导下具有严密的相关性和一致性，形成有机的整体，从而发挥最大的整体效益，提高人才培养的质量。

2. 确定培养目标　课程设置通常是以某类专业或某一专业为单位来进行的，因此，在确定了护理教育理念之后，首要的任务就是确立护理学专业的培养目标，培养目标为课程设置提供了具体的指导。

护理教育的培养目标是根据国家教育方针和卫生工作方针的要求，规定护理学专业学生通过一定期限的学习活动，在思想道德、知识、能力和身心素质发展等方面要达到的预期结果。也可以说，护理教育的培养目标是指护理教育的不同层次和类型所要求的人才培养方向、规格和各种要求，是护理教育目的的具体化，是根据国家教育目的和各学校的性质和任务，对培养对象提出的特定要求。专业培养目标在表述上包括 3 个部分：

（1）培养方向：它通常指通过课程和教学，该专业培养的人才所指向的未来的职业门类。如护理学专业本科教育的培养目标中的培养方向可为从事临床护理、护理教育、护理管理和社区保健的高级“护理师”。

（2）使用规格：指同类专业中不同人才在未来使用上的规格差异。如“理论型”和“应用型”。护理学专业本科教育的培养目标中使用规格应该是“应用型”。

（3）规范与要求：对同一培养方向、同一使用规格的人才在德、智、体、美等诸方面的具体要求。它是专业培养目标中的核心和本质的内容。各校在具体要求和文字表述上不尽相同。

3. 统一术语　由于和课程设置相关的术语比较多，且有些术语的涵义比较接近但又有差别，因此，参与课程设置的成员非常有必要进行认真的讨论，统一课程设置所采用的术语，并达成共识，以防编制的课程中出现前后术语缺乏一致性的现象。

4. 选择课程设置的框架　在明确了护理教育理念和专业培养目标之后，应根据不同的课程观及课程模式选择不同的编制框架，为下一阶段形成课程体系奠定基础。课程设置的框架一方面为确定护理知识范围、构建方式提供了可操作性蓝图；另一方面，它有助于将知识按其逻辑顺序合理排序，并使其与课程理论观点保持高度的一致性。此外，课程设置的框架还对课程的宗旨与目标、教学内容的选择和方法及评价方法起到强化的作用。

（二）形成阶段

形成阶段的主要任务是在课程设置的理论框架指导下，设置具体的课程，选择合适的课程标准及课程内容。形成阶段主要包括3个部分：制订教学计划、制订教学大纲和编写教材。

1. 制订教学计划　教学计划是课程的总体规划，是学校教学工作的指导性文件。它依据一定的培养目标选择课程内容，确定学科门类及活动，确定教学时数，编排学年及学期顺序，形成合理的课程体系。

一个完整的教学计划应包括下列几个部分：①专业名称；②办学宗旨、理念、专业培养目标及制订该计划的指导思想和原则；③课程结构（即科目设置及要求）；④主要教学形式（或教学环节）：主要标明每门课程的主要教学形式（如讲授、讨论、实验、考试、考查、临床实习、毕业论文或毕业设计等）；⑤时间分配：标明每门课程每学期、每周及按教学形式所分配的学时（学分）数与总学时以及每个专业按每学期、每周所分配的学时数与总学时（学分）数等；⑥学年编制（学历）：即学年与学期的起讫，上课、考试、各种实习、军训、科研训练及假期的起讫。

各院校的教学计划一旦确定，就应保持其相对的稳定性，认真执行。在执行教学计划的过程中，如发现有不妥之处，应经过一定的论证和审批手续予以适当的修订，切忌随意频繁地改变教学计划，否则将出现教学秩序的混乱。一份好的教学计划，是保证教育质量、培养合格专业人才的必备条件。

2. 制订教学大纲　教学大纲是对各学科的总体设计。它从整体上规定了各学科的性质、任务、内容范围及其在整个课程体系中的地位。教学大纲是编写教材和测评教学质量的主要依据，对教学工作具有直接的指导意义。

（1）教学大纲的目的要求：教学大纲是根据各专业设置的课程，以课程为单位进行制订的。各门课程的教学大纲总的目的是必须根据本专业培养目标的要求，以本门课程（学科）在本专业总体教学计划中的地位和作用为依据，提出本课程教学内容的广度和深度以及对学生的要求。护理学专业本科生所设课程的教学大纲，应着重于基本理论、基本知识和基本技能（简称“三基”）的教学与训练，给学生打下良好的基础。同时，随着科学技术的飞速发展，各门课程都要注意及时更新教学内容，以适应对护理学专业人才知识结构的更高要求。但是“三基”教学与训练始终是护理学专业本科生教学的核心。

（2）教学大纲的体例：教学大纲主要由3个部分构成：

1）说明部分：即教学大纲的前言部分，主要阐明本门课程在本专业培养目标中的地位和作用，教学的指导思想，本课程的教学目的、任务，教学内容的范围、层次、广度和深度，与相关课程之间的联系，理论讲授与实验实习总的比例，同时提出教学方法的原则性建议。说明部分的主要目的是明确本课程的教学指导思想，为理解教学大纲、编写教材和教师的教学指明方向。

2）正文部分：是教学大纲的主体部分，反映课程的主要知识结构和实施措施。可以“章”为单位也可以“节”为单位进行书写。正文一般包括以下六个部分：①教学目标：按布鲁姆的三个目标领域制订，即包括认知领域、技能领域和情感领域的教学目标；②教学内容：这一部分主要是对教师提出的要求。有的教学大纲更细分为讲授内容、实习（或见习）内容和学生自学内容；③教学时数：包括总学时、理论学时与实习或实验学时数；④重点和难点；⑤教学方法；⑥考核方法。

3）附录部分：是一份完整的教学大纲不可缺少的部分。它的内容包括教材和参考书、教具和视听教材、教学仪器和设备、课外活动等。

（3）教学大纲的实施：教学大纲是每门课程的指导性文件，是教师组织教学的主要依据，也是考试命题和学生准备考试复习的主要依据。因此，教师在教学时，必须按照教学大纲的要求，完成教学大纲所规定的教学内容。因此，教材的选择可以由任课教师根据大纲所要求的课程内容提出建议，经教研室主任审核批准后确定。除教材之外，教师可以为学生指定和教学内容相关的各种参考书，组织学生课外阅读。但值得注意的是，学生的课外学习活动，必须在完成教学大纲规定的教学内容的基础上进行。此外，教师在完成教学大纲的前提下，还可以充分发挥其专长，向学生介绍本学科前沿的最新成就，以开阔学生的眼界。

3. 编写教材　教材是知识的重要载体，包括教科书、印刷品、幻灯片、光盘磁盘、录像带、工具书、补充读物、教学指导书、自学辅导书、直观教具等。教材是学校进行教学活动的基本工具之一，也是教学大纲的进一步展开和具体化。教材的编写、选择及其质量，是影响高等学校教学质量的重要因素。

目前，我国护理教科书的出版有多种形式，有由国家行政主管部门编辑的“国定制”教科书；也有各护理院校自行编辑，并经中央或地方教育行政主管部门审查合格“审定制”教科书；还有各护理院校自行编辑出版和发行的供各学科自由选用的教科书。

教材编写是一项艰巨而又富于创造性的活动，在编写过程中需要注意以下几个问题：①各门课程的教材都要以课程在教学计划中的地位和作用为依据，完成本专业培养目标和教学大纲对本课程所要求的任务。②教材要体现“三基”：即教材要能反映本学科的基本理论、基本知识和基本技能。③教材要体现“五性”：即思想性、科学性、先进性、启发性、适用性。④教材要做到四个适应：即适应社会经济发展和人群健康需求的变化；适应科学技术的发展；适应医学模式的变化与发展；适应医学教育的改革与发展。

（三）实施阶段

实施阶段是把编制好的教学计划、教学大纲和教材付诸于教学实践，即是通过教育、教学活动来完成教学计划中的各项任务，它是达到预期课程目标的基本途径。课程的实施实际上是一个实验性的实施过程，其目的在于把人们头脑中的教育思想观念及其物化形式（教学计划、教学大纲、教材）加以落实。一般来说，课程设计得越好，实施起来就越容易，效果也就越好。但是，课程设计得再好，如果未将其付诸于实施，也没任何意义。

课程实施是课程设置的一个重要环节或组成部分，而不仅仅是一种单纯的教学实践活动。通过课程的实施可以检验课程设置者所设计的课程方案（其中包括目标、课程结构及内容、教学安排等）是否合适，通过实施去发现问题，并使问题能够及时得到解决，这是课程方案不断完善的必不可少的过程。一般而言，课程实施是指把新的课程计划付诸实践的过程。而新的课程计划通常蕴涵着对原有课程的一种变革，课程实施就是力图在实践中实现这种变革，或者说，是将变革引入实践。这就要求课程实施做出一系列的调整，包括对个人习惯、行为方式、课程重点、课程安排等进行一系列的创新组织。这一过程涉及许多实际问题，需要时间和精力。所以，有学者提出，课程实施实质上就是要缩小现有的实际做法与课程设置者所提出的实际做法之间的差距。如果让课程实施者清楚了解新课程计划的意图和课程目标，参与课程设置的部分工作，共同讨论达到课程目标的各种手段，课程实施起来遇到的阻力就会小些。

按实施的范围和性质，课程实施可以分为小规模实施和大规模实施两类。小规模实施是一种试验性质的实施，其目的在于检验课程方案或教学计划、教学大纲和教材的科学性及可行性，它为大规模实施奠定基础。大规模实施是一种推广性质的实施，是小规模实施的进一步扩展，也是课程方案制订的最终目的。从时间上看，实验在前，推广在后，但两类实施都负有对课程方案做出总体评价的责任。

课程实施的主体是全体教师，因此，在课程实施之前，教师必须全面了解整个教学计划中的各项目标和内容，并且要明确自己所承担的课程或学科在整个教学计划中的地位和作用，只有这样，才能有的放矢地做出合理的安排和必要的调整。在课程实施过程中，教师主要有两大任务：一是要根据课程目标把本课程在教学过程中的教学方案（大纲）编写出来，并拟定每个部分、每个单元甚至每节课的教学目标，即从课程目标转化为教学目标（这是培养目标的第二次转换）。同时，教师还要为这些目标制订评价方案，旨在清楚地了解和把握课程实施的结果是否与预期的目标相吻合。二是应根据教学目标和课程内容的性质等因素，选择适当的教学方法，并准备好课程实施所需的各种设备和辅助教具。

（四）评价阶段

评价是课程设置的最后阶段，其根本目的在于通过评价活动发现课程中存在的问题和不足，并找出造成这些问题和不足的原因，同时做出相应的改进，以使课程体系更趋完善。

课程评价的范围可以划分为狭义课程评价和广义课程评价。狭义的课程评价只是根据预先设定的课程目标，对实施后的课程是否达到了目标进行测评，即指对课程方案实施结果的评价。广义的课程评价则涉及更多的方面，大致可归纳为下列4个部分：①对课程方案（包括教学计划、教学大纲和教材）制订过程的评价：重点要确定课程方案制订的过程是否依照了科学的原理、原则以及编制过程是否遵循了一定的合理程序；②对课程方案制订结果的评价：重点要检验已经制订好的课程方案与最初选定的教育思想和理念是否吻合；③对课程方案实施过程的评价：重点要检验课程方案实施过程中是否遵循了基本的教学规律和教学原则，教学方法和手段的选择与组合是否科学合理，教师是否具有创造性；④对课程方案实施结果的评价：这部分即狭义的课程评价，主要是检验通过课程的学习，学生是否已经达到了预定的课程目标。这种评价通常通过各种形式的考核进行。

课程的评价常采用CIPP模式，此模式由美国评价学者stufflebeam于20世纪60年代提出。该模式认为教育评价是“为决策提供有用信息的过程”。CIPP 模式由 4 个环节构成：①背景评价（circumstance evaluation）：是对教育目标本身合理性的评价，判断是否满足教育对象的需要；②输入评价（input evaluation）：是对条件的评价，包括计划、方案的可行性；③过程评价（process evaluation）：是对实施情况持续不断的检查；④成果评价（product evaluation）：是对教育成就的测量、解释和判断，为再循环评价服务。

第四节 护理课程改革

课程改革是教学改革的重要内容之一，它是基于社会需要和学生发展而改变课程中与之不相适应的方面，其关键是改变课程结构不合理的状况。任何教育改革都必须进入课程改革的层面，否则很难取得实质性的成效。高等护理教育必须在充分考虑影响课程改革因素的前提下，充分借鉴已有的课程改革实践经验和成果，对现有课程体系进行改革和创新。明确课程改革的发展趋势将有助于把握课程改革的方向，使课程改革真正起到促进教育教学发展、提升教育教学质量的目的。

一、课程改革的概念及意义

改革意指改去、革新，常指改变旧制度、旧事物，制订同旧目标无关的新目标、新政策，其实质是对未来的反映。

课程改革（curriculum reform）是以一定理论为基础，按照某种观点对课程进行集中一段时间的有目的、有计划的改造，往往涉及学校体制的变化和课程的全面修正等，其核心是价值观念的重大变化或方向上的调整，而且常常先在制度层面展开。课程改革在本质上是对课程系统中理论与实践进行有计划的改革，使其达到预期目标的过程，它涉及社会系统的各个层面，可以直接或间接地构建与改造社会。

概况地讲，课程改革是一项系统工程，它包括界定目标、制订计划、设计条件、组织评价等各个方面；课程改革是有计划、有目的的，不是盲目、随意的，它需要遵循教育科学的规律，进行科学的规划、实验等研究工作；课程改革不是简单的课程内容的增删，而是产生质的飞跃，形成具有新理念的新课程。

课程改革，一方面，可以通过改革、调整课程系统以适应产生于其他社会系统的变化而带来的新的和紧迫的要求；另一方面，可以使护理教育者重新认识课程目标、课程内容、教育对象等方面，从而创造性地完成满足护理学专业发展和社会发展需要的教育教学任务。

二、影响课程改革的因素

课程改革不是自然衍生的，它的发生和进展受许多因素的影响和推动。归结起来，其影响因素有外部和内部两大类。外部影响因素包括政治、经济、科技革新和文化传统等，内部影响因素包括学生身心发展和教育研究的新成果等。

（一）政治因素对课程改革的影响

政治因素对课程改革的影响是多层面的、深刻的，更为直接的，尤其是当政治改革影响到教育的根本性质时，这种影响就更为强烈。政治因素对课程的影响不仅涉及课程目标的设定，而且还涉及课程内容的选择、课程评价标准的确定等多个方面。

在课程目标上，社会政治对教育的需要集中体现在教育任务和培养目标上，培养目标是由社会政治需要决定的。统治阶级根据自己的利益、愿望和要求，制订教育目的和培养目标，并通过课程目标和教学内容得以实现。因此，课程目标、课程内容、教学计划以及课程标准都具有强烈的政治性。政治对课程设置的影响主要体现在2个方面：第一，国家政权对课程的影响。统治阶级要求课程及其内容必须为巩固其政治制度服务，课程设置必须反映一定的社会政治内容，体现政治方向；第二，社会思想意识对课程设置的制约性。在课程设置上，必须开设政治课程，特别强调进行思想政治教育，在各方面体现社会政治要求和指导思想，渗透统治阶级的意识形态。

进入21世纪之后，和平与发展成为世界最大的政治，人才培养的目标也随之发生了变化。世界各国教育为了适应国际经济竞争形势和科学技术发展及本国社会经济发展的需要，都明确地提出了高等教育面向世界、面向未来的培养目标。因此，根据人才培养的目标，各国高校调整课程设置，加大课程的国际化，以培养具有国际意识和能力的人才，为其政治和经济统治服务。

（二）经济因素对课程改革的影响

经济因素对课程改革的影响是最直接、最明显的。从历史发展来看，课程的发展与经济的改革总体上是一致的。现代以来，由于科技的发展及经济结构的变化使生产过程日渐复杂，社会化大生产需要提高劳动者的科学文化素质，所以学校的课程门类日益增多，自然科学类课程增加，科技含量加大，使课程更加贴近经济发展的需求。

自20世纪80年代起，随着经济体制改革的深化，社会主义市场经济体制逐步建立，市场经济的发展对现有的课程产生了直接的冲击和影响。这就需要学校按照市场经济的发展要求改革学校课程，更新课程观念，调整课程结构，完善课程内容，以满足学生个体发展需求和社会需求的多元化。同时，市场经济打破了计划经济时代强调的“整齐划一、追求共性”的人才观，开始关注人的个性发展和主体意识。同时，考虑各地经济发展的差异，课程改革需要因地制宜，实事求是，更好地为各地经济发展服务。

特别是进入21世纪以来，知识经济迅速兴起，社会进入了一个依靠知识促进经济增长的时代，知识的创新对经济的增长起着决定性的作用。知识经济社会的到来对我国各级各类的教育都产生了深远的影响。我国把“培养创新精神和实践能力”写进了教育目的，学校遵循国家的教育目的，改革和建立新的教育内容，开设和加大实践课程的比例，拓展选修课程，注重学生创新精神和实践能力的培养，全面提高学生的综合素质，使之适应知识经济的要求。随着经济的全球化发展，学校逐步增加涉外课程，积极促使课程的国际化，努力培养适应经济全球化要求的人才。

（三）科技革新对课程改革的影响

生产力和科学技术的水平，直接影响高等教育的形态以及反映科学技术发展水平的课程设置。生产力和科学技术一旦发生了某种进步，学校课程也会或迟或早地发生相应的改革。随着人类社会的发展，科技的进步与革新对课程的影响日益加剧，尤其是当代新技术革命，对课程改革起着直接的推动作用。

在教育发展史上，课程一直处于不断的变革之中，但在不同的历史时期，课程改革的速度是不平衡的。文艺复兴以前，西方学校课程的变化极为缓慢，古希腊的“七艺”课程直到文艺复兴时期仍处于无可争辩的至尊地位。16 世纪以后，课程的变革速度加快，最初是自然科学在经历了与人文主义的长期抗争后，最终确立了自己的地位。随后科学课程迅速分化，学校课程的门类不断增加。18 世纪以后，资本主义生产方式的推动使人类的生产生活发生了巨大的变化。在这种情况下，课程改革的速度迅速加快，以适应社会生产和生活的需要。

科技革新不仅制约着自然科学与人文科学在整个科学领域中的地位和相互关系，而且伴随着学科门类的持续变化，课程结构对科技的变革也有很大的依从性。一方面，科技革新影响着人文科学与自然科学在课程系统中的地位和相互关系；另一方面，学校理科课程的科目构成也与科学技术门类演变直接相关。20 世纪以后，科学在高度分化的基础上出现新的综合，出现了许多边缘性、综合性的学科。这一趋势要求学校课程调整学科结构，改变原有的单一的分科课程设计，加强课程的整体化和综合化。

（四）文化传统对课程改革的影响

文化传统是在人类社会发展的长河中形成的。每一个国家和民族在其延续的过程中，都持续不断地传递和创造着自己的文化。因此，任何一种社会现象都会不同程度地受到本民族文化传统的制约。高等教育作为培养人的社会活动和传递文化的载体，与文化传统有着更为直接的联系。生产力的发展水平与社会经济政治体制等各种因素对高等教育的制约往往也是通过文化传统的折光发射出来。不同的国家和民族创造了不同的文化，而不同的文化又塑造了不同的国家和民族，也塑造了不同的教育。

课程是社会文化的缩影，各种形式的教育都要在一定的历史时期内反映一定的文化传统，它制约着教育目标。从古至今，课程发生了多次改革，而这些改革与文化演进过程都是相一致的。当文化变迁时，即文化内容或结构的变化，通常表现为新文化的增加和旧文化的改变，课程设置应随时做出相应的调整。在文化突变时期，课程则要进行较大的改革。

由于各个国家的民族文化传统、社会意识形态不同，即使经济发展水平与政治制度相近，课程也会有一定的差异性。尤其在人文社会学科中，一般都带有浓厚的民族色彩，反映着一个民族的价值观、伦理观和审美观等。这就要求课程改革时，依据不同民族的文化特质，设置与不同民族文化相适应的课程。近年来，课程改革逐步认识到这一点，并在新的课程计划中，推行一纲多本，实施双语教学，强调乡土教材的重要性，取得了一定的成效。

（五）学生身心发展对课程改革的影响

课程开展的主要任务之一是促进学生个体的发展，因此课程改革的动力不仅来自政治、经济、科技革新和文化传统的发展，而且要充分考虑到学生的身心特征、发展状态和学习需求。学生对课程改革的反应非常敏感，课程改革符合其身心发展的实际，满足其需要，学生就欢迎；反之，课程改革脱离学生实际，学生就情绪低沉，对课程改革持反对态度。

学生身心发展的特性表现为整体性、连续性、阶段性和个别差异性。学生的心理活动与生理活动是密切联系、相互影响的，心理活动离不开生理活动，生理活动也受心理活动的制约。同时，在学生的心理活动方面，智力、情感、意志、性格的发展也是密切联系的。课程改革要体现学生品德、才智、审美、体质等发展的整体性，使学生身心得到充分发展。学生的身心发展又是一个持续不断的渐进过程，呈现出连续性、阶段性，这就要求课程改革既要有不同的重点，又不能超越学生身心发展的特定阶段。从心理活动的状况看，每个学生的心理活动各有特点，在兴趣、爱好、能力、气质、性格等方面都存在着差异，这也要求课程改革要考虑不同学生的个性差异，满足学生多方面的兴趣，不断改善课程结构，努力拓展选修课程，开设丰富多彩的活动课程，以适应不同学生的兴趣和需要。在课程设置上，既注重课程结构的整体性，保持各门课程的相互协调；又注意通过微型课程和讲座把社会变革发展和科技新成果及时纳入学生的学习内容，满足学生发展的需要。

（六）教育研究的新成果对课程改革的影响

理论对实践具有巨大的指导作用。课程改革受一定的教育思想或观点的指导，而对课程改革影响最直接、最关健的思想或观点就是教育研究的新成果——新的教育理论和课程理论。课程改革若没有科学的理论指导，就会成为盲目的改革，最终迷失方向，改革也不会取得预期成效。

关于理论的重要指导作用，古今中外的课程改革实践都证明了这一点。例如，20 世纪 20 年代，桑代克关于训练迁移的“共同要素说”就曾推动人们对以官能心理学为基础的训练迁移理论进行批判，并促使人们探索课程与当代生活的关联。杜威的实用主义教育理论引发了几乎波及全球的进步主义课程改革运动。50 年代末期，布鲁纳的课程论思想更是直接影响了美国 60 年代的课程改革。

总之，课程改革除了受上述政治、经济、科技革新、文化传统、学生身心发展及教育研究新成果等内外多个因素的影响之外，还受其他社会因素改革的影响。了解并研究这些影响因素，有助于我们更好地认识课程改革，提高改革的主动性和有效性，从而把改革引向深入。

三、护理课程改革的发展趋势

时代的发展、科技的进步、社会的变革要求学校课程必须不断进行变革，因此，课程改革是一个不断进行的过程。分析和研究课程改革的发展趋势，有助于护理教育者正确地把握护理教育的未来以及人才培养的未来。护理课程的改革主要涉及课程目标、课程设置、课程内容、课程结构以及课程评价等几个方面。

（一）课程目标的改革

课程目标是教育目标的具体体现，课程目标的改革要以现代护理观和现代教育观为基础。现代护理观强调从人的基本需要出发，以人为中心进行身心整体护理，重视社会生活和环境因素在疾病发生和发展中的作用，强调护理工作的独立性、科学性及整体性。护理工作的全过程是以解决人的需要为目的的。

现代教育观也强调“以人为本”，承认人的价值和主体地位。教育中要注重促进个人的成长与发展，使个人的潜能得到最大的发挥。因此，课程目标改革应体现在以下三个方面：

1. 重视学生能力的培养　以掌握教育“3 张通行证”（学术性的、职业性的、事业心和开拓能力方面的）为最终目标，从传统教学中以“教”为主，转到以“学”为主，培养学生学会学习和指导学生如何学习。将强调激发学生的学习兴趣和主动探索的精神作为课程改革的努力方向。

2. 重视利他主义和尊重他人等价值观的培养　课程目标趋向于从行为目标模式转变为

人本主义关怀模式。

3. 重视个人的发展 将学生个人的成长与发展作为重要部分纳入课程目标中，使每个学生都能得到适合自己特点的充分发展。

总之，在课程目标上，过去强调掌握知识，现在更强调培养学生对事物的情感、态度和价值观。课程改革更关注提升课程改革的理念水平和理论品味。

（二）课程设置的改革

课程设置的改革是护理课程改革中不可忽视的重要方面。课程设置是将课程的基本理论转化为产品（教学计划、教学大纲、教科书等）的一个中间环节。课程设置的改革，要使其产品既要考虑到社会利益、价值标准，又要考虑到地区适用性及个性发展的特殊性。

总之，在课程设置上，过去过分强调课程的工具性，强调课程要适应经济建设的需要、为社会服务。现在则更强调人的发展，只有在个体得到发展的基础上才能更好地为社会发展服务。过去设置课程以学科系统为依据，现在以社会实际为依据。除了学科课程外，强调设置实践性课程，通过实践活动培养学生综合运用学科知识的能力，培养他们的创新精神和实践能力。

（三）课程内容的改革

课程内容的改革呈现下列趋势：

1. 课程内容中加入道德教育的内容 应加强学生的公民意识教育和社会责任感教育，培养学生良好的职业道德和职业情感。

2. 课程内容体现文化的特征 研究世界文化既冲突又交融的特征，将世界的普遍性与本国的特殊性有机地结合起来，既要努力使护理教育与国际接轨，又必须考虑我国的实际情况。

3. 课程内容体现完整性 注重显性课程与隐性课程的有机结合，将两者视为完整的课程内容。

4. 课程内容适时拓宽 护理课程内容中应充分体现新知识、新理论、新方法和新技术。将新的内容纳入课程中，剔除陈旧和不适宜的内容。

5. 课程内容综合 要积极探索，有机综合某些课程，如把自然科学和人文社会科学结合起来。

总之，在课程内容上，过去强调学习各学科的知识，现在更强调知识内容的综合性、整合性，强调学科间的联系。实现学科知识与个人知识的内在整合。

（四）课程结构的改革

课程结构的改革涉及课程的横向关系和关联性。横向关系是指课程的分化与综合，关联性是指课程的排列程序。

1. 设置综合课程 避免单一学科课程，设置一定量的综合课程，强化学科之间的相互沟通和彼此衔接，促进学科间知识的整合，发挥课程的整体教育功能，培养学生的综合能力。

2. 理论课与实践课的比例 培养学生的动手能力和解决实际问题的能力是护理教学的关键，因此应增加实践课的比例，此外还应注意让学生早期进入实践教学环节。

3. 必修课与选修课的比例 压缩必修课的教学内容和学时，适当增加选修课、特别是任意选修课的分量。

4. 教材结构 要改革过去高度统一、单一模式化的体系。对任何一门课程，不应过多追求学科体系的系统性和严谨性，而应注重学科之间的联系，以及科学与人文、社会的联系，使教材实现多元化、多样化。

总之，在课程结构上，从内容本位转向内容本位与能力本位的多样结合。过去强调单一和统一的模式，现在更强调多元化、多样化和综合性。因此，灵活多样是课程结构改革的趋势。

（五）课程实施的改革

在课程实施过程中，要改变以往以教师为中心的模式，应强调学生的自主性。由于网络化时代的到来，必须降低学生对教师的依赖性，加强学生的自主学习。在教学过程中，要注意给学生留有自主学习的空间。

（六）课程评价的改革

1. 明确课程评价的目的 在传统观念中，课程评价往往是为了验证某课程的好坏。而现在应认识到，课程评价是为决策服务的，通过评价可以为改进课程提供方向。

2. 正确认识评价的标准 过去课程评价常着眼于成就测验分数，以学生考试成绩的高低来判断教学质量、课程的好坏。而现在的课程评价应根据 3 个相互作用的标准（每个学生的需要、社会的需要、学科的要求）来进行。评价时，应注重学生在其学习经验中获得了哪些知识、技能和情感，而不仅仅是行为目标所规定的知识和经验。

3. 采用多种形式的评价 应改革过去单一的终结评价模式，增加过程评价。

总之，在课程评价上，要超越目标取向的评价，逐步走向过程取向和主体取向的评价。

四、护理课程改革的策略

课程改革是一项复杂的系统工程，它涉及教育教学过程的方方面面，既包括理论政策层面的，也包括具体教学实施层面的；既包括领导层面的，也包括教师层面的。综合国内外课程改革的实践与经验，提出以下促进护理课程改革的策略：

1. 提高改革的认识 课程改革首先必须使护理院校的教职员工对课程改革的重要性有明确的认识，从而积极参与到课程改革之中。此外，课程改革的效果要通过在学生接受教育的过程中得到验证，因此提高学生对课程改革的正确认识也是非常重要的。

2. 加强理论学习 要使课程改革有效实施，必须加强护理教师对课程相关理论知识的学习，使他们明确课程的概念、课程的功能、课程的构成要素、课程的结构与类型；熟悉主要的课程理论流派的观点；掌握课程设置的基本原则和程序。理论知识可以指导护理教师顺利地开展护理课程改革。

3. 做好师资的准备 护理教师是课程实施的主体，课程改革更需要护理教师身体力行。因此需要对护理教师的知识和能力结构进行调整，提倡和鼓励有条件的教师开设新的选修课程、组织相关学科的横向联系，采取进修、学术活动和出国留学等多种渠道，为开设新课程和开拓新专业做好师资的准备工作。

4. 取得政府的支持 课程改革是一项大的系统工程，如果没有政府的支持很难取得成功。因此，在课程改革启动之前，护理院校要通过学校主管校长与政府相关领导（如省教育厅、卫生厅）沟通，向他们说明课程改革的意义、改革的思路、具体的实施方案以及改革的效益等，以获得政府领导的理解和支持。

5. 求助专家的指导　课程改革是一项专业性很强的工作，并且需要具备一定的改革经验。因此，护理院校在进行课程改革时，应聘请国内或国外在课程改革方面具有较深造诣的知名护理专家来学院，对护理课程改革进行现场指导。有了专家的指导，可以及时解决在课程改革中出现的问题，缩短护理学院教师在黑暗中摸索的时间，提高改革的效率和成功率。

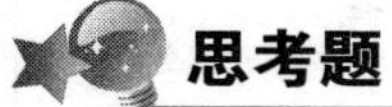

本章小结

课程设置是在科学的理论指导下，将护理学和教育学中的理念、思想内容具体化，按照科学的程序和步骤，最终形成一个完整的课程方案（教学计划、教学大纲和教材）。本章在介绍课程的基本概念、功能、构成要素、结构与类型的基础上，重点讨论了课程设置的理论与实践，旨在使学习者在未来的教育实践中，能根据社会发展的需要，以正确的理论为指导，运用科学的方法和程序设置护理课程，使护理的课程体系更有利于提高护理教学的质量和培养护理人才的水平。

（王继红　李小寒）

思考题

1. 请列出课程的基本类型及各类型的特点。
2. 请列出课程设置的课程模式及其特点。
3. 分析课程的构成要素及其相互关系。
4. 分析显性课程与隐性课程的区别与联系。
5. 分析影响课程改革的因素有哪些。
6. 讨论如何根据课程设置的基本原则，制订一份具有科学性、创新性和实用性的护理学教学计划。

第六章

护理教学过程、教学规律及教学原则

学习目标

识记：

1. 能正确概述护理教学的规律。
2. 能正确描述护理教学原则和基本要求。

理解：

1. 能正确解释下列概念：

   护理教学　护理教学过程　教学规律　护理教学原则

2. 能用实例说明护理教学过程的特点。
3. 运用比较法，区分教学原则和教学规律的异同。

运用：

1. 运用教学规律分析、评论护理教学中常见的理论与实践问题。
2. 能根据上好一堂课的基本要求，正确、恰当地分析、评议一堂课。
3. 正确运用1～2个护理教学原则，对你认为优秀的一堂课进行系统评价。

护理教学（nursing teaching）是在护理教育目的和培养目标规范下，以课程内容、教学手段为中介的师生双方教与学的共同活动。作为专业教育的一种形式，护理教学的任务是通过有计划、有步骤的教学，引导学生掌握系统的护理知识、技能，培养能力、体力和个性，逐步形成科学的世界观、人生观、价值观和职业道德素养。因此，认识和掌握护理教学过程、规律及原则，有利于实现护理教学目标，提高护理教学质量。

第一节　护理教学过程

教学过程（teaching process）包括广义和狭义两种。广义的教学过程主要是指学生掌握人类长期积累的文化科学知识的认识活动。狭义的教学过程是一个包含教师、学生及师生双边活动的复杂过程。

一、护理教学过程的概念和基本要素

（一）护理教学过程的概念

护理教学过程（nursing teaching process）是护理教学双方为完成护理教学任务，以教学内容、教学手段为中介所进行的共同活动的全过程，是使学生掌握护理学专业知识体系和基本护理操作技能，形成独立从事护理工作能力的过程。

（二）护理教学过程的基本要素

护理教学过程的基本要素包括护理学专业教师、护理学专业学生、教学内容和教学手段，它们之间既相互独立，又相互制约，构成一个整体。

1. 护理学专业教师　在上述基本要素中，护理学专业教师起主导作用，他们是护理教学活动的组织者和实施者。因此，护理学专业教师必须明确教学任务，精通专业知识，熟悉教材，了解学生，善于处理好教材、教学手段和学生之间的关系，充分发挥自己的特长，做好护理教学工作。

2. 护理学专业学生　学生是护理教育的对象，是学习的主体。只有在学生积极主动的参与下，才能有效提高其接受和加工信息的能力，实现知识向能力的转化。

3. 教学内容　教学内容是指为实现教学目标，要求学习者系统学习的知识、技能和行为规范的总和，是护理学专业教师对学生施加影响的主要信息。因此，对教学内容的选择和编排必须合理，而且应具有可传递性。

4. 教学手段　是教与学双方的中介。只有通过教学手段，护理教师才得以有效地向学生传递信息，提高教学效率。因此，它必须是行之有效的（图 6–1）。

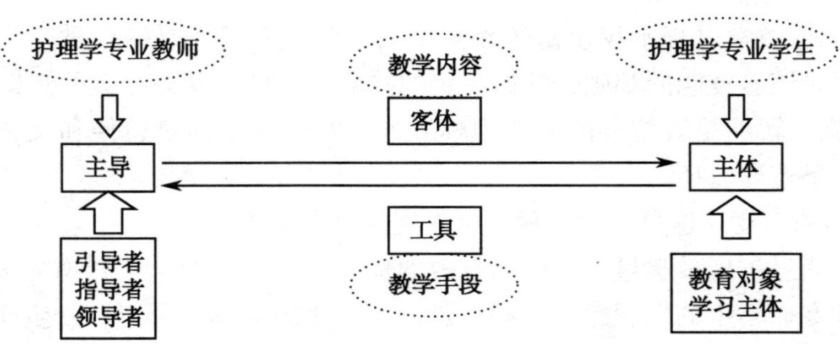

图 6–1　护理教学过程的基本要素及其功能

在护理教学过程中，各要素虽有各自不同的地位和作用，但它们又是作为一个完整的实践活动体系发挥作用，共同完成教学任务的。为了使教学过程的整体功能发挥至最佳状态，护理教师应深入研究上述基本要素的结构、功能及其相互关系，使之形成最佳组合。

二、护理教学过程的特点和功能

（一）护理教学过程的特点

从本质上讲，护理教学过程是学生在教师的指导下的一种特殊形式的认识过程，即它除了具有一般认识过程的共同属性外，还具有其特殊性。

1. 学生的认识活动主要是系统地学习间接知识的过程　在护理教学过程中，学生的认知对象主要是前人在长期护理实践中总结的科学文化知识，并以此为中介来间接地认识客观世界。这种知识，就人类认识总体而言是已知的，被实践证明的；但对学生而言却是未知的。认知对象这一特征决定了学生的认识过程不受时间、空间的限制，从而大大提高了学生认识的起点，缩短了对客观世界的认识过程，使学生能在相对较短的时间内达到现代社会需要的认识水平。

2. 学生的认识活动是在教师引导下进行的　护理教师根据护理教学要求，遵循护理教育规律，借助各种教学场所（包括课堂、实验室、教学医院），运用各种教学手段（模型、教具，以及幻灯、录像、多媒体课件），采取各种有效的方法（课堂教学、练习、实验、见习、实习）组织特定的教学环境，为学生迅速、大量掌握护理科学知识，发展护理技能提供重要的物质保证。在这样一个特定的教学环境中，学生的认识过程具有明确的指向性和受控性，是一种简约化的认识过程。

3. 学生的认识过程是德、智、体、美全面发展和个性全面培养的过程　护理教师在传授知识和技能的同时，必然会对学生思想品德的形成产生深刻的影响。教材中反映的知识体系，不仅是人类智能活动的结晶，还蕴含着丰富的人生观、价值观、世界观、方法论，具有伦理、美学等多方面的教育价值。学生在掌握科学知识的同时，他们的情感、意志、性格、职业道德品质等也在不断地形成和发展。因此这也是一个以认识为基础的德、智、体、美全面发展的过程，远比单纯的认识过程复杂、深刻和丰富。

（二）护理教学过程的功能

根据对教学过程本质的分析，护理教学过程具有以下几个基本功能：

1. 探索知识　这是护理教学过程的基本功能。

2. 形成技能　教学过程不仅仅是传授知识的过程，而且还是一个学生形成基本技能的过程。知识学习是培养技能的基础，掌握一定的技能又有助于获得更多的知识。

3. 培养智能　智能是智慧和能力的简称。人的智能一般通过遗传和文化传承，而教学是发展智能的一条重要途径。

4. 发展情感和态度　这是教学过程不可忽视的必要功能。

由此可见，通过护理教学过程，可以有效地促进护理学专业学生知识的增长和能力的发展，而且护理学专业学生的思想感情、职业道德品质也同时受到熏陶、发生变化。此外，还可将美的因素融入到护理教学手段或教学艺术中，并贯穿于护理教学过程的始终，使学生不仅获得智力和各方面综合能力的发展，同时促进学生对服务对象的情感、意志品质、个性特征及身体的全面发展。

三、护理教学的基本程序

护理教学通常是按照一定的程序进行的，护理教学主要包括课堂教学、实验室教学和临床教学，本节主要介绍课堂教学的基本程序。实验室教学和临床教学的相关内容详见第七章和第八章。

课堂教学主要包括备课、上课、作业的布置与批改、课外辅导和学业成绩的测量与评定五个环节。护理教师应熟悉各环节的具体任务，认真做好各环节的工作，才能保证课堂教学的顺利开展，提高课堂教学的质量。

（一）备课

备课（preparation for lesson）是课堂教学的初始阶段，是护理教师顺利完成教学任务的前提和基础，备课是否充分和完善，直接影响着护理教学的效果。一堂高质量的课是以教师的精心准备为基础的。因此，护理教师在课前应认真备课，要根据课程标准和课程的特点，并结合学生的具体情况，全面策划教学活动，对教材内容进行教学方法上的处理，以保证学生能有效进行学习。

在备课环节，护理教师主要要做好三项工作：钻研教学大纲和教材、了解学生及设计教学方案。

1. 钻研教学大纲和教材

（1）钻研教学大纲：教学大纲是根据教学计划设置的每门课程的教学纲要。教学大纲是编写教科书和教师进行教学的主要依据，也是检查、评定学生学业成绩和衡量教师教学质量的重要标准。教学大纲的主要内容包括教学目的、教学要求、教学内容以及教学时数分配等。因此，在备课时钻研教学大纲有助于护理教师把握教学要求。

（2）钻研教材：教材是护理教师进行课程教学的基本依据。备课时教师要认真钻研教科书，掌握教科书上的每一个知识点，明确教学内容的重点、难点以及在课程中承上启下的关键点。

护理教师在钻研教学大纲和教材的过程中一定要努力达到懂、透、化的要求。“懂”是要掌握教材的基本结构；“透”是要对教材融会贯通，在讲授时能运用自如；“化”是教师要将教材的思想性、科学性内化为自己的一部分，达到“化”的境界，才能称之为完全掌握了教材。

（3）广泛查阅教学参考资料：教师在备课时要广泛查阅教学参考资料，包括中外文书籍、报刊杂志，甚至是新闻报道、网络资源等，及时了解教学内容的相关进展，丰富课堂教学内容。

2. 了解学生　学生是教学的客体，是教学过程中的内因所在，只有内因起了变化，才能推动护理教学的顺利进行。因此，护理教师在备课时应全面了解学生，包括了解学生的基础知识、学习态度和方法、理解能力、个性特点、兴趣爱好、思想品德及健康状况等。了解学生的方法有很多，如可以通过与班主任、辅导员、学生干部或其他任课教师交谈了解，也可以通过课堂观察学生、批改作业、发放问卷调查等方式了解。在全面了解学生的基础上，进行分析，概括出授课班级学生的共性特征，同时还要把握学生的个别情况，这样就可以在教学中面向大多数同学，同时又可以兼顾到个体差异。

3. 设计教学方案　在上述工作的基础上，护理教师需要对课程的教学过程中各个环节进行认真研究和设计，拟定出详细的教学实施方案。

教学方案可具体为三种计划：

（1）学年或学期教学进度计划：这种教学计划应在学科或学年开始之前完成制订，制订的内容包括本学期或学科的教学总要求、章节的编排顺序、教学课时数和时间的具体安排、教学形式与教学手段的安排。

（2）单元计划：单元计划是对教科书中的某一单元拟定的计划，内容包括该单元的教学目的、课时划分、课时类型、主要的教学方法和必需的教具等。

（3）课时计划：课时计划（teaching period plan）又称教案（teaching plan），是备课中最深入、最具体以及需要落实的一步。课时计划的内容包括：①确定具体、可行、可测的教学目标；②确定教学的重点、难点和关键点；③确定课程的类型和结构；④选择合适的教学方法和教学手段；⑤设计教学形式（语言行为和非语言行为）；⑥设计提问、练习和课外作业；⑦确定各个教学进程的步骤与时间分配。

教案需要按照一定的格式来编写，但是又不能拘泥于某一固定格式。对教案的处理因人而异。新教师一般需要写详细的教案，经验丰富的教师可以根据自己的情况写提纲式教案。一份规范的教案应该包括：授课课程、授课对象、授课时数、教学目标、重点难点、专业英语、教学内容和进程、教学组织形式和方法、使用的教具、时间安排、课后思考及讨论、复习要点、参考教材、实施意见以及实施后情况记录等。

要写出一份合格的教案，应注意以下几个方面：①全面、透彻地掌握教材：教材是教师编写教案的主要依据，在备课时，教师必须反复钻研教材，要熟悉掌握教材的全部内容，对教材做到心中有数。②思路清晰、层次分明：教师在备课时应做到思路清晰、主次分明，前后衔接要恰当，对教材中复杂的内容要善于分解，找出重点，将分解的小问题按照一定的顺序排列起来，便于学生理解。③材料充实、重难点突出：课本的内容毕竟存在着局限性和滞后性，因此护理教师在编写教案时应查阅大量国内外相关资料对教学内容进行补充更新，但同时要注意选择的内容不宜过多过繁，要围绕教学大纲的要求突出重点、难点讲清。④语言通顺、精炼和准确：在语言选择上应做到精炼、通顺、自然，同时还要贯彻教材的科学性，因此教案内容应准确。

（二）上课

上课是教学工作的中心环节，是教师的教学活动与学生的学习活动相互作用的具体体现。教师上课应按照教案进行，但也不能完全受制于教案，应该根据具体的进展情况进行适当的调整，体现教学组织和实施过程的灵活性。

要上好一堂课，必须遵循下列基本要求：

1. 目标明确　包括三层含义：一是师生双方在课程开始之前对要达到的教学目标应有共同明确的认识；二是教学目标要正确、全面、合乎教材和学生的实际，既要培养学生认知方面的能力，也要考虑其情感、态度方面教学目标的实现；三是课堂上的一切活动都要围绕教学目标展开。

2. 重点突出　在教学过程中要避免出现“满堂灌”的现象，所有内容不要平均分配，而是要根据教学大纲的要求将重点知识详细讲解，让学生对重点内容多一些关注，帮助学生把重点知识弄懂、学透、熟练掌握。

3. 内容正确　教师在教学过程中应确保教学内容的正确性、科学性与思想性。教师的教学技能和行为应符合规范。学生提出问题时，教师要保持谦虚、认真、实事求是的态度，不能有含糊不清、模棱两可的解释。

4. 方法适当　教师应根据教学目标、内容和学生的特点选择最佳的教学方法，教学有法，但无定法。教师要善于选择适当的教学方法，并创造性地加以运用，以利于学生更好地理解教学内容，提高学习效果。

5. 组织得当　指一堂课的进程基本符合课时计划的设计。结构严密，进程有条不紊，不同任务转换时过渡自然，课堂秩序良好。各种教学媒体的使用做到合理选择和搭配，使用熟练，为突出教学内容服务，达到提高教学效果的目的。教师在上课的进程中应加强对导课、组织课的进程、结课三个环节的控制，并注意揣摩学生心理状态，善于运用注意规律，妥善处理课堂问题行为。

6. 师生互动　教学过程是需要教师与学生双方共同努力才能完成的。因此，在教学中师生之间要有双向的沟通，这样教师的主导作用和学生的主体作用才能有效地发挥出来，从而保证教学过程的顺利进行。教师在上课的过程中要善于随时观察学生的反应，并根据学生的反应适当调整教学进度和教学方法。

（三）作业的布置与批改

布置作业的目的是帮助学生更好地理解、巩固所学知识，熟练技能和技巧，培养学生应用知识的能力。同时，教师在作业批改的过程中可以获得教学效果的反馈，进而为调整教学进度提供依据。

护理教学中的作业可以分为三种：口头作业（复述、回答问题、口头解释）、书面作业（书写护理病历、读后感、论文）及实践作业（护理技能操作、绘制体温单等）。

为了达到作业的目的，护理教师在作业的布置与批改时应注意下列问题：

1. 作业内容应符合教学大纲中对学生的要求。

2. 作业的形式可以多样化，如小组作业，或个人独立作业等。

3. 作业的难度要适中，内容要适当，不能给学生增加过多的负担，同时也不能太过简单，以免起不到作业应有的作用。

4. 作业的要求必须明确和具体。

5. 作业应及时批改和检查，必要时进行集体讲评和个别指导。

（四）课外辅导

课外辅导是课堂教学的延伸和补充。课外辅导可以帮助学生答疑、查缺补漏；给学习优异的学生进行个别指导；指导学生学习方法，进行学习态度教育；为有学习兴趣的学生提供课外研究的帮助；开展课外辅导教学活动，如参观、看教学影片、录像、见习等。课外辅导有个别辅导和集体辅导两种形式。

课外辅导为师生互相了解、交流思想感情提供了良好的平台和机会，因此辅导内容不应仅局限于书本、学科等领域，还可以涉及世界观、人生观、价值观和职业观等。

（五）学业成绩的测量与评定

有关内容请参见第九章第二节。

第二节　护理教学规律

为了全面实现教学目标，需要认真研究教学规律，进而为确定教学原则、选择科学的教学方法及合理地组织教学活动提供认识基础和依据。

一、教学规律的概念

规律是客观事物内在的、本质的必然联系。教学规律（teaching law）是指教学活动过程中内部各要素之间基本的、内在的、本质的和必然的联系，是存在于人的意识之外，不以人们的意志为转移的客观存在。教学规律是教学的基本原理之一，它制约着教学的各项工作，包括教学目标的设计、教学内容的选择和组织、教学方法和教学评价的运用等。它具有客观性、必然性、稳定性和普遍性等特点，不随历史条件的改变而改变。对于教学规律，人们只能发现、认识、掌握、利用它，而不能违背、改变、创造它。由于教学活动是一种特别复杂的社会现象，对教学规律的认识也不可能一次完成。

二、教学规律的功能

研究教学过程的规律有助于阐明教学的基本原理。自觉地掌握和运用教学规律，有助于科学地进行教学活动，提高教学质量和效率。教学规律具有以下功能：①是制订教学原则的依据；②是指导教师进行教学实践的指南；③是实现教学目标，提高教学质量的保证。

三、护理教学的规律

护理教学规律是护理教学过程中各要素之间最根本的关系。只有遵循这些教学规律，才能成功开展护理教学。

（一）教学要遵循学生的发展规律

发展是指人的生理和心理随着年龄的增长发生的有规律的变化。人的生理发展是伴随身体的成熟自然进行的，表现出一定的阶段性、顺序性和不平衡性特征，是心理发展的物质基础，诸如动作技能、心智技能都有赖于生理的成熟。人的心理发展受外部环境的影响，心理发展的程度取决于外部环境的影响力，即源于社会积累的人类文化。因此，心理发展是文化的后天获得。

教学是传递人类文化的艺术，是拓宽人的知识与情感的有效手段，是促进个体发展的外部因素。因此，教学要遵循学生的发展规律，即教学既要适应学生的发展，又要引导学生的发展。

1. 教学要适应学生的发展　教学是发展的“因”，发展是教学的“果”，教学发展性的实现必须以教学的适应性为前提。教学是教师组织学生掌握知识的过程，学生的主体活动是自我发展的关键条件。因此教师要依据学生身心发展的规律开展教学，这意味着教学要适应学生的发展，尤其是现实的发展水平。

2. 教学要引导学生的发展　教学适应发展，并不等于迁就、等待。发展是一个长期的持续的过程，是一个由量的积累达到质的飞跃的过程。如果把教学看成是一个持续的活动过程，那么教学所追求的就是促进学生各方面的发展，更主要的是为学生将来的发展打下坚实的基础。因此，教学是一个让学生积累发展源泉和动力的过程。教师必须激发、维持、提高学生的主体活动，适时确立发展目标，并引导学生朝这一目标迈进。科学的教学应该通过精心设计，以最有效的方式促进学生的发展，即教学要走在发展的前面，引导学生的发展。

（二）教学是知识掌握和能力发展的统一

广义上，知识是人类在社会实践中认识自然、社会和自我的精神产物，它是以各种方式存在的。狭义上，知识是个体对客观事物的反映成果，是头脑中的经验系统，随着年龄的增长和经验的丰富而不断扩展。能力是顺利完成个体对客观事物的反映，进行某种实际活动的主观条件，是个体获得经验的心理能量。它包括一般能力，如注意力、观察力、记忆力、想象力、思维力和操作力，以及特殊能力，如护理工作中的协调、审美等。在教学过程中，知识的掌握与能力的发展是学生成长的两个主要因素。它们是相互联系、相互制约、统一发展的。

1. 知识掌握是能力发展的基础　知识本身具有较高的发展价值，学生的能力主要是在掌握知识过程中形成、发展和表现出来的。特别是学生掌握了系统的学科知识和科学的方法论知识后，可以产生较高的智慧。系统的学科知识是专业能力发展的必要条件，但是知识不等于智能，知识与智能既相互联系又相对独立，既相互促进又可以相互转化。教育过程要促进学生的智力发展，就必须重视学生对知识的学习和掌握，就应当引导学生在掌握知识的过程中发展智力。

2. 能力发展是知识掌握的工具　知识的掌握是一个十分复杂的智能活动，必须依靠一定的智能条件。能力的高低影响知识掌握的广度、深度、速度、质量、巩固程度和运用程度等。教学实践也表明，在同等条件下，能力较低的学生，掌握和运用知识往往困难较多，而能力较高的学生就容易接受所学知识。

3. 教学应把传授知识与发展智能有机地结合起来　传授和学习知识是教学的中心任务，而教学工作必须注意启动学生的心智活动。为了全面完成教学任务，促进学生的全面发展，教学必须既传授知识又发展学生的智能。因此，在护理教学过程中，应加强教学内容的科学性和系统性。注重启发式教学，引导学生积极参与教学过程，充分运用自己的认识能力，正确进行科学的思维活动，创造性运用知识来理解、解决实际问题。

（三）教学是知识掌握和品德教育的统一

教学过程既是传授系统的文化科学知识的过程，又是对学生进行思想品德教育的过程。知识教学与思想品德教育具有本质的联系，思想品德是社会道德在个体身上的稳定表现。人的任何一种品德都是由知、情、意、行四个要素构成的。

成就动机理论

美国教育心理学家奥苏贝尔（David P.Ausubel）提出的成就动机是最主要的学习动机理论，该理论认为动机产生于人对成就的需要，而学业成就动机包括认知驱力、自我－增强驱力和附属驱力。

认知驱力指学生渴望认知、理解和掌握知识，以及陈述和解决问题的倾向，即学生都有求知的需要。但由于学生对于某学科的认知驱力主要是后天形成的，适当的教育环境，成功的学习经验才可提高学生的认知驱力。

自我－增强驱力反映了个人试图凭借自身的才能和成就获得相应的社会地位的愿望。这种驱力对学生的学习也有一定的促进作用，但过分强调则会使学生的学习目的以功利为目的，在得到或失去获得功利的机会，这种动机可能消失；此外过高的自我－增强驱力可能导致学生自我缺陷和错误的感知能力下降。

附属驱力指学生为得到家长和教师的赞扬而学习的需要。

多项研究已证明成就动机与学生的学业成绩和学生的未来成就呈正相关，被成就动机所激励的学生对学习活动具有积极心态，乐于完成任务，面对挑战，具有较强的竞争意识和开拓精神。

知，即道德认识，是指人们对一定社会道德关系及其理论、规范的理解和看法，包括人们通过认识形成的各种道德观；情，即道德情感，是指人们对事物的爱憎、好恶的态度；意，即道德意志，是指人们为了达到某种道德目的而产生的自觉能动性；行，即道德行为，是指人们在一定道德认识或道德情感支配下采取的行动。一般来说，这四个要素是相互联系、相互影响的。在思想品德结构中，“知”作为一个基本要素，乃是思想品德的一个重要组成部分。同时，“知”这个要素又与其他要素相互联系、相互影响。这就形成了知识与思想品德之间的内在联系，并且产生了知识对思想品德的影响和作用。

1. 知识掌握是品德教育的基础　构成教学活动的每个要素都包含着极其丰富的教育因素。首先，科学知识本身含有丰富的教育因素，无论是社会科学，还是自然科学、专门学科都体现了一定阶级、一定国家的意志，知识内容本身也具有丰富的辩证因素、历史传统因素等。其次，作为教学活动组织者的教师，总是带有自己的政治观点、伦理道德观点、情感、意志等，通过他们的言传身教，可以潜移默化地对学生产生影响。再次，知识教学活动是由人构成的活动，知识教学的方式、方法、组织形式、手段等也会不自觉地对学生发生教育影响。因此，护理教师在教学中，应引导学生自觉地从知识中汲取营养，形成情感共鸣，树立牢固的专业思想，养成优良的职业品质。

2. 品德教育是知识掌握的重要条件之一　品德教育能帮助学生形成良好的品质和正确的行为模式，提高辨别是非的能力，成为个体学习、发展的可靠保证。通过品德教育，以新的价值观念影响受教育者的人格，可以培养学生的变革意识，开拓他们的创新精神和创造能力，使其乐于接受新鲜事物，善于创造新文化。另外，通过德育所形成的荣誉感、学习态度是学生掌握知识的强大动力，所形成的良好习惯制约着学生掌握知识的质量。因此，科学的品德教育必然有助于知识的掌握。

（四）教学是教师的主导作用和学生的主体地位的辩证统一

教学是教师与学生共同活动的过程。教师的教与学生的学相互依存、对立统一。教与学作为教学过程的两个最基本的要素，相互联系、相互影响、相互制约，在对立统一中推动教学不断向前发展。

1. 教师是教学过程的主导　教师在教学过程中的主导作用是指教师在教学过程中发挥着设计、主持、调整教学过程的作用。在教学过程中，教师必须根据教学目标的要求、教学内容和学生的特点，对教学过程进行周密的计划和安排；必须亲自组织教学，启发学生积极主动地进行学习，指导他们在掌握知识的基础上全面发展；必须根据学生学习的实际情况，及时准确地调整教学计划，有的放矢地进行指导。通过教学，不断把学生的“未知”转化为“已知”，将学生的“不能”、“不会”转化为“能”和“会”。在这种转化过程中，教师的引导保证着学生认识的方向和质量，避免或减少学生在认识上可能出现的曲折和反复，从而使学生的认识过程便捷高效。总之，教学的效果和质量主要是由教师的教学水平决定的。

2. 学生是教学过程的主体　学生在教学过程中虽处于受教育的地位，但又是学习活动的主体。虽然他们在许多方面尚不成熟，需要教师的指导，但他们是认识和自身发展的主体，具有主观能动性。学生只有充分发挥自己的主观能动性，才能真正自觉地获取知识和实现自身的发展。在教学过程中，学生不是教师可以任意注入知识的“容器”，也不是可以任意描绘的“白板”，而是对教师的教具有选择、加工能动性的主体。学生的学习主动性、积极性能否充分调动和发挥，反过来又会对教师的教形成很大的影响。教师的教是以学生的学为存在条件的。

3. 教师和学生是教学过程中不可分割的两个部分　教指导学，教是为了学。学生的学又以教师的教为存在条件。学离不开教，学需要教。离开了教师的教，学就不是教学意义上的学，而是自学。在教学过程中，既要充分发挥教师的主导作用，又要充分发挥学生的主体作用。因此，在护理教学过程中，必须充分发挥教与学双方的积极性。同时，由于学生的学习自主性和独立性随着年龄的增长逐渐提高，所以护理教师针对不同年龄学生教学时，主导作用的要求应有所变化。

以上几条教学规律是在人们长期总结教学实践经验之后提出的。随着人们认识的不断深入，其他教学规律将不断地被教育工作者揭示出来。

第三节　护理教学原则

教学原则是教学工作中必须遵循的基本要求，既是重要的教学理论问题，也是重要的教学实践问题，对教学工作的各个方面都有重要的指导意义。掌握并全面贯彻教学原则是实现教学目标、提高教学质量的重要保证。

一、教学原则的概念

教学原则（educational principle）是人们在总结教学实践经验的基础上，根据教学规律和教学目的制订的、教学工作必须遵循的基本要求。它既指导教师的教，也指导学生的学，并贯穿于教学过程的始终。包括指导教学计划、大纲的制订，教材的选择和使用，以及教学方法和组织形式的确定等工作。

教学原则是人们对教学规律能动反映的结果，这种反映的全面性与正确程度直接决定着教学原则的科学性及有效性。教育目的和任务决定了教学原则的方向和内涵。教学原则反映了客观的教学规律和人的身心发展规律，体现了人的主观能动性。

教学原则的确定过程往往呈现着错综复杂的情况。教学原则与教学规律之间并不是一对一的关系，而是交叉融合的。一条原则常常反映了多条规律的要求，而一条规律又常常体现在多条原则中。正因为科学的教学原则在整体上反映了教学规律，所以遵循教学原则有助于提高教学工作的科学性和效率。

二、教学原则的特征

教学原则不是主观臆造的，而是建立在一定的客观基础上的，它具有制约性、多样性、理论性、实践性及继承性几个基本特征。

1. 制约性　教育目的既是教育工作的出发点，也是教育工作的归宿，它指导教学的全过程。教学原则是为教育目的服务的，必须反映教育目的。从这个意义上说，教学原则具有一定的社会制约性。

2. 多样性　教学原则是人们在长期教学实践中总结上升而形成的理论知识，带有一定的主观性。由于人们所处的历史时期、世界观、理论基础等方面的差异，以及人们探索教学规律的角度不同，提出了不同的教学原则体系。这些不同主要表现在纵向及横向两个方面。纵向的不同指随着时代的变迁和科学技术的发展和变化，处在不同时代的人们由于对教学原则认识的角度不同，教学原则有差异；横向的不同指处于同一时代的人们由于认识世界的角度和重点不同，描述事物的方式不同，对教学原则的概括也有差别。因此，教学原则具有多样性的特点。如20世纪上半叶凯洛夫提出的教学原则为“直观性、自觉性、系统性、巩固性和可接受性”，而20世纪下半叶则出现了结构、动机、程序和反馈等教学原则。

3. 理论性　教学原则是处理教学过程中基本矛盾关系的原则，对教学实践起指导作用。但教学原则不是教学实践本身，也不是对教学经验的简单总结，而是应用相应的理论基础，对教学过程进行的高度理论性概括。指导教学原则的理论基础包括认识论、教育的基本理论及教育心理学理论等。此外，教学原则的制订和运用，还有助于发展教学理论，完善教学过程，促进教学目标的实现。

4. 实践性　许多教学原则是对长期教学实践经验的理论性概括和总结，与所处时代的教学实践水平息息相关。如我国古代教学著作《学记》中便总结了“教学相长”、“启发诱导”、“藏息相辅”、“长善救失”等宝贵的教学经验。在西方，夸美纽斯（Comenius，J.A）在总结当时教学实践经验的基础上提出了三十七条教学原则，这些都是属于教学原则的范畴。另外，只有通过教学实践才能检验教学原则的正确性。

5. 继承性　教学原则是对前人的教学思想或原则进行批判性的继承，把符合当代社会进步和人类发展规律的因素，作为人类的精神财富继承下来，并在此基础上丰富和完善起来，为当代教育服务。

三、教学原则的功能

教学原则是保证教学有效性的基本要求，是在教学过程中必须遵循的原则。通过对教学原则的学习和研究，教育者能够更深刻地理解教学的本质和规律，提高在实践中运用教学规律的自觉性。正确理解和运用教学原则，可以改进教学工作，提高教学实践水平。教学原则的功能主要表现为：①是学校组织教学工作、制订教学计划、编写教学大纲和教科书的准则；②是教师合理组织教学，运用教学方法和手段的依据；是顺利完成教学任务，提高教学质量的指南；③是学生在学习过程中正确使用学习方法，有效地发挥其积极性、主动性的依据；④是各级教育部门指导教学、检查评价教学质量的主要尺度，是检测教学效果的重要工具。

四、护理教学原则及其应用要求

由于人们对教学原则的研究方法不同，教学原则的表述及数目也不尽相同。护理教学原则（nursing educational principle）是根据护理教学过程的特点、护理教学的目的和规律及护理理论与实践的发展，在批判性地继承前人的教学经验，吸收国外先进的教学理论和总结我国护理教学实践经验的基础上，逐步形成的一系列教学原则体系。它既遵循一般的教学原则，又有其专业教学的特点。正确理解和执行护理教学原则，是完成护理教学任务、提高教学质量的根本保证。

（一）科学性与思想性相结合的原则

科学性与思想性相结合的原则是用现代科学文化知识武装学生，并结合知识教学，有针对性地对学生进行社会主义的政治、道德教育及正确的人生观和科学的世界观教育，使教学的科学性和思想性有机地结合起来。这是由社会主义教育目的所决定的，体现了我国护理教育的性质、根本方向和特点。

科学性是指向学生传授的知识必须是正确反映客观世界发展规律的科学知识，反映当前最先进的科学思想，而且教学方法、手段、教学组织形式也应该是科学的。思想性是指教学要坚持正确的政治方向，结合有关教学内容及有关教学活动对学生进行辩证唯物主义世界观和共产主义道德品质教育，包括教学内容的思想性、教师本人的思想性和教学组织、教学方法的思想性等。在科学性与思想性的关系中前者是后者的前提和基础，不讲科学性，必然会影响教学的思想性。思想性则是科学性的内在属性和保证，错误的观点、方法不可能形成正确的概念和知识体系。在护理教学中，只有将科学性和思想性结合起来，才能培养出德智体美全面发展的适应现代社会的护理专门人才。

在护理教学中，贯彻科学性与思想性统一原则的基本要求如下：

1. 确保教学的科学性，发挥科学知识本身的教育力量　在护理教学中，教师要以马克思主义的观点和方法分析教材，准确阐述教学内容，传授给学生科学的知识和方法。要慎重地选择和补充教学内容，确保内容的科学性、系统性及先进性。根据教学需要不断增加新的内容，淘汰陈旧的知识，做到常教常新，使教育适应护理学科发展的水平。对于有争议的学术观点，应在讲清楚基础知识的基础上实事求是地进行分析。教师的表达、表演、示范及板书等也要力求正确、准确，一旦发现自己的教学有误，应立即予以纠正。教师在具体的教学工作中表述概念要精确，论证原理要确切，引用的事实材料要确凿可靠，论证推理要合乎逻辑，实验、演示要严谨、细致，板书、绘图要正确无误，语言表达要条理清晰，从而使学生学到科学的知识，形成科学的观点。

2. 根据教材内容和特点，对学生进行思想教育　各门学科内容中都含有丰富的思想教育因素。在护理教学中，护理伦理学、护理教育学等人文科学本身就具有鲜明的阶级性和思想性，可以帮助学生提高思想修养。而护理学科体系中的基础知识则属于自然科学，它们没有阶级性，但它所揭示的人的本质及客观规律渗透着唯物辩证法思想，是培养学生科学世界观的知识基础。教材中的思想教育因素往往不是自然表露，要靠教师用正确的立场、观点进行解说、论证、阐述，感染学生，这样才能收到潜移默化的教育效果。因此，在教学中，教师要深入挖掘教材内在的思想性，结合知识传授和学生实际，有的放矢地对学生进行思想教育。

3. 充分利用教学过程各环节培养学生的思想品德　教学的组织、听讲、练习、讨论、实习、课外作业、考试及实验等各环节中都有丰富的思想教育资源。教师在各种教学活动中都应该对学生提出严格、合理的要求，结合学生思想实际进行教育，培养学生主动自觉、认真负责的学习态度，一丝不苟、持之以恒、团结协作的良好习惯，关心他人、富有爱心、不畏苦累、乐于奉献的职业品质。另外，教师应在教学中引导学生对现实问题进行科学辩证的分析和思考，培养学生分析和解决问题的能力，使学生形成正确的世界观和方法论。

4. 教师的言行和作风都要为人师表　前苏联教育理论家乌申斯基曾指出："教师的人格对于青年心灵的影响，构成这样一种教育力量，绝非任何教科书、任何道德格言、任何奖惩条例所能代替的。"事实上，教师在教学过程中表现出来的品格、思想、行为举止、业务水平、工作作风及治学态度等无不对学生产生直接的或潜移默化的影响。因此，教师应不断提高自身的专业水平和思想修养，严于律己，既重言传，更重身教，用自己高尚的人格和情操、严谨的治学态度、实事求是的作风去影响学生，成为学生的榜样。

（二）知识积累与智能发展相结合的原则

知识积累与智能发展相结合的原则即将教材的知识性与学生的发展性结合起来，在基础知识与专业知识积累的基础上，开发智能，确保学生得到充分的全面的发展。

知识与智能是互相联系而又有区别的两个概念。首先，知识不等于智能，知识积累并不自然导致智能的发展，知识较丰富但智能水平并不高的现象还大量存在。其次，知识积累与智能发展的内在联系为二者在教学过程中互相结合提供了可能性。一方面，知识是智能发展的必要条件；另一方面，智能是运用知识解决问题的能力，其发展的基本形式是对知识的分析、综合和运用。这一过程不但是智能发展的基本环节，也是知识积累达到一个新的高度所不可缺少的基本过程。因此，知识积累和智能发展是相互联系、相互制约、相互促进的不可分割的两大教学功能。

在护理教学中，贯彻知识积累与智能发展相结合原则的基本要求如下：

1. 正确认识知识积累与智能发展之间的关系　关于知识积累与发展智能的关系，在教育史上曾有过长期的激烈争论，并形成了两种截然不同的主张。一种是以瑞士教育家裴斯泰洛齐为代表的"形式教育论"，认为教学的主要任务在于训练学生的思维形式，知识的传授是无关紧要的。一种是以德国教育家赫尔巴特、英国教育家斯宾塞为代表的"实质教育论"，认为教学的主要任务在于传授对实际生活有用的知识，至于认识能力则是可有可无的。从学术意义来看，两派的观点都有失偏颇。只有正确认识知识积累与智能发展之间的关系，才能在教学中使学生在获取知识的同时发展智力，形成自己的创造才能。

2. 重视基础知识教学　基础知识是指形成学科基本构架的基本概念及其相互之间的联系。这些知识具有比其他知识更大的学习迁移价值，因此，学生如果掌握了这些基础知识，更有利于分析问题和解决问题，更有利于智能发展，做到"举一反三"，触类旁通。反之，掌握不好基础知识就会在继续学习的过程中产生障碍，不利于知识的获得和智能的发展。因此，重视基础知识的教学，加强对学生的基本训练是贯彻知识积累与智能发展相结合这一教学原则的前提条件。

3. 提高学生的学习兴趣　兴趣是从事学习或工作时的一种情绪状态。兴趣可以使学生在学习时，全神贯注，专心致志、奋发向上、始终不懈，一心向着目的，突破学习上的一切困难。教师教学时，应不断地利用各种技术或变化教学方法来提高学生的学习兴趣，增进学习效率。提高学习兴趣的方法包括：①使用灵活多样的教学方法，如PBL教学、小组教学、案例教学及情景教学等，同时配合适当的教具；②在教师讲课时应注意：口齿清晰、声调适中，抑扬顿挫、表达速度合适、讲解时深入浅出，条理分明；③具备开放式的教学态度，与学生维持良好的关系；④营造一个既严肃又活泼的课堂氛围；⑤恰当利用学生的竞争心理；⑥适时鼓励和支持学生。

4. 运用启发式教学促进学生的知识积累和智能发展　用科学的方法进行教学，引导学生发现问题，学会独立思考并创造性地运用所学知识解决问题十分重要。因此，教师必须讲究教学艺术，始终坚持启发式教学。教师应有意识地改革教学指导方法，深刻研究提炼教材和教学参考资料，重组教学内容，以调动学生的注意、观察、记忆、想象和思维等认识能力。在讲授中有目的、有计划地激发、提出和解答疑问，使教学内容具有启发性，以开发学生的智力，培养学生运用所学的知识进行分析、综合、抽象概括、归纳、演绎及分析和解决问题的能力，不断提高学生独立获取和运用知识的能力。把学习的主动权交给学生，千方百计地调动学生学习的积极性、主动性，激发他们的求知欲望和创造热情。

5. 根据学生的知识水平和智能结构适当调整教材的内容难度　教师在教学之前就应该充分了解学生已有的知识水平与智能结构，并在此基础上把握适当的教学内容难度。教学内容的难度应高于学生已有的知识水平而又能使学生通过努力可以掌握。适当的难度，一方面使学生不能轻而易举地掌握教学内容，而必须通过自己的积极思考与努力探索才能掌握；另一方面，学生已具有的知识水平与智能结构又使这种思考与探索取得积极的效果，从而在知识和能力两方面达到一个新的高度。

6. 根据学科特点及教学阶段对学生提出不同要求　不同的护理学科、教学阶段有其不同的特殊性。护理教学中应针对这些不同点，提出不同的教学要求，使学生的智力发展有计划有步骤地进行，逐渐取得进步。例如在基础理论的教学中应注意抽象思维能力的培养；在护理基础课的教学中应重点培养学生的操作能力；而在护理学专业课的教学或第二课堂上则应加强对学生自学能力、评判性思维能力、想象力和观察力的培养。

（三）理论与实际相结合的原则

理论与实际相结合的原则要求教师在引导学生学习理论的同时，要密切联系实际，培养学生运用知识去分析和解决问题的能力，达到学以致用，使学生在获得知识的同时得到实践的锻炼。

在教学过程中，学生主要学习以书本知识为主的间接经验，他们走的是人类认识客观世界的捷径。这一特点就自然形成了理论与实际脱离的弊端，因此教学应注意理论与实际之间的联系。教学要联系的实际不仅指学科发展的实际、社会生产生活的实际，也指学生身心发展水平的实际以及学生实践活动的实际等。理论知识与实际知识对人的发展较重要。没有理论指导的实践是肤浅的、低效的；不能指导实践的理论是空洞、无用的理论。对学生来说，学习的主要任务是掌握科学知识、理论，但掌握理论的最终目的是能够运用理论去解决实际问题。

在护理教学中，贯彻理论与实际相结合原则的基本要求如下：

1. 加强基础知识教学　掌握理论是联系实际的前提，没有理论，就谈不上联系实际。基础知识则是学习理论、理解实际问题的先决条件。因此，教师要严格按照教学大纲、教科书以及知识的逻辑结构来进行教学，抓住教材的主要内容和重点，保证学生准确地、系统地、全面地掌握护理学科的基础知识。

2. 理论知识的传授要结合实际、深入浅出、通俗易懂 理论来源于实践，形象、生动、丰富的实际不仅能深刻地说明理论、验证理论，而且能将理论形象化、通俗化。要使学生打好坚实的理论知识基础，就必须结合实际进行教学。要使教学能深入浅出，通俗易懂，教师要不断搜集新信息，有针对性地向学生介绍当代医学、护理学的新成果，使学生的学习更贴近现代护理的实际。

3. 加强教学的实践环节，培养学生的基本操作技能 实践的目的是便于学生理解、记忆、吸收和转化抽象的书本知识。通过实践积累的感性材料可以克服由于单一的理论教学所产生的枯燥与乏味。教学实践的内容及形式广泛，如练习、见习、实习、参观、调查及考察等都属于护理实践的范畴。在每堂课中，要处理好知识教学与技能训练的关系，让学生独立自主活动的时间占到一定比例。

4. 补充必要的乡土教材 教学要理论联系实际，最根本的是要联系中国的国情，联系当地的生活实际。各地都有自己特定的历史文化、物产资源、风土人情及生活方式，这些势必会产生地域差异、文化差异及生产差异等。因此，在使用统一教材的同时，必须适当补充乡土教材，以适应当地的实际情况。

5. 根据不同的层次特点，确定理论联系实际的量和度 理论联系实际应从各课程教学的实际需要出发，结合不同层次学生的身心发展状况、专业思想水平、参与能力等，合理安排参与实践的数量、深度及广度，以及参与实践的形式。通过开设第二课堂等形式，使学生接触社会活动，参与防病治病的社会宣传和科学实验，以提高学生的社会适应能力，做到既能提高学生对本学科的兴趣和参与实践的积极性，又能收到较好的教学效果。要注意教学实践的组织应有针对性和必要性，应减少不必要的教学实践。

（四）教学与科研相结合的原则

教学与科研相结合的原则是指恰当地把科研引入教学，在学生学习护理知识的同时，培养他们独立探索问题与进行科学研究的能力，使之掌握科学研究的基本方法，养成良好的科学精神和科学态度。学生在学习过程中参与科学研究，系统接受科研训练，是使其创造能力、探索精神及科研能力得到提高的重要途径之一，同时也是培养学生的进取心、端正治学态度、养成集体协作的优良品质的重要渠道。

在护理教学中，贯彻教学与科研结合原则的基本要求如下：

1. 提高教师的科学研究能力 科学研究是使教学内容不断充实的基础。因此，科学研究对护理教师来说也是非常重要的。以教学为主的教师仍需进行科学研究，光搞教学不搞科研就无法用新的理论来充实教学内容，也不能用新的见解来研究问题，更不能给学生在科学研究方法上给予恰当的指导。即使是没有科研任务的基础课教师，也要根据教学需要对教学内容的重点、难点进行研究，力求提出新见解、解决问题的新思路，以教学带动科研。

2. 教学内容能够反映护理学的新成果 在教学过程中，护理教师应改革教学内容，努力使其反映现代科学技术发展的最新水平。另外，教师应结合教材，有目的、有计划地指导学生通过上课、自学书刊、参加学术交流及文献检索等活动掌握护理学研究的动态、趋势和新的成果信息等。

3. 在教学过程中培养学生的创造力及科学思维能力 创造力是指对原有事物或思想进

行改进或创设新事物新思想的能力，创造力是培养科学思维方法与能力的根本目标。护理教师要通过教学，训练学生的科学思维方法，使其学会运用、比较、分析、综合、归纳及推理等逻辑方法，运用辩证法、系统观研究问题。可以用以问题为基础的教学方法，在教学中不断地提出问题或引导学生自己提出问题，使他们一直处于一种积极的探索状态之中，创设解决问题的情境，从而营造一种创造性的课堂气氛。这对于培养创造力具有重要的作用。需要注意的是，在向学生提问时，不要迫不及待地代替学生回答，否则会养成学生不愿动脑去思考问题和解决问题的不良习惯。另外，在教学中应鼓励学生在遇到问题时自行设计解决问题的方案，亲自动手操作，边学习，边思考，做到手脑并用，从做中学。

4. 努力培养学生正确的科学态度，养成良好的科学研究品德　科学态度是指科学研究中所必备的严谨求实的态度和不怕挫折的对科学坚韧不拔的追求精神。科学品德是科学工作者的行为规范。教师在教学过程中要通过选择护理学研究史中的典型事例培养学生的科学价值观，以培养其对科学的兴趣与为了追求科学价值的实现而不怕困难不惜牺牲的精神；通过严格要求学生实事求是地开展学习研究活动，敢于成功，也敢于承认失败来树立实事求是、是非分明、踏实、认真的学风，坚决杜绝弄虚作假、抄袭剽窃等不道德行为；通过在学习中的团结协作，养成互相帮助、集体合作的科研风格。

5. 结合教学开展科研训练　护理学专业应设置《护理研究》课程，以系统地向学生介绍护理科研的方法。但是，单纯靠专门的科研训练很难取得良好的效果，所以应在各门课程的教学中进行科研训练。

6. 给学生创造参与科研的机会　①教师可以给学生讲自己的科研体会，在可能的条件下引导学生参与部分研究工作。②鼓励学生参加各种类型、各种层次的科学研究活动，捕捉他们在这些活动中迸发出创造性火花，并加以有效的指导。③教师还应该结合教材，指导学生通过课题设计、毕业论文、临床调查和学术活动等形式进行科研活动，达到培养学生科研能力的目的。为了防止过多的科研活动冲击基本教学过程，应精心挑选那些对于学生创造能力培养最有效的科研活动，使科研和教学有机地结合起来。

（五）系统性与循序渐进相结合的原则

系统性与循序渐进相结合的原则是指教学要按照学科知识内在的逻辑顺序和学生认识能力的发展及掌握知识的顺序进行，使教学既保持知识的系统性，又能适应个体发展的需要；使学生系统、连贯地掌握基础知识、基本技能，养成系统的学习习惯和思考习惯，形成严密的逻辑思维。①每门课程中的具体知识都要用一些基本概念与基本理论进行整合，使之构成一个严密的逻辑系统。这一系统的逻辑次序也可以与知识最初时的顺序不同；②各门课程之间不能互不相干，要用一定的课程组合方式进行处理，使之构成一个有机的整体，达到培养高质量人才的目标。因此，在教学设计上既要把握知识体系，突出重点、分解难点，又要协调好教学内容的整体与部分之间的关系。

本原则是基于科学知识发展规律和学生的认识活动规律提出来的。科学知识是从简单到复杂、从低层向高层、由易而难发展的。学生的认识同样是由感性到理性、由现象到本质、由具体到抽象发展并不断深化的。教学的进程必须遵循这两个条件，才能高效、快速地进行，才能使学生有效地掌握系统的护理基础知识和基本技能技巧，形成严密思维能力，使其能力得到全面发展。

在护理教学中，贯彻系统性和循序渐进相结合原则的基本要求如下：

1. 按照知识体系设置课程　在设置护理课程时，应考虑知识的连贯性、系统性和学生能力的发展规律，正确处理基础课、专业基础课及专业课之间的关系，使之既成系统又有一定的弹性，能够根据需要灵活地进行调整。但是在调整时要注意课程的前后连贯，新旧知识的衔接和相关学科的联系等。

当前，由于科学技术的不断发展和中国社会主义市场经济的确立，要求护理学专业学生加强基础，拓宽专业口径。这需要在课程设置时，一方面要使这些课程保持适当的结构，体现出系统性的要求，另一方面又要通过对选修课的调节及时适应市场对人才需求的变化，保持一定的灵活性。另外，各门课程在内容的接合上，基础课既要根据专业的不同有所侧重，又要保持基础课程本身的学科完整性，才能使人才的知识、能力结构趋向合理。

2. 按学科知识的系统性进行教学　在教学过程中，教师应认真研究教学计划、教学大纲和教材，了解学生的情况，合理安排教学内容及进度。教学大纲和教科书是教师教学的根本依据，它是教学系统性的保证。教师不能任意删减、扩充教材，以免打乱知识体系的逻辑性、系统性。在教学过程中要把握教学内容的内在逻辑联系。知识教学的前后虽然有内在的逻辑联系，但是对学生来说它们只是互无联系的知识点，由点及面需要教师引导学生将零散的知识归类、加工，形成完整的知识体系。

3. 教学要由浅入深、由易到难，并适当增加知识的难度，把握教学的进度，教学要遵循循序渐进的教学规律，包括从已知到未知、从易到难、从简到繁、从近到远、从具体到抽象、从现象到本质及从感性认识到理性认识等。教学每前进一步，都应在学生良好的基础上进行，教学的进度、难度皆应是学生可以接受的。但这绝不意味着教学保守。教学要致力于学生的发展，不能随意提高或降低教学的速度和难度。

4. 保证教学环节的系统连贯　在授课过程中注意知识的前后连贯、新旧知识的衔接，避免前后知识重复或脱节。后一堂课是前一堂课合乎逻辑的发展，所以一切教学活动，包括备课、讲课、实验、见习、实习、复习、练习及检查等各个环节都应系统而连贯。如讲授新课中要联系旧知，练习、复习要及时，教学检查要经常，并善于利用教学反馈来的信息，及时调整教学行为，这样才能保证教学的渐进性。

5. 详略得当、突出重点、解决难点　这就要求教师抓住教学的重点、难点、疑点，解决好教学质量与教学效率的关系。系统性原则并不要求面面俱到、平铺直叙，平均分配教学力量，而是要分清主次、难易，突出重点，突破难点。教学时要抓住关键问题，讲深讲透，并结合其他教学手段，如实践、直观等帮助学生理解重要的知识，举一反三，触类旁通。有时难点不一定是重点，但它可能影响学生对重点内容的掌握，因此，不要因为不是重点而忽略它，而应注意重点与难点的关系问题。不同学生难点可能不一致，教师应注意个体差异，有针对性地采取有效措施解决学生的学习问题。对于非重点与非难点的内容，可以快讲、少讲或指导学生自学，但不能完全不讲，否则会影响教学内容的系统性，对以后的学习产生不利的影响。

6. 培养学生系统的、循序渐进的学习习惯　知识的积累是一个由量变到质变的过程，没有量的积累就不可能有质的飞跃。大学生充满朝气，思维敏捷，但如果没有正确认识循序渐进的要求，很容易养成急于求成的毛病，有时候会对基础训练感到厌烦。教师应向学生讲清循序渐进的道理，使他们认识到基础训练的重要性和踏实学习的必要性。教师要教育学生勤奋学习，珍惜每天的学习时间，帮助他们克服好高骛远、不求甚解、一曝十寒和急于求成的心理倾向，培养他们坚韧、顽强、踏实的学习品质，树立求实、勤奋的学风。此外，还要通过有目的、有计划、有系统的读书、做作业、复习、检查与评定等活动，养成学生系统、循序渐进地进行学习和研究问题的习惯，形成优良的学风。

（六）因材施教与统一要求相结合的原则

因材施教与统一要求相结合原则是指教师的教学要面向全体学生，使他们达到课程计划和课程标准所规定的统一要求，得到全面发展；同时要从学生的实际情况和个性差异出发，选用不同的教学方法和手段，有的放矢地进行教学、指导，使每个学生都能扬长避短，在原有的基础上有所提高，并使其个性和才能都得到充分发挥，尽可能获得最佳发展。统一要求是因材施教的目的和任务，因材施教则是实现统一要求的方法和途径。

这一原则是根据我国社会主义教育目的，学生身心发展规律和教学过程本质特点及规律性提出来的。从学生的集体看，他们的个性倾向和心理特征既有一致性，又存在各种差异，而且学生的学习能力和学习成绩也不尽相同。这就要求教师处理好教学中的共性与个性的关系，即教学既要照顾到全班学生的一般水平和共同特点，又要注意学生的个人特点，处理好集体教学与个别指导、统一要求与发展个性及特长的关系。

在护理教学中，贯彻因材施教与统一要求相结合原则的基本要求如下：

1. 深入了解和研究学生　教师要切实了解和掌握每个学生的情况，通过调查、访问、测试、观察等多种形式对学生的知识基础、学习态度、智力水平、兴趣、爱好、气质、性格、健康状况及家庭环境进行全面了解。既分析全班学生的整体情况，又深入了解每个学生的个性，为统一要求和因材施教创造前提条件。

2. 坚持统一目标，严格要求学生　护理教学必须坚持教育方针，根据各层次学生教学大纲及人才培养的基本目标，严格要求学生，全面完成教学任务。现代社会对护理人才从知识、能力、品质等方面都有一个共同的“达标”要求，如果没有这样一种统一要求，因材施教也就没有意义。护理教学工作应该从目标的确立、教学的具体实施到其他一系列的教学环节以及课外活动，都围绕总的教学目标来进行。因此，达到共同的教学目标是因材施教的最后归宿，此即所谓“殊途同归”。“殊途”指教师要根据不同的学生采取不同的方式，并且引导学生在学习中发挥自己的优势；而“同归”则指教学始终要朝着培养全面发展的人这一目标，努力培养合格人才。

3. 正视差异，要立足“中间”，照顾“两头”　在统一要求的前提下，有针对性地进行教学，面向大多数学生，关注优等生和学习有困难的学生的发展，发挥他们的长处，弥补他们的短处，做到“长善救失”，把他们培养成为合格的护理人才。要做到这一点，就必须在一视同仁的基础上进行差异教学，对不同层次、不同水平的学生进行分类指导、分类练习及分类检查。对于优等生在达到统一要求的基础上，可适当提高要求，并给予指导，充分发挥其潜力。而对待暂时有困难的学生应倾注更多的指导和关怀，帮助他们分析不足的原因，挖掘他们身上的积极因素，让他们在原有的基础上充分发展，缩小与大多数学生的差距。另外，可以利用学生间的“合作学习”，使其互学互助，营造出更好的学习氛围。

4. 在制定统一课程标准时，适当增加选修课　统一课程标准可以使所有学生都达到教学大纲的基本要求。但是，学生的个别差异要求教学内容和方法要有所不同，尤其对于一些“吃不饱”的优秀学生。可以通过开设选修课的方法使他们在达到统一要求的基础上掌握更多的知识和技能，达到精益求精的效果。这可以使每个学生的特长得到发挥，是培养多层次、多规格人才的良好途径。

（七）教师的主导性与学生的主体性相结合的原则

教师的主导性与学生的主体性相结合的原则是指教学过程要在教师的指导下充分发挥学生的主动性和积极性，使之能相对独立地进行探索和学习。教师的主导作用体现在教师对教学过程的组织、领导以及对学生的启发、引导、点拨和评价。学生的主体作用则表现在学生学习的自觉性、独立性和创造性，其中自学和研究是极其重要的一个方面。教师和学生是教学过程中的两个主要因素。学生的认识过程是在教师指导下的能动的认识过程。学生是学习的主人，是认识和自我教育的主体，教师传授的知识要通过学生自己消化理解，教师不能包办代替。但是没有教师的引导，学生的认识就不可能高效和迅速。所以两者应相互结合。

在护理教学中，贯彻教师的主导性与学生的主体性相结合的原则的基本要求是：

1. 要使学生理解学习的过程，掌握正确的学习方法　自学是护理学专业学生发挥主体性的重要表现形式。自学效率的高低取决于学生的学习过程是否符合学习的规律，取决于其是否正确运用学习方法。教师在整个教学过程中都要重视对学生进行学习方法的训练，教会学生如何学习。要让学生在教师的引导下理解学习的过程，掌握学习的方法，合理安排自己学习的进程，检查自己的学习效果。一旦掌握了这些方法，学生就能够充分发挥自己的主体作用，教师的主导作用也表现得更有利。

2. 激发学生的学习兴趣及求知欲，鼓励他们积极主动地探索　学生的学习兴趣和求知欲是学生主动学习的前提，会受到学习动机、学习目的及学习态度等因素的影响。教师应掌握和运用激发学生学习动机的原理，帮助学生明确学习目的，培养学生的兴趣爱好，端正学生的学习态度，增加好奇心，提高学生的求知欲和学习兴趣，使学生自觉主动学习。为此，教师应该做到：①要加强学习目的性教育；②创造一种吸引学生的教学情境和气氛，使学生产生一种内在的学习需求，自觉地投入学习活动之中；③在教学中充分发挥教材本身的吸引力，展示知识对人类健康、社会进步和学科发展的重要性，激发学生对所学知识、技能的浓厚兴趣和探求欲望。

3. 运用启发式的教学方法，教学生学会思考，培养学生的独立性　教师要注意培养和提高学生积极思维的能力。一般可采用以下方式：①以问引思，即通过教师的巧妙提问引起学生的思考和联想。②以理导思，即通过教师灵活而充分地说理，使学生顺着教师所指的方向思考。③以变启思，即通过变换到学生乐意接受的方式来打开学生的思路。④以情发思，即通过教师饱满的教学激情和设置一种富有吸引力的教学氛围，引起学生的心理共鸣，激发学生的思维。另外教师应留给学生独立自主活动的时间，让学生独立思考，获取新知，解决问题，创造性地完成学习任务。

4. 要在尊重学生的基础上严格要求学生　教师对学生的严格要求与学生的主体性是一致的，没有严格要求，学生就不能养成良好的学习习惯，不会掌握正确的学习方法。①教师应精心设计教学环节，严格执教，为学生做出表率。②要让学生明确教学目标和要求，包括学习的总目标、每门课程的具体目标等。③在教学过程中要按照目标和要求来评价、检查学生。

严格要求必须建立在尊重学生的基础上，在师生之间应该建立相互尊重、相互信任、相互配合的关系。这就要求教师在教学过程中注意以下几点：①教师应鼓励学生发表不同见解，允许学生向教师质疑，允许学生自己发言与讨论，并积极参与学生的讨论争辩。②教师要一视同仁地与学生交往，尤其要特别关爱学习成绩差的学生。只有当学生体验到自己受尊重时，严格要求才能收到好的效果。

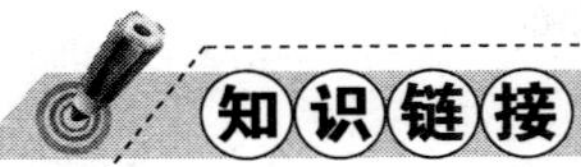

亲 师 敬 业

“君子既知教之所由兴，又知教之所由废，然后可以为人师也。故君子之教喻也，道而弗牵，强而弗抑，开而弗达。道而弗牵则和，强而弗抑则易，开而弗达则思，和易以思，可谓善喻矣。”

易解：君子已经知道教育之所以兴盛的原因，也明白教育之所以衰落的道理，然后就可以为人师表了。所以君子的教化是善于晓喻，让人明白道理，只加以引导，而不去强迫别人服从；对待学生严格，但并不抑制其个性的发展；加以启发，而不将结论和盘托出。只引导而不强迫，使学习的人容易亲近。教师严格而不压抑，使学生能够自由发挥，得以充分发展。只加以启发而不必全部说出，使学生能够自己思考。使人亲近又能自动思考，这才是善于晓喻了。

（八）专业性与综合性相结合的原则

专业性与综合性相结合的原则是根据教学目的和护理学专业人才培养目标而提出的。明确的专业培养目标是护理教学过程必须遵循的基本要求，而教学活动又是为了实现专业培养目标而开展的。护理学专业的培养目标是使学生在毕业前就获得基本的护理学专业知识、技能并做好专业思想准备，为其从事护理学专业活动奠定坚实的基础。然而，当代学科的发展既具有高度分化又具有高度综合的特征，护理学专业也不例外，它是一门帮助人恢复、保持和增进健康的学科。由于人的复杂性、多面性，以及其活动的广泛性、综合性等特点，决定了护理学专业的人才既要具备专业知识，又必须掌握社会、人文科学等方面的知识，才能适应和满足现代护理学科的发展。因此，不应狭义地理解专业目的性或职业倾向性，而应把明确的专业性与必要的综合性有机地结合起来。

在护理教学中，贯彻专业性与综合性相结合原则的基本要求如下：

1. 建立合理的知识结构和必备的能力结构　护理教学的课程设置、教材选用和教学活动的组织，应以社会对不同层次护理学专业人才的需求为依据，合理分配公共基础课、专业基础课及专业课程的比例，并设立选修课，使学生既保证掌握主要的护理学专业知识，又通晓相关学科的知识。在智力结构方面，既要根据不同学生的层次提出相应的能力要求，又要侧重培养护理学专业能力，如动手、观察、人际交往及评估等方面的能力。

2. 注重各门课程和各种教学活动的整体化效应　护理教学中，各门课程与各种教学活动是一个有机组合的整体，在培养护理人才过程中共同发挥作用。因此，在整个教学过程中，应注意加强各门课程的联系，根据课程的特点、要求综合协调地使用各种形式的教学活动，发挥最佳的教学效果。

3. 专业方向性教育与职业道德教育同步进行　明确的专业方向能激发学生的学习动机，

使学生积极主动地参与学习过程，提高学习效率。护理职业道德是护理工作者必须具备的道德责任和义务，是护理工作者必须遵循的行为规范。教师在教学过程中除了正面教育外，还可通过反面实例、隐蔽性课程如参加校园文化、社会活动、各种仪式等形式给学生以有趣、持久、潜移默化的影响。

（九）直观性与多样性相结合的原则

直观性与多样性相结合的原则是指教师在教学中利用学生的各种感官和已有的经验，充分运用各种直观手段、形象的语言，为学生提供丰富的感性材料，使知识具体化、生动化，为学生掌握理性知识打好基础。它有利于学生感知新知识，发展学生的认识能力，特别是观察能力。另外，它还可以集中学生的注意力，活跃课堂气氛，激发学生的积极性，提高学习效果。

在护理教学中，贯彻直观性与多样性相结合原则的基本要求如下：

1. 遵循人类的感知规律　教学过程是一种特殊的认识过程，它必须符合人类的认识规律：即从感性到理性、从形象到抽象。感性的、生动形象的知识有助于提高学生学习的积极性，有助于学生理解和掌握抽象的知识。另外，直观学习是通过人的感觉器官去认识事物、获取知识的，学生掌握知识总是从感知开始的。因此，教学过程必须遵循人类的感知规律，如感知任务的明确程度、图像与背景的差别、图像各部分的组合、图像活动性及多种感官协同作用的规律。只有综合运用这些规律，才能取得良好的教学效果。

2. 根据教学内容和学生的特点正确选择直观手段　直观手段是多种多样的。从大的方面来说可以分为：直接经验、实践、教师形象化的语言和直观教具。其中直观教具又包括：实物（如标本、临床病人等）、形象物体（如各种挂图、模型等）、象征性教具（如图表、图解等）及现代化教学手段（如各种实验设备、声像材料、多媒体手段等）。直观的目的不是为直观而直观或停留于直观，而是提升到思维。教学中应选择哪些直观手段，要根据学科特点、教学内容和学生特点来确定。应该特别强调的是，直观是教学的一种手段，而不是目的，故在教学中应根据需要选用直观材料并注意其典型性与代表性，切勿滥用。

3. 直观手段的运用与教师讲解相结合　直观手段只是一种教学辅助方法，教师应用适当的教学方法，结合书本知识引导学生理解事物的特征及其相互关系等知识。在教师的指导下，学生有目的地进行细致的观察。教师通过提问，引导学生把握事物的本质、特征；通过讲解，解除学生在观察过程中产生的疑问；促使学生全面、深刻地掌握知识，以最佳的方法获取知识。

4. 充分发挥语言的直观作用　语言直观的特点是可以不受时间、空间和设备条件的限制，可以把学生已有的感性经验与所学教材结合起来，充分展示其形象性。在条件受到限制时，护理教师可以用生动形象的语言讲解，以引起学生的想象，唤起生动的表象，给予丰富的感性认识，帮助学生理解抽象的知识。

5. 创设情境，强化感知效果　根据感知规律创设具体、可感的情境，不仅会调动学生的多种感官共同参与，而且容易激发学生的兴趣和求知欲，培养学生勤于观察、善于观察的良好习惯。

（十）巩固性与质效统一的原则

巩固性原则是指在教学过程中使学生牢固地掌握各门学科的基本知识和技能技巧，能在学生记忆里随时再现已掌握的知识并在实际中运用这些知识。这是根据人类知识保持与记忆过程的心理特征而提出的。质效统一原则是现代教学追求的目标，要求教学要有明确的质量和效率意识，通过优化教学过程，把教学的高质量和高效率结合起来。巩固性原则有利于学生在短时间内掌握大量的知识信息，提高教学质量，完成教学任务；质效统一的原则符合高等护理教育的办学要求，是护理教育生存和发展的根本。

在护理教学中，贯彻巩固性与质效统一原则的基本要求如下：

1. 使学生透彻地理解教材　理解是巩固的基础。学生掌握知识的程度与其对知识的理解程度密切相关。所以，教师在教学中要条理分明、逻辑严密、重点突出、形象生动，力求使学生感知清晰、理解深刻及听懂学会；学生学习要集中注意、手脑并用和深入思考。要防止学生死记硬背、有口无心，否则学生就不能将新知识纳入他们原有的知识体系中去。

2. 合理地组织复习、练习及考核　合理的复习、练习和考核是巩固知识及技能，加深理解，帮助查缺补漏的主要方式和有效措施。复习和练习可以使学生学过的知识得到充实，把前后知识联系起来，使知识条理化、系统化、综合化，从而加深印象；同时，可以培养学生运用知识的能力。①复习并不是学习过程的机械重复，而是对所获信息进行创造性加工、编码重组的过程；通过复习，学生可以加深对知识的理解和记忆，也能够检查纠正记忆中的错误。教师在组织学生进行复习时，一方面要对学生的复习进行科学指导，如及时复习与反复阅读相结合，集中复习与分散复习相结合；另一方面要注意采用多种形式，如学期开始复习、经常性复习、阶段性复习及期末总复习等。②在练习时，教师应注意练习水平的梯度和内容形式的多样，关注学生在练习过程中的反映及出现的问题，及时指导和矫正。使学生在运用知识的过程中理解、掌握知识间的联系和规律，让学习进入良性循环的轨道。③考核是对学生学习结果的检查，可以促进学生复习。教师应该结合教学进程和需要对学生提出要求并考核，以便发现不足，采取弥补措施。除了教师主动采取的考核以外，还应指导学生进行自我检查和评价。

3. 指导学生采用科学的记忆方法　教师要让学生掌握记忆规律，不断训练，发展学生的记忆力。多种感觉协同记忆法、反复阅读与尝试回忆法、编写提纲或口诀记忆法、联想记忆法及趣味记忆法等，都被证明是好的记忆法。护理教师要在教学中结合教学内容，教会学生使用不同的记忆方法，可以增强学生对记忆的信心和对所学知识的记忆效果。

4. 努力提高教学效率　护理教学中每门课程的信息量都很大，但学时数有限。因此，教师应在课前全面、科学、合理地规划教学时间，备课时考虑周详；在课堂上充分利用教学时间，做到定时低耗，发挥教学活动的最高效率。同时，要求学生把“课前预习”、“认真听课”与“课后复习”有效地结合起来。

5. 追求教学质效的统一　教学质量是所有教学活动的生命力，而教学效率则是教学或教育的发展力。质量不高或没有教学质量，教学就没有生命力，也就失去了存在的价值；效率不高或根本不讲究效率的教学根本就没有发展的能力和价值。因此，在教学中教师必须把教学质量与效率统一起来，在追求质量的同时注重提高效率，使教学水平上升一个新的台阶。

以上各条教学原则相互联系、相辅相成，从整体上或从不同侧面反映了教学的基本要求，构成了较完整的护理教学原则体系。教师在运用上述教学原则时，既要注意发挥各自的独特作用，又要注意发挥教学原则的整体作用，将它们有机地结合起来，不断提高护理教学质量。随着护理教学实践的不断发展和人们认识的不断深入，护理教学原则的体系会更加完善。

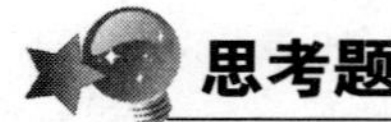

本章小结

护理教学过程是实现护理教学目标的重要保证，护理教师只有明确护理教学过程的基本要素、特点和功能，掌握护理教学过程的基本阶段和基本程序，才能有效地实施护理教学活动。教学规律是教学活动各要素之间内在的、本质的联系，它制约着教学活动的各个环节；教学原则是教学活动顺利开展所必须遵循的教学基本要求，护理教师只有正确认识和理解护理教学规律及教学原则，并在护理教学实践中自觉地遵循这些护理教学规律和教学原则，才能保证护理教学过程有序、高质、高效地开展，实现教学目标，达到教育目的。

（周　芸）

思考题

1. 护理教学中如何处理好教师的主导和学生的主体之间的辩证统一关系？
2. 教学过程中，教师为什么既要教书又要育人？如何在具体教学过程中实施？
3. 依据护理教学规律，谈谈如何提高护理教学质量？
4. 结合你的教学或学习体会，阐述如何贯彻护理教学原则。
5. 应用所学知识选择自己熟悉的内容，尝试书写一份教案。

第七章

护理教学方法与教学媒体

学习目标

识记：

1. 能正确说出常用护理教学方法的分类、作用特点及运用的基本要求。
2. 能正确列出选择护理教学方法的依据。
3. 能正确叙述教学媒体的基本类型、功能及使用要求。

理解：

1. 能用自己的语言正确解释下列概念：
   教学方法　讲授法　讨论法　角色扮演法　以问题为基础的教学法　教学媒体
2. 能正确比较常用护理教学方法，正确说明它们各自的作用特点。
3. 能正确解释常用护理教学方法的教学程序。
4. 能举例说明现代教学方法改革的主要趋势。
5. 能举例说明使用普通及电化教学媒体的要求。

运用：

1. 能应用所学知识，判断一节课中应用的教学方法与教学媒体并分析其使用效果。
2. 能正确选择并应用常用护理教学方法与媒体进行一次模拟教学。

教学方法和教学媒体是教育系统中的重要组成部分，各种教学形式的展开必须借助于一定的教学方法与教学媒体，同时教学方法和媒体的选择是否恰当、使用方法是否正确，都会极大地影响到教学的效果。因此，教师教学方法和教学媒体的知识和技能直接影响教学任务的完成以及教学目标的实现，进而影响整个教学系统功能的发挥。本章将主要介绍护理教育中常用的教学方法和教学媒体，以及这些教学方法和教学媒体的使用方法、优缺点及注意事项。

第一节　护理教学方法

学校培养人才的任务主要是通过教学实践过程来完成的。在整个教学过程中，“教”必须借助一定的方式方法才能完成教学计划和实现教学目标。因此，教学方法在教学过程中具有重要的作用。在目标、内容确定之后，教学方法的科学与否直接关系到教学效果的好坏。因此，教学活动必须采用适当的教学方法，才能顺利完成知识内容的授受，实现教学目标。教学方法一般是由教师选择、设计之后加以运用的。

一、教学方法概述

（一）教学方法的概念

教学方法（teaching methods）是教师为完成教学任务所采用的手段，或者说教学方法是教师实现教学目标的手段。借助于不同的教学方法，教师能够引导学生掌握知识，形成技能、技巧，培养良好的道德观念，从而发展学生的认识能力。

教学方法是教师、学生、教学内容密切联系的纽带，是提高教学质量的保证，方法的选择会影响教师的威信和师生关系，并最终影响学生的身心发展。教学方法的选择应依据教学内容和教学目标而定，同时应考虑学生的认识规律。

内容决定方法，是方法的源泉；方法源于内容，揭示内容存在的逻辑和结构关系。教学方法应该是教法和学法的统一，即教师和学生采用什么样的行为方式进行教和学。具体地讲，是指教师采取什么样的方式呈现、再现教材内容；学生采取什么样的学习方法感知、记忆、理解教材内容；师生之间如何处理好教与学的关系，如何相互作用。

（二）教学方法的特征

1. 教学方法的工具性　教学方法的工具性表现在知识内容的加工必须借助一定的方法。教师通过使用不同的“工具”——教学方法对已知内容的加工，引导学生加工他们未知的内容。一般来说，有什么样的内容就有什么样的加工方法。教学方法不仅是加工知识内容的手段，而且蕴含着潜在的智力价值，一旦被学生内化为自己的思维方式和行为方式，就可以提高加工知识内容的能力。

教学方法的工具性还表现在教学方法是教学过程和教学结果的统一。重视方法加工的结果固然重要，因为它直接反映一个人已有知识成果的积累程度。但是方法加工的过程更为重要，因为它可以帮助学生沿着知识的轨迹去思考、探索，去体验痛苦、焦虑、喜悦和激动等种种情感，在获得知识成果的同时获得科学的方法，成为学习的真正主人。

2. 教学方法的互动性　教学方法的互动性表现在师生行为的相互影响上。教师讲授精彩，学生听得津津有味；学生提问，教师给予解释、点拨。因此，教学方法的有效性更多地存在于方法的互动之中，而不应该视为教师控制学习、传授知识的单向活动。

教学方法的互动性还表现在教向学的认识转化上，即教学方法的工具价值在互动中的体现：把人类社会积累的知识转化为个体的知识，把知识凝聚的智力活动方式转化为个人的认识能力，把知识蕴含的道德思想转化为个体的观念、信念和行为规范。

3. 教学方法的整体性　对学生来说，任何一种学习活动都是感觉器官共同产生的效应，活动即行为。研究表明，行为是思维的基础，行为是情感和人格发展的重要内容，教师所采用的教学方法对学生思维、情感、人格的发展产生着潜移默化的影响。整体性是多样性基础上的整体性，各种教学方法在运用时是有机地联系在一起的。

（三）教学方法的构成要素

教学方法作为一种行为方式，与师生紧密相关，包括教授方法和学习方法。教师所采用的方法不仅受教学内容和教学目标的限制，而且受制于学生的年龄特征、学业成绩和能力水平。教学方法的构成要素包括以下几点：

1. 主体　构成教学方法的主体的是教师和学生。教师的职业品质和业务水平不仅影响到教学方法的选择，而且影响学生学习方法的选择。相反，学生的学习能力不仅影响学习方法的选择，而且影响教师教学方法的选择。

2. 客体　构成教学方法客体的是以各种知识形态存在的教学内容以及师生之间形成的互动关系，尤其是师生之间的互动关系会直接影响到教法和学法的有效发挥。

3. 中介　构成教学方法中介的是语言符号和技术工具，如：文字语言、体态语言、教具、学具等，它们是教和学互动的媒介。教师运用语言符号和技术工具的熟练程度是影响教学即时效果的直接要素，也是教学方法的外化表现，即外显的行为方式；学生运用语言符号和技术工具的熟练程度对教学即时效果也有间接影响。

（四）教学方法的体系和分类

由于存在多种学习类型，所以没有一种最好的教学方法，也没有任何一种教学方法可以运用于各种不同的教学情境。教学方法的分类有助于教育者认清各种方法适用的教学情境的性质、范围、条件以及与目标、内容、媒介的具体关系。根据教学过程主要的参照标准不同，教学方法可划分为不同的体系。在此，我们介绍两种教学方法体系及其分类。

1. 教学目标标准体系　根据教学目标的主要领域，即认知、技能和情感，可以将教学方法分成三类：①以认知或知识为主的教学方法，如讲授法；②以情感或态度为主的教学方法，如角色扮演法；③以动作或技能为主的教学方法，如实训法。

2. 行为中介标准体系　行为中介是指行为借以表达的媒介，如语言、技术工具等。根据学生认识活动所需要的中介不同，可将教学方法分为以下四类：

（1）以语言传递为主的教学方法：如讲授法、问答法、读书指导法、讨论法等。

讲授法是教师通过口头语言向学生完整表述教学内容的方法。讲授法是教学中最常用的方法之一。讲授是语言表达的艺术，是讲授者语音、语调、语速、表情、手势、动作、理智和激情等的综合表现，是个人心理和行为的驾驭技巧，折射出讲授者对讲授内容的熟悉程度。讲授法包括如下方式：①讲述：叙述和描绘有关现象或事件；②讲解：解释、论证、说明有关概念和原理；③讲演：叙述、分析、论证或总结事实或原理；④讲读：讲授过程中教师朗读或指导学生阅读有关教材的内容；⑤讲评：讲授过程中评价有关教材或学习的内容。

问答法是教师根据学生知识水平提出问题，学生思考、回答的方法。问答法也是最常用的教学方法之一。提问的问题类型有六种：知识性问题、理解性问题、应用性问题、分析性问题、综合性问题和评价性问题。古希腊的苏格拉底倡导“问答法”，也称为“产婆术”，通过不断地提问，启发学生思考。

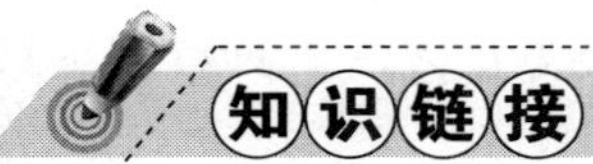

“产婆术”简介

产婆术即苏格拉底的问答法。由于苏格拉底将教师比喻为“知识的产婆”，因此也称苏格拉底的问答法称为“产婆术”。他认为，教师应该向学生提出正反两方面的问题，不断启发学生，使学生通过自己的思考得出结论。产婆术由讥讽、助产术、归纳和定义四个步骤组成。在《回忆苏格拉底》一书中，记述了苏格拉底应用“产婆术”与尤苏戴莫斯有关“正义”的问答：

“让我们把正义归于一边，非正义归于另一边。‘虚伪’应该放在哪一边呢？”苏格拉底问道。“显然应该放在非正义的一边。”尤苏戴莫斯回答。“欺骗、做坏事应该放在两边的哪一边呢？”苏格拉底问。“当然是非正义的一边。”尤苏戴莫斯回答。苏格拉底反驳道：“如果一个将领看到他的军队士气消沉，就欺骗他们说，援军快要来了，因此，就制止了士气的消沉，我们应该把这种欺骗放在两边的哪一边呢？”“我看应该放在正义的一边”，尤苏戴莫斯回答。“又如一个儿子需要服药，却不肯服，父亲就骗他，把药当饭给他吃，而由于用了这欺骗的方法竟使儿子恢复了健康，这种欺骗的行为又应该放在哪一边呢？”苏格拉底问道。“我看这也应该放在同一边”，尤苏戴莫斯回答。“又如，一个人因为朋友意气沮丧，怕他自杀，把他的剑或其他这一类的东西偷去或拿走，这种行为应该放在哪一边呢？”苏格拉底问道。“当然，这也应该放在同一边”，尤苏戴莫斯回答。苏格拉底又问道：“你是说，就连对于朋友也不是在任何情况下都应该坦率行事的？”“的确不是”，尤苏戴莫斯回答，“如果你准许的活，我宁愿收回我已经说过的”。

读书指导法是教师有计划地指导学生阅读有关教学材料的方法。学会阅读是学生基本的学习能力之一。读书指导法分两种：①一般性指导：指读书计划的指导、阅读书目的选择和时间的安排。②专门性指导：指阅读技巧的指导。

讨论法是教师引导学生交流观点、发表意见的方法。讨论法分为：①主题讨论：指师生经过精心的准备，进行比较广泛深入的交流。②即兴讨论：指师生就教学过程中产生的问题广泛发表看法。讨论的范围与问答法相比有所不同，讨论的问题可以是跨学科的，以分析、综合、评价为主，学生的参与面广、主动性强。

（2）以直观感觉为主的教学方法：如演示法、观察法和参观法。

演示法是教师形象地呈现教学内容的方法。它通常需要借助于教学媒介和身体行为，包括以下方式：图表演示、实物演示、模型演示、实验演示和动作演示。具体的演示物与各学科有密切联系，具有学科特色。例如人体解剖学科、生物学科的标本，理化课的实验，体育学科、护理学技术操作的行为示范等。演示法是配合语言类方法使用的直观方法之一。

观察法是学生独立地或半独立地感知教学内容的方法。独立观察是指学生自己组织的观察活动；半独立观察指学生在教师指导下的观察活动。观察法是配合语言类方法的重要方法之一。观察能力是学生的基本学习能力之一。

参观法是教师组织学生现场感知教学内容的方法，包括自然现场参观和社会现场参观。它是联系课堂教学和社会实践的中介方法，是配合课堂教学的主要方法之一。具有多重目的、多样内容的特点。

以直观感觉为主的教学方法是促进内部智力活动的外部条件，所教学的概念和原理越抽象，越需要配合直观的方法，但是我们不能把知识、技能的内化过程单纯地归为直观，到一定时候可以摆脱直观方法进入抽象思维。

（3）以实践训练为主的教学方法：如练习法、实验法、实习作业法、实习法。

练习法是学生通过完成某些动作或活动方式达到强化教学内容的方法。按练习的目的可分为预备性练习、训练性练习和创造性练习；按练习内容可分为心智技能练习、动作技能练习和行为习惯练习；按教学内容分解的程度可分为整体练习和部分练习；按练习时间的分配程度可分为集中练习和分散练习；按可观察的程度可分为外显练习和内隐练习。各练习法均有其适用的范围，它是学生各种技能和能力形成的基本途径，是学生必备的学习能力之一。

实验法是学生在教师的指导下或者独立地操作仪器设备的教学方法，可分为感知实验和巩固实验。感知实验是理解概念和原理等知识之前的方法，巩固实验是理解概念和原理等知识之后的方法。实验法具有双重目的，一方面培养学生的观察和操作能力，另一方面是获取新知识、新技能的手段。它是医学院校基础医学课程和专业课程常用的教学方法之一。

实习作业法是学生在教师的指导下在校内外进行实际操作活动的教学方法，它是训练学生应用能力的方法之一。尤其在护理学专业教学中，该方法有助于学生将理论知识和临床实践相结合。

实习法是联系课堂教学和社会实践的中介方法，它与练习法和实验法相比，对学生的独立性、创造性以及综合能力的要求更高。

（4）以环境陶冶为主的教学方法：如感化法、欣赏法、交际法。

感化法是教师用行动影响或言语规劝，使学生的思想行为逐渐向好的方面转化的教育方法。

欣赏法是学生在教师的指导下体验、感悟教学内容的方法。可分为三种：审美欣赏、道德欣赏和理智欣赏。

交际法是学生在与教师和其他同学相互接触中接受多方面熏陶的方法。交往的性质和内容不同对学生自身产生陶冶的作用也不同，有消极和积极之分。

以环境陶冶为主的教学方法不是靠教师向学生提出要求而进行具体的指导，而是寓教学内容于各种具体的、生动形象的、有趣的活动之中，通过创设理智和情感并存的意境，唤起学生的想象，加深学生对事物的认识和情感上的体验。

二、常用护理教学方法

（一）讲授法

讲授法（lecture）是教师通过口头语言向学生描绘情境、叙述事实、解释概念、论证原理和阐明规律的教学方法。它是教师最早使用的、应用最广的教学方法，既可用于传授新知识，也可用于巩固旧知识，且其他教学方法的运用，几乎都需要同讲授法结合起来进行。

据中外教育史记载，讲授法是最早被教师所采用的教学方法之一。过去的教学，多以讲授法为主，其原因有二：一是因为缺乏书籍，只能是教师诵读或讲授内容，学生抄录；二是因为缺乏辅助教具，教师只能通过声音（听觉）这一途径来传授教育的内容。如此一来，教学过程自然呆板单调而缺乏变化，也因而不易激发学生的学习动机。随着科学技术的发展和进步，教师已可以大量使用教学的辅助器材，但讲授法这种历史悠久的教学方法并未被时代所遗弃。目前，无论中外，讲授法仍然是最常为各级学校教师所采用的教学方法之一。学生接受的效果除了教师讲授水平和学生接受能力的因素外，还涉及对讲授作用实质的认识。讲授的实质是教师用自己的理解去帮助学生理解，但不是替代学生理解。

1. 讲授法适用的情境　讲授法比较适合用来传授系统的知识。虽然此法的教学过程比较呆板，但却是依照知识体系，有系统地、合乎逻辑顺序地将内容教给学生，这是其他方法不易做到的。因此，讲授法是认知领域教学中较常用的方法。特别是知识结构越严密、体系越完备越适合用讲授教学法。

2. 讲授法的教学程序　讲授者的讲授程序应当与学习活动中学习者的内部心理过程相吻合，因此，讲授者必须遵循一定的步骤。以下介绍“九段式”教学法的教学程序。

（1）确定教学目标：确定明确而具体的教学目标。教学目标既能从整体上把握一节课的教学，又为课堂上每一阶段的教学提供了依据，同时也为课堂教学评价明确了标准。因此，在进行课堂教学设计时，首先是按照制订教学目标的要求确定教学目标。

（2）导入课题：向学生说明学习的课题和目标，交代学习的步骤和方法，刺激学生主动学习获取知识的欲望。导入的方法是多种多样的，可以是开门见山的方法，也可以是各种间接的方法。此步骤的目的主要在于引起学生的学习兴趣，激发学生的学习动机或为整个内容建立一个参考的基点或框架。同时也有承上启下和指引学生注意并将其引导到待定的学习任务上来的作用。

（3）提供材料：提供丰富、具体的感知材料，使学生形成生动、充实的表象，以便更好地理解书本知识。例如，由教师讲述或让学生回忆有关事物、现象、外部特征或发展过程等。有时还可运用各种直观材料让学生进行观察，使其对学习内容进行充分的感知，为概念的形成和结论的得出打下基础。

（4）分析综合：逐步对教材进行理解和概括，使学生形成科学概念。在学生掌握大量材料的基础上，可通过一系列的提问，引导他们理解事物，探究现象的本质及找出事物间内在的联系，以便得出新的结论或形成概念。此步骤可使用类比、分析、综合、抽象及概括等多种方式，使学生分清主次，找出原因和结果，认识现象的本质，从而掌握科学概念和事实。

（5）得出结论：明确概念的内涵和外延，使学生达到对事物的现象及本质的认知。对于事实或现象进行分析的目的是要得出明确的结论或者形成概念。不仅概念的形成过程要科学，概念的表述也要科学、准确、清晰和简练。

（6）巩固阶段：检查学生的理解程度，使其巩固所学知识。当一个学习内容完成以后，要通过提问让学生做口头回答或书面作业，使他们运用刚学过的知识分析和解决问题，真正将其所学习的书本知识转化为自己的精神财富。

（7）判断理解：判断学生知识掌握与能力发展情况。根据口头或书面作业，教师准确分析学生在知识或技能上存在的问题。对于正确的反应给予肯定或鼓励，对于错误的反应要指出其发生错误的原因，并进行必要的补充和讲解，使学生理解和掌握，然后进入下一课题或结束课程。

（8）是否有新课题：在课堂教学中有时不是只有一个课题，当一个课题结束后还要进行第二、第三个课题等。本书介绍的教学程序框架只针对一个课题而言，如果有两个以上课题时，当第一个课题结束以后，就要回到程序的第二步，导入第二个课题，重复以上的过程。如此循环往复，完成一节课或一个单元的教学任务。

（9）结束：一节课的结束大致有两种方法。一种是对所学内容进行系统的整理和总结，使学生获得一个完整的概念或过程，这种结束方法叫封闭式结尾。另一种是将所得的结论拓宽延伸，提出新的问题，促使学生更深入地思考，但并不给予确切的结论，这种结束方法叫开放式结尾。

由于“九段式”教学法的教学程序过于复杂，在实际教学中可以采用简化的“五段式”教学法，同样可以收到较理想的效果。“五段式”教学法的教学程序为：①陈述教学目标；②揭示纲要；③详述内容；④综述要点；⑤效果评价。教学过程是复杂的，因此，教学过程既要体现出程序的阶段性，但又不是固定不变的。教师要根据具体情况进行分析、处理，依靠自己的经验和智慧，引导学生学习和掌握更多的知识。

3. 讲授法的应用技巧

（1）精心设计导入语：导入语也称开场白，其目的是集中学生的注意力、激发学生的学习兴趣、充分调动学生的好奇心，使学生尽快进入学习的最佳状态。导入的方式各式各样，比如直接导入、复习导入、悬念导入、提问导入、故事导入、联系实际导入及实验活动导入等，教师可结合自身的特点，根据不同的教学对象和教学内容设计导入语，尽量使导入语具有针对性、启发性、新颖性、趣味性、简洁性和灵活性。

（2）严格把握讲授内容：讲授的内容应根据教学目标设定，避免不着边际、即兴而谈；讲授的内容应以确凿的材料为依据，保证内容的正确性；同时讲授者应熟悉教学内容，将知识融会贯通，用教师的理解帮助学生理解。

（3）掌握提问的技巧：为集中学生注意力、训练学生思维、突出教学重点和难点等，教师可以在讲授过程中精心设计一些问题。问题应简单明了、难度适宜，有一定的启发性、新颖性和灵活性。对学生的回答教师应给予充分肯定式的反馈，也可针对不足进行启发或提出期望。

（4）合理运用教学语言：教师必须注重和不断提高自己的语言修养，做到发音准确清晰、音量大小适中、语速快慢有度、语调抑扬顿挫、语句通顺流畅和词语丰富生动，用情感丰富的语言感染学生，促使学生跟着教师的思路走，在获得知识的同时受到美的熏陶。

（5）注意非语言行为：保持与学生的目光接触，不仅有利于教师随时观察学生的反应，通过适度的目光交流，还可以传递教师对学生的关注、鼓励，使学生保持高度的注意力。此外，教师恰当的动作与体态也可以表达难以用语言表达的感情和态度，加强语言的感染力。

（6）随时调整讲课速度与方式教师在讲授过程中应根据学生的接受情况及时调整讲授的速度和方式，发现学生对某一知识点存在疑问时，应适当改变教学策略，比如使用举例、比喻等。

4. 讲授法的优缺点及改进策略

（1）讲授教学法的优点：①方便：讲授教学法不受时空的限制。教师在任何时间、任何场地均能使用。②经济：讲授教学法不需要太多、甚至不需要任何辅助器材。特别是对于那些教育资源比较缺乏的国家和地区，讲授法无疑是最实用、最可行的方法。③省时：讲授法主要通过言语向学生传递信息，可在有限的时间内传递大量的信息，对于有教学进度压力的教师来说，讲授法是较能切合实际的方法，这正是当前多数中、小学教师乃至高校教师采用此法的主要原因之一。④可以训练学生的听力：感官是人类认知的主要来源之一。而听觉又是其中非常重要的途径。通过讲授法，可训练学生从声音中掌握讯息、捕捉意义，进而将之转化为系统的知识。

（2）讲授法的缺点：讲授教学法本身有两个固有的缺点：①单向式教学，难以实现教学互动。由于讲授法主要是教师经由讲述（声音）将教育内容（信息）传给学生，而学生又是将教师所教的内容记录下来，所以在这种教学过程中，师生间的沟通完全是单向的，教师完全居于主导地位，而学生则居于被动地位。整个教学过程自然因缺少变化而易造成呆板枯燥，不易激发学生的学习动机和兴趣。②刺激源变化少，学生不易集中注意力。成人在讲演中能集中注意力的时间长度大概是1小时，而中学生只能是20～30分钟。如果在教学过程中，教师未能穿插其他的方法，如问答、讨论及练习等，或未能使用教具增加刺激源，或教师本身语言表达技巧不佳，在单调的声音刺激下，学生自然容易出现弹性疲乏，而无法长时间集中注意力，长此以往，教学效果自然下降。

（3）讲授法的改进策略：①建立师生间的双向沟通。海曼（Hyman）建议应把师生间单一的系统改为一个回路系统。即：在教学过程中，教师应适时地穿插问答或讨论，让学生的信息也传达给教师，以便让教师了解学生是否听懂，进而调整或修正其教学行为。②调整讲授时间比例，穿插其他教学方法。为了兼顾教学进度和教学效果，当教师在使用讲授法时，应适度调整讲授所占的比例。其方式有三种，第一种方式：在一节课中，花35～40分钟时间讲授，然后留10～15分钟让学生讨论或发问。第二种方式：可将一节课分为两个段落，前后各约20分钟讲授，中间则穿插讨论、问答或练习。第三种方式：可将全单元三分之二时间用作讲授及问答，最后留三分之一时间供讨论。③配合教材适时适量地使用教学媒体与教具。为了避免教师所提供的信息刺激源只有声音一项，教师应结合教材内容，根据实际需要，适时适量地增加视觉方面的刺激，如挂图、投影片、幻灯片、图片、实物、模型或录影带等。一方面可以吸引学生的注意力，激发学习动机；另一方面，可以协助解释部分教学内容。使用媒体和教具时需注意，他们都是辅助工具，只是手段而不是目的，万万不可本末倒置，将教学工作完全依赖他们去做；同时也应注意，教学时刺激太少或不变，固然学生注意力不易持久，但刺激太多，学生眼花缭乱，目不暇接，反而会分散注意力。所以使用教具或媒体时要按需合理使用（详见本章第二节）。

（二）讨论法

讨论法（discussion）是学生在教师的指导下，以全班或小组的形式，围绕某个问题，发表看法和交换意见，通过讨论或辩论活动，相互启发，获取知识的一种教学方法。讨论法的基本形式是学生在教师的引导下借助独立思考和相互交流来学习。讨论法有利于发展学生的人际交往技能，培养学生的思维能力、语言表达能力以及问题解决能力。

1. 讨论法适用的情境　讨论法比较适合教授应用概念和学会解决问题的技能，也适合于旨在改变学生学习态度的教学。对讨论这种活动方式具有浓厚兴趣，同时具备一定的分析问题和解决问题能力的学生更适合采用这种教学方法。如果学生在平时训练有素，而且喜欢集体讨论的方法，讨论中就能积极参与，使讨论充满自动、自发，且具有民主、活跃的气氛。教师在平时教学时，应有意地设计各种情境，或设计各种困难的问题，让学生练习分析并设法解决问题，经过长期的训练之后，学生就会具备相应的能力、培养出民主的风度。

2. 讨论法的教学程序

（1）决定讨论的问题（即选题）：选择恰当的论题是保证讨论达到预期效果的首要条件，在准备阶段，教师应认真研究讨论的主题。选题的基本要求是：第一，论题要能体现讨论的具体目的。如目的在于加深学生对知识的理解，就应在重要的基本理论问题上选题；如目的在于新知识的应用，就应选择具有理论意义的实际问题或案例等。第二，论题的内容和表述要有启发性，并有讨论的余地，能引起学生解决问题的愿望和积极的思维活动。第三，论题的难易度应符合学生的水平并考虑学生的负担。讨论的内容大都是教材的重要内容或与教材有密切关系的问题，或是社会上最近发生的重要新闻，适合引用为教材的补充资料。讨论内容可以由教师提出或由学生主动提出。

（2）指导分组：常用的分组方式有机械分组、友谊分组、兴趣分组和成绩分组。影响分组数目及每组人数多寡的因素包括教室和场地空间的大小、参加活动的人数及讨论问题的多少。一般来说，小组以5~6人为宜。当学生缺乏分组经验时，教师应在事前善加指导。分组后，每组推选一个组长，其任务是负责分配工作并主持小组讨论事宜。

（3）分配工作：分组后，各组即可以开始进行准备事项。先由组长妥善分配工作，然后分头进行准备（或研读教材，或收集资料，或分析及评判资料，或整理要点），彼此分工合作，积极准备。此外，由组长指定组内一个成员负责讨论时观察和记录讨论情形。

（4）进行讨论：讨论由组长主持。讨论正式开始前，先由组长报告讨论的内容，说明注意事项，设定每个人发言的时限，并鼓励组员热烈参与和发言。组长报告后即开始讨论。在讨论中需注意下列几个问题：①组长要注意使每一个问题都能得到最完满的解决。②组长要妥善控制时间，每个人的发言力求简练，并要适时转题，不要使讨论纠缠在个别枝节问题上。③记录者须将每一个人的发言内容及每一个问题所获得的结论，扼要地记录下来。④讨论期间，教师要加强巡视指导，使讨论始终围绕论题的中心展开，及时纠正偏离主题的情况，并把学生的注意力集中在论题的焦点上，使讨论步步深入。

（5）综合报告：讨论结束后，各组再聚集在一起，进行综合报告。报告的目的在于各组可以分享学习心得及讨论结果，彼此交流经验。报告者多由组长担任，或由全组推选一人，临时上台报告。在综合报告时应注意下列几个问题：①若其他小组成员对本组的内容提出质疑时，需由本组的报告人或组内其他同学答复或补充说明。②每组除口头报告外，还要向教师提交书面报告，作为考核的依据。③在综合报告进行期间，教师应根据各组报告的内容及技巧等方面的表现，做出学生成绩的初步评定。④综合报告结束后，教师应对讨论情况进行简要的总结。总结的主要内容包括：第一，对学生的发言内容加以归纳和评价，肯定正确的意见，尤其是创造性的意见，指出模糊乃至错误的观点；第二，补充教师对论题的基本观点，即带有结论性的意见；第三，对本次讨论的优缺点，尤其是讨论方法加以总结，以推动学生学习方法的改进。

（6）效果评价：评价工作可由教师组织学生共同完成，评价内容包括：准备情况、分工合作、活动目标、讨论内容、行为表现及学习心得等。学生成绩评定的主要依据是发言提纲和讨论中的表现。这无论对于保证讨论的质量还是改进成绩考核的内容和方法，都是十分必要的。

3. 讨论法的应用技巧

（1）学生轮流担任组长：组长在小组讨论中扮演着重要的角色，作为组长，必须组织讨论的开展，协调讨论中出现的问题，确保讨论的效果。因此，组长可以在讨论中获得更多能力的锻炼，同时，组长的参与性会更高。应用讨论法应注意让学生轮流担任组长，提高学生的参与热情，培养学生的组织管理能力。

（2）教师作为组员参与讨论：教师在学生讨论的过程中可以选定一组，参与到讨论中，尤其对于讨论进展不太顺利的小组，教师可以参与其中，通过教师发表观点，启发小组成员积极进行思考和发言。

（3）避免一言堂：讨论时常常会出现个别喜欢表达的活跃组员，几乎包揽全组的活动，使讨论成为了一个人的表演。此时教师不应压制该组员，以免影响其积极性，最好礼貌地提醒对方：其他组员也需要有机会表达自己的观点、发表自己的见解。教师也可转向组内其他同学进行对话，例如，教师可以说“关于这个问题，某某同学谈了自己的感受，还有谁愿意谈一下自己的观点?”对于平时常保持沉默不爱发言的学生，教师应给予他们更多的机会以训练他们的表达能力。

4. 对讨论法的评价

（1）讨论法的优点：讨论的基本特点是将教师指导、学生个人独立钻研、集体学习与交流三者结合在一起。其主要优点包括：①培养群性道德：在小组讨论中，可以培养互相合作的精神及对团体的责任心。②培养民主风度：在讨论中，大家分工合作，各自贡献自己的力量和智慧以完成团体的工作，然后共同分享团体的成功和荣誉。在共同讨论中，可以养成尊重他人人格、容纳异已意见的民主风度。③提高学习兴趣：此方法鼓励学生共同参与集体活动，共同工作，彼此讨论，改变了纯讲述式教学的呆板、严肃、不活泼的课堂气氛，从而提高学生的学习兴趣。④培养共同学习的风气：学生共同工作，共同收集资料，共同商讨，共同谋求解决问题的方法，全心全意地共同完成学习目标。⑤训练领导才能：在团体活动中，人人都有轮流担任组长的机会，这是训练领导能力的良好方法。⑥增进表达能力：在讨论过程中，学生需运用语言和非语言技巧表达自己的想法，通过多次参与小组讨论，学生的表达能力、聆听技巧等就可以得到锻炼。⑦促进学生对难点、重点问题的理解和理论知识的运用。讨论的形式也有助于学生比较、思考不同的意见和观点，提高其分析和综合能力。⑧学生在讨论中的表现，也是评价教学质量和学习效果的重要参考。

（2）讨论法的缺点：①采用讨论法教学，对于所讨论的问题，事先若没有做好充分的准备，或未收集到足够的资料，所发表的意见往往是泛泛之论，可能使问题得不到具体的解决。②在讨论时，若组长的领导能力较差，不会控制时间，往往费时劳神，使讨论达不到预期的效果。③在讨论时，组长若不善于鼓励沉默者发言，并为他们创造发言的机会，那么整个时间常被少数人所垄断，因而失去讨论法教学的意义。④在集体讨论中，教师若不事先提醒学生注意教材的研习和知识的组织，而将兴趣只专注在一般活动的形式上，学生获得的可能是片段和零碎的知识，因而降低了学生知识积累的程度。⑤相互讨论和批评，或彼此辩论，固然可集思广益，沟通观念，但是若不注意民主风范，意气用事，往往各执已见，容易造成相互敌对的状态。

（三）实训法

实训法（training）是一种偏重于技能增进的教学方法，是指在学校控制状态下，按照人才培养规律与目标，对学生进行技术应用能力训练的教学过程。实训侧重对学生进行单项技能和综合技术应用能力的训练，可以在校内实训基地进行，也可以在校外实践教学机构（如医院、社区、老人院等）进行。实训可以是单次的教学活动，比如在实验室进行“导尿”技能的训练；也可以是分阶段的一系列教学活动，比如在实验室或临床科室开展“呼吸系统疾病病人的护理”技能训练。实训的核心是让学生在真实或仿真的环境中进行专业技术或技能的训练。通过实训，学生一方面可以通过反复训练，真正掌握专业的基本技能，同时也可以在训练中体验职业特点，形成职业素养。

1. 实训法适用的情境　实训法适合于实际工作技能或职业技术技能的教学，该方法为学生提供了尽可能真实的实验室情境甚至是真实的职业环境，可以使学生把所学的知识和技能应用于真实场景。因此，专业性较强的专业，比如临床医学、护理学专业，更适合应用实训法教学。通过实训，使学生掌握一定的专业技能，以适应未来岗位的需求。

2. 实训法的教学程序

（1）设定教学目标：每次实训都要有明确的教学目标，围绕教学目标进行活动设计。对于系列性的实训项目还应分解出几个阶段性目标，根据阶段性目标组织具体活动，分步骤完成实际训练。教学目标也是实训结束后进行检查、评价和反馈的依据。

（2）制订实训计划：实训计划是依据实训的教学目标制订的，实训计划的内容主要包括：对实践性知识和技能的要求、进程、分组及成绩考评等。实训教学计划的制订应注意专业性和可操作性，可以广泛咨询校外具有丰富从业经验的专家和学者；其次，教师要确定活动场所，事先安排、设置活动场景，尤其是在校内实训室开展的教学，教师应准备好场景和器材，使实训的场景尽可能真实。

（3）熟悉实训场景：进入实训场所后，应让学生首先明确训练的情境，并清楚实训的任务、要求及标准等。训练任务一定要适合学生的程度，使学生在实训中能够得到满足，以增加学习的热情和积极性。

（4）开展技能训练：在实训期间，教师要按照实训计划，组织管理好技能的示范、练习及评价。①教师示范：教师可一边示范，一边口头解释，缓慢、清楚地展示每一个小步骤，使学生掌握每一步骤的动作要领。在学生实训过程中，教师进行个别指导与巡回检查，使学生尽快掌握技能操作要点和工作规范。②开展合适的练习：练习的方式有分散练习和集中练习、整体练习和部分练习。采取何种方式练习主要视技能的性质和学生的能力而定。一般而言，初学者宜于分散练习；学习者的能力相当高时，则较宜于集中练习。技能中的动作自成几个小单元，而各小单元的关系又不十分密切时，则宜采用部分练习法。总之，各种方式可以混合使用，可因时制宜。在技能训练的同时，指导教师应鼓励学生用所学的知识分析实际遇到的难题并启发学生提出问题，探索解决问题的途径，培养创新意识、锻炼职业道德。③评价技能的掌握情况：评价的方法，应根据教学目标及评价标准实施，务求公正客观。评价后发现错误，需及时纠正，或实施辅导教学。

（5）总结讲评：实训结束后，指导教师需针对学生实训过程中的表现、实训进展情况等进行总结，肯定成功经验，找出不足，以便在后续训练中进行改进。

（6）撰写实训报告：每次实训活动结束后学生都要书写实训报告，书写实训报告的过程也是学生进行反思学习的过程，能够对技能的发展和能力的提高起到积极的促进作用。

（7）评价实训效果：评价是实训教学的重要环节，可以起到督促学生努力完成实践操作任务的作用。评价内容一般包括完成教学目标的程度、实际技能掌握情况、完成成果的质量情况、实训的态度表现等。评价的形式可以是进行技术技能考核、撰写实训报告，也可以是进行现场观察、开展学生访谈。对于多阶段的实训项目，评价应以阶段性考评和抽查性考评为主，依据各次的考评结果对学生的实训成绩给予综合评价。

3. 实训法的应用技巧

（1）使学生明确实习的目的和要求：在开展实训前，教师可组织学生开实训动员会或在进入实习场所后明确说明实训的目的和要求，从而提高学生参与实训的自觉性和积极性，同时也应该强调实训中要注意的关键技术或知识。

（2）指导学生掌握正确的训练方法：教师可通过讲解、演示等使学生掌握正确的实训方法，提高实训的效果。

（3）恰当组织实训内容：实训过程中可以将多个技能的训练安排在同一时间进行，避免出现实训过程中有的学生处于等待实训器材而暂时无法练习的情况，提高实训的效率。

（4）有效利用实训设备：为了保证实训室等场所尽量接近临床环境，各种高仿真的实训模型、实训仪器等设备被不断地应用于教学中，教师应熟练掌握各种设备的使用方法，充分发挥设备的各项功能，培养学生的能力，同时应严格按照设备的使用要求进行定期的检查和维护，保证实训设备的完好。

4. 对实训法的评价

（1）实训法的优点：①实训是培养学生基本技能的主要方法。技能的形成不能仅仅依靠专业理论课程的学习，更重要的是要开展实训，让每个学生通过亲自动手操作，在真实或仿真情境下反复训练，以真正掌握基本技能。②实训法可以培养学生多方面的能力。实训过程中，学生需要在真实或仿真的情境中进行练习，通过解决情境中的问题，学生可以锻炼知识应用能力、问题解决能力、沟通能力及评判性思维能力等。③实训是了解职业状况、形成职业素养的有效途径。护理学专业的实训，尤其是在临床开展的实训可以让学生在实践中体验护理职业特点，形成明确的职业意识，巩固职业思想。同时，在实训过程中还可以了解护理职业动态、社会需求，感受理论知识对于未来护理工作的重要性。另外，实训过程中还可以让学生发现自身的不足，明确今后努力的方向。

（2）实训法的缺点：①实训法对教学硬件条件的要求较高。由于实训需要让每一名学生都得到练习的机会，且需要相应的实训基地，因此如果学生的数量过多或缺少足够的训练场所、训练设备，会导致实训环境难以满足学生的需求，从而降低实训的效果。②实训法对教学软件条件的要求较高。由于护理实训的特殊要求，需要有操作经验丰富的“双师型”指导教师，而目前我国实训的师资队伍建设尚不完善；此外，由于缺少实用性强、可操作性好的实训指导教材，使得实训法教学的开展存在一定的困难。

（四）角色扮演法

角色扮演法（role play）属于一种寓教于乐的教学方法。是指教师根据教学要求，使学生扮演他人角色，启发及引导学生通过角色表演和情境想象，共同探讨情感、态度、人际关系、价值及解决问题的策略。这种教学方法能够唤起学习者的感悟和激情，增加对他人的了解，并增加自身的人际交往技能。角色扮演可以分为课堂上的即兴扮演，也可以是课前已经编写好剧本的戏剧式表演。

1. 角色扮演法适用的情境　角色扮演法主要应用于需达到情感领域教学目标的课程教学，如护理心理学、护患沟通学及老年护理学等。在角色扮演中，学生通过扮演某一角色或作为观察者，真实地体验活动情境，并在潜移默化中受到教育、丰富情感，进而获得情感领域的知识。角色扮演时学生必须从他人观点出发，按照自己想象人们应有的行为去动作，因此，角色扮演法是培养学生同理心的最好方式。

2. 角色扮演法的教学程序

（1）设计问题情境：情境应根据教学目标和教学内容设计，情境应该具有一定的戏剧性，有一定冲突色彩，这样可以激发学生的表演热情，通过表演提高学生解决问题的能力。此外，情境应尽可能真实，这样容易产生移情及共鸣。

（2）挑选角色扮演者：首先进行角色分析，根据角色特点指派或让学生自愿报名参加表演。参与角色扮演的人数不宜过多，一般2～4人，以免影响观察效果。在选定角色后，教师应该指导学生根据角色特点自行编写小剧本。

（3）布置场景：主要任务是设计和确定具体情境，划定表演的行动路线，如对话、服装、道具等，并布置好相应的场景。

（4）观察者的准备：教师要向充当观察者的学生强调本次角色扮演的学习目标和注意事项，可以根据需要布置一定的观察任务。

（5）表演与观察：表演前可简单介绍表演的主题。教师应观察并记录表演者和观察者的行为，做好课堂的监控，使扮演者和观察者均投入情感，融入角色。

（6）讨论及修正：在讨论时教师可简单要求表演者和观察者描述角色扮演过程中发生的相关事件，制造彼此间相互信任的气氛，进而使学生分享活动的感受，包括表演者自己谈自己的表演体验、观察者谈自己的观后感。此外，应讨论扮演者存在的问题以及如何进行修正完善，根据需要可再次设计并进行表演。

（7）提升概括：学生根据讨论结果总结所领悟和学到的东西，把问题情境与实际经验、现行问题联系起来，获得在相似情境下解决问题的能力。

3. 角色扮演法的应用技巧

（1）角色扮演的情境必须可行：情境应尽可能是学生熟悉的人和事，保证学生有一定的经验进行角色的揣摩和想象。情境设计后教师可先进行预实验进行验证，教师需验证的内容包括：扮演活动是否适合在教室进行？角色扮演是否会给学生带来过大的压力？扮演结束后是否能引发学生热烈的讨论？角色扮演能否加深学生对角色的价值观、观点或感受的了解？

（2）角色扮演的时间不宜过长：角色扮演的脚本应短小精炼，避免长篇说教，以免引起扮演者的倦怠和观察者的厌倦。扮演时间尽可能控制在15分钟之内，最长不能超过20分钟，尤其在刚开始应用这种教学方法时。

（3）教师做好引导：在扮演前，教师应使学生清楚表演要达到的目标，必要时可进行相关示范；在表演过程中教师要加以指导和控制，使学生进入角色；在讨论和总结阶段，教师注意从多个不同侧面引导学生进行分析探讨，仔细聆听学生的表演和观察感受。

（4）及时撤离角色：角色扮演过程中，学生全身心地投入可产生大量激情，表演结束后可设计相应的活动帮助表演者走出角色，避免学生长时间停留在角色中而影响后续内容的学习。

4. 对角色扮演法的评价

（1）角色扮演法的优点：①有助于提高学生的学习兴趣。角色扮演法具有较强的趣味性，有助于调节教学气氛，激发学生参与的积极性。扮演角色的学生必须全身心地投入，背诵和记忆剧本，训练自己的表情、动作、言行和操作技能，从而极大地加深对所学内容的印象，更好地理解所学内容的内在意义，这比单纯听课更能发挥学生的学习积极性。②有助于促进学生的成长与发展。角色扮演可以帮助学生认识行为之间的因果关系及相互联系，促使学生更敏锐地察觉他人的感受，进一步增加对他人的了解。学生之间通过互动交往、相互支持与鼓励，能够增加人际交往技能，培养解决问题的能力。③提高设计和组织能力。角色扮演常常需要学生根据情境设计剧情的发展、变化，设计出情节引人、合情合理的剧本，并需要组织表演的学生进行排练，甚至需要制作一些必需的道具，这样的活动可提高学生的设计和组织能力。

（2）角色扮演法的缺点：①表演尺度较难把握。学生表演时如果全身心地投入，容易陷入角色难以自拔；如果游离于角色之外，又难以打动人。学生如果表演不当，受到同学批评或嘲笑，可能会使其有挫败感。②若准备不足，难以达到预期目的。角色扮演法要求各方面都要做好充分的准备，比如场地、道具等。如果缺少必须的设备，可能会造成表演展现不出相应的效果；如果表演者准备不充分，可能造成角色扮演流于形式，过于肤浅。③角色表演传递的信息比较局限。一次角色扮演只能关注一个主题，在相同的时间内传递的信息量较少，因此，在教学进度安排紧张时无法进行角色扮演法教学。

（五）以问题为基础的教学法

以问题为基础的教学法（problem-based learning，PBL）是一种以临床问题激发学生学习动机并引导学生把握学习内容的教学方法。PBL 把学习设置于复杂的、有意义的问题情境中，以自主学习和小组学习的形式，在教师的引导下，配合核心的学习目标，在探索性地解决实际问题的过程中，确保达到预期的学习成效。

PBL 的核心是以病人问题为基础、以学生为中心、以小组为单位的自我导向式学习，其目的是让学生在解决问题的过程中学习必要的知识，学会正确的临床思维和推理方法，提高自学能力。

1. PBL 教学法适用的情境　PBL 教学法适用于下列情境：内容指向形成相应领域的概念、规律、理论；内容是以前所学知识的合乎逻辑积蓄，如社区护理学、老年护理学等；内容可以让学生进行独立探索；内容是阐明现象之间的因果联系和其他联系等。

PBL 教学法简介

以问题为基础的教学法（PBL）由美国神经病学教授霍尔德·巴罗斯（Barrows HS）于 1969 年在加拿大麦克玛斯特大学创立。PBL 产生的背景一方面是医学知识与医学相关学科知识迅猛增长，学生超负荷学习，忙于记忆专业知识而忽视了对实践和医德的学习；另一方面是传统的教学方式不仅使学生缺乏主动学习的意识和能力，更缺乏创新精神和创新能力。该教学模式一经创立立即引起了医学教育界的广泛关注。我国最早是 1986 年由上海第二医科大学和西安医科大学引进 PBL 的，90 年代以来，引进 PBL 的院校逐渐增多。PBL 教学法的试行结果证明，此法有利于调动学生的积极性、主动性和创造性，培养学生变单向思维方式为多向思维方式，有利于学生独立思考问题，理论联系实际，灵活运用知识；加强人际交往能力和学生的语言表达能力。在培养创造型、开拓型、实用型医学人才的过程中，有传统教学法无可比拟的优点。

2. PBL 教学法的教学程序

（1）选题讲授：选取教材的全部或部分内容，教师先讲授总论、重点内容及基本概念，作为过渡。

（2）创设问题情境：由相关专家或教师设计具有一定难度，能体现学习目标并有适用价值的 PBL 案例或临床情境。在问题情境设计时要考虑以下几点：①问题的难度应适合学生的认知水平；②设计的问题应能激发学生的学习动机，有利于学生进行独立探索；③问题最好能使学生应用相关的综合知识；④问题应适合学生在自学的基础上开展合作学习；⑤问题应能培养学生的评判性思维能力及分析问题和解决问题的能力。

（3）合理分组：一般以 6~8 人一组为宜，可将不同性别、性格的学生分为一组，各组应选出组长及记录员。组长的角色非常重要，是引导课堂气氛的关键，宜选择知识面广、性格开放、对 PBL 教学感兴趣的学生担当，根据小组学生的情况，也可以轮流担任组长。

（4）明确学习问题及议题：一般由学生通过“头脑风暴”（brainstorm），根据材料中的病案、思考题等提出一系列问题，分析归纳出解答这些问题所需的相关知识、制订学习计划。问题也可以由教师提出，或者教师引导学生发现未明确的案例中隐含的问题。

（5）分工合作及自学：小组成员在组长的协调下进行合理分工。每个学生都带着问题和自己的任务进行资料的收集及自学。资料可通过图书馆、互联网查找，也可以通过咨询获得。教师应指导学生在自学时做好笔记，并对所获资料进行分析、归纳和整理。

（6）小组内部讨论：首先让每个学生将自学的内容和信息与小组其他成员分享，大家互相补充。小组运用所查找的资料重新审核并修正学习问题。

（7）课堂讨论：各小组将讨论结果带入课堂，每组选派一名代表陈述本组的意见，其他小组成员对他们的意见发表各自的见解。

（8）归纳讲评：教师对学生的回答做出反馈，并对讨论结果进行归纳总结。

PBL案例

情境一

某护士在病室巡视病人，她负责的 1 例 39 岁的女性肺癌病人对她说：“我呼吸很费力，请你替我注射药物，让我‘走’，结束我的痛苦吧。”

1. 学习问题：“病人要求停止呼吸”

2. 相关学习议题：

（1）评估病人的病情进展阶段和呼吸困难的程度。

（2）对病人进行有针对性的心理疏导。

（3）临终病人的舒适照顾。

（4）采取预防病人自杀的措施，告知病人家属等。

情境二

该护士吃过午饭回来，发现上述病人已经跳楼自尽。

1. 学习问题：“病人跳楼身亡”

2. 相关学习议题：

（1）照顾病人家属。

（2）重新检视对病人初期的反应。

（3）有罪恶感等。

情境三

病人丈夫得知病人自杀身亡消息后到达医院，在病房大声痛哭，情绪不能控制。病人4岁的女儿和2岁的儿子似乎并不明白母亲已离世，却在一旁玩耍。

1. 学习问题："面对哀伤的丈夫及失去母亲的孩子"

2. 相关学习议题：

（1）丈夫需要心理支持。

（2）了解小孩对死亡的理解。

（3）如何对家属的哀伤进行照顾。

（4）重新考虑安乐死。

（5）提供善终服务。

（6）处理护士的情绪。

3. PBL教学法的应用技巧

（1）明确PBL教学中教师的角色：教师应作为导学者、促进者及鼓励者，而非教学的中心。教师应帮助学生分析案例，找出问题与议题；提供相关知识和经验，激发学生思考，避免教师直接传授知识；提供学习资源；检查学生的自学和讨论情况；进行总结和评价。

（2）鼓励学生相互评论：教师在学生讨论过程中可以通过非直接性的提问，提示线索、结论或相反的论点引发学生讨论或争论，刺激学生进行"头脑风暴"等，避免将小组讨论变成阅读所获资料的读书报告会。

（3）编写教师指南：学生小组内部讨论需由不同教师参与并给予指导，因教师水平的差异可能会对病例的理解不同，为避免由此带来的对问题的讨论和对内容引导的差异，针对病例后的引导性问题和学生可能提出的疑问，可编写成教师指南，对每个问题提供参考答案，以统一认识。

4. 对PBL教学法的评价

（1）PBL教学法的优点：①有利于培养学生多方面的技能：PBL教学法通过促使学生从案例中发现问题、自我学习及小组讨论等形式，可以培养和锻炼学生的自我学习能力、评判性思维能力、获取信息的能力、利用信息构建知识的能力、临床推论和解决问题的能力、团队合作能力、人际沟通能力、口头表达能力以及管理时间的能力等。②有助于学科相互渗透、发展横向思维：PBL教学法是通过仔细设计的临床情境及问题来引导学生学习的，在对问题的分析、探讨和解决中，学生会运用各科知识和技能，通过整合不同学科的知识和技能解决问题，并在此过程中发展横向思维能力。③能激发学生的学习积极性：PBL教学法主要通过学生自学和小组讨论完成教学任务，学生可以自由选择最适合自己的学习方法，小组讨论是在一种轻松、主动的学习氛围中进行，学生能够自主地、积极地畅所欲言，充分表达自己的观点，使学生成为学习的主体，所以PBL能够提高学生的学习兴趣，激发学生的学习热情。

（2）PBL教学法的缺点：尽管PBL教学法是一种目前被公认的有效的教学方法，但在具体实施中还存在着一些问题和困难：①学生习得的知识缺乏系统性：PBL以问题为核心，通过解决问题，学生只能掌握所涉及学科的部分知识点，无法掌握这些学科全部的知识。而且，PBL教学法设计中也很难顾及传统教学中先易后难、层层递进的学习顺序。上述状况极易导致学生学习的知识缺乏系统性。②对师资质量要求高：PBL 教学法打破了各学科间的界限，所需要的教材与传统教材完全不同。PBL 教学法要求教师课前设计出一套既能调动学生积极性又能体现教学目标的临床情境和问题，这对教师而言无疑是一项复杂而又艰巨的任务。此外，开展 PBL 教学，教师要有较强的辅导技巧和应变能力，需要不断地进行知识更新。因此 PBL 教学法对习惯了传统教学的教师提出了巨大的挑战。③对教学条件要求高：要顺利开展 PBL 教学，学校需要为学生提供充足的学习资源，如参考书、图书馆、电化教学设备等，这就需要足够的教学资金来支持。另外，PBL 采用小组教学方式，需要每一组配备一名辅导教师，这对师资的数量也提出了更高的要求。④学生特点不同会影响教学效果：学生不同的学习背景、性格特点、思维方式、表达途径等都会影响其对 PBL 的理解、体会、接纳和适应，从而影响 PBL 的教学效果。

（六）计算机辅助教学法

计算机辅助教学法（computer assisted instruction，CAI）是以计算机为工具、以学生和计算机的交互式人机对话方式进行的教学。计算机辅助教学法是随着计算机技术的发展而产生和发展的。由于采用了计算机辅助教学，学生不再仅仅是向教师学习，而且还可以通过知识库、专家系统、课件光盘及网络等进行学习。

计算机辅助教学系统由硬件系统和软件系统组成。硬件系统包括：CPU（控制器和运算器）、存储器、输入设备和输出设备。软件系统包括：操作系统、各种形式的课件、题库、教学管理系统及其开发与支持环境软件。实施的形式为教师将授课内容进行组织和设计，通过电脑语言将资料输入计算机，再通过计算机画面呈现给学生。教师承担开发教学课件的任务，学生则通过运行教学课件进行学习。这种教学方法可以将教学内容形象地展示给学生，使教学具有形象性、新颖性，同时计算机辅助教学还具有高效性、便利性的特点，尤其对于成人教育具有独特的优势，可借以开展远程教育和开办开放大学。

目前 CAI 系统通常采用的教学模式有以下几种：①在计算机辅助下开展已学知识的练习。教师在计算机上编排题目并设定答案，学生每做完一道题目就能获得即时的信息反馈。②通过在计算机上预先编制教学内容，由计算机扮演讲课教师的角色，实现个体化教学，或通过局域网设定、网络的应用等，使学生能够与计算机之间进行比较自由的“谈话”，满足个别指导、远程教学的需要。③教师利用计算机创造一个带竞争性的学习环境，让学生在游戏中学习，游戏的内容和过程与教学目标相联系。④借助计算机开展模拟教学。用计算机模仿真实现象（自然的或人为的现象），并加以控制，如静脉模拟注射训练。目前高仿真模拟教学在护理教育中的应用越来越广泛。借助计算机软件功能及数字模型技术，高仿真模拟人可以模拟多种生理功能，模拟人可表现出各种病患的相应症状和体征，使学生可以以护士角色对病人进行各项护理，从而发展综合护理技能，培养学生临床思维和综合判断能力、沟通能力及团队协作精神等。在具体的教学过程中，应根据教学内容表达的需要和教学目的的要求，在同一课程不同的内容或不同的教学环节中交叉使用上述教学模式。

三、护理教学方法的选择与运用

（一）教学方法的选择依据

在整个教学过程中，教师对教学方法的选择是否合适，是影响教学质量的一个重要方面，教学方法的选择是以教学效果为根本依据的。选择合适的教学方法是提高教学效果的重要前提。从宏观角度看，我们所介绍的教学方法具有广泛的适用性，从微观角度看，每一种教学方法又有其适用的范围。

制约教学方法选择的因素十分复杂，有些比较明显，有些则十分隐蔽；有些制约作用较大，有些则影响较小；有些很直接，有些则比较间接。按照这些因素与教学过程之间的关系和影响的方式，可以将影响教学方法选择的因素分为外部因素和内部因素两大类。

制约高等学校教学方法选择的外部因素主要包括三个方面：社会生产力，科学技术的发展水平，经济、政治制度与体制及文化传统。比起外部因素来，内部因素对教师选择教学方法具有更明显的作用，也是教师有意识选择教学方法的主要参考。

对教学方法选择具有制约和影响作用的内部因素可大致分为直接与间接两类。其中，内部因素中的间接因素包括：①根据教育目的而制订的各专业的培养目标。②根据教育理论和社会需要而制订的教学原则。③教师对学生学习的规律性的认识。④教师对师生关系、课堂气氛的理解等。上述间接因素与外部因素纵横交错在一起，常常难以分清。其区别主要在于，内部因素往往是教师主观上自觉认识到的，并在选择教学方法时作为参考；而外部因素常常是不易自觉地加以考虑和参照的因素。

内部因素中的直接因素主要有：教学目标、教学内容、教学事项、学生的特征和教师的素质和个性。这些因素对教学方法的选择关系非常重大。从某种意义上讲，熟练掌握和运用教学方法的一个重要组成部分就是对制约教学方法选择的内部因素中的直接因素有明确的认识，并在实践中作为主要参照。下面重点介绍这些直接因素与教学方法选择的关系。

1. 教学目标　对教学方法的选择起直接导向作用的应是教学目标。方法是达到目的的手段，目的是借助方法来达到的，两者密不可分，教学方法总是为一定的目的服务的。因此，在所有的内部制约因素中，教学目标是教学方法选择所要依据的最重要因素。亦即，一种教学方法是否合适，最主要的衡量标准就是看这种方法对于实现教学目标是否起到应有的作用。教学目标有知识、技能、情感三领域的内容，每一个领域目标的实现都需有与该领域目标相匹配的教学方法。每节课的教学目标和要求不同，采用的教学方法就不一样。如果是要求学生掌握基本的概念、原理，可以讲授法为主；如果要求学生形成某种动作技能，就需在讲解要点的同时，做恰当的动作示范。

在高等学校的教学中，为达到一个教学目标，常常需要几种方法相互配合或优化组合。在这种情况下，往往要经过多次的实践才能确定哪种组合是最优化的，是最有利于达到教学目标的。显然，判定一种教学方法或一组教学方法是否有利于实现教学目标，其前提条件就是要能够确定该目标是否可以通过该教学方法来达到。

每一种教学方法就其本质来说，都是辩证的，它们都有优缺点。同一目标可以选择不同的方法来完成，同一种方法也可以实现不同的教学目标。由于长期以来，我们偏重认知目标的教学，教学方法的选择也多注重认知因素，妨碍了学生的全面发展。因此，加强实现情感和技能类目标的教学方法的选择具有重要意义。

2. 教学内容　教学方法依教学内容而存在，教学内容的逻辑要求制约着教学方法。一种教学方法只有当它适合于教学内容的逻辑要求时，才能称为科学的教学方法。在教学活动中，学科不同和教学内容不同对教学方法的选择产生重要影响，两者有着密切的联系。这种密切性可以通过三个方面来理解：第一，教学过程主要是一种认识过程，必然要根据不同的认识对象采取不同的方法。这是因为，不同的学科、同一学科的不同内容其认识的规律有所不同，因此就必须依据这些规律采用不同的教学方法。第二，不同学科、不同内容本身的特点不同，也需要用不同的教学方法来传授。例如，社会学多采用社会调查法，卫生统计学要做大量的习题演示，化学常用实验方法，护理学专业技术操作常用示范、回示、练习法等。第三，学科之间、内容之间的不同关系也需要采用不同的方法来传授。例如，为适应课程综合化这一教学改革趋势，出现了学科间不同程度的综合形式。对于这些不同的形式，也需要配合不同的教学方法，如问题教学法就是从内容之间的相互逻辑关系出发来考虑其传授方式的。因此，具体化的学科内容乃至一节课的内容制约着具体的教学方法的选择。教师在选择教学方法时，应该尽可能考虑教学内容的具体特征。教师只有独立地对教材重新加工，同时真正地把握教材及掌握教材特点，把教材转化以形成自己的知识体系、思想体系和自己的语言，才可能在教学方法上获得选择与创新的自由权，实现教学目标，提高教学质量。

3. 教学事项　所谓教学事项，就是课堂教学中必须涉及的一些教学环节。有些教学事项是几乎每节课都要碰到的。在高等院校，课堂教学占有主要地位，因此，在考虑教学方法制约因素时，绝不可忽视教学事项这个直接影响因素。在课堂教学中要碰到的教学事项大体上包括：①向学生说明本节课或本单元的教学目标；②激发学生的学习动机；③回忆以前所学过的有关内容；④引入新内容；⑤指出新内容中的重点或难点；⑥应用新知识；⑦对学生学习情况做出评价。

国内外的教学实践证明，在课堂教学中如果包含了这些教学事项，其教学效果要比只包含其中若干项的效果好。在高等院校，对这些教学事项，往往最容易忽视的是第一项和第七项。心理学家研究成果表明，当学生在教学活动中具有明确的目的时，其学习效果明显好于不了解本单元、本节课的目标。心理学家研究成果同样显示，当学生对自己的学习情况通过教师的反馈有所了解时，其学习效果就会更好。

上述教学事项在具体实践过程中，并不是严格按照以上顺序出现的，但一般情况下，上述顺序代表了课堂教学过程中基本的逻辑顺序。

教学方法的选择与教学事项有着密切的关系。具体表现在，每一教学事项的执行，都需要一些适合的教学方法。换个角度讲，每一种教学方法都有其独特的功能或作用，这一功能或作用最适合完成某个教学事项。因此，教师在选择教学方法时，必须考虑它们在完成教学事项中所起的作用。下面举三个例子对此加以说明。

例一，高等学校目前最常用的教学方法之一就是课堂讲授，或称讲授法。讲授法最大的作用就是它能快捷地、大量而又集中地为学生提供新知识。这一特点是其他教学方法无法相比拟的。因此，这种方法对于完成“引进新内容”这个教学事项是最为合适的，但它不太适合于“应用新知识”和“对学生学习情况做出评价”这两个事项。

例二，“角色扮演”也是高等院校中较常用的方法之一。它的最大特点是能激发学生的学习热情和兴趣，因而对于“激发学生的学习动机”这个事项能发挥积极的作用。同时也可以完成“应用新知识”这一事项。但它对于“引进新内容”和“指出新内容中的重点或难点”这两个教学事项的完成作用不大。

例三，高等院校教学中另一个常用的方法是讨论法，它的优点在于能使学生尽可能回忆起以前所学过的知识，并且在讨论中最有利于抓住问题的关键。因此，它对于“回忆以前所学过的内容”和“指出新内容中重点”这两个事项的完成，能发挥最大的作用，但对于“向学生说明教学目标”就不适用了。

4. 学生的特征 学生的特征对教学方法的选择同样有着不可忽视的重要影响。

（1）选择教学方法时应依据学生的心理特征：学生的年龄不同，学习的心理过程也不一样，因为学生年龄的差异会造成在心理发展水平上的差异。例如，在初中经常使用启发式谈话的教学方法，在高中则多采用讲解的方法。在物理和化学课上常用的实验方法，高中生经教师的指导，可以独立地进行难度较大的实验，而初中生，特别是刚刚接触实验的学生，必须在教师细致的帮助下，一步步地做些比较简单的实验。

（2）选择教学方法时应依据学生的知识水平：现代认知心理学十分强调学生已经掌握的知识及其构成方式（认知结构）对新知识学习的迁移作用，因此，依据学生原有的知识基础或认知结构选择教学方法显得十分重要。选择任何一种教学方法都要考虑学生原有的基础和学习习惯，否则很可能造成教学失败。当然，选用教学方法也并非意味着只是消极地适应学生的现有水平，应在调动学生积极性的前提下，选择能够促进学生能力发展的有效方法。也就是说，学生的特征不应该是限制教师选择教学方法的条件。教学要走在学生发展的前面，教学方法起着引导学生发展的主导作用。选择教学方法应该有一定的超前性。

5. 教师的素质和个性

（1）教师的素质：作为一名合格的高校教师，通常应该具备两个方面的素质，一是政治思想素质，二是业务素质。教师的政治信仰、道德修养以及世界观、人生观对教学方法选择的影响是比较间接的。相对而言，其业务素质的影响是比较直接的，而在业务素质中，相对于教师本专业学科知识能力而言，其教育、教学理论水平和技能技巧，对教学方法的选择更具重要性。

如果一位教师懂得教育、教学理论，且又乐于在教学实践中不断探索有效的教学方法和途径，那么这位教师肯定会比那些不熟悉教育、教学理论与技能，单凭热情来教书的教师教学效果更好，或者在达到同样教学效果的过程中所付出的劳动更少、时间更短。

（2）教师的个性：除教师素质外，教师的个性对于教学方法的选择也具有重要影响。教师的个性指的是在教师个性心理特征基础上所表现出来的教学风格、与学生的亲疏程度等。在教学目标、教学内容、教学事项、学生特征和教师素质相同的情况下，不同的教师使用同一种方法也会因教师个性的不同而产生不同的效果。例如，对于一个平时总是保持一种严肃态度的教师来说，在使用“角色扮演法”时，可能就不如一位平日十分和蔼可亲的教师采用此法的效果好。再如，一个善于与学生交往的教师在使用讨论法时，就会比一个很难与学生融洽相处的教师收到更好的效果。

从某种意义上说，教学方法只是一种工具，教师在实践中总是以自己独有的特性去影响教学方法的选择。例如，有的教师语言生动形象，幽默有趣，讲话逻辑性强，就可以多采用一些讲述或讲解的方法，把事物描绘得生动具体，然后由浅入深，揭示事物的内在规律。有的教师不善于做形象具体的语言描绘，却擅长运用直观教具的演示，引导学生学会仔细地观察，也同样清晰地说明了问题。教师个性对教学方法选择的影响是客观存在的，正确选择教学方法并非要强迫教师改变自己的个性，教师本身的特性允许他可以着重运用某些方法。教师应该认识到不同的个性对教学方法选择的影响，从而选择那些适合自己个性的方法来达到教学目标和提高教学效果。

（二）护理教学方法的运用原则

教学方法的运用是指对所选择的教学方法的具体实施。“教学有法，但无定法，贵在得法”，教学方法的运用不能机械死板地硬套，而要根据情况加以创造性地发挥。同样的教学方法，由于教师运用不同，其效果也会有较大差异。护理教师在运用教学方法时应遵循以下原则。

1. 加强教法与学法的有机结合　教学方法是教法和学法的统一，是师生的双边活动，具有互动性。在应用教学方法时，教师不但要精心设计教的策略，还应加强对学生学法的指导。只有当教师的教法积极地影响了学生的学法，并促进了学法的不断完善时，才谈得上是真正有效地运用了教学方法。

2. 灵活而创造性地运用教学方法　教学是一项十分复杂的活动，影响教学的因素繁多，有很多无法预料的偶然因素。这就决定了教师应该根据具体情况灵活地运用教学方法。应用教学方法时，教师应结合自己的个性、特长不断在实践中完善并探索提高某一教学方法应用效果的技巧，甚至在实践中创造新的教学方法。灵活而创造地运用教学方法是保护护理教学长期有效的重要条件。

3. 结合情感运用教学方法　教学过程是认知过程和情感过程的统一，教学中的情感投入可提高教学的效果、密切师生关系，因此在教学方法的运用中，教师要结合自己的教学风格与教学特色进行教学技能的训练，使教学方法达到认识与情感激励的双重功能。

4. 综合应用多种教学方法　不同的教学方法有其自身的优点和缺陷，将多种教学方法综合运用，可以起到取长补短、相得益彰的作用。一节课中教师往往有多个领域的教学目标，这就决定了教学不可能仅仅局限于一种方法。同时，随着科技的发展、教学条件的改善，教师可利用的教学方法越来越多，教师应努力将多种教学方法应用于课堂中，使学生得到多方面的刺激和训练，提高学习效果。

四、现代护理教学方法的改革趋势

教学方法是在改革中不断变化发展的。社会的发展对人才质量提出了新的要求，现代科学技术的飞速进步使教学手段日益更新，教育、教学理论上的不断深入，都促成了教学方法的不断变化和发展。而教学方法的改革则是实现这种变化和发展的重要途径。高等学校教学方法的改革，是在整个高等教育改革背景下进行的，因而教学方法的改革，不仅与教育思想的转变、教育理论的深化和教学手段的现代化息息相关，而且也与高等学校其他方面的改革紧密联系，互相影响和相互促进。

当今高等教育的改革已形成世界性潮流。虽然各国的社会背景、高等教育的传统及发展水平各不相同，但在高等教育改革及相应的教学方法改革上却存在着某些共同的趋势。

（一）在教学方法的功能上的改革趋势

在教学方法的功能上的改革趋势表现为由教给知识转向教会学习。

教学方法是受教育目标制约并为实现教育目标服务的。重视知识传授、忽视智能培养，是传统教育存在的一个突出问题。在这种教育目标下所形成的教学方法，其主要功能在于知识的传递和灌输，而忽视对学生进行方法论的教育与能力的训练。

随着当代经济、社会的发展，特别是科学技术的迅速发展，学科的知识体系变得日益丰富，学生在有限的学校学习时间内学习无限的学科知识已经不再可能。此外，由于当今社会知识的更新速度不断加快，学生在学校学习的知识，毕业时很多已经成为了过时的知识，因此高等教育的质量引起世界各国各界人士的普遍重视。为提高高等教育人才培养的适应性，在教育目标上，强调在传授知识的同时，发展学生的能力，尤其是以学习能力和创造能力为基础的应变能力，已成为世界各国各界人士的共识。正是在这一背景下，联合国教科文组织在1972年出版的《学会生存》的报告中提出了“教会学生学习”的口号。

“教会学生学习”同我国著名的教育家叶圣陶先生提出的“教是为了不教”的基本思想是完全一致的，即学生通过教学不仅能掌握系统的知识，而且能获得独立学习及更新知识的方法与能力。由“教给知识到教会学习”这一教育目标的转变，势必在教学方法的功能及其体系上带来深刻的变革，并成为教学方法改革的出发点和归宿。

（二）在教学方法的指导思想上的改革趋势

在教学方法的指导思想上的改革趋势表现为推行启发式，废除注入式。

启发式与注入式不是两种具体的教学方法，而是教学方法中两种对立的指导思想。启发式与注入式的对立从古代一直延续至今，形成两种相反的传统的教学方法。当然随着教育的历史演进，其思想内容与表现形式已发生了很大变化。

1. 注入式教学　①在教学目标上：重知识教学，忽视能力培养。②在教与学的关系上：将教师权威绝对化，而将学生视为被动接受知识、灌输知识的仓库和储存器。③在教学方法的运用上：采用单向的“填鸭式”强制灌输，忽视学生学习积极性的调动、学生独立学习活动的组织及学习方法的指导。在这种思想与方法下，只能教会学生模仿和记忆，而压抑了学生学习的主动性、积极性的发挥及学习独立性、创造性的发展。

2. 启发式教学　①在教育目标上：强调在传授知识的同时重视能力的培养及非智力因素的发展。②在教与学的关系上：在肯定教师主导作用的同时，强调学生既是受教育者或教育的对象，又是具有主观能动性的认识主体。③在教学方法的运用上：其一，着眼于调动学生学习的积极性与主动性，注重学生的个体差异，使学生处于积极的状态；其二，将教学活动的重点放在组织与指导学生的独立学习活动上，并不断提高学生学习的独立程度与水平；其三，注重学习方法与研究方法的指导；其四，注意教学方法的多样性与灵活性，即各种教学方法的相互配合，发挥教学方法的综合效应。

由于长期历史形成的习惯势力及某些现实的基础，注入式教学在当今世界及我国仍有广泛的影响，乃至成为一种历史痼疾阻碍着教学方法的发展与教育质量的提高。显然，要实现“教会学生学习”的目标，废弃注入式，实行启发式，便成为教学方法改革的关键所在及世界各国教学方法改革的主攻方向。当代各种教学方法改革试验，如发现法、问题教学法、情境教学法、程序教学法等，虽然理论基础各异，改革主张也不尽相同，但以注入式教学为改革对象却是一致的。

（三）在教学方法的结构上的改革趋势

在教学方法的结构上的改革趋势表现为由讲授为主到指导学生独立学习与研究为主。

从“教会学生学习”与启发式教学的基本思想出发，将教学方法的重点从教师向学生传授现成的知识转移到在教师指导下由学生独立地探索和获得知识，已成为教学方法结构改革的必然趋势。

从高等学校教学方法的结构特征上看，世界上大体有两种基本的模式：一种是以美国为代表的模式，其主要特点是重视学生适应能力的培养，教学上的弹性大，学生学习的独立性强，在教学方法的结构上以学生独立学习活动为主，授课时数则比较少，而且在有限的讲课中，还大量使用讨论教学，教师讲课也多为指导性的启发报告。另一种是以前苏联为代表的模式，其主要特点是强调知识的传授及教学上的集中统一性。学生学习的独立程度比较低，在教学方法的结构上则以教师的系统讲授为主，其授课时数大大超过美国及西欧。

我国高等学校的教学方法，建国前采用的是欧美模式，建国后转向苏联模式并同中国传统教育方法相结合。自20世纪50年代末期以来虽几经冲击，但并未发生根本变化。“一多一少”，即教师灌输多，学生独立学习活动少，仍然是我国高等学校教学方法结构的基本特征。

（四）在教学方法技术上的改革趋势

在教学方法技术上的改革趋势表现为由技术的简单化向现代化方向发展。

随着现代信息技术的不断发展，多媒体技术、数字技术、互联网技术、移动通信技术等信息技术被广泛引入教育领域，教学方法在技术上必然会随之从简单化向现代化方向发展。现代信息技术与教学方法的日趋整合成为一种必然。现代教育技术是指以计算机为核心的多媒体一体化的教育技术，它在20世纪取得了飞速发展。而且在新的技术手段下，学生的发展目的和师生的价值取向也不断发生变化。未来需要有获取、处理、运用信息能力和创造精神的人才。现代教育技术的运用，对这种人才的培养具有十分重要的意义。

目前，幻灯、广播、电视、电影、录像、投影、语言实验室等教学设备已在许多学校得到广泛使用，电子计算机也广泛用于模拟教学、教学实验等方面。近年来，多媒体技术的发展和信息高速路的建设，也极大地促进了远程教育的发展。广大教师应充分认识到现代教育技术在教育教学中的重要地位及其应用的必要性和紧迫性，积极将现代化技术更好地整合到教学方法中，不断提高教育教学的质量。

总之，现代教学方法改革是以新的心理学理论、新的教育价值观、新的教学内容观以及新的教学方法为基础，以改进教学实践、提高教学质量为主要目标，向着教、学、研辩证统一的方向发展。

第二节　护理教学媒体

教学媒体是教学过程中不可缺少的基本要素之一，特别是随着科技的发展和学生学习需求的不断增加，教学媒体在传播信息方面的优势日趋明显。目前越来越多的高校教师开始使用教学媒体，以实现形象生动、快捷、方便的教学效果。本节主要介绍普通教学媒体和电化教学媒体。

一、教学媒体的概念及分类

（一）教学媒体的概念

教学媒体（teaching media）是在教学过程中承载和传播教学信息的工具、设备。媒体一词来源于拉丁语“medium”，意为两者之间，也称为媒介，是指信息传播过程中信息源与信息接收者之间的中介物，即储存并传递信息的载体和任何物质工具，从书本、报刊、杂志、电视、电话、广播、录音机到计算机、软件、网络、通讯卫星等都属于媒体范畴。

教学媒体是教学系统的要素之一，它是承载和传播教学信息的载体，应遵循与教学相关的规则。它包含两个含义：第一，教学媒体所储存和传递的信息应以教学为目的，其对象是教师或学生；第二，教学媒体是由能用于教与学活动过程的媒体发展而来的。

（二）教学媒体的分类

科技的发展带来了越来越多的教学媒体。为了把握各种教学媒体的特性，以便合理地选择、使用，有必要对其进行分类。目前，对教学媒体的分类形式有很多，以下主要介绍常见的两种分类法。

1. 按照媒体发展分类　按照教学媒体出现的时间先后，可将教学媒体分为传统教学媒体和现代教学媒体。

（1）传统教学媒体：是指在印刷媒体阶段所使用的各种教学媒体，如，黑板、粉笔、教科书、挂图、实物、模型、标本等，也被称为普通教学媒体。

（2）现代教学媒体：是以电子技术为特征的传播媒体，如幻灯、投影、广播、录音、录像、电视、光盘、计算机等，也被称为电化教学媒体。

2. 按照使用媒体的感知器官分类　按照学习者使用媒体的感知器官不同，可将教学媒体分为：视觉媒体、听觉媒体、视听媒体及交互多媒体四类。

（1）视觉媒体：指发出的信息主要作用于人的视觉器官的媒体，如教科书、黑板、挂图、模型、标本、幻灯、投影等。

（2）听觉媒体：发出的信息主要作用于人的听觉器官的媒体，如广播、录音等。

（3）视听媒体：发出的信息主要作用于人的视觉器官和听觉器官的媒体，如电视、电影、录像等。

（4）交互多媒体：指发出的信息主要作用于人机交互的媒体，如计算机辅助教学课件、语言实验室等。

（三）教学媒体的功能及特征

1. 教学媒体的功能　教学媒体通过向学习者提供在当时当地无法看见和看清的事物、现象和过程，或者无法听到和听清的各种音响等，为学习者提供充分的感性材料。此外，教学媒体还可为学习者提供替代的经验。通过以上两种方式，教学媒体可以发挥多种功能，包括：①使教学信息的传递标准化；②增加教学活动的趣味性；③增进教学的形象性；④促进发现式和探究式学习；⑤提高教学效率；⑥利于个别教学；⑦促进特殊教育的发展；⑧推动不同的教与学模式的探索。

2. 教学媒体的特征

（1）教学媒体的基本特征：①存储性：教学媒体能够将信息以符号的形式记录和储存下来，以便在需要时再现出来。不同教学媒体保存、记录教学信息的方式不同。②播散性：教学媒体能够跨越时间和空间的限制进行教学信息的传播。③重复性：教学媒体可以重复使用，有利于教师回放重点、难点，学生反复学习、温故知新。④组合性：教学媒体可组合使用，组合的方式可以是简单复合、轮流使用，也可以是组合形成一种新的媒体，甚至是将多种媒体集合起来统一处理。

（2）教学媒体的教学特征：教学媒体的教学功能，受教学媒体教学特征的影响。其包括：

①呈现力：表明媒体呈现事物信息的能力。呈现力由空间、时间、运动、颜色、声音等特征来决定。各类媒体呈现以上特征的能力是不同的，如电影、电视善于表现事物的空间状况及运动特征；幻灯、图片便于长时间观察。②重现力：指教学媒体不受时间、空间限制，把储存的信息内容再现的能力。如文字教材是最便于重现的媒体；而现场的无线电广播与电视广播则是瞬间即逝，难以重现。③参与性：指教学媒体在发挥作用时学生参与活动的机会，包括行为参与和感情参与。如电影电视易激发学生情感上的参与；交互式计算机媒体，学习者可根据本人需要去控制学习内容，因而有极强的行为和情感的参与性。④传送能力：指媒体把信息同时传送到接受者的空间范围。如电视和广播可覆盖很大区域，而黑板、幻灯、投影、录音、录像等只能在有限的教室和教学场所进行传送。⑤可控性：指使用者对媒体操纵控制的难易程度。幻灯、投影、录音、录像等较易操纵，多媒体计算机的使用则需经过学习与培训才能掌握，无线电和电视广播，使用者只能按电台播出的时间去视听，难以控制。

二、普通教学媒体

（一）普通教学媒体的概念及分类

1. 普通教学媒体的概念　普通教学媒体（general teaching media）是相对于现代化教学手段的实物、标本、图片、挂图、模型等直观教具，又称为传统教学媒体，是指很早或较早在教学领域使用的承载教学信息的工具。由于人们已经对它习以为常，传统教学媒体很少被人看做是教学的技术性手段。

2. 普通教学媒体的种类

（1）教科书（textbook）：是学校教育的主要媒体。教科书具有呈现信息稳定、信息保存持久、使用方便及价格低廉等优点。但教科书对学生的抽象思维能力、理解力有较高要求，学生在阅读教科书时不能随时发问、及时得到反馈等缺陷。此外，教科书不能独立发挥作用，需要与其他教学媒体配合，彼此相辅相成，共同发挥作用，才能达到优化教学效果的目的。

（2）教学板与板书：教学板（teaching board）是允许教师灵活用来提示教学内容，增强学生对教学内容感知的重要媒体，具有能写、能画、能贴、能擦的功能。通过教学板呈示的教学信息即为板书（writing on blackboard）。教学板使用简单、方便、经济，可以反复使用，有利于帮助学生掌握教材的系统和重点，方便学生记笔记和复习。然而，板书需花费教师较多时间进行书写。教师在运用教学板和板书时应保证学生从各个角落都能看清楚教学板上的字或图，字的大小疏密应保证后排学生能看清楚。用于强调重点的彩笔不可使用过频，最好能做到书写端正、形式优美。

（3）图表（diagram）：泛指不需要放映就能供学生观看的教学视觉材料，包括图画、图表和挂图。图画和挂图指表示人、物、地点的线条画和绘画，二者在教学中可以把抽象的信息转化成为更现实的形式，化抽象为具体，且简单、方便、成本较低，然而它是平面的，不具备立体感，不能表现运动。图表是将某些事实或观念整理概括后，用一定形式表达的图形和表格，图表使学生对学习内容一目了然，可以将知识变繁为简，变抽象为具体，在护理各门学科中都具有重要的价值。图表的制作具有较高的要求，应做到制作规范、内容严谨、重点突出、色彩鲜明、形象逼真、文字工整、清晰。

（4）模型（model）：是模拟实物的基本结构特点，经过加工而制成的教学工具。它能帮助学生迅速看清物体的整体结构及内部的某些构造。模型是立体的，可以从不同角度和不同侧面观察，便于学生掌握事物结构中的相互关系。模型可以装卸，反映出物体的整体或局部运动形式，便于学生理解其相互机制关系。因此，它能突出地反映出教学任务所要求的基本特征。模型如果使用得当，其教学效果并不亚于实物。

（5）标本（specimen）：是自然界具有典型性的实物，经过一定的加工制作，保存下来的完整的、原有的物体形态。标本不受时间和空间的限制，如远方的野生动植物或矿物等，可以长期保存，也可以随时拿到教室供学生观察。标本在护理教育领域中应用比较广泛，如解剖课上的人体标本，医学基础形态课上的组织切片标本等。

（6）实物（material object）：是自然 / 实际的东西，这种教具能使学生直接感受到自然界事物的本来面貌，然后再据此逐步形成观念和概念。实物教具一般有动物、植物、矿物以及工具和物质产品等。护理教育中还经常使用护理实验室中的各种护理器械、抢救仪器、床单位等。

（二）普通教学媒体的作用

普通教学媒体使用历史悠久，是无数教育工作者通过开发、实验、积累，研究出来的一系列行之有效的工具，具有现代教学媒体不可替代的作用。

1. 具有广泛的适用性　普通教学媒体具有使用简便、经济实惠的特点，受时空条件的约束小。比如，教科书自古以来就是应用极为广泛的教学媒体，在科技发达的今天仍然保持着旺盛的生命力，具有重大的使用价值。加涅说过："形象性并不一定是教学的优点，抽象的东西往往才是教学的核心。教科书正恰恰体现了这一特点：它以文字的形式传达教学信息，有利于提高学生抽象的思维能力。此外教学板和板书也主要是通过书面语言和口头语言传递信息，既用耳又动眼，媒体与教学目标更易灵活匹配，这也体现了传统教学媒体简便易行的优点。

2. 具有较大的灵活性　传统教学可以使教师在课堂上根据情况修改教学内容，由于没有多媒体软件的提前设置，在良好的师生交流效果下教师更加容易发现教学中间产生的问题，并且针对这些问题及时调整教学的方案。

3. 具有对学生潜移默化的熏陶作用　传统教学媒体使师生交流更加频繁，教师的眼神、表情、手势等无声语言不仅对学生发出导控信息，激发学生动机，打通学生思路，更能默默交流师生情感。教师优美的板书，不但有利于集中学生注意力，还能给学生以美的视觉感受，充分发挥教师榜样的示范作用。

4. 有助于发挥教师的主导作用　传统教学媒体的应用是围绕教师开展的，说和写的行为都离不开教师。这并不意味着以教师为主导的方法就是最好的教学方法，但毋庸置疑的是，传统教学媒体的应用使课堂更容易控制、教师的角色更加容易被理解和把握。

（三）使用普通教学媒体的要求

为了保证普通教学媒体有效地发挥其在教学中的作用，教师在使用时应遵循如下要求：

1. 根据不同需要选用适当的普通教学媒体　教师要根据学科性质、教学任务、教学内容和学生年龄特点及教材重点、难点的需要选择适当的普通教学媒体。一般来说，数、理、化等自然学科以采用实物和模型作为辅教手段比较合适。而在政治、历史、地理和语文等社会学科的课堂教学中，使用照片和图表则显得更为生动、翔实且富于寓意。护理学是一门综合自然科学和社会科学的应用性学科，教学中上述普通教学媒体均可以使用。当然，在具体运用某种媒体的过程中也有许多特殊情况，需要灵活处理媒体的选择问题。

2. 运用教学媒体前要做好充分准备　教师在运用教学媒体之前要做好充分准备，要对各种媒体的性能、使用方法进行了解和研究，并争取提前进行系统认真的演练，以避免在课堂上出现意外情形而影响教学效果。如在使用心肺听诊模型进行教学时，应在课前准备中，对模型是否完好可用、内置声音的种类、数量等了如指掌。

3. 出示教学媒体的时机要适当　教师应在教学内容和学生认知过程最需要的时候，将有关的直观教学媒体展示在学生面前，以引起学生的学习动机，激发学生的学习兴趣。过早展示媒体会分散学生的注意力，打乱原来的教学计划，影响教学计划的贯彻和落实；而过晚展示又会引起学生的思维混乱，造成理论概括与实践验证的脱节。

4. 要注意所展示的教学媒体的位置、高度和能见度　教师在运用教学媒体的时候，要依据教材内容、教学目的、教具自身的功能特点、教室的自然条件及班级学生年龄和知识水平的需要，将要展示的媒体或放在讲台的课桌上，或挂在四周的墙壁上（图表、照片），或用手拿着在教室巡示，或分成小组让学生亲自操作并进行观察。总之，媒体的展示位置必须满足全体学生的感知需要，应该使全体学生看得清楚，看得全面，同时还要注意充分发挥直观媒体的各种功能优势，引导学生通过视觉、嗅觉、听觉、触觉等多种感官去感知事物，以迅速形成清晰完整的表象。

5. 科学地运用普通教学媒体　具体说来，教师在运用教学媒体时要注意：①媒体使用不可过频、过滥，不可将课堂教学变成产品展示会。这样容易分散学生的注意力，也不利于将知识系统化、条理化，更不利于学生将感性认识转化为理性认识。②要把媒体运用作为启发学生的契机，要注重在展示教学媒体的全过程中引导学生通过观察来分析事物的结构、层次和发展变化，研究事物的整体和局部特征，并配合生动形象的提示、讲解或总结，把事物现象同理论知识沟通起来，巧设疑问、激发兴趣、引导学生自己得出相关结论，促使课堂教学成为生动活泼的多边活动。③注重直观媒体对教学方法的充实和强化作用。课堂教学方法多种多样，但不论教师在课堂上使用哪种方法进行教学，都应从主观上把直观教学媒体的运用纳入到某一教学方法体系中，使其相得益彰。

三、电化教学媒体

（一）电化教学媒体的概念

电化教学媒体（audio-visual teaching media）是以电子技术为特征的传播媒体。

电化教学是指将现代化的科技成果作为手段在教学过程中的运用。具体地说，就是用幻灯、电影、录音、录像、摄影、电子计算机等现代化教具传递信息，辅助教学。电化教学的构成有两个基本要素，一是现代教育理论，一是现代教育技术，两者缺一不可。可以用公式来表示：现代教学理论 × 现代教育技术 = 电化教学。电化教学是一种新的教学方式，不是一种教学工具。教师在电化教学中同样起主导作用。电化教学和一般教学的主要区别是：一般教学是人—人系统；电化教学是人—机—人系统。

（二）电化教学媒体的作用

电化教学媒体具有传统教学媒体无法替代的作用，表现如下：

1. 有利于扩大教学规模　运用电化教学，可以打破固定时间进行教学的限制，也可以突破固定班级进行教学的空间限制，从而提高了时间与空间上的灵活性与自由度。运用广播、电视、网络传递教学内容，一个教师能同时教成千上万的学生，而学习者也可以在各地借助于收音机、电视机、电子计算机等进行学习。使用录音、录像，可以在需要的时候，重播、重放教学内容。这样既为学习者提供了更为方便的学习条件，也扩大了受教育面，节省了师资、校舍和设备。对于普及基础教育，发展成人教育都十分有利。如美国使用卫星传播电视课程，解决边远偏僻地区师资不足的问题，实现了延长普及义务教育年限的作用。

2. 有利于提高教学效率　电化教学，可以在保证教学质量的前提下，节约教学时间，加快教学速度。在一定的时间内，教师可以完成更多的教学任务，学生可以掌握更多的学习内容。我国的教学实践表明：小学一年级的拼音教学，用传统的教学手段和方法一般要花四周以上的时间；而采用幻灯教学，一般只需要三周时间。小学低年级数学口算和练习，如果教师书写题目，然后学生回答，每分钟一般只能练习 2 ~ 3 题，而使用幻灯、投影，一分钟可以练习 10 ~ 15 题，效率提高 5 倍。

3. 有利于改进教与学的活动形式　电化教学通过它特有的功能不仅能激发学生学习的兴趣，而且有利于学生自选学习内容，自定学习进度，自我评定，自我分析，通过录放范例，重播或慢播教材重点和难点，既可以更好地适应学生的个别差异和不同水平，使学习程度不同的学生能在学习的速度、难度上根据自己的情况加以控制，而且可以激发学生的学习热情，促进学生的智力活动方式由低级向高级发展。

4. 有利于提高教学质量　实施电化教学能促进学生智能发育，提高学生掌握知识和能力的质量，因为电化教学可以使距离现实生活遥远、教学难度大、不易被接受的教学内容具体化、简单化、形象化，易于引起学生的兴趣和注意。电化教学可以运用各种科技呈现高速、低速运动，通过变快为慢，化静为动，化近为远，化大为小等表现传统教具无法表现出来的事物和现象，如宏观的天体运动，微观的细胞分裂、物质的微观结构、从猿到人的演变以及各种危险场面、火山爆发、核战争、细菌活动等，从而使教学内容化繁为简，化难为易，大大降低教学难度。

也正是因为电化教学形象生动，学生感知鲜明，印象深刻，而便于学生理解和记忆，从而取得良好的教学效果。例如德育中运用电影、电视等手段，可以将形象、声音、色彩等直接作用于学生的感官，由于做到了影音同步，图文并茂，情景交融，因此能够使学生于艺术氛围中受到感染，得到教益，便于形成良好的思想品德。

（三）电化教学媒体的分类与功能特点

1. 电化教学媒体的分类

（1）光学教学媒体：有幻灯机、投影器等，以及相应的教学软件。

（2）音响教学媒体：有收音机、扩音机、无线话筒、录音机等，以及相应的教学软件。

（3）声像教学媒体：有电影放映机、电视机、录像机等，以及相应的教学软件。

（4）综合教学媒体：有语言实验室、程序教学机、学习反应分析机教学系统等，以及相应的教学软件。

2. 电化教学媒体的功能特点　每一种媒体都有自己的特点，适合于表现某一类的信息内容，同时每一种媒体又有自己所不能表现的方面，没有一种媒体是万能的。

（1）光学教学媒体的功能特点：①能使学生在静止状态下观察扩大了的图像。②能将某些实物、标本、实验放大显示。③放映时间不受限制，可长可短。④软件制作简单。⑤投影片可作黑板使用。

（2）音响教学媒体的功能特点：①能够录取语言与声音，然后根据需要重放；②传播信息迅速，不受时间、空间限制；③声音可放大，扩大教学面；④音带可长期保存，建立有声资料室。

（3）声像教学媒体的功能特点：①能给学生视觉、听觉两方面的信息；②能以活动的图像逼真地、系统地呈现事物及其发展过程；③能调节事物和现象所包含的时间要素，将缓慢的变化与高速的动作清楚地表现出来；④将定物扩大或缩小；⑤新构成事物，去掉非本质因素，将事物的本质用清晰易懂的形式呈现出来；⑥具有高效性、同时性、广泛性。

（4）综合教学媒体的功能特点：①能长期贮存大量教学资料，供师生在任何时候检索。②能把学生的反应记录下来，进行综合分析，并对教师的教学和学生的学习提供具体的指导性意见。③能为学生创造良好的自学条件，使他们按照自己的水平和能力进行学习。④能在不影响其他学生学习的情况下，进行个别教学。⑤能使学生有更多的练习机会。

（四）使用电化教学媒体的要求

电化教学的基本要求是电化教学客观规律的反映，电化教学虽有极大的优越性，但在运用时，必须处理好人与机器、文字教材与声像教材等的关系。

1. 运用电化教学媒体的目的应与教学目标一致　教师在编制电化教材与选择媒体时应有明确目的，并使其与教学目标一致，以充分发挥电化教学媒体的作用，克服形式主义。保持选择媒体的目的与教学目标的一致性，首先应该引导学生了解教学要求，明确教学目的。其次，教师依据电化教学媒体与教学内容的特点，向学生提出课堂教学中具体的教学要求，使学生积极配合，努力完成任务。再次，教师应把运用电化教学媒体纳入教学计划中，精心设计教学程序，避免随意性。

2. 教师指导与媒体的演播有机结合　要实现教师指导与媒体演播的有机统一，首先要加强对视听内容和方法的指导，即要使学生知道看什么、听什么、怎样看、怎样听，要引导学生抓住事物的主要特征或重要方面，并了解事物的内在关系与发展变化过程，在丰富学生感性认识的同时，还要启发学生思考。其次，运用电化教学媒体，搞好双边活动的配合，尽量使教师、电化教学媒体、学生的活动协调一致，这样便于教师及时了解学生的学习情况，从而对教师运用电化教学媒体以及相应的教学内容、步骤做出合理调整。

3. 现代化教学媒体与传统教学媒体的统一　教学中要防止过于迷恋电化教学媒体的直观作用，更要注意避免用电化教学媒体否定传统教学媒体的做法。因为传统教学媒体也具有电化教学媒体无法替代的作用。例如：电化教学直观形象，但它不能代替文字教材的抽象。教学过程中如果形象过分优越会抑制抽象，显然这对发展学生的抽象思维是不利的。同时只依靠视听教学媒体也不能发展学生的实际操作能力和表达能力。

要实现现代化教学媒体与传统教学媒体的统一，首先要明确各自的特点、作用和适用范围，以便根据不同的教学任务，合理地选择教学媒体。其次，现代化教学媒体一般造价较贵，技术要求也高，教师要从实际出发，既注重效果，又要考虑是否经济。当两种媒体发挥的作用基本相同时，一般应该选择使用方便、操作简单、费用低廉的媒体。

四、教学媒体的选择与运用

（一）树立正确的教学媒体观

1. 任何一种教学媒体都有其自身的优点和局限性　各种媒体都有其各自的特性和适用的条件，没有一种“全能媒体”。选择和应用教学媒体时应充分发挥各种媒体的特有功能，扬长避短。

2. 传统教学媒体不会完全被电化教学媒体所取代　有的传统媒体在今天的教育中仍发挥着重要作用，比如教科书。各种媒体有各自的特点和功能，在教学中它们是相互补充、取长补短的关系，而不是互相完全取代的关系。

3. 每一种媒体都有其发挥功能的一套固定规则　媒体只是一种工具，选择了教学媒体，也并不一定就能将其高效地应用于教学过程中。只有按照某种媒体使用的规则和要求正确地使用了该媒体，才能发挥其应有的作用。

（二）遵循教学媒体的选择原则

1. 根据教学目标和教学内容选择教学媒体　教学目标是教学活动的出发点和最终归宿，教学活动必须紧紧围绕既定的目标展开，因此选择教学媒体时必须考虑其教学功能是否有利于更好地实现教学目标。此外，各门学科的性质不同，同一学科内各章节的内容不同，对教学媒体也有不同要求，因此教学媒体只有根据教学内容富于变化，才能帮助学生更好地理解教学内容，把握教学重点。

2. 根据最大价值律选择教学媒体　媒体选择概率的大小取决于该媒体在教学中发挥的功效和所需付出代价的比值。施兰姆（Schramm）的公式表示为：媒体选择的概率（P）= 媒体选择的功效（V）/ 需付出的代价（C）。功效是指在完成教学目标的过程中，媒体所起作用的大小程度。代价是指制作媒体材料所需的费用，人力、物力、财力方面的开支情况；同时还应考虑使用某类媒体的难易程度，教师是否还需经过操作技能的培训、使用的材料是否齐备、安装、储存及维修条件等情况。

3. 根据媒体的功能选择教学媒体　不同教学媒体的特性各不相同，比如录音能够储存、反复播放，其重现力就远远高于电视广播，然而电视广播的传送力又高于录音。为充分发挥媒体对教学的促进作用，教师在选择媒体时必须考虑各种媒体的教育功能，作出合理选择。

4. 根据共同经验选择教学媒体　共同经验指教学媒体传输的知识经验与学生已有的经验，必须有若干共同的地方。教学媒体的立足点是学习者，目的是为了让学生更好地发展，因此，选择教学媒体必须要顾及学习者的特征，选择与学习者有最多共同经验的教学媒体。

本章小结

教学方法与教学媒体是实现教学活动的必要手段和媒介。本章在介绍教学方法的基本概念和基本知识的基础上，重点介绍了护理教育中常用的六个教学方法——讲授法、讨论法、实训法、角色扮演法、PBL 教学法和计算机辅助教学法。此外，重点讨论了常用教学媒体的种类及应用的原则与要求。护理教师在教学过程中，必须根据学生的特点、教学目标、教学内容的性质以及自己的个性特征等来选择和使用教学方法与教学媒体，以充分发挥教学方法与媒体在教学中的作用，提高教学质量。

（许亚红）

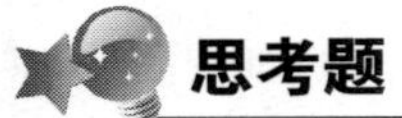

思考题

1. 举例说明教学方法有哪些种类。

2. 比较不同的教学方法，说明他们各自的作用特点及适用的情境。

3. 举例说明常用的各种护理教学方法的实施程序及应用技巧。

4. 结合实际，描述改进讲授法的措施有哪些。

5. 计算机辅助教学常用的教学模式有哪几种?

6. 举例说明教学媒体的基本特性和教学特性。

7. 请解释电化教学媒体的作用。

8. 何为正确的教学媒体观?

9. 请解释在选择教学方法和教学媒体时应注意什么问题，依据哪些原则来选择合适的教学方法和教学媒体。

10. 尝试分析一堂课，找出教师应用的教学方法与教学媒体，思考这些教学方法和教学媒体选择是否恰当，使用的效果如何。

第八章

临床护理教学

学习目标

识记：

1. 能正确陈述临床护理教学的特点。
2. 能正确陈述临床教学环境的构成要素及其特征。
3. 能正确描述临床教学基地的选择标准。

理解：

1. 能用自己的语言正确解释下列概念：
   临床护理教学　临床实习　临床见习　经验学习法　临床带教制
2. 能举例说明临床教学目标与课堂教学目标的不同内涵。
3. 能比较临床见习和临床实习在护理教学中的作用及实施环节。
4. 能归纳临床护理教学的基本方法，正确说明它们各自的教学作用、运用方法和要求。

运用：

1. 能根据选择临床护理教师的标准要求，在临床教学过程中规范自己的行为。
2. 能运用本章所学的护理教学查房的知识，组织一次30分钟的护理教学查房。
3. 能选择一个工作中的事件进行反思，并写出反思日记。
4. 能运用本章所学的临床教学评价的知识，正确对实习生进行综合评价。

临床护理教学是使护理学专业学生获得专业护士所必须具备的专业知识、技能、态度及行为的重要途径。通过临床教学，学生将所学理论知识运用到护理病人的实践中，其发现问题、分析问题和解决问题的能力得到提高，各种基础及专科操作技能也得到熟练和发展，并能形成良好的专业价值观。为保障临床教学的质量，培养高素质的护理人才，临床教学必须具有明确的教学目标、理想的教学环境、雄厚的师资力量、灵活多样的教学策略及客观科学的评价方法。

第一节　概　　述

一、临床护理教学的概念

（一）临床的定义

“临床”（clinic）原意是病人床边的意思，因为按传统的观点，医务人员服务的对象仅仅是生病的人，所以护士的护理工作是在医院床边进行的，而临床教学也是发生在医院环境中。随着社会和医学科学的发展，护理人员的服务对象和工作场所也发生了相应的变化。因此，“临床”的内涵延伸至任何为病人或服务对象提供健康服务的场所。目前，护理工作的场所不仅局限在医院内，还在逐步向家庭、社区乃至整个社会的各种预防、医疗卫生保健及康复机构延伸，托儿所、幼儿园、学校、工厂等都可能是临床护理教学的场所，因此，临床护理教学可以发生在任何有教师、学生和服务对象的场所。

（二）临床教学的定义

许多学者为护理学专业的临床教学（clinical teaching）下了定义，例如美国护理学者Schweer将临床教学定义为：“为学生提供把基础理论知识转移到以病人为中心的高质量护理所必须的不同的智力技能和精神运动技能的媒介”。美国护理学者Meleca等人则提出，临床教学是“帮助学生将既往学到的基础知识与有关诊断、治疗及护理病人的操作技能相结合，并获得进入健康保健系统和继续教育所必须的专业及个人技能、态度和行为。”虽然各种定义的具体内容不尽相同，但通常都包含了把“理论基础知识转移到实践中去”的含义。

临床教学的重点强调理论与实践的结合，它不但可以帮助学生应用理论，而且可以帮助他们在丰富的临床实践中进一步检验和发展护理理论。此外，学生在提高他们实践能力的同时，还可以学到各种生活技能，如沟通技巧等。

二、临床护理教学的目标

同课堂教学一样，临床护理教学的目标也包括三个领域，即使学生在知识、技能、情感三个方面得到发展，成为称职的护理工作者。但是，在临床教学中，这三个领域的目标与课堂教学目标有着不同的内涵。

（一）知识领域的目标

在临床教学中，知识领域的目标包括两个方面：关于具体事实、信息知识的目标，以及关于如何将理论运用于实践的知识目标。后者包括问题解决、评判性思维和临床决策等高层次认知技能。

1. 基本理论知识　学生在校已经学习了各学科的理论知识，为临床实践奠定了一定的理论基础。在实习中，学生将这些知识运用于实践，并在实践中验证和巩固这些知识。同时，在临床学习中学生还接触到大量的书本上尚未涉及的知识，例如各专科治疗和护理的新理论、新概念、新方法及新技能等。通过临床实习，学生可以充实或更新自己的知识体系。

认知领域目标陈述举例：学生能将Orem的自护学说用于对服务对象自护能力的评估之中。

2. 高层次认知技能

（1）解决问题：临床学习活动给学生提供了大量有待解决的真实问题。获得解决这些临床问题的能力是临床教学的一个重要目标。但临床问题常常需要新的推理方法和策略来解决。刚接触临床时，学生尚缺乏有效解决这些问题的能力。为了达到这一教学目标，临床教学活动应将学生置于真实问题的情境中，并采用相应的教学方法，引导学生将理论知识与临床实践相结合，从而提高学生解决临床问题的能力。

问题解决目标陈述举例：学生能提出减轻特定病人疼痛的多种护理措施。

（2）评判性思维：评判性思维是护理人员做出正确临床决策的重要能力。评判性思维是态度、知识和技能结合的产物，它包含了个体以开放的心态、自信、成熟和探究的态度对真理的寻求和系统的分析。有效的临床教学活动为学生提供了在不断增加的复杂性和不确定性的健康保健环境中观察、参与和评价护理活动效果的机会，从而发展了学生在护理学专业领域的评判性思维能力。

评判性思维教学目标举例：学生能判断减轻特定病人疼痛的护理措施的可能效果。

（3）临床决策：护理学专业实践需要护士做出有关病人、护理人员以及临床环境等的决策。临床决策制订过程包括收集、分析、权衡及判断资料的价值，以便在若干可行的方案中选出最佳的一种。这种选择是一个理性的决定。决策制订最好由护理人员和服务对象双方共同参与，因为这样做出的决策容易被人接受。临床教学应促使学生参与到真实决策制订的过程中来，以促使该教学目标的顺利实现。

决策制订目标陈述举例：学生能选择一种减轻特定病人疼痛的最佳方法，并描述其理由。

（二）技能领域的目标

技能是临床教学另一个重要的目标。为了在复杂的医疗卫生环境中有效地开展护理工作，提供优质的护理服务，护士除了应具备丰富、扎实的护理学专业理论知识，还要具备熟练的操作技能、一定的人际交往能力和组织管理能力。

1. 操作技能　操作技能指在不同的条件下，以恰当速度熟练、平稳、持续进行某种技能的能力。它包括基础护理操作技能和专科护理操作技能，人们有时也将其称为“动手能力”。操作技能的学习需要不断的练习和反馈，以便使操作更准确、更娴熟，直至达到预期的目标。因此，临床教学应为学生提供大量的实践机会并给予及时有效的反馈。对于某些涉及服务对象，甚至对服务对象有侵害性的操作，如静脉穿刺，学生必须在示教室内经过反复训练达到教师认为熟练的标准之后方可用于服务对象。

操作技能目标陈述举例：学生能按操作规程成功实施静脉注射。

2. 人际沟通能力　学生在临床实习期间，需要与很多人发生联系，如服务对象、护理人员、带教教师、医生、技师及药师等，其中最主要的是护患关系。因此，护理实践的整个过程都需要学生具备良好的人际沟通能力。人际沟通能力涉及行为科学与社会学方面的知识，包括言语行为（如说、写）和非言语行为（如面部表情、身体姿势、触摸等）。为了发展学生的人际沟通能力，临床护理教师除了言传身教外，还应提供机会让学生与病人建立起良好的治疗性关系，与其他专业人员建立起相互协作的关系。

人际沟通能力目标举例：学生在与服务对象沟通过程中能展示出恰当的人际沟通技巧。

3. 组织管理能力　在临床实践中，护士每天要面对大量的护理工作任务并要在一定的时间内完成。要将这些任务排列好优先顺序并井井有条地完成，护士需要具备一定的组织管理能力。因此，在临床护理教学中，必须注重学生组织管理能力的培养，以使他们在未来复杂的环境中有效地、称职地完成护理工作。

组织管理能力目标陈述举例：学生能在带教教师的指导下有效地承担糖尿病病人个案管理者的职责。

（三）情感领域的目标

情感领域的目标包含形成专业信念、价值观、人道主义和伦理道德，并体现在专业行为中。学生在校学习的过程中，已初步形成了关于护理学专业、护士角色等的理解和价值取向。进入临床实习阶段，学生有机会进行检验，并修正、巩固、发展更明确、更坚定的信念和积极的专业价值观。临床教学应为学生多提供专业的角色榜样，以促使学生形成正确的态度和价值观。

情感领域学习目标陈述举例：学生能意识到自我继续学习的需要。

三、临床护理教学的特点

临床护理教学与课堂教学有着很大的差别，主要体现在教学环境、教学组织、教学方法、教学形式、师生关系及教学评价等方面。

（一）教学环境的复杂性

临床教学是在一个异常复杂的环境中进行的。一方面是物理环境，如医院的结构、设施、学生学习的场所等；另一方面是社会环境，社会环境是由多方面人员组成的，如临床教师、护理人员、医生、辅助人员、病人、学生等。学生实习时要轮转不同的科室，不断接触新的环境，因此，临床教师必须考虑到临床教学环境中各种因素对学生学习的影响，并采取有效的措施减少或消除不良教学环境对学生学习所产生的障碍。

（二）教学组织的灵活性

护理服务对象是临床教学重要的资源之一。由于护理服务对象进入教学环境是随机的，且其病情变化快，治疗护理的方法也不断变化，使教学组织准备起来相对困难，因此，在教学中，教师要根据临床的实际特点做好“四备”，即备内容、备方法、备对象和备教具。根据服务对象情况多变的特点，灵活组织并安排教学活动。

（三）教学方法的多样性

临床教学中，除了可以采用课堂教学的一些方法（如讨论法、演示法、讲授法等）外，还有其他丰富多样的教学方法。例如经验教学法、带教制、护理查房、护理讨论会、专题报告和研讨会等。在临床教学中，应根据教学目标的要求，综合采用多种教学方法以提高临床教学的有效性。

（四）教学形式的直观性

临床教学是在一种特殊的学习环境和气氛中进行的，使教学形式具有直观性、生动性等特点。通过临床教学，学生可以获得广泛的临床及社会实践经验，充分提高他们的学习兴趣和积极性，有利于启发学生的创造力和科研能力。因此，教师在教学过程中，要注意结合临床的具体特点，采取丰富多样的直观教学方式和手段，让学生获得真实的临床体验。

（五）师生关系的密切性

临床教学中，师生接触时间长。在相互交往的过程中，师生加深了对彼此的了解，容易建立起较为密切的、良好的师生关系。在此基础上，教师可以根据学生的实际情况及需要进行针对性指导，学生也能根据教师的要求及临床实际调整自己的学习。当然，教师要重视与学生良好关系的建立。如果师生关系处于紧张、甚至恶化状态，将会极大地影响教与学的质量。

（六）教学评价的综合性

由于临床教学目标具有多重性的特点，因而教师要采用多种方法、从不同的角度来对学生进行综合评价。评价方法既包括对学生临床学习的总结性评价，也包括在平时对学生临床能力的过程性评价。既要评价学生的各种技能，也要评价学生的认知水平，还要评价学生的情感或态度。就评价者而言，既可以是教师、学生和服务对象，也可以是学生本人。通过综合性的评价，可以为教学提供反馈，促进对护理人才的培养。

第二节　临床护理教学环境

临床护理教学环境（nursing clinical teaching environment）是指组成临床教学的场所、人员及其社会关系，是影响临床教与学的各种因素。根据临床护理教学发生场所的不同，可以将临床教学环境分为医院临床护理教学环境和社区临床护理教学环境。

一、医院临床护理教学环境

医院临床教学环境涉及临床中包括学生在内的诸多方面。这些方面相互影响、相互作用，对临床教学的质量产生着影响。医院临床护理教学环境由人文环境和自然环境两部分组成。

（一）人文环境

临床护理教学的人文环境（cultural environment）包括临床护理教师、临床护理人员、其他专业人员、辅助人员、护理服务对象、其他实习学生，以及由以上人员组成的人际关系、护理类型等。临床中各种人员的态度、言行等都对学生产生直接或间接的影响，进而对临床学习的效果起着关键性的作用。

1. 临床护理教师　临床护理教师与学生密切接触，其师德、师才、师风的好坏，可直接或间接地影响与改变学生的实习心理和行为，还可对一些学生的身心产生深远的影响。一个好的临床护理教师对于临床学习环境起着举足轻重的作用，直接影响教学效果，因此，临床护理教师是临床学习环境中最主要的因素。

2. 临床护理人员　临床护理人员，特别是病房护士长的角色是影响临床学习环境的重要因素。他们不仅控制和管理着这一实践场所，而且是护理实践的角色榜样。病房护士长的领导方式及性格特征等直接影响学习环境的有效性。良好的临床护理人员的特征将有利于学生的临床学习。良好的临床护理人员的特征包括：

（1）人文关怀的意识和能力：包括对学生的关怀和对病人的关怀。临床护理人员对学生热情友好，宽容和善，关心体贴，尊重爱护和帮助等人文关怀的态度和行为可以促进学生自尊、自信的发展。从某种角度讲，护理是一门关怀的职业。临床护理人员在工作中应尊重、关爱每一位病人，为护理学专业学生树立良好的榜样，有利于促进其形成职业认同、职业归属感以及积极的专业态度。

（2）教学意识：是指对教学的敏感性和自觉性。临床护理人员作为学习环境的一个重要方面，应敏锐地察觉学生的学习需求，主动用各种方法进行教学，尽可能为学生提供各种学习机会，如鼓励他们提问，参加医疗查房、护理查房，执行各种护理操作以及观察学习新的技术操作过程等。

（3）教学能力：不仅包括对护理相关理论及实践知识的理解、把握和应用能力，还包括一定的语言表达能力、观察和了解学生的能力、组织管理和调控教学活动的能力、运用各种教学辅助工具和手段进行教学的能力以及评价学生学习效果的能力等。

（4）合格的护理实践：合格的护理实践者是护士最基本最重要的角色。由于“角色榜样”作用，护理人员自身的实践能力和工作质量将直接影响到学生的学习。

（5）小组团队精神：护理学专业是一个合作性较强的专业，临床护理人员之间相互团结、相互支持及相互合作的氛围有助于学生发扬集体主义精神，从而促进团队合作能力的提高。

（6）进取向上精神：临床护理人员互相学习、积极钻研业务知识、努力提高专业技术水平，有助于建立良好的学习气氛，从而激励学生积极主动地学习。

3. 健康保健系统中的其他专业人员　学生实践场所中的其他专业人员，如医生、理疗师、营养师等，他们对学生的态度、他们自身的实践能力及教学意识等同样影响学生的学习。因此他们也应了解临床护理教学的意义，并认识到自己是学生学习的一个重要资源，从而尽可能地为学生提供各种学习机会，如医疗查房、观察新技术、新操作等。

4. 辅助人员　在临床，实习学生会遇到各种辅助人员，如修理工、配送人员、清洁工、护工等，他们对建立良好的临床学习环境具有积极意义。因此，护理人员应与辅助人员默契配合，建立良好的合作关系。

5. 护理学专业学生　学生也是临床学习环境的重要组成部分。学生身心方面的准备是临床学习的重要因素。一般来说，学生进入临床时都会产生焦虑、紧张的情绪。轻度的焦虑会促使学生积极学习，但过分的焦虑则妨碍学生的学习。因此，学生要做好充分的心理准备。学校及实习机构也应采取一些措施尽量减轻学生的焦虑，例如实习机构在学生进入医院的第一天安排实习指导活动。

6. 护理服务对象及服务场所　护理对象的许多特征可以对学习环境产生重要影响。如病种、病区的“情感气氛”、护理对象的性格特点以及是否与医护人员合作等。例如在急诊、ICU 实习的学生，在增加了工作魅力和兴奋性的同时，也会使这些还没有足够信心来完成技术操作的学生感到有压力。

7. 护理类型　临床护理分工方式同样影响学生临床学习的效果。在实施功能制护理的病区，学生学会了如何完成任务，但失去了系统地照顾病人的机会。在实行责任制护理的病区，学生可以应用护理程序对病人进行评估，做出护理诊断，制订护理计划，实施护理措施并评价护理效果。这样既可以帮助他们学习系统护理病人的方法，又可以发展他们发现问题、分析问题和解决问题的能力。同时，学生还获得了承担责任、做出决策的机会。

8. 教育机会及教育资源　教育机会及教育资源的多少也会影响学生的学习。所有临床工作人员都应该尽可能地为实习学生提供学习机会。教育机会包括：制订一些正式的学习计划如专题教学讨论，请临床专家讲座；为学生提供教科书、专业杂志、网上资源、病例记录等供学生阅读。教育资源包括人力资源和物质资源。人力资源指临床护理教师和临床护理人员。临床护理教师或护理人员的短缺会直接影响学生获得指导和教育的机会及质量，因为人员缺乏时，不但教师不能保证指导的时间，学生还可能被要求参与一些非护理学专业的工作。物质资源指供学生进行学习和讨论的教室、会议室、各种教学媒体等。

（二）自然环境

临床护理教学的自然环境（natural environment），是指对学生的学习产生直接影响的各种自然因素。如医院的地理位置、医院的性质和规模、医院的物理环境（如病房的建筑和空间结构、光线、颜色和设备设施）等因素。

1. 医院的地理位置　医院的地理位置，如所处的地区地段、交通情况、离学校和学生宿舍的距离、医院周围的环境、安全性等都是构成自然环境的因素。它们会对学生的学习产生一定的影响。

2. 医院的性质和规模　医院的性质和规模影响着学生学习对象的种类及数量，因而也是临床学习环境中的重要组成部分。教师应该根据教学目标及学生人数的多少来选择适宜的实习单位。

3. 医院的物理环境　医院的物理环境包括医院的环境、设施、设备等。室内宽敞、清洁、光线适宜、温湿度合适、无特殊气味、噪声得到有效控制是学生学习的重要条件。医院的设备和设施先进齐全，可提供学生更多的见习和实践的机会。

二、社区临床护理教学环境

随着社区卫生服务模式的推广，社区护理逐渐成为我国卫生服务事业的重要组成部分，护士需要在社区中扮演多种角色。开设社区护理教育课程是培养社区护士的重要途径。有关社区护理课程的内容需要学生到相应的社区实习，认识社区临床护理环境对教师来说是很有必要的。

社区是由具有共同意愿、相同习俗和规范的社会群体结成的生活共同体。社区环境包括社区各种卫生保健、预防及康复机构，也包括学校、幼儿园、工厂、公共场所等，还包括家庭。社区临床护理教学的环境也分为人文环境和自然环境。

（一）人文环境

社区临床护理教学的人文环境是指社区中各类人员及他们之间的相互关系等。

1. 社区专业工作人员　社区专业工作人员包括在社区各医疗卫生预防、保健、医疗及康复机构工作的专业人员。因其工作场所的不同，其职责及称谓也不尽相同，如全科医生、社区护士、康复护士等。他们对待护理服务对象的工作方式、工作作风以及对社区护理教学的认识均会直接影响学生的学习。

2. 社区护理服务对象　社区护理服务对象包括社区内的个人、家庭、社区团体等。学生除了面对个人外，还要面对与个人密切相关的家庭、学校等各种社会团体。社区内的人口结构、文化氛围、宗教、职业特征等因素，社区本身如何面对主要健康问题，如对遗传、发育、心理、性格、疾病传播及预防、保健和康复等方面的态度及方法都是社区环境的重要组成部分。

与医院的护理对象——病人不同，在社区的护理对象主要是健康人、亚健康状态的人或处于疾病康复期的病人。尽管在社区面对的情况往往不及在医院紧急，但是它要求社区护士能够相对独立地处理问题，这将有利于培养学生分析问题、解决问题的能力。

3. 实习学生　实习学生在社区主要作为一位准护士参与社区护理工作。因此，学生应对实习的目的、内容、方法有明确的认识，事先做好充分的准备，特别是人际沟通方面的技巧。

4. 社区其他工作人员　社区其他工作人员，如社区领导、社会工作者、小区的安全管理人员等也是社区人文环境的组成部分。学生到社区实习时，学院需要提前与社区相关领导及工作人员取得联系，以获得他们的支持与配合。

（二）自然环境

社区临床护理教学的自然环境包括社区的地理位置、社区各护理服务机构的分布、温湿度、自然景观、空气和社区规模等方面。良好的社区护理教学自然环境，应该是交通便利、绿化好、温湿度适宜、具有适合学生学习的项目等。当然，社区自然环境本身也是学生认识和研究的对象。

三、临床护理教学环境对学生的影响及对策

（一）临床护理教学环境对学生的影响

临床学习的各种环境都会对学生产生一定的影响。影响可以是正面的，也可能是负面的。正面的影响可以促进学生的学习，而负面的影响则可以使学生产生不同程度的压力或焦虑。焦虑是当个体预感到威胁或伤害时产生的一种不愉快的情感，轻度的焦虑可导致机体觉醒度的提高。每个人都有其最佳的觉醒程度，在这种最佳程度下，个体的工作效率最高。当觉醒程度过低或过高时，完成学习任务的能力就会退化，特别是复杂的学习任务。

临床教学环境对学生来说是一个陌生的环境，因而多数学生在进入临床实习时会产生不同程度的心理压力。当学生进入一个新的环境或从事一项新的工作时，会由于不熟悉操作过程、不明确物品的陈列，对工作本身和学习目标感到紧张，担心是否受实习单位欢迎等，以及学生对于教学环境的理想预期与现实之间的反差等因素，使学生出现各种心理压力，从而影响学生的临床实习。

在焦虑状态下，学生的行为表现会受到影响，在操作中容易出现错误。这时如果学生再受到临床教师或其他护理人员的批评，其焦虑程度就会加重。

临床护理教师应明确学生产生心理压力的原因、识别心理压力的主要表现，并能适当地应用预防及缓解学生心理压力的对策，促进学生的心理健康，提高临床学习效果。

（二）预防及缓解实习学生压力的对策

1. 教育管理部门、学校及临床护理教师应意识到实习对学生可能造成的压力，并采取适当的方法减轻学生的压力或提高学生应对压力的能力。学校教师应通过各种方式经常与学生沟通，了解学生心理压力的状况，组织学生讨论实习中的压力，给学生宣泄压力的机会。同时，对学生的进步给予积极的鼓励，增强其自信心。

2. 临床教学机构应尽量给学生创造良好的、无威胁的学习环境和氛围。在学生进入实习机构的时候，对学生热情接待，并进行实习导向活动，例如带领学生参观医院的环境，初步了解各部门的组织结构及人员构成等。同时，向学生介绍实习目标、内容、计划等，以减

轻学生因未知而带来的焦虑。临床护理教师在临床教学中，应通过与学生建立良好的师生关系、采取适合学生个体的教学方法和教学节奏，来减轻学生的心理压力。

第三节　临床护理教学基地及临床护理学专业教师的选择

理想的临床护理教学基地及合格的带教教师是临床教学成功的必要前提和重要保障。因此，在学生进入医院或社区实习之前，学校必须对临床护理教学基地进行认真的挑选，同时，也要做好临床带教教师的遴选工作。

一、临床护理教学基地的选择

（一）医院临床护理教学基地的选择

1. 选择医院临床护理教学基地应考虑的因素　选择临床护理教学基地是校方的重要职责。选择实习基地时要考虑下列因素：①实习机构的性质（医院的级别和类型、床位数等），能否提供足够的学习机会；②是否与学校的教育理念一致；③地理位置：交通是否方便、距离的远近；④医院的物理设施；⑤工作人员与学校教师和学生的关系；⑥临床教师的数量和质量；⑦机构的要求；⑧机构的合法性；⑨学生的层次等。

学校教学管理人员应邀请学校教师、临床工作人员及学生等，根据每个临床教学单位的具体特点，结合实习要求，制订一系列适用于各个病区又对学生学习有利的环境标准。

2. 良好的实习环境应具备的标准

（1）医院的规模适当，具有与临床护理教学相关的科室及护理服务对象，医院的环境安排符合临床教学需要。

（2）临床教师的数量和质量应符合临床教学所需。首先，为了更好地完成教学任务，医疗机构应该具备足够数量的临床护理教师。一般要求见习时一个教师可以带教 6～8 个学生，实习时原则上一个教师只能带教 1～2 个学生。随着护理教育层次的提高，实习学生的层次逐渐由以中专为主转化为以大专、本科为主。因此，对临床教师的学历及能力提出了较高的要求，要求在保证足够数量的前提下，要考虑教师的学历、职称能否达到要求，以保障临床教学质量。

（3）有临床教学管理机构及管理人员，负责制订或实施具体的实习计划，负责对临床教学进行质量控制，开展各种教学活动，并定期进行临床教学的检查和评价。

（4）具有良好的学习氛围，护理人员积极钻研护理学专业知识和技能，不断提高临床护理教学水平和能力。同时，院方能提供继续教育的机会，不断提升护理队伍的素质。

（5）学校与实习机构之间具有良好的合作关系，双方共同合作，制订出一系列临床学习环境的要求，为学生在临床学习阶段创造良好的条件。

（6）为学生的实习配备一定的资源，如教学场所和教学设备。具有足够的经济实力以维持一定的教学服务标准。

（二）社区临床护理教学基地的选择

当前，我国社区卫生服务日益受到重视和发展。社区临床护理教学基地的选择十分重要。理想的社区护理教学环境至少应该达到三个标准：第一，社区健康服务的类型能适合学校社区护理教学的目标；第二，社区健康服务的规模能满足实习学生人数的需求；第三，社区的地理位置应该是安全且交通便利的。

二、临床护理学专业教师的选择

临床护理教师对于学生临床学习的效果起着举足轻重的作用，这是由临床教师的角色与功能决定的。因此，应重视对临床护理教师的遴选。在选择临床护理教师时，应遵照一定的标准，并且有计划地对临床护理教师进行培养，以不断提高他们的素质。

（一）临床教师的角色与功能

临床护理教师扮演着多重角色，概括起来分为两类，即护理实践的参与者和护理教育者。

1. 护理实践的参与者　临床护理实践能力对于临床教师来讲是十分重要的。临床护理教师作为病人的照顾者，必须首先具有较高的理论知识和操作技能，以及较丰富的临床护理经验。这样，临床护理教师一方面可以成为学生的角色榜样，学生可以从他们身上学到护理人员应如何思考问题、解决问题和采取行动；另一方面，其知识和经验可以帮助学生将基础理论知识与临床实践相结合，逐步使学生成为合格的护理人员。

2. 教育者　作为临床护理教师，其教育者的角色是十分重要的。必须具有较强的带教能力，较好的语言表达能力并善于与学生沟通，因材施教。具体有以下职责：

（1）指导学生：临床护理教师与其他教师最大的区别在于他必须参与到学生的实践当中去。临床护理教师需要参加到实践中去照顾病人或服务对象，与他们进行交谈，并对他们进行教育，通过榜样作用对学生进行指导。同时，教师在学生和服务对象之间还可以起到缓解矛盾、避免尴尬情况发生的作用。当然，有时临床护理教师是一个观察者，注意观察学生的表现以了解学生临床学习的情况并对其做出客观、公平及公正的评价。

（2）促进学生学习：临床护理教师应帮助学生发现自己的学习需要并准确地评价自己的表现，同时帮助学生找到提高临床学习效果的最佳策略。

（3）积极评价课程设置：临床护理教师在带教过程中，可以根据学生所学知识的深度和广度，结合目前市场的需求判断学校教育中的课程设置是否合理，从而为学校的课程设置改革提供客观的实践依据。

（二）临床护理教师的选择标准

选择临床护理教师时，应从临床护理教师的态度、知识、工作能力、教学技能和个人素质等方面考虑。

1. 临床护理教师的态度

（1）热爱教学工作：与普通护理人员相比，临床护理教师为完成教学工作，须付出更多的精力和心血，如果没有对教学工作的热爱，只是为了应付差事而带教，是不可能把教学工作做好的。因此，临床教师首先必须热爱教学工作，对教学工作具有高度的热情和强烈的责任感。

（2）热爱护理学专业：临床护理教师也必须热爱护理学专业，关爱病人，这样才能在临床护理工作中对学生起到积极的角色榜样作用。

（3）热爱学生：临床教师还必须热爱学生，主动与学生建立良好的师生关系。因为只有在良好师生关系的氛围中，教学活动才能顺利开展，目标才能有效达到。临床护理教师与学生建立良好关系，主要体现在以下几个方面：①对学生充满信心；②尊重学生；③认可学生的个体差异，对学生的期待符合实际；④诚实、真诚地面对学生，勇于承认自己的不足；⑤有亲切感，使学生容易接近；⑥对学生实施关怀性行为；⑦对学生提供鼓励和支持。其中，对学生表达关怀性行为尤其重要。学生实习时，面临来自各个方面的多重压力，如果教师能够关心他们，理解他们，对他们提供支持和照顾，则会减轻学生的压力。另外，护理学本身就是一门以关怀为核心的专业，护士的职责是对病人实施关怀，促进病人的康复。如果学生在临床实习中能够更多地感受到来自教师的关怀，就会以积极的心态给病人提供关怀，对其人生观和专业价值观将产生正面的积极影响。

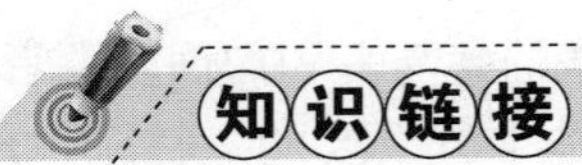

师　爱

师爱不同于母爱。人们都说母爱是无私的，但社会生物学却认为，母爱并不无私，因为母亲与儿女有着共同的基因，是亲缘关系接近决定了母亲对孩子的爱。因此，和母爱相比，师爱更为伟大且无私。师爱也不同于友爱，友爱者之间往往有着共同的利益。因此，师爱比友爱更加纯洁而高尚。师爱作为一种特殊的社会性情感，在教育中发挥着独有的教育功能。

师爱有重要的心理功能：①激励功能：学生具有“向师性”，渴望得到教师的认可、理解、欣赏和爱。师爱可以激发学生努力学习，积极向上的欲望和热情，成为学生进步的动力。②感化功能：师爱对学生有感召、感染和转化的教育作用。它能使自卑者自尊、后进者上进、悲观者鼓起生活勇气、冷漠者充满激情。③调节功能：师爱是一个双向交流过程。当学生对教师打开心扉，教师就可以有的放矢地对学生进行教育。④榜样功能：师爱可以激起学生对教师的尊敬、爱戴、感激和依恋等情感，会诱发学生学习教师的言行举止和人格品质，使教师成为榜样和楷模。

师爱的表现形式有：①关怀和爱护学生。爱护和发展学生身上的一切积极因素，抑制消极不良的因素；②尊重和信任学生。尊重学生的人格，师生关系民主；③同情和理解学生，用同情心去唤起学生的自尊心、自信心和上进心，设身处地地为学生着想；④热情期望和严格要求学生。

2. 临床护理教师的知识　临床护理教师首先应该拥有丰富的专业知识。专业知识不仅局限于书本，还应包括该学科最新发展的知识，例如关于疾病诊断与治疗的最新观点和方法、护理新理论、新技术等。临床护理教师应该是本专科领域内的一位专家，这样才能游刃有余地向学生传授相关的知识。有学者认为，临床护理教师的知识应体现在四个方面：①懂得病人护理的概念和理论；②指导学生运用这些概念和理论，以便更好地了解病人存在的问题和对病人进行护理；③了解护理措施的最新发展以及如何运用于病人的护理中；④运用这些知识帮助学生选择护理病人的最佳措施。

3. 临床护理教师的护理工作能力　临床护理教师必须能出色地胜任临床护理工作，否则，他们就无法指导学生的临床实践。有研究结果表明，从学生的角度来讲，临床护理教师能胜任本职工作并且能在真实场景中示范对病人的护理是优秀教师的最重要特征。优秀的临床教师展示出专家般的临床技能和临床判断，他们知道如何称职地进行临床护理，并且能够指导学生使其逐步走向成熟。

4. 临床教学技能　临床护理教师应具备一定的临床教学技能。临床教学技能包括：①评估学生的学习需求；②制订对学生的指导计划以满足其学习需求并达到教学目标；③指导学生的学习以使学生获得必要的临床知识和技能以胜任未来的护理工作；④客观、公正地评价学生的临床学习效果。

5. 临床护理教师的个人特征　临床护理教师的个人特征也会影响临床护理教学的效果。临床护理教师应该心胸开阔，善解人意；平等待人，尊重他人，尊重自己；公平公正地对待学生。在对学生进行指导时，应该具备热情、幽默、耐心、灵活性等品质。同时，教师在学生面前出现错误时，应坦率承认自己的缺点和不足。

6. 创新精神　创新精神是临床护理教师应该去追求和具备的。要创新，就需要有打破传统的勇气。如果临床护理教师要求学生这样做，那么首先他们自己就应该具备这样的品质。临床护理教师要敢于对当下的护理实践、护理教学方法等大胆提出质疑，提出自己独特的见解，勇于尝试、探索新的方法，使临床护理教学不断进步、发展。

7. 其他　除上述标准外，临床护理教师还应该具备另外两个特征即正直和毅力。正直是指临床护理教师对临床学习指导和临床评价表现出的公正性和真实性。临床护理教师对自己的事业还要有孜孜不倦、勤于耕耘、不断追求的精神（表 8-1）。

表 8-1　国外有效临床护理教学的教师特点

1. 在教学方面有丰富的知识和较高临床技能
2. 掌握现代的知识和临床技能
3. 分析理论，从多种资料中总结
4. 协助学生理论联系实际
5. 信息灵通
6. 能很好地和学生交流知识
7. 演示临床技能及专业技能，发展学生的判断力、态度及价值观
8. 成功地扮演教师的角色
教学技巧
1. 判断出学生的学习需要，计划教学，监督学生进行临床操作，评估学生的学习情况
2. 系统地给学生展示信息
3. 重点突出
4. 给学生清楚的解释和指导
5. 向学生提问以此促进学生的学习，并清楚解答
6. 有效演示操作程序或护理操作
7. 建议学生学习多种资料
8. 为临床教学做好充分准备
9. 鼓励和赞扬学生，并将其作为教学的重要方面
10. 与学生交流愿望
11. 促进学生进行独立的、有意义的操作
12. 对于学生的进步给予正面及时的反馈

续表

与学生之间的关系
1. 通过运用以下特性发展与学生之间的人际关系：关心、互相尊重、关怀性行为、关心照顾学生、性格开朗
2. 给学生提供支持和信心
3. 仔细倾听
4. 尊重学生的权利：挑战、提问和表达自己的观点
5. 鼓励学生主动探索知识
6. 接受学生不同的观点
个人特征
1. 具有活力和热情
2. 喜欢临床护理操作和临床教学
3. 友好并善解人意
4. 具备自信心
5. 具有良好的教学能力和价值观
6. 具备幽默感
7. 承认错误和不足
8. 具有合作精神和耐心
9. 灵活机动
10. 具有责任心，值得信赖
11. 致力于护理和临床教学
12. 相信学生并通过教学训练来表达这一观点

（三）临床护理教师的培养

为适应护理教育的发展和社会的需求，必须不断提高临床护理师资队伍的水平。教学机构要重视对临床教师的培养，临床教师自身也要不断学习，以提高自己的能力与水平，达到临床护理教师的标准。

1. 临床护理教师培养的内容　由于临床护理教师很少受到系统教育学理论和教育技能训练，因此，临床护理教师培养的内容应当主要包括教育学科理论知识，如教育心理学知识、教学技能和教学媒体、临床评价等方面的知识。具体包括以下几个方面的内容：①国内外护理教育的进展；②教育心理学知识；③临床护理教学目标和教学策略；④临床护理教学的评价策略；⑤其他知识：与临床护理教学相关的伦理、法律法规、沟通技巧等。另外，临床护理教师还要不断学习临床护理的新理论、新知识和新技术。

2. 临床护理教师培养的途径和策略　可以通过多种途径、运用多种策略对临床护理教师进行培养。

（1）国外进修、深造：包括选送具有潜质的教师到护理教育比较发达的国家参加短期培训班，或者继续学历学位教育等。这种形式的学习，可以使护理教师获得系统的全面的知识和技能，但费用较昂贵。

（2）参加继续教育项目的学习或学术会议：不少教育机构举办护理教育（临床教学）师资培训班，时间从数天至数月不等。有些专题学术会议，可提供大量的新信息。临床护理教师通过短期的学习，也可获得相对系统的新知识，开阔自己的视野。

（3）院、校内培训：举办带教教师培训班，可使较多教师同时受益。

（4）自学：通过各种途径自我学习，并在实践中不断丰富知识和经验，从而提高自己的水平和能力。

第四节　临床护理教学的形式

临床护理教学强调的是理论与实践相结合，在教学过程中，应根据学生的层次和学习目的的不同，选择不同的教学形式。目前，临床护理教学的形式主要有两种：临床见习和临床实习。

一、临床见习

（一）临床见习的定义

临床见习（clinical observation）是指在临床专业课的课堂讲授期间，为了使学生获得课堂理论与护理实践相结合的完整知识而进行的临床实践的一种教学形式。通常是在理论课学习后，由教师带领学生到医院有关科室，通过看、问、想、操作、讨论等教学活动，使理论与实践相结合，巩固和加深学生课堂学到的理论知识。如学生在课堂上学到胸腔闭式引流、翻身拍背排痰法，并在实践课中进行操作训练，然后由教师带领去医院见习，观察护士更换水封瓶、给病人翻身拍背排痰操作。通过临床见习，学生可以深刻认识到给胸壁有伤口的病人拍背的操作规范、要点和注意事项，培养其良好的职业态度。

（二）临床见习的分类

依据见习时间安排和目的的不同，可以将临床见习分为课前见习、课间见习和集中见习三种形式。

1. 课前见习　是指在讲授临床理论课之前，组织学生去临床场所见习一段时间的教学组织形式。主要是参观性质的教学安排形式。一般由学校教师或临床教师按照教学目的组织学生参观医院病房环境和仪器设备，为学生临床理论课的学习积累感性认识，以激发他们的学习兴趣，同时也为课堂授课和临床实习创造条件。

2. 课间见习　是目前临床护理教学中最常采用的一种教学组织形式。课间见习与课堂授课联系密切，基本同步进行，或者将一些课堂内容安排在见习过程中完成。但这种教学形式可能在病例选择方面出现困难，如找不到典型病例或病例数量不够。一方面，为了满足教学需要，可能会多次使用同一护理服务对象；另一方面，为了避免多次使用同一护理服务对象，增加了临床教学安排的难度，或只能选择非典型病例。

3. 集中见习　是在一个或几个临床理论课课堂授课结束后，组织学生在相应的临床场所对各个领域的内容进行集中见习。根据教学目的和内容的不同，集中时间可以是1周，也可以是2～4周。这种形式可以不受见习场所内特定项目的限制，充分利用临床场所，缓解护理服务对象的负担。同时集中见习也方便临床场所的安排，增加学生、护理服务对象与临床带教的满意度。但是，这种形式容易导致理论课与实践课的联系不够紧密，因而有可能出现学生在开始某个内容的见习时，对学过的理论课已经有所遗忘的情形，因此必须重新复习才能够接触护理服务对象。

有研究表明，集中见习时间较长且集中，学生能系统了解工作流程，熟悉医院工作环境，为实习奠定良好的基础，因此，能增进学生的学习积极性，提高学习效果；集中见习，能与病区病人近距离交流，增加了学生的主动性和参与意识，一定程度上锻炼了学生的人际沟通能力，有利于促进学生的角色转换，尽快建立护士形象，加深对护理工作的理解和认同。

分散的课间见习和集中见习各有利弊，分散见习能强化学生的记忆类知识点，而集中见习则能强化学生的理解和应用类知识点。因此，应将多种见习形式有机结合，并采用多种教学方法提高临床见习质量。

（三）临床见习的基本环节

1. 见习前的准备　准备内容包括见习的组织工作和见习对象的选择。

（1）见习的组织：护理学专业课的见习主要由院校各课程组（或教研室）根据教学大纲的要求进行统筹安排，课程组（或教研室）负责人或课程教师在见习前与教学医院教学管理部门、护理管理部门及相关临床科室进行沟通，使之了解教学进程和见习内容与要求，给予有效配合。

（2）见习对象的选择：教师应该在见习前组织选择与教学目标一致的见习对象，见习对象应与见习学生的数目和见习时间的长短相匹配。

2. 见习的实施　见习期间总的要求是以认识各种疾病与各种护理操作为主，同时，熟悉临床工作方法。在教师指导下，学生着重学习如何接触病人、问病史、护理查体、识别各种正常或异常体征，书写护理病历，学习临床思维方法和观察病情变化的要点，实践基础护理工作，并有计划地安排观察和学习临床诊疗、护理技术操作。一般应根据学生人数分组见习，每组6～8人为宜，每组安排带教教师1名，多由院校护理学专业授课教师担任，也可由临床护理教师担任。教师应熟悉本学科见习的教学大纲和进度，明确教学目标、内容和方法，认真完成教学计划，达到教学目标。

教师带领学生进入病房学习，一般称为临床带教，简称为带教。以示教、讲解、床边提问、查对和指导等方法为主。在实际带教过程中，上述方法常交替应用。见习初期，教师示教和讲解应多一些，到了后期则应以学生活动为主，教师提问、查对及指导的比重也相应增加，而示教和讲解的比例则逐渐减少。

带教必须以床边为主，切忌脱离病人的讲课，这是护理学专业实践性特点所决定的。而且同一种病，在不同病人身上的表现是不同的，只有通过大量接触病人，才能真正取得理论联系实际的教学效果。

在见习期间，教师应依据临床一些特定的教学内容或问题，有计划地组织讨论会，对某个方面的问题进行深入讨论，帮助学生的学习。讨论内容可以由教师选择，也可由学生提出。为落实保护性医疗制度，讨论会一般不在床边进行，而是安排在示教室。对于讨论内容少、预计时间较短的讨论会，或学生在床边提出的短小问题，在对病人无不良影响的情况下，可以在床边进行。见习期间，即使有教师指导，学生也不能进行侵入性操作。

3. 见习的效果评价　可采用多种方法对见习效果进行评价。

（1）观察法 对学生在见习中的行为表现进行观察并记录。

（2）撰写见习报告。

（3）对见习内容进行理论和技能考试。

（4）对见习学生进行访谈，了解学生对见习的兴趣、对见习教学方法的感受、对见习的组织安排及内容的认同度等。

二、临床实习

（一）临床实习的定义

临床实习（clinical practice）又称生产实习或毕业实习，是指全部课堂教学完成后，集中时间对学生进行临床综合训练的一种教学形式。临床实习是学生理论联系实际、培养其综合能力的关键环节，是实现知识向能力转化必不可少的过程，是继续完成和达到教学计划所规定的培养目标的最后阶段，是整个专业教学计划的重要组成部分。它通过安排学生直接到医院科室，在临床护理教师的指导下承担部分护理工作，巩固强化理论课所学知识和技能，培养学生良好的职业道德、职业情感和职业行为，是检验教学质量的重要手段之一。

（二）临床实习的基本环节

1. 充分认识临床实习的目的　临床实习的主要目的是通过临床实习，全面参加护理学专业实践，使学生将所学的理论知识和技能，正确地运用于护理实践，从而巩固和充实理论知识，获得和掌握护理学专业的各种技能，培养科学思维能力、优良的工作作风和职业道德，为毕业后独立从事护理工作打下良好的基础。

2. 选择和确定临床实习基地　根据临床实习基地的标准，选择合适的临床实习场所，并与实习基地建立良好的合作关系。取得学生实习基地医院的支持是搞好实习的重要条件。因此学校应选择具有一定资质和带教能力的综合性医院作为自己的实习基地，并提出对带教教师的资质要求（具体内容详见本章第三节）。

3. 制订实习计划和大纲　根据课程计划，首先应编写出相应的实习大纲、实习讲义，以及制订实习管理制度。在此基础上，院校教师应与实习基地的临床教师共同制订完整的、切实可行的实习计划。实习计划一般包括：目的要求、起止日期、实习科目、轮转安排、带教师资、实习内容、实习形式和方法、实习考核和评定方式等。

4. 加强临床实习的指导和组织工作　指导和组织工作是落实整个实习计划和实现实习目标的关键环节。每个实习基地都必须在基地负责人（一般是负责教学的副院长、医院教学管理部门负责人、护理部教学负责人）领导下，组织科室护士长，成立该基地的实习管理组织机构。每个实习科室均应有 1 名专门负责实习带教的临床教师，执行和落实实习计划，做出具体的实习安排，建立健全考核机制，保证实习计划的实施质量和实习任务的完成。学生进入临床实习后，院校教学管理部门和班主任（或辅导员）应经常与实习基地保持联系，定期到各实习点了解学生的实习情况，及时与实习基地有关部门沟通，并协助解决学生在实习中发生的问题。

第五节　临床护理教学方法

临床护理教学与课堂教学有很大区别，临床护理教学很大部分是以教师与学生一对一或小组的形式进行的。因此，教师在临床教学中，为了达到临床护理教学的多重教学目标，需要根据学生不同的层次和特点，采取不同的临床护理教学方法。临床护理教学中常用的教学方法包括经验学习法、带教制、临床查房、实习讨论会等。

一、经验学习法

（一）经验学习法的概念及实质

经验学习法（experiential learning），又称体验学习法或发现反思学习法，是指在设定教学目标的前提下，让学习者在真实或模拟真实的环境中，通过自己的经历或对事物的观察，然后通过反思和与他人分享感悟中构建知识、技能和态度的一种教学方法。其实质是通过“做”进行学习，而不是通过听别人讲述或自己阅读来学习知识。经验学习法的最大特点是学生的积极参与。在经验学习中，以学生为中心，他们通过积极参与，从亲自参加的事件中获得直接经验。

（二）经验学习法的过程

经验学习不是一个自发的过程，而是一个需要严谨设计的过程。通过这一过程，学习者可以从经验中得到最大的收获。经验学习的过程包括：学生首先经历某个方面的护理实践，紧接着是一个反应阶段，然后与小组的其他同学讨论这一经验，这样就为更好地分析、区分和澄清这一经验提供了一个机会。下一步是考虑这次经验对将来的护理实践所产生的意义，并且在下一次遇到类似的经历时，会把这次获得的知识应用于实践。由此可见，经验学习不仅包括了经历的事件，还包括一系列反思的过程。反思过程（reflective process）由以下三个阶段组成：第一阶段，回到所经历的情境（回到经验中去），即“发生了什么事?”，在这一阶段，学生只被鼓励“回想”已经发生的整个经历，描述所出现过的失误，但不要进行评判。第二阶段，专心于感受（注意感觉），即“学生的感觉如何?”，此阶段的目标是让学生体验有关经验的自我感受，并鼓励他们努力运用那些积极的感受，例如得到病人赞扬后的愉快感受。但是，有些感受会对学生造成障碍，例如某情绪不佳的病人对学生不友好态度的感受。对于学生的消极感受，需要采取一些方法将其消除，如一笑了之或者向同学和老师说出自己的感受。排除消极感受对于促进有效的学习十分重要。第三阶段，重新评价阶段，这是最后阶段，即“这意味着什么?”，最基本的是让学生把这次经验与自己原有的相关经验联系起来，并检验它们之间的相互联系（连接新经验与以往旧经验）。这个反应模式需要被反复实践和应用，直到学生能够熟练地执行每个步骤并且感到得心应手为止。因此，教师应鼓励学生在经历了某个具体的事件之后，立即反思实践。

（三）经验学习法的形式

经验学习法是许多具体临床教学方法的总称。几乎所有的临床学习方法都涉及经验学习。临床教学中的经验学习法包括以下几种。

1. 经验学习日记　经验学习日记又称反思日记，是一个鼓励学生进行反思的行之有效的方法。在日记中，学生除了记录自己所经历的具体事件外，还要描述他们对事件的认识，即通过分析、组合、引证所遇到的事件来促进学习。

由于反思是一种比较个人化及自由式的学习模式，学生不需要像考试那样按指南中的每一问题作答。但撰写反思日记，首先应选择一个认为有意义的临床事件进行反思：

（1）清楚描述发生的事件。

（2）说明自己或他人所采取的措施。

（3）说明自己的思考过程。

（4）说明已有知识对你处理该情境是否有帮助。
（5）说明在该事件中使用的资源及为何使用。
（6）反思自己的优缺点。
（7）如果遇到同样的事情，你会如何处理?

撰写反思日记指南

撰写反思日记的准备：
请回忆你的学习经验。通过这一过程，你可以再一次学习和寻找经验中的意义。
反思日记的内容（写什么）：
1. 写“发生了什么事情?”：集中描述看来在某方面很重要的学习经验。
2. 写对于“所发生事情”的感受，即写“我对于该学习方面有什么感受”。
3. 写“我学到了什么”：可总结并计划将来的学习。
建议反思的问题：
1. 有什么重要的问题需要我关注?
2. 我怎样感受这方面的学习?
3. 是什么令我有这样的感受?
4. 我怎样将这方面的学习与以往的经验联系起来?
5. 我做出了什么假设?
6. 我有什么已有的知识使我理解这方面的学习?
7. 从我过去的经验和这方面的学习，我得到什么启发?
8. 若将来有类似的学习情况，我怎样才能反应得较有效?或实现我的价值?
9. 我现在需要做什么?
10. 我现在又该怎样感受这方面的学习?

附录Ⅱ介绍了一则护理本科实习生所写的反思日记，供参考。

这篇反思日记记述了一位学生跟随带教教师上夜班时遇到的一次急救，学生面对突如其来的情况手足无措的情景。学生首先回想了事情的整个过程；接着谈到了自己的感受：在病人生命垂危的时候，自己帮不上忙，不知道如何帮忙，大学三年学到的理论知识没办法在临床实践中得以运用；最后，她意识到，还需要进一步主动学习，于是她去查资料，请教老师，总结了抢救误吸病人的关键点，并决心今后在工作中不仅要加强学习专业理论知识，还要加强应急能力、操作技能的学习，同时还应进一步提高心理素质。

2. 反思性小组讨论会　是一种重要的临床教学活动，通过讨论，学生不仅可以反思自己的临床经历，还可以分享其他同学的经历、观点和感受，开阔视野，并培养评判性思维和解决问题的技能，锻炼和提高语言表达能力，学会与他人合作。可定期（如每周1次）组织学生进行反思性讨论。对于讨论中出现的不同观点，教师不应盲目地判断对错，而应鼓励学生从不同的角度观察事物，充分运用已有的知识对事情进行分析、推理和判断，从而提高学生的评判性思维能力。

3. 实地参观学习 包括参观医院、敬老院以及进行社区实践，例如进行家庭访视。对于这样的实践活动，如能精心策划和设计，将是很好的经验学习。一般来讲，带学生访视前，应该向学生解释访视的目的、内容和要求。在访视结束后，安排时间让学生向其他同学及教师进行汇报，从而促进反思。

4. 课题的应用 课题的应用包括两种形式。一种是个案研究，让学生对一个案例进行较为深入的研究：学生对案例进行全方位的评估，找出护理问题，制订护理计划并实施，最后评价护理效果。通过案例研究，促使学生综合运用各种知识，进行思考、分析和决策，从而为病人提供最佳的护理。另一种形式是小型的科研，即学生在教师的指导下，选择一个临床小课题，进行科研设计、实施科研计划、对资料进行统计分析、撰写报告等。这种方法不仅可以锻炼学生的科研能力，而且能够促使学生对某些问题进行深入的思考。

二、临床带教制

（一）临床带教制的概念

学生在一定的时期内固定跟随一位护理人员实习的形式被称为带教制（preceptorship model），原则上要求一名教师只能带 1 名学生。这位临床教师是一位富有临床护理经验的护士，既要从事常规的护理工作，同时又要负责对学生进行指导、支持并作为学生的角色榜样。在这种教学模式中，带教教师对学生提供个体化的指导，并促进其专业角色的习得。

（二）临床带教制的方法

在带教制中，学生全程跟随带教教师一起工作。这样，学生有机会全面观察、学习带教教师从事临床护理工作的全部内容和方式，包括各种护理操作、对病人的接待与评估、护理计划的制订、护理措施的实施、与服务对象及其他医务人员的沟通、对病人的态度等。在观察的过程中，学生会受到教师潜移默化的影响。同时，学生对在观察过程中的任何疑问都可以向教师提问、寻求解释，以便获得更清楚、准确的概念。除了学生的观察学习以外，教师要按教学计划，根据学生的特点，安排其动手实践的机会，并及时反馈。通过个体化的指导，使学生逐步在理论、技能、态度三个方面得到全面发展，能胜任基本护理工作。带教教师除了对学生进行指导外，还要与学生沟通，关心学生的生活、实习、思想等方面的情况，与学生建立和谐的师生关系。

（三）临床带教制的评价

临床带教制对带教教师、实习机构和学生各方面来说，都有其优点和缺点。

1. 对带教教师和实习机构的利弊 带教制对带教教师和实习机构有很多好处。学生在临床的出现可以强化带教教师的专业发展、领导能力和教学技能。当带教教师与学生分享其临床知识和技能的同时，也感受到来自学生对现状的疑问和挑战的压力。学生的兴趣和热情对带教教师来说是一种奖赏。学生还可以协助带教教师的科研或教学项目。对于实习机构来讲，让护士承担教学工作，也是提高护士专业素质的一种途径。同时，给实习机构提供了在招聘新员工时挑选新护士的机会。带教制的最大缺点是时间投入的问题。由于病房护理任务繁重，护理人员相对缺乏，有些实习机构不愿意实行带教制。从带教教师方面来讲，对学生进行带教较自己独立完成工作任务要花更多的时间和耐心，增加工作负担，特别是护理工作繁忙之时。

2. 对学生的利弊 学生能从带教制中获得多种利益。首先，学生通过与带教教师一对一方式的学习，能够不断提高工作能力而成为称职的护士。其次，学生通过参与临床护理实践全过程的护理活动（包括夜班、周末工作），能清楚地了解一般护理工作的程序。但是，由于科技的飞速发展，临床护理实践的变化日新月异，带教教师的工作程序有时会与教材上的标准不完全相符，例如带教教师执行护理操作的步骤、手法与学校教的不同，造成学生无所适从。另外，带教教师所护理的病人不一定能满足学生学习的需求。

（四）临床带教制的注意事项

带教制虽然存在着一些弊端，但它是一种非常有效的带教方法，应用也十分普遍。为了更有效地运用这种教学方法，应注意下列事项。

1. 认真选拔带教教师 在带教制中，为了保证高质量的教学，要注重对带教教师的选择。一般由护理部负责对带教教师的遴选工作。可根据下列标准来选择：①热爱临床教学工作，具有明确、清晰的教学意识；②具有等于或高于带教学生层次的学历；③具有广博的理论知识、娴熟的临床护理技能以及丰富的临床护理经验；④具有良好的沟通、协调能力；⑤具有较丰富的临床教学经验及良好的教学技能，因材施教；⑥具有成熟的专业角色行为和良好的心理品质；⑦理解、尊重并爱护学生。

2. 建立院校与实习单位间的密切合作关系 在实习之前，护理院校应将实习大纲和具体的要求发给学生、实习主管部门及带教教师，使大家明确临床实习的教学目标及各自的任务等。学校教师要定期征求学生和带教教师的意见，了解带教过程中出现的问题，讨论解决问题的方法，及时解决问题。临床带教教师也应将学生实习的情况，特别是实习中存在的问题及时向学校反映。

三、临床实习讨论会

临床实习讨论会（clinical conference）是一种重要的临床教学活动。通过这种形式的活动，学生可以分享观点和经历、发展解决问题和评判性思维的技能。为了有效地开展临床实习讨论，必须了解临床实习讨论会的目的、形式及实施。

（一）临床实习讨论会的目的

临床实习讨论会具有促进学生多重学习的目的：①发展解决问题、决策制订和评判性思维技能；②获得临床经验；③提高小组合作学习的技能；④评估自己的学习；⑤锻炼提高口头表达能力等。并非每一次讨论都能达到上述所有的目标。带教教师应该清楚每次讨论会的意图，使其达到特定的目标。

（二）临床实习讨论会的形式

根据讨论内容或主题的不同，临床实习讨论会具有多种不同的形式，包括临床活动前讨论会、临床活动后讨论会、问题讨论会、重要事件讨论会。

1. 临床活动前讨论会 是在临床活动开始前进行的讨论。讨论会由临床教师主导。教师事先选好病例，对学生所负责的病人有清楚的了解。学生在讨论中可以提出有关其临床实习活动中的问题、弄清楚该病人存在的护理问题，与教师和同伴分享自己所关心的事情。临床活动前讨论会有助于学生识别病人的健康问题，制订护理计划，为临床学习活动做准备。在临床活动前讨论会中，教师的重要职责是评估学生是否具备完成实习活动必要的知识和能力，必要时给予指导和建议。临床活动前讨论会可以以一对一的形式，或一个教师对若干名学生的形式进行。讨论时间因人数多少而异，不宜太长，一般以半个小时为最佳。

2. 临床活动后讨论会　是在每次临床活动结束后举行的讨论。临床活动后讨论会给每位学生提供深刻分析其经历的机会。每位学生要介绍自己当天对病人采取的主要措施、措施的有效性、措施与护理目标和理论的相关性、实习中遇到了哪些问题以及问题是如何处理的、自己的感受及意见等。此外，学生可以将有关护理方面的疑惑向同伴或教师提出。同伴既可以提出自己的观点，也可以向进行汇报的同学提问，请求给予进一步的解释，小组成员在讨论会中尽情分享彼此的经验和情感。

在临床活动后讨论会中，教师引导学生积极踊跃发言，鼓励学生思考和讨论问题，必要时澄清有关问题，并对讨论进行总结。讨论的时间也依照参加讨论的人数而定。有学者主张师生按 1∶10 的比例，临床活动后讨论会以 1 个小时为宜。

3. 专题讨论会　是实习小组就某些议题进行的讨论。这些议题的范围很广，可以涉及临床实习、专业问题、文化、社会、经济、政治等方面的问题。题目可由教师指定或学生提出。

4. 重要事件讨论会　是小组同学就实习中遇到的重要事件进行的讨论。首先，由教师或学生对该事件本身以书面或口头的方式介绍给全组成员；然后，展开讨论，学生可以问事件的具体细节以得到充分的资料来发现问题所在；接着，提出不同的解决方法，并向小组介绍自己的方法，或者学生以小组工作的形式共同决定解决问题的方案；讨论结束时，由教师或介绍事件的学生报告实际发生的情况，并澄清学生可能存在的误解。

（三）临床实习讨论会的实施过程及指导

临床实习讨论会的实施过程一般由三个阶段组成，即讨论的准备、讨论的进行及讨论的结束。为保证临床讨论会的有效实施，真正发挥作用，临床带教教师必须在讨论会的各个阶段做好相应的工作。

1. 讨论的准备　临床教师要负责讨论的准备工作。包括准备讨论的场地和讨论本身。

（1）讨论的场地：讨论的场地可以在实习机构的小教室，座位的安排如其他讨论活动一样，可设置为圆形、半圆形或 U 形，以便于讨论。室内应配有黑板（白板）、投影仪等教学设备，供教师和学生需要时使用。

（2）讨论本身：教师事先要就讨论本身做好充分的准备，应该考虑下列问题：①确立讨论所要达到的目标。②计划讨论的时间。③设计讨论中的问题，并按顺序排列这些问题。教师记录下这些问题，如有必要，可事先告诉学生。需要学生事先准备的讨论如对复杂案例的分析，可将案例资料事先提供给学生，便于学生阅读案例和查阅相关文献。④设计讨论进行的过程。

2. 讨论的进行　在讨论进行过程中，教师要善于运用提问技巧，对学生进行提问。对于同一个问题，可以请不同的学生来回答，鼓励学生勇于发表自己的观点，提出对问题不同侧面的看法或尽可能多的解决方案。在学生回答有困难的时候，教师应该进一步陈述问题，或提供一些暗示。对每个学生的回答要及时给予重述、反馈。不要打断学生的陈述，即使发现学生的思路或信息有误，也要等学生陈述完后再发表意见。评价时应评价学生的答案，而不要评价学生。在讨论中，教师要鼓励学生之间相互作用，而不要把交互作用局限于教师与学生之间。从而使讨论的气氛热烈而开放，达到促进高层次认知技能的发展的目标。

3. 讨论的结束　讨论结束时教师应对讨论进行总结，并指明讨论对临床学习的意义。讨论的整个过程中，教师和学生要扮演好各自的角色（表 8–2）。

表 8–2　教师、学生在讨论中的角色行为

教师的角色行为：
（1）计划讨论
（2）提出供讨论的问题、事件、案例等
（3）设计讨论问题
（4）协助讨论的实施并鼓励学生的参与
（5）创造并维持一种开放、补充思想、观点的气氛
（6）控制时间
（7）避免讨论偏离主题
（8）提供反馈
学生的角色行为：
（1）为讨论做准备
（2）积极参与讨论
（3）与小组同伴协作制订解决问题的方案或做出决定
（4）审视不同的观点
（5）愿意修正自己的观点和看法以达成小组共识
师生共同的角色行为：
（1）总结讨论所达到的目标
（2）将讨论与理论、科研相结合
（3）识别本次讨论对其他临床学习活动的意义

四、护 理 查 房

护理查房是对一位病人或若干病人在床边进行观察、交谈，了解病人的情况，并通过对病史和其他资料的回顾，讨论护理方案及其效果，并在此基础上调整护理方案。护理查房是一种常规、有效的护理工作方式。临床护理教学中运用护理查房，可以促进护理学专业学生护理病人综合能力的发展。

（一）护理查房概述

1. 护理查房的意义　护理查房（nursing ward–round）是护理工作中不可缺少的活动之一，是培养各级护理人员的重要手段，是一项既有实践指导意义又有临床教学意义的活动。对病人来说，能得到更为全面的优质护理服务；对护士来说，能提高运用多学科知识分析问题和解决问题的能力，进而提高临床护理质量；对护理管理者来说，既能及时发现病人存在的问题又可以了解护士解决问题的能力。此外，对护理管理者自身也是一个很好的学习和自我提高的过程。

2. 护理查房的分类　护理查房按性质可以分为三类。

（1）护理行政查房：主要针对病区护理质量管理的难点或不足，由护理部主任、科护士长组成核心小组及相关科室的护士长、护理专家等共同参加的护理查房，其目的是进一步提高护士长的行政管理能力，改善护理工作管理质量。护理部层面的护理行政查房由护理部主任 / 副主任组织和主持，科层面的护理行政查房由科护士长组织和主持。

（2）护理业务查房：护理业务查房是在主查人的引导下，以病人为中心，以解决问题为目的，突出对重点内容的深入讨论，并制订解决方案的护理查房。包括分析讨论危重症病人，典型、疑难、死亡病例的护理；结合病例，学习国外护理新动态、新业务及新技术等。护理业务查房分为一级查房、二级查房和三级查房，主查人分别是责任护士、责任组长和护士长/专科护士。

（3）护理教学查房：护理教学查房是临床护理教学与护士在职培训中常用的教学方法，是保证护理质量和培养护理人员的重要环节。

（二）护理教学查房

1. 护理教学查房的定义　护理教学查房是护理查房的一种，是临床护理教师在临床场所为实习学生或各层次护士组织的一种临床教学活动。它常围绕临床病例，讨论专科理论和技能或学习护理新知识和新技术。

2. 护理教学查房的目的　在解决病人具体问题的基础上，促进查房对象巩固相关理论知识，提高其发现问题，分析问题和解决问题的能力，同时锻炼其语言沟通和应变能力，丰富临床经验，进而提高护理质量。

3. 护理教学查房的形式　临床护理教学查房的形式多种多样，常用的有以下几种形式：

（1）个案教学查房：这是一种普遍使用的查房形式，可选择普遍性、典型性病例，围绕病因、诊断、治疗、护理进行。普遍性、典型性病例对专科护理起普遍的指导作用，更适合于对象为实习生的查房；也可选择尖端性病例，尖端性病例能使护士更快更好地了解新业务的开展，拓宽知识面，增强进取心。

（2）临床病例分析型教学查房：根据实习大纲要求，结合具体病例启发引导学生理论联系实际，达到掌握相关知识和技能的目的。

（3）对比型教学查房：是针对疾病相同而病程、心理特征、年龄、文化背景、家庭背景等不同的病人进行健康资料的收集与对照，分析其共性问题和个性问题，从而实施适应个体化需要的护理。这种形式的查房，可避免查房对象生硬地将书本理论应用于临床病例中，而是根据病人的个体情况具体分析，从而提高学生和护理人员的综合分析能力。

（4）以护理程序为主线的整体护理教学查房：责任护士作为中心发言人，收集资料，强调以人为中心，从生理、心理、社会、文化、精神等方面全面评估病人目前存在和潜在的健康问题及其原因，提出护理目标和护理计划，实施计划并评价整体护理程序运行情况和整体护理效果，体现了以病人为中心的整体护理理念。

（5）健康教育为主题的教学查房：评估病人健康知识的掌握和健康行为的形成情况，在病床边对病人进行针对性的健康教育及行为指导，评价健康教育的效果。

（6）重危急救及死亡病例教学查房：一般在抢救频次高的科室进行，如急诊科、心内科、脑外科以及ICU病房。目的是规范急诊抢救程序，提高抢救成功率。查房内容包括抢救程序、护士的岗位与任务、各类抢救仪器的使用及病情观察、床旁监护仪的使用及监测结果分析等。由高年资护士或护士长提前准备好病人资料，查房时先汇报病情、治疗护理经过并突出护理难点、抢救措施及并发症的护理等，结合病例和理论知识，围绕此病人的护理难点、抢救程序、各类抢救物品及注意事项、死亡原因、临终护理等情况引导学生进行分析讨论，讨论中穿插一些管理制度，如急危重病人抢救制度、交接班制度、查对制度等，最后由高年资护士或护士长总结。

（7）护理技术操作教学查房：由带教教师采用理论联系实际的方法，结合病人具体情况，在床边按操作程序边讲边做，使低年资护士和学生掌握，操作中关心病人，与病人有效沟通，体现以病人为中心的护理理念。

（8）医护联合的教学查房：由医生和护士一起主持教学查房，医生讲授医学知识，分析疾病发生发展及对护理工作的要求；护士针对病人的护理问题，讨论护理计划的制订和护理措施的实施等。医护联合查房，使护士对病情有了全面了解，拓宽护理人员的知识面，加强医护患的沟通，使病人得到全方位的护理。但在查房过程中，应注意以护士为主、医生为辅，避免医护主次颠倒的现象发生。

无论采取哪种形式的教学查房，都应将以问题为基础的学习方法融入其中，引导学生去思考、去分析、去判断，从而提高学生的临床思维及决策能力。

4. 护理教学查房的选题　选题可大可小，应视当时的条件如病人情况、学生的特点、工作环境、带教教师的水平、可供教学活动的时间等而定。如时间允许，可组织以护理程序为主线的、病人全程护理的教学查房。但由于临床教学环境复杂性的特点，建议教学查房时间一般以 30～40 分钟为宜，针对病人的主要问题选题。同一位病人，在疾病的不同阶段可以进行多次不同主题的查房；同种疾病的不同病人，会出现不同的问题，可分别组织相应病人针对性查房。如：因急性胆管炎住院治疗的病人，在整个治疗过程中，可以针对腹痛、发热、黄疸、水电解质失衡、健康教育等不同主题进行查房；一位右侧脑出血的住院病人，在治疗及康复的整个过程中，可以针对潜在并发症——脑疝、发热、急性意识障碍、小便失禁、高血压、左下肢功能锻炼、健康教育等不同主题组织查房。

5. 护理教学查房的程序及实施

（1）查房前：主查人员准备病例，准备思考题，所有参与者都需要熟悉病人病情，查阅文献，复习相关知识，必要时准备问题。

（2）查房中：①在小教室或护士站：带教教师点明主题，导入查房目标，介绍查房安排；②学生汇报病史，带教教师补充，带入思考题；③来到病床边，收集资料及体查，重点收集阳性症状和体征；④带教教师提出问题，引导学生分析讨论，以解决实际问题；⑤必要时进行健康教育或操作示范；⑥回到小教室，针对病人存在的问题，围绕查房目标来讨论；⑦必要时进行以往此类病例经验总结，介绍护理新动向；⑧对查房情况进行总结反馈。

（3）查房后：带教教师和学生对整个查房过程进行评价。评价内容包括：查房主题是否清晰，过程是否流畅、连贯，护理程序运用是否得当，查房效果如何以及目标是否达到等。

6. 护理教学查房的注意事项

（1）查房前主查人正确评估参加查房人员的需要，准备充分；参加查房的人员也应做好适当的准备。

（2）物品及教具的准备应充分恰当。

（3）所选病例应符合教学需要，并取得病人的积极配合。

（4）教学设计及查房形式应合理，切合临床实际。

（5）汇报病例应全面，重点突出。

（6）床边护理评估方法应正确，重点突出，能围绕查房目的发现病人主要的护理问题，床边查房注意遵循保护性医疗制度。

（7）恰当运用沟通技巧与病人有效沟通，同时体现人文关怀。

（8）根据需要进行准确的健康教育或进行规范的操作示范教学。

（9）正确引导讨论内容及方向，并对每个问题进行简明扼要的总结，总结观点应明确，突出重点，讲清难点。

（10）对参加查房人员的问题及时给予正确反馈，同时贯彻赏识教育原则。此外，应选择适当的评价时机、评价场合及评价方法。

（11）应针对所选病例的具体问题进行具体分析，必要时以点带面，引发学生思考，培养学生评判性思维能力。

（12）讨论应以科学理论为依据并与临床实践相结合。

（13）参加者应积极参与讨论，气氛活跃，确保参加查房者人人看得清、听得清。

（14）确保查房达到目标要求。

（15）讨论结果应无科学性错误。

（16）应合理安排查房程序及时间。

（17）查房过程应遵循以病人为中心和以教学对象为中心的原则。

（18）板书教具等教学设备应使用恰当。

五、病房报告

病房报告（ward reporting）是指在每天固定的时间里，所有的护理人员在一起，报告每个病人的情况，并对护理进行讨论。当实行责任制护理时，每个护士都要解释他所负责的病人的情况，护士长和其他护士就病人病情、护理措施等特殊方面提出疑问，大家共同讨论。学生参加病房报告会，可以学到更多的对病人护理的知识。

六、病房护理病例讨论会

病房护理病例讨论会（case discussion）是对病房内的疑难病例、典型病例、死亡病例进行分析和研究，并总结护理上的得失之处。讨论会通常由一个护士介绍案例，包括病人的病情，所采取的治疗和护理计划、实施情况及效果等，然后所有的护理人员一起讨论。学生也可以进行报告，参与讨论。这样可以使学生感觉到自己是病房护理人员的一部分，同时还可以增强他在公众场合表现自我和语言表达的能力。

理想的情况下，应邀请病房所有的护理人员参加讨论会，对某一个或某几个病人的护理进行全面的讨论和评价。病房讨论会可以帮助大家对病人问题全面了解，并且对病人所获得的护理进行评判性的分析。这对于学生、护士和病人都大有益处。

七、专题报告及研讨会

在临床教学中，可以采用专题报告及研讨会（subject lecture & workshop）的方式，拓宽学生的知识面，促进学生对现代护理进展的了解。专题报告是请在某一专业领域具有权威或学术成就的专家就临床护理发展的新概念、新理论、新方法、新技术等进行讲座，以期引入新知识，拓宽学生的视野。研讨会是由专家及学生共同对某一个专题进行讨论，各位参与者充分阐述自己的观点，进而加深对这一问题的认识。这些新颖的知识容易引起学生的兴趣，激发学生对专业的思考和热爱，为其以后的工作或学习提供参考。

有关人员要做好专题报告和研讨会的组织工作。事先制订详细的计划，选择合适的时间和地点，并与报告人取得联系。鼓励学生积极参与和记录，最后进行总结。在报告会或研讨中，要激励学生的创新意识。

八、临床小讲课

临床小讲课（small clinical lecture）是护理临床教学的重要方法之一，也是对学生进行综合训练的形式之一。临床小讲课，可以由教师主讲，也可以由学生主讲。

教师主讲的临床小讲课，一般是将专业的重点问题或疑难问题结合临床进行讲解，促进学生理论与实践的结合。但这种方式的教学，往往使学生处于被动受学地位，不利于发展学生的思维。

临床教学中应多开展学生小讲课。带教教师应指导学生选好题目，要求在教学大纲范围内并与临床实习内容相吻合，结合病区特点灵活选题。教师应对教案进行修改，然后安排好时间、地点和参加人员，一般是病区全体实习生或实习小组全体学生和带教教师参加。讲课结束后，所有听课人员对讲课者的仪表仪态、语音语调、多媒体课件制作、教学内容、教学方法、教学技巧等进行综合评价，最后由教师进行小结，进一步强调重点难点，指出优点与不足，并根据评价标准评分。学生小讲课，在发挥学生学习的主动性和积极性、锻炼学生语言表达和沟通能力及提高学生综合素质等方面都具有积极作用。

第六节　临床护理教学评价

临床护理教学评价（nursing clinical teaching evaluation）是以教学目标为依据，运用可操作的科学手段，通过系统地收集有关教学信息，对教学活动的过程和结果做出价值上的判断，并为被评价者的自我完善和有关部门的科学决策提供依据的过程。如前所述，临床护理教学的目标是多重的，包括发展高层次的认知能力、具备熟练的操作技能和其他技能、树立良好的服务态度、形成积极的专业价值观等。因此，临床护理教学评价时，要充分考虑对各方面目标达到程度的评价。靠单一的方式如理论考试或操作考核是无法全面评价的。要针对不同的目标，采用不同的评价方法。

一、临床护理教学评价的意义及模式

（一）临床护理教学评价的意义

临床护理教学评价有着重要的意义。它可以：①测定学生达到学习目标的程度；②为学生提供学习反馈的机会，使学生了解自己的成功与不足，可为进一步的学习提供指南；③为教师提供教学效果反馈的机会，便于教师及时改进教学方法；④为管理机构提供信息，明确教与学中存在的问题，以利于调整教学活动，保障教学质量。

（二）临床护理教学评价的模式

临床护理教学评价的模式主要有过程性评价和总结性评价两种。①过程性评价：是在学生临床学习过程中进行的评价。通过过程评价，临床教师可以及时发现实习中存在的问题，为后续的实习提供修正、改进的依据。因此，过程性评价是促进学生学习的重要手段。②总结性评价：是临床学习告一段落或结束时的评价。它可以对学生学习成绩进行判定，为用人单位招聘、选拔人才提供参考。因此，在临床护理教学评价中，两种形式要结合起来使用以达到评价的不同目的。

二、临床护理教学评价的方法

从不同的角度来看，临床评价有不同的方法。根据参与评价的主体分为教师评价、学生自我评价和服务对象评价。根据评估的连续性则分为连续评价法和间断评价法。根据评价的场景又分为模拟评价和现场评价。根据评价工具来分，有观察法、书面评价和口头评价。下面主要介绍根据评价工具来分的几种评价方法。

（一）观察法

评价学生临床实习表现的主要方法是对其行为进行观察。教师对学生进行观察时，采用不同的方式对观察到的内容或评价结果进行记录。记录方法包括：轶事记录、检查表和等级评分表。

1. 轶事记录　轶事记录（anecdotal notes）是教师对学生在临床学习中自然表现的行为进行的叙述或描写记录。教师除了单纯地对学生的行为进行记录外，还可能加上自己对学生行为的解释和结论。Ground 认为轶事记录应注意四个问题：①记录有意义的事件；②事件发生后立即记录；③记录的资料要足够详细以供将来分析；④将所观察到的事件与教师对该事件的解释分开记录。临床教师要准备一个记录本专门用来记录，并随时将自己的记录、意见与该学生交流，提供反馈，使学生能够从不同的侧面了解自己的表现，明确优点与努力改进的方向。轶事记录最适合过程性评价。

2. 检查表　检查表（checklist）列出了一系列所要观察的具体行为或活动，并留出了一个地方供教师检查学生是否表现了这些行为。检查表通常列出的是一项操作程序或护理技术按顺序的步骤。有些检查表同时列出了不恰当的步骤以及正确的步骤。检查表可借鉴已有的表或自行设计。设计一份检查表一般包括下列四个步骤：①清楚地列出学生应该执行的操作程序的每一个步骤；②列出学生在实践中通常会出现的错误；③按恰当的顺序排列这些步骤（包括错误步骤）；④将所列出的内容发展为恰当的表格形式，供观察时用。

3. 等级评分表　等级评分表（rating scale）是用来对所观察到的学生在临床中的表现做出判断并记录的表格。等级评分表最主要的用途是对学生的临床表现或能力做出总结性评价。它也可用来评价学生参加其他临床学习活动的表现，如临床讨论会上的报告、对病人健康教育的质量等。等级评分表对学生也有很多帮助，例如可以对学生在临床学习中的优点和缺点给予具体的反馈。

等级评分表具有多维和双维两种形式。多维等级量表是将目标或行为分为多个等级，对等级的描述方式又包括以下几种：①用字母：A、B、C、D、E；②用数字：1、2、3、4、5；③用质量标签：非常好、很好、好、一般、差或优、良、中、差；④用频数标签：总是、经常、偶尔、从来不；⑤用其他标签：独立完成、指导下完成、协助下完成、勉强完成、依赖。为了使这些字母、数字或标签的含义更清楚，使评分时做到一致和客观，最好对每一个字母、数字或标签进行一个简短的描述。表 8-3 是对优、良、中、差等级描述的一个例子。

表 8-3 目标：收集病人的相关资料

优	良	中	差
能区分相关、不相关资料；分析不同来源的资料，建立完整的数据库；识别用于评价所有可能的护理诊断所需要的资料	收集到病人重要的资料，运用多种来源的资料为评估的部分，根据资料找出可能的护理诊断	收集到病人重要的资料，找出护理诊断	没有收集到重要的资料，遗漏了资料的重要线索

注：多维等级评分描述的例子见附录

4. 客观性结构性临床评价 客观性结构性临床评价（Objective Structured Clinical Assessment，OSCA）是用于总结性评价的一种模拟法。其应用受到了教育工作者的广泛关注。在 OSCA 中，建立了两个站，一个是临床站，一个是静态站。在临床站里，评价学生采集健康史和进行初步体检的能力。其中，教师对学生的行为进行观察并评分。然后学生到静态站以书面的形式答题（选择题或简答题），题目是与学生在前一站的内容有关的。此时所用的是模拟病人，他们是受过训练的演员或其他人员，能根据特定的需要表现出病人的病史，模拟出病人的生理症状、体征。模拟病人对所有参加考试的学生都提供同样的病史、临床表现等。

（二）书面评价（理论考试）

临床护理教学中，学生每轮实习结束时，可以对其认知能力（理论知识）进行评价。题目的类型可以包括前面所描述的客观题和主观题。但考试的内容要与临床护理教学目标密切相关。各内容要有一定的比例：如基础护理 20%，专科护理 70%，专题讲座 10%。专科护理的内容要跳出书本的条条框框，反映临床新理论、新技术。考试题目可以有部分测试记忆、理解等低层次目标的，但绝不能占主导，适当出一些测试高层次认知目标如分析、综合、评价等的题目，注重对学生评判性思维、决策制订和解决问题能力的评价。

（三）口头评价

口头评价包括正式的和非正式的两种形式。例如，用评分表对护生在讨论会中口头表达进行的评价就是正式评价；对护生进行床边提问属于非正式评价。口头评价方法可以用来评价护生用言语交流思想和观点的能力。这种能力对护理实践来说是非常重要的。实习讨论会，既是临床重要的教学策略，也是教师对护生进行口头评价的具体策略。

三、临床护理教学评价的指标体系

（一）临床护理教学评价指标体系概述

1. 临床护理教学评价指标体系的定义 指标体系是指被评价的全部因素的总和。评价就是通过指标体系来判断目标是否达到。临床护理教学评价的指标体系，既是评价工作的基础，也是评价工作的核心，对评价起着统揽全局的作用。因此，临床教学应尽量建立科学合理的评价指标体系，并不断完善。

2. 临床护理教学指标体系建立的方法　临床护理教学评价指标体系的建立，可使用三种方法。

（1）目标分解法：通过分解的方式，将目标分解为若干个指标，并形成相应的指标体系。

（2）以美国教育学专家布鲁姆的教育目标分类法为框架，以认知、情感、动作技能三个不同领域的层次目标建立评价的指标体系。

（3）多元统计法：通过因素分析、主成分分析等方法，从较多零乱繁杂的初选指标中，找出关键性的指标或确定某评价项目的基本结构的结论性定量设计方法。

3. 对指标进行量化和分配权重　有下列三种方法。

（1）直接评分法：即不需要转换，或只通过简单的转换即可进行运算。

（2）等级评定的换算（二次量化）：按等级进行评定（如优、良、中、差），再对不同等级赋予分值。

（3）分类测定：首先定性分类，然后对每一类赋予不同的分值。

（二）临床护理教师的评价指标体系

对临床护理教师的评价，应包括多个指标，如教师的专业素质、临床能力、知识水平、教学技能、沟通能力、师生关系等。可以采用直接评分法（如：百分制）或等级评定法。评价者可以是教学管理人员，也可以是学生。临床护理教师的评价表详见附录Ⅲ。

（三）护理学专业学生临床能力的评价指标体系

对护理学专业学生临床能力的评价应该是多维的，运用目标分解法，包括护理操作能力、运用护理程序对服务对象进行护理实践的能力、评判性思维能力、口头表达能力、写作能力、健康教育能力、专业素质和态度等。评价者可以是带教教师，也可以是服务对象，还可以是教学管理人员。护理学专业学生临床能力的评价表详见附录Ⅳ。

由于各护理院校的护理理念、教育理念不尽相同，所以在制订临床护理教师和护理学专业学生临床能力的评价指标时存在差异，而目前国内又没有统一的评价指标体系。书中所列举的评价指标体系只是一个范例，各护理院校可根据自己的实际情况有选择地使用。

（四）临床教学环境的评价指标体系

临床教学环境的评价，可以从人际关系、工作氛围和团队精神、学生参与性、学生的任务定位、教学的创新性、学生的个性化等方面进行评价。临床教学环境的评价表详见附录Ⅴ。具体应用时结合各院校的实际情况赋予不同的权重和分值。

四、临床护理教学评价的实施

临床教学评价是一个有计划、有目的的过程，须按一定的程序来实施。对于评价中可能存在或出现的问题，评价者要有充分的认识，并采取一定的对策。

（一）实施程序

临床护理教学评价的基本程序包括评价前的准备、实施评价及评价后的反馈三个阶段。

1. 评价前的准备　评价前，评价者和被评价者都要做好相应的准备。

（1）评价者的准备：明确评价的目的、方法和要求，对评价对象有一定的了解，具有评价方面的相关知识和能力，并准备好评价工具，如观察表、要提的问题等。

（2）被评价者的准备：被评价者最主要的准备是对将要评价内容的准备，即要做到胸中有数，这要靠平时的学习。另外，学生通常在被评价前都有不同程度的压力，而压力过大会导致学生在评价中发挥失常，因而影响学生的成绩。所以评价前，学生要采取一些办法来减轻自己的压力，临床教师也应采取一定的方法帮助学生减轻压力，使评价结果能代表学生的真实能力和水平。

（3）对病人的准备：如果评价涉及病人，则需要对病人进行一些解释工作，以取得配合。

2. 实施评价　评价者正式对学生进行评价。评价要按事先制订的计划来进行，如时间、方法等。实施中，教师要做到客观、公正、公平。给学生创造一个轻松、无压力的氛围，使学生能以最佳的状态充分地表现自己。

3. 评价后的反馈　评价并不是教学过程的结束。临床评价的目的不仅仅是对学生的临床表现进行判断、评分，更主要的目的是要向学生提供反馈，以利于学生进一步的学习、提高。反馈就是告诉学生关于他/她临床表现具体的情况以指导其进一步的实践，提高知识和技能水平。反馈的形式可以是言语的，即对学生描述教师所观察到的、教师的评语及需要进一步学习的内容，也可以是视觉的，即将正确的做法如操作的正确步骤示范给学生；还可以是书面的。其最终目的是让学生不断进步，直至达到标准。

在给学生反馈时，应遵循下列原则：①将具体的、精确的信息反馈给学生。如果教师对学生的反馈信息是："你还需要在评估方面下功夫"，并不能清楚指导学生下一步该如何努力。反之，若指出学生遗漏了资料收集的某个方面，或指出学生体格检查技术需要改进，则比笼统的建议更有价值。②对于护理操作程序的评价，要给予学生言语的反馈。教师要口头指出学生操作时问题在什么地方，需要如何改进，还要向学生示范正确的操作。③反馈要在评价结束时及时提供给学生。反馈的时间离评价的时间越长，反馈的效果就越差。一般较长时间后，教师和学生都不容易回忆起需要改进的具体问题是什么。④反馈的频率要根据学习者的特点而定。当学生刚开始临床学习或依赖性较强时，要给予较频繁的、大量的反馈。当学生具备了一定的自我评价能力后，则反馈次数可酌情减少。⑤反馈结果也需要提供给有关教师及教学管理机构，便于其对实习计划做出相应的调整和改进。

（二）实施过程中常见的问题及对策

即使评价前计划得再周密，评价实施过程中也难免会出现一些问题，尤其是观察法，这些问题可能影响评价的结果。这里主要讨论观察法中等级评分法容易出现的问题，并提出对策。

1. 问题　等级评分法中最主要的困难或问题是等级的应用。在"优"、"良"、"中"和"差"等级之间到底有多大的差距？各位评价的教师对它们之间差距的认识是否一致？甚至在两维的等级描述中，如及格或不及格，教师对同一学生行为的判断也可能不一致。这说明，观察法本质上是一种主观的方法，因为评价时融入了教师的判断、价值观等。

在临床教学中使用等级评分，容易出现下列错误：

（1）过松错误（leniency error）：是指教师倾向于评价时对所有的学生给予较高的等级。或者，某位教师对自己所喜欢的学生评价时给其很高的等级。

（2）过严错误（severity error）：与过松错误相反，教师倾向于对所有学生给予较低的分数。

（3）集中趋势错误（central tendency error）：指教师评分时较犹豫、不愿在量表的两极做出选择，而是倾向于选择中间的等级。无论是过松错误、过严错误还是集中趋势错误，都使教师无法对学生之间表现的好坏进行区别，并限制了等级的效度，影响了量表的信度。

（4）光环效应（halo effect）：教师对学生的实习评价受教师对学生平时印象的影响，效应可能是正面的，也可能是负面的。如果教师平时对学生印象较好，本次评价将给学生比实际应得的等级要高；如果教师平时对学生的印象不好，本次评价的结果要比实际应得的等级要低。

（5）个人偏见（personal bias）：指教师个人的偏见影响了评分，例如给家庭条件差的学生的分数比给家庭条件好的学生的分数高。

（6）逻辑错误（logical error）：指对于逻辑相关的项目给予相类似的评分等级。例如，在一项临床评价中，量表中若干条目涉及沟通技巧行为，教师可能对这些条目给同样的评分等级。这或许提示量表中的某些条目事实上可以被合并。

2. 对策　为避免上述问题发生，教师可采取下列对策：

（1）教师应意识到自己的价值观、态度、信念、偏见可能对学生的评价产生影响。用公正、客观的态度，不带偏见地对学生进行评价。

（2）评价中，注重临床教学目标和学生的行为，而不是学生本身。

（3）从不同的方面了解学生实习的表现，进行系列观察。应对学生进行多次观察后再下评价结论。

（4）不得依赖对学生的第一印象，因为第一印象不一定正确。

（5）与学生交流观察所得，了解学生对自己表现的看法，当发现学生有更好的表现时，要敢于对评分进行修正。

（6）如果发现等级评分表有问题，应及时修改。

本章小结

临床护理实践教学是护理教育的重要环节，是护理学专业学生从护生向护士过渡的必由之路。理想的教学环境和具有优良素质的临床师资队伍是临床教学成功的必要前提。在临床见习和临床实习两种临床护理实践的教学形式中，临床护理教师根据教学目标，实施多种临床教学策略，可以培养学生发现问题、分析问题及解决问题的临床思维能力和临床实践能力，从而使学生从认知、技能和情感领域得到全面发展和成熟。从多个角度对临床教学进行科学、客观地评价，可以为验证临床护理教学效果和改进临床护理教学提供依据。

（高国贞）

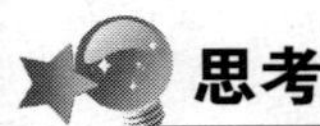

思考题

1. 选择临床护理教师应从哪几个方面考虑？

2. 请比较临床护理教学的各种方法，讨论各自运用的目的、方法和注意事项。

3. 迄今为止，触动你内心最深刻的一件临床事情是什么？请描述此次事件，进行反思学习。具体写出事件的时间、地点、人物和经过，并写出自己的内心感受以及产生这种感受的原因。最后写明你从这一事件中学习到了什么？这一事件对你今后的护理实践学习有何启示？

第九章

护理教学评价

学习目标

识记：

1. 能正确陈述各类试题的编制原则及优缺点。
2. 能正确陈述教师课堂授课质量评价的基本内容和途径。

理解：

1. 能正确解释护理教学评价的功能。
2. 能用自己的语言正确解释下列概念：

   教育评价　教育测量　教学评价　护理教学评价　诊断性评价

   形成性评价　总结性评价　绝对评价　相对评价　个体内差异评价

   试题难度　区别度　信度　效度　考核法
3. 能比较各种学生学业评价的方法，正确指出各自的优缺点及适用范围。
4. 能比较各种类型试题，正确指出各自的优缺点及适用范围。

运用：

1. 能根据需要和评价内容选择学生学业评价的方法。
2. 能根据编制试卷的原则编制一份试卷，并应用统计学方法对试题的质量进行分析。

教学是实现教育目的的基本途径，教学质量是否达到要求，必须通过评价才能准确地判断。教学评价是教学活动的重要环节，教学活动的多样性决定了教学评价的内容和方法的多样化。教学评价虽为教学活动的最后阶段，但并非教学活动的终结，其结论可为后续教学活动提供反馈，作为修正教学目标、完善教学内容、改进教学方法和手段的重要依据。因此，了解教学评价的功能，掌握教学评价的概念、类型、内容和护理教学评价的方法，对教师开展有效教学评价活动大有裨益。本章将重点介绍教学评价的基本概念、护理教师课堂授课质量的评价以及学生学业成绩的评价。

第一节　教学评价概述

教学评价是对教师的教学工作和学生的学习质量做出客观衡量和价值判断的过程。为了使教学评价能够真正发挥其促进教学的作用，护理教师必须首先了解教学评价的概念、类型、功能、原则以及评价的基本范围和指标。

一、护理教学评价的相关概念

（一）教育评价与教育测量

教育评价（educational evaluation）是指在系统地、科学地和全面地收集、整理、处理和分析教育信息的基础上，对教育的价值做出判断的过程。要对教育的价值做出判断，必须取得有关教育活动大量的、系统的信息，而教育测量则是一种有效手段，它是教育评价的基础。教育测量（educational measurement）是依据一定的法则（标准）用数值来描述教育领域内事物的属性，是事实判断的过程。教育测量注重量化，而教育评价既有定量的评价，也有定性的评价。通常测量的结果是教育评价的主要依据之一，而评价的价值判断标准则是多方面的。

（二）教学评价

教学评价（teaching evaluation）是教育评价的重要组成部分，是以教学目标为依据，运用可操作的科学手段，通过系统地收集有关教学的信息，依据一定的标准对教学活动的过程和结果做出价值判断的过程，从而为被评价者的自我完善和有关部门的科学决策提供依据。在进行价值判断时，并不限于由测验与测量所得的资料，而且还可以包括教师平时的观察所得。教学评价不同于教育评价。教育评价不仅包括对教师、学生的评价，也包括对各种教育活动、教育目标、教育质量及教育结果等的评价。教学评价从属于狭义的教育评价。

（三）护理教学评价

护理院校的首要任务是培养社会所需要的护理学专业人才。护理教学则是完成这一任务的基本途径。护理教学既是传授系统知识、促进学生身心发展的最有效形式，也是实现培养目标、进行全面发展教育的基本途径。护理教学评价（nursing teaching evaluation）是从设置护理教学目标入手，并以护理教学目标为依据对教学过程和教学效果进行价值判断的过程，其目的是保证最大限度地实现护理教学目标，提高护理教学质量，以及为培养对象提供某种资格证明。教育测量为教学评价提供量化的资料，因此护理教学评价往往是与教育测量结合在一起进行的。如在一门课程结束时要对学生学习效果进行评价，我们往往需进行考试，得出学生成绩，这是教学测量。然后根据测试的结果进行分析，判断其是否达到了护理教学目标，这是护理教学评价。护理教学评价一般包括对护理教师授课能力及效果的评价、学生学习能力及效果的评价，对教学安排、教学方法改进以及组织机构运行的评价等。现代护理教学评价即指教学评价理论、评价标准、评价手段的现代化。

二、教学评价的类型

教学评价关注的焦点是取得良好的评价效果，为此需要对评价进行明确的分类，了解每一种评价的作用。根据分类标准的不同，教学评价可以分为不同的类型。

（一）按评价的基准分类

1. 绝对评价（absolute evaluation）是以事先预定的标准为客观参照点，确定评价对象是否达到客观标准的一种评价方式，又称标准参照评价（criterion–referenced evaluation）。该评价方式旨在判断评价对象是否达到了教学目标所规定的要求及达到要求的程度，不以区分个体之间的差异为目的，故不能区别学生学习程度上的差异。该客观标准存在于评价对象集合的外部，不受评价对象影响。例如学校考试中采用的60分及格的制度，就是以60分作为标准评价学生答对题目的个数及分值，若学生分数达60分即为及格，不管全班有多少学生，学生及格与否不受彼此间的学习程度差异影响。

2. 相对评价（relative evaluation）是以评价对象群体的平均水平为参照点，确定评价对象在群体中的相对位置的一种评价方式，又称常模参照评价（norm–referenced evaluation）。该评价方式旨在判断评价对象在群体中的相对位置，以区分其学习优劣，不用于判断其达到理论目标的程度，故不利于师生利用考核的反馈情况调整教学，需与其他评价结合使用。在常模参照评价的原则下，学生学业成绩的等级标准是不能事先预定的，只能在考试之后看群体考试得分的分布情况而定，因此常采用相对评分方法。该评价方式常被用来评定学生优劣和选拔优秀人才（如高考、大学英语四级统考等）。

例如在某班英语测试中，若学生李某所得分数为80分，不能借此确定其成绩是否属于甲等，因为按常模参照评价方式，评价考生成绩等级取决于全班学生分数的分布情况。如全班平均分数为65分，且李某成绩又居于全班的前10%，则李某的成绩自然列入甲等；如全班平均分数为78分，而李某的成绩居于全班的40%，则李某的成绩只能列入乙等。

3. 个体内差异评价（individual referenced evaluation）是将群体中的某一评价对象自身的过去和现在相比较，或者将某个体的若干侧面相互比较的一种评价方式。该评价方式旨在通过个体内差异比较，使被评价者全面了解自我的学习发展情况，以进行适宜的自我调节，故可适当减轻其压力，充分体现出尊重个体差异的因材施教原则。

（二）按评价目的、作用和时间分类

1. 诊断性评价（diagnostic evaluation）又称准备性评价，一般在教学初始阶段教师常利用此类评价来摸清学生情况，以便因材施教。该评价目的包括两方面：①了解学生对以前教学内容的掌握情况及对学习新知识可能存在的障碍；②了解学生是否具有接受新知识的基础和技能、学习的潜力如何。基于诊断性评价结果，教师安置不同程度的学生在最有益的教学序列中，有针对性地制订新知识学习的教学计划，在教学过程中帮助学生扬长避短。

2. 形成性评价（formative evaluation）又称过程评价，在教与学的过程中进行，其目的在于了解学生对某一阶段新的教学内容和新技能掌握的程度，找出学生学习中存在的困难，为后继的教学提供反馈信息，并帮助进行教学过程的调节。如在教学过程中进行阶段性学生测验，并召开由学生、教师、学生管理人员和教学管理人员参加的教学反馈会，找出存在问题并分析原因，以及时调整教学内容和改进教学方法。如果反馈不及时，学生的学习障碍得不到及时排除，就会影响学生学习的进程。一些教师为了减轻学生负担，到全部课程结束后再考核，常常使学生感到考试压力太大，故教师应重视对学生的形成性评价。

3. 总结性评价（summative evaluation）又称终结性评价，是在相对完整的教学阶段结束时，对教学目标实现的程度做出的结论性评价。其目的在于对学生的学习成绩进行全面检测，了解学生对所学课程内容的理解、掌握和运用程度，鉴定学生所学是否达到教学大纲的要求，确定学生是否可以升级或毕业。总结性评价既要甄别出学生掌握知识的程度，还要充分反映学生的能力水平，且必须具有代表性、综合性和全面性。因此，为避免教师自编测验试题的局限性，总结性评价的命题一般由学校或教研室统一进行，命题应尽量标准化，如期末考试、毕业考试的试题所涉及的内容一般较广泛，概括程度较高。

三、教学评价的功能

教学评价具有多重功能，它不但有助于教育者提高教学质量，而且有助于教学管理者完善管理机制，提高决策水平。

（一）导向功能

教学评价通过评价目标、指标和内容体系为核心的导向机制的引导，为教师和学生指明教与学的努力方向，使教学工作不断完善。对学生来说，教师的评语、考试的内容和要求等主导着他们的精力和时间的分配，影响着他们选择什么样的学习内容；对教师来说，其教学工作的各个环节均围绕着评价标准进行，教师根据考试内容要求选择相应的教授内容进行备课，合理分配教学时间，力求达到规定的评价标准。因此，为了更好地发挥教学评价的导向功能，就必须依据教育目标制订科学、恰当的评价内容和标准，评价标准的科学与否决定着教学方向是否正确，是否有利于实现教育目标。

（二）反馈功能

依据教学目标编制评价指标体系，在教学评价中对教学活动进行全面检测，获得信息，做出目标达成度的判断，并将判断结果不断反馈给教育者和教学管理部门。通过对积极的行为倾向给予表扬和肯定，对消极的行为倾向给予否定和批评甚至惩罚，从而调节教学活动。这些反馈信息不但有助于教师了解学生的特性和参加学习的程度，明确学生所掌握的知识技能，为教师改善和矫正教学方法、调整教学进度提供依据，使教学过程有序地进行；还有助于学生了解自己学习目标的达到程度，对自己的学习缺陷进行矫正补救，使学生明确今后努力方向，利于深化学习，以顺利实现教学目标。

（三）诊断功能

通过一定的评价标准，判断评价对象是否达到及在多大程度上达到所规定的标准。教学评价的这一功能主要通过总结性评价来实现，它不但可以鉴定教师教学质量的高低、教学中的优势及存在的问题，让教师考察或鉴定某种教学方法和手段的优劣，以确定其价值；还可以考察和鉴别学生的学习能力、潜力、学业状况和发展水平，为国家选拔、分配及使用人才提供参考。

（四）激励功能

通过教学评价，维持教学过程中教师和学生的适度紧张状态，调动教师教的积极性和学生学的积极性，使教师和学生发现自身潜力，发挥能动作用。

对教师而言，适时的、客观的评价，可以使教师明确自己在教学工作中需要努力的方向，尤其是肯定的评价所带来的晋级和奖励可激发教师工作热情，激励教师努力创造新成果，因此，应设法促进教师获得肯定评价，尽可能避免否定评价的发生。

对学生而言，肯定的评价意味着自己的努力获得承认，会产生心理上的“成就感”，使其明确学习目的，令其学习兴趣和学习动机得以不断发展和强化。正如一位英国考试专家所说“没有评分，学生的学习缺乏引导，而且也丧失了追求一定目的的意识；没有创造的紧张，生活就变得没有目的”；反之，否定的评价则会导致紧张和焦虑，既可能成为内部动力，也可能产生学习障碍，因此，一般只有教师科学、客观地评价学生，才能起到激励作用，否则可能挫伤他们学习的积极性。

（五）教学功能

教学过程进行中或结束后进行的各种考试或测验，其本身就是一种教学活动和重要的学习经验。一方面，为应对考试或测验，在测试前学生全方位复习教材，在大脑中对知识进行再加工，这一融会贯通的过程促使其进一步明确概念、澄清事实、组织信息以完善答案，从而使认知结构更趋系统、巩固，使已有知识经验的可分辨性和可利用性大大提高；另一方面，通过考试或测验，可训练学生的基本技能和解题技巧，从而提高其智力活动的品质，如反应的灵敏性、思维的灵活性、条理性、聚合性及发散性等，并养成严谨、认真、负责的学习态度。这些都是教学活动期望达到的教学效果，都是重要的教学目标。

四、教学评价的原则

（一）客观性原则

客观性原则是指评价时必须采取实事求是的态度，客观地反映教学状态、质量和水平。教学评价的标准应根据教学目标来制订，标准一旦确定，任何人不能随意更改，特别是对学生的学业成绩的评价。教学评价不能主观臆断，应根据围绕教学目标实施的教学活动的效果、学生的学习情况及发展水平进行科学的确定。学生对于教师的评价是否客观非常敏感，若评价客观，有助于激励其奋发向上；若评价不公正则会大大挫伤其学习积极性，影响师生关系，甚至削弱教学效果。

（二）方向性原则

方向性原则是指任何形式和水平的教学评价活动，应符合社会主义方向，必须为培养社会主义建设人才服务。在教学评价活动中，如果忽视了方向性原则，教学评价就会发生偏差，影响教学质量。因此，在教学评价过程中，评价教师的教时，既要评价教师教书的情况，又要评价教师育人的情况；评价学生的学时，既要重视评价学生的学业成绩水平，又要注意评价学生学习的态度、习惯，引导学生树立远大的学习理想和抱负，做全面发展的人。

（三）发展性原则

发展性原则是指教学评价应着眼于学生学习进步的动态发展，着眼于教师的教学改进和能力提高，以便调动师生的积极性，提高教学质量。因此，在评价教师教的工作时，既要看教师现在的水平，又要看过去的水平及发展趋势，如有进步，应予以鼓励，若水平下降，则应助其查找原因；在评价学生的学业成绩时，既要考察其历史情况，又要注意其发展的潜力，若某次考试成绩虽然不高，但较前有进步，就应予以肯定和表扬，反之，一味地指责批评学生只能使其消极气馁，放弃努力。

（四）可行性原则

可行性原则是指要从教学实际出发，确定评价的指标和方案。这一原则对评价指标和评价方案均提出了明确的要求。一方面，评价指标体系必须符合学生和教师的实际，使师生都能做到并简便可测，即评价指标的可观测性；另一方面，评价方案的设计应既能保证评价者能够收集到相关信息以完成评价任务，又能保证被评价者经过努力可达到评价标准，即评价方案的可操作性。

（五）指导性原则

指导性原则是指教学评价应在指出教师和学生长处与不足的基础上提出建设性意见，使被评价者能扬长避短、不断进步。

五、教学评价的基本范围和指标

（一）教学评价的基本范围

1. 静态的教学要素评价

（1）教学目标：主要评价教学目标是否完全正确，是否符合对学生认知、情感和技能等全面发展的要求，是否结合教材和学生的实际，以及是否体现了整个教学活动的中心。

（2）教学内容：主要评价教学内容是否具有科学性、思想性及先进性，分量是否适当，深度是否适宜，各种内容安排是否符合逻辑等。

（3）教学方法：主要评价教师使用教学方法的综合性、灵活性和创造性，教学方法是否能顺利完成教学任务，是否具有启发性，是否取得好的教学效果等。

2. 动态的教学环节评价

（1）备课：主要评价教师是否深入钻研教材和大纲，是否了解学生实际，教学设计是否科学、合理等。

（2）上课：详见第二节中“教师授课质量评价指标体系”。

（3）作业批改及课外辅导：主要评价教师布置的作业份量是否适当，难易是否适度，是否符合教学大纲和教材要求，是否有助于学生消化和巩固知识并形成相应的技能技巧，教师批改作业是否认真细致、及时，评语是否恰如其分以及有的放矢，帮助学生纠正错误。

（4）考试讲评：主要评价命题是否科学合理，是否有准确的统一评分标准，是否公平合理地阅卷、评分，评分完毕是否进行认真讲评，并据此发现和纠正教学中存在的问题等。

3. 教师的教学素质和学生的学习效果评价

（1）教师的教学素质评价：教师的教学素质大致包括三个方面：①教师的知识水平和能力水平：知识水平指教师的知识必须具备相当的广度和深度；能力水平指教师教学的必备能力、基本功以及创造性等。②教师的教学态度：主要看教师是否热爱教育事业、热爱并尊重学生，是否主动承担教学任务，是否对教学的各个环节认真负责，并虚心听取学生及同行意见以调整教学。③教师的思想政治修养：主要看教师是否有正确的政治方向，科学的世界观、人生观，能否挖掘教材的思想内涵对学生进行品德教育，做到教书育人。

（2）学生的学习效果评价：学生的学习效果亦称教学效果，可充分体现教学质量。评价内容主要包括：学生知识技能的掌握程度及提高程度，智力及学科能力的发展程度，学习习惯、学习态度的形成及学习的创造性等。

（二）教学评价的基本标准

1. 教学效果标准　教学效果的评价可依据美国心理学家布鲁姆的目标分类标准，即认知领域、情感领域和动作技能领域三方面进行评价。一般教学效果标准包括：

（1）知识掌握标准：主要指知识掌握的广度和深度是否符合教学大纲的要求。

（2）能力发展标准：评价教学效果既要评价学生智力的发展，还要评价其学科能力的发展，如语文的写作能力、数学的逻辑运算能力、物理化学的实验技能、护理技术的操作能力等。

（3）思想教育标准：主要评价学生的思想觉悟和道德水准、学习态度是否端正、学习目的是否明确、是否自觉遵守学习纪律等。

2. 教学时间标准　教学效率是指在规定的时间内根据教学大纲完成教学任务，是衡量教学效果的标准之一。它表明教学评价要考虑到教和学的时间因素，教师应在规定时间内使学生在各方面达到应有的智能水平和品德水平。若设 Q 为教学内容量，V_0 为标准教学速度，t_0 为标准教学时间，则 $V_0=Q/t_0$，又设某教师的教学速度为 V，教学时间为 t，则该教师的教学效率 $K=V/V_0$，若 $K>1$，则教学效率高，$K<1$，则教学效率低。

3. 教学创造性标准　这一标准要求教师在教学中必须具有创造性，不断改进教学方法，以培养学生的探索精神与创造力。

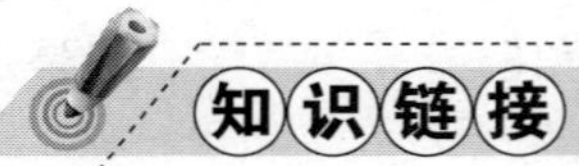

模糊综合评价

模糊是指边界不清的，即在质上没有确切的含义，在量上没有明确的界限。1965 年，美国加州大学的控制论专家扎德发表了一篇题为《模糊集合》的重要论文，第一次成功地运用精确的教学方法描述了模糊概念，从而宣告了模糊数学的诞生。从此，模糊现象进入了人类科学研究的领域，它采用精确的数学方法研究和描述模糊现象，把那些只能定性描述的模糊概念及模糊判断数学化、定量化。模糊综合评价是借助模糊关系原理，考虑和评价对象有关的各个因素后，对其所做的总体评价，即根据末级指标评定的模糊信息，运用模糊数学的方法，先对最低层的各项指标进行模糊综合评判，进而对较高层次的各项指标进行模糊综合评判，直至首级指标出现为止，最后根据最大隶属原则得到评价对象的定量评价结果。

教学评价是一个涉及多因素、多指标的教学质量评价过程，涉及因素具有模糊性，属于模糊综合评价。教学质量评价工作的核心是建立评价模型。传统评价方法的评价模型是线性的，其评价思想核心建立在评价结果可以叠加、评价因子为线性关系的假设之上，为许多教学评价体系所采用。实际上，这种假设条件并不能成立，运用起来往往不令人满意，评价结果可信度差。这是因为任何一个评价对象均具有多种属性，这种属性以不同侧面反映了该评价对象的不同特征，而这些特征往往带有一定程度的模糊性，即具有非线性特征。因此，采用模糊数学的方法进行综合评价，将接近于实际情况。

迄今为止，模糊综合评价方法已在很多领域运用，并取得了显著的经济效益和社会效益，近年在教学质量评价领域开始运用。实践证明，模糊综合评价方法不仅克服了传统评价方法主观性强的缺点，而且能够体现人们模糊推理和决策的合理性，并且可以得到最终综合评价的定量结果，使每个参评者都能独立行使评价权利，但亦应注意它并非万能，评价指标和权重设定的科学性决定了评价结果的客观准确性。

第二节 教师授课质量的评价

教师是学校办学、专业建设、课程建设以及授课等各种教学活动的主要实施者，是最重要的办学因素和条件之一。在现阶段，课堂教学仍是护理院校教学工作的基本组织形式，教师的授课质量直接关系着学校教学质量和人才培养质量。因此，教师授课质量的评价是教学评价的最基本内容之一。通过评价教师授课质量，不但可使教师本人明确自己的长处与不足，不断更新教育观念、改进教学方法，主动自我调节以提高教学能力及教学水平；而且有利于教师之间彼此学习与帮助，取人之长、补己之短；还有助于学校领导对教师教学活动的调控与管理。

一、评价教师授课质量的指导思想

随着科技的发展，知识更新的步伐不断加快，加之不同历史条件下社会对人才的需求及培养目标不一样，相应社会背景下人们的教育理念不同，直接影响着教学评价的标准。目前，教育界中素质教育、创新教育的理念已逐渐深入人心，因此，在护理教学实践中，若要全面科学地评价护理学专业教师的授课质量，教育价值观就要从单纯专业素质教育向综合性素质教育转变，并以此作为教师授课质量评价的指导思想。为此，需完成以下五方面转变：①课堂教学目标从强化应试转变为提高学生素质；②从以教科书为本转变为以学生发展为本；③从强调学习结果转变为既重视学习过程又重视学习结果；④从重视信息的单向传递转变为信息的多向交流；⑤从重视陈述性知识转变为既重视陈述性知识也重视程序性知识。

二、评价教师授课质量的指标体系

若要准确评价教师的授课质量，就必须确定科学的评价指标体系。该评价指标体系的设计必须以国家规定的教学大纲作为重要依据，以保证教师的教学达到国家要求的水平，并从教与学两方面着手，一则考察教师在传授知识、促进学生智力发展上所做的努力，二则看其是否有利于学生形成良好的品格结构。教师授课质量的评价指标体系如下：

（一）教学态度

对教学态度的评价内容主要是考察教师：是否热爱教育事业，以饱满的热情投入教学工作；是否治学严谨、备课充分、讲授认真；是否关心课堂教学效果，根据教学目标要求不断改进课堂教学方法、指导学生自学；是否了解教学及学生情况，因材施教，教书育人，关心学生的全面成长；课堂作风是否真诚、热情、民主等。

（二）教学目标

教学目标评价的内容主要包括：教学是否符合大纲要求，循序渐进地进行教学，完成大纲规定的“基础理论、基本知识、基本技能”任务要求；教学目标是否切合学生的实际，使学生的智力、能力均获得发展；教学目标是否明确、具体、可行，学生在每次教学中是否明确教学目标并达到了目标等。

（三）教学内容

教学内容评价主要包括：课程内容是否覆盖课程标准规定的基本理论、基本知识、基本技能；能否根据不同教学层次的培养目标，合理地选择教学内容，突出重点；各知识点的概念是否准确，内容是否正确；能否立足教材，注重理论联系临床护理实际，并适当地反映学科发展的动态，有一定前瞻性等。部分院校还要求每节课介绍一定量的专业英语词汇。

（四）教学环节

课堂教学环节包括兴趣导入、主题探究、强化巩固、拓展延伸及课堂小结。在护理教学评价中，兴趣导入环节应注意其是否由临床实例、社会热点、多媒体演示等导入；探究新知是课堂教学的主干部分，评价此环节应注意是否转变教师的“教”为学生的“学”，正确解决学生接受间接知识和亲身经验的矛盾、正确处理学生的共性与个性的矛盾，充分发挥学生的能动作用；强化巩固环节注意评价教师是否注重新旧知识联系、强调理解记忆、运用多种方法组织复习；拓展延伸环节应评价教师是否拓展学生的知识视野，发展学生的人文素质；课堂小结应评价教师是否注意总结整理知识点、运用设置疑问、作业等方法启发引导学生，为后续教学服务。

（五）教学方法

对护理教学方法的评价主要考量是否能达到以下要求：教师是否能调动学生主动学习的积极性，启发其认真学习；引导学生积极思考，发现、分析和解决问题，注重能力培养；因材施教，既照顾多数，又注意个别指导；合理使用教具，运用现代化教学手段；优化组合各种教学方法。同时应注意评价课堂上师生互动情况，使护理教学成为一种有效的、多方位、多层次的主动信息交流的过程。

（六）教学效果

根据一定教学目标和教学大纲要求，对教与学两方面的效果进行评价，主要包括：教师的授课是否达到预定的目标及达到的程度；绝大多数学生是否能理解和掌握大纲规定的教学内容；课堂授课是否有利于培养学生的智能等。将以上内容分解为具体指标，设计成评定量表，每一指标的评价设有优、良、一般、差四个等级，由评定者对量表中的各指标按一定程序赋以权重。需要指出的是，对不同年资的教师进行评价时应采用不同的量表，以显示对不同年资护理教师授课的不同要求。对初上岗位的教师应侧重考核其基本功，对有一定经验的教师，则应侧重其驾驭课堂教学的能力和学术水平，强调师生互动、创新能力的培养等。

值得一提的是，教师授课质量的评价指标体系并没有固定的模式，各护理院校应根据国家和本专业对教师授课质量的基本要求，并结合本校的实际情况制订出一套自己的、切实可行的指标体系，以客观、真实地评价教师的授课质量。

三、教师授课质量评价的途径

课堂教学评价有多种途径，一般护理院校多采用两种以上途径同时进行，互为参照和补充各途径所获的评定结果，以保证评价结果更为客观、科学、可靠。

（一）学生评价

学生是教学的对象，也是教学的直接参与者，学生评价是护理教师教学质量、教学效果评价的主要依据之一。学生评价所提供的信息，经过科学分析，可反映教师在学生中的威信和受欢迎程度、师生之间的人际关系，及教师的教学方法、教学艺术是否符合学生的要求等。它不但能大大激励教师改进教学内容和方法，还有助于学生更好地了解课程学习的要求、增强学习的使命感、调动学习的主动性和自觉性。但因学生主要是从个人学习的角度对教师授课质量进行评定，加之缺乏对教学目标、内容及方法的总体了解，学生的学习方法、学习成绩及师生关系都可使他们在评定教师的课堂表现中产生一定误差。因此，学生评价应与其他评价相互对照，参考使用。

学生评价应按照一定的程序进行。参评学生人数不应过少。在评价前，主持评价工作的机构和领导应使学生明确评价量表指标的含义，要求学生正确对待，以便学生在听课时有思想准备，有的放矢。若评价某教师某次课教学质量时，一般在授课结束当堂进行，要求10~15分钟完成评定量表的填写；若对某课程的全部任课教师进行评价，则须在该课程结束后进行。

（二）教师自我评价

教师是教学活动的组织者、引导者，是提高教学质量的关键。教师根据评价指标、内容、要求，对自己工作进行自我认识、自我估量、自我学习、自我促进，在评价中，应将教师的被评地位转变成积极主动的参与地位，以表现出他人对教师本人的尊重和依靠。教师自我评价具有重要意义。首先可使教师明确课程标准，认清教学必须达到的目标和努力的方向；其次可使教师结合自身实际情况，鉴定、总结、研究自己的经验，改进教学方法；再次有助于师生沟通信息，了解并全面掌握学生学习的兴趣和个性特点，寻找教与学的共振点，从而更有效地发挥教与学的功能和效益。

（三）同行评价

即由护理学教研室（组）或学校的其他教师对该教师进行评价。因同一教研室教师相互之间比较了解，对本学科的课程标准、学术动态、教学目的、内容、方法，以及对师生的背景情况（如教师的专业水平、责任心、工作习惯、教学态度，学生的总体水平、学习热情等）较为熟悉，因此容易组织并做出全面、客观、准确的判断。诸多同行的评价也有利于教师之间相互交流，取长补短，共同提高师资队伍的整体水平。

（四）领导评价

一般由学校教务部门组织，教师所在校、部、院、系、教研室的有关党政领导集体通过听课、检查教案、召开师生座谈会等形式了解教师的教学质量，对教师进行评价。该评价影响较大，具有导向作用，应特别注意严格按照规定的评价指标和标准进行评估。为保证评价结果客观、公正、全面、真实，正式评价前考评小组要对评价量表中条款的含义进行学习、讨论，取得统一的认识。一般听取被评教师1~2学时课，评价小组各成员应独立填写量表。

（五）专家评价

专家组成员可包括教研室的业务领导，同一学科中学术水平高、教学经验丰富、处事公道的教师以及少数相邻学科或后继课程的专家，也可聘请校外专家参加评价。一般由上述专家组成员组成考核小组，通过听课、检查教师教案、召开师生座谈会等形式了解教师的教学质量，做出评价。专家评价能提高评估的客观性和权威性，对保证评价质量起重要作用。

（六）学生成绩分析

学生学完规定的教学内容后进行测验，通过分析学生成绩情况，评价其知识和能力提高程度是否达到预定教学目标的标准。如果一个教师所教学生成绩经常高于或低于同年级同类学生平均成绩，则可据此做出其某些方面教学能力的评价。此外，根据学生成绩的分布状况，也可对教师的教学重点及其价值做出评判。

因学生、教师自身或同行、领导、专家对授课质量的评价各有侧重面，故往往将上述途径结合起来评价某教师的授课质量。目前，国内院校一般同时采用 2 ~ 3 种途径评价，根据各方面人员在评价中所处的地位不同，赋以不同权重，综合判定评价结果。若采用 4 种途径进行评价，其权重建议为：领导评 0.25 分、同行评 0.20 分、学生评 0.45 分、自评 0.10 分；若采用 3 种途径进行综合评价，则建议权重为：自评 0.20 分，同行或专家组评 0.40 分，学生评 0.40 分；尚有院校建议权重为：同行、专家或领导评 0.40 分，学生评 0.60 分，自评为独立的分数体系。

四、教师授课质量评价的方法

科学的方法对于完成评价任务有着非常重要的意义，有助于科学、客观地评价教师的教，调动教师的积极性。国内外教师授课质量评价方法种类繁多，这里仅介绍我国常用的几种方法：

（一）相对评价法

相对评价法是选取受评对象集合中的一个或若干个作为基准，然后把各个评价对象与基准进行比较的方法。该方法把评价标准选择在评价范围内，比较个人的得分同团体其他成员的得分情况，从而明确自己在团体中的相对位置。其优点是可显示每一个人在团体中优劣、高低的位置，易激起团体内的成员相互赶超，但亦不乏一些缺点，如容易降低客观标准。

例如，某校评选优秀授课教师时，首先确定一个大家公认的授课方法好、教学效果好的教师，然后让其他教师自选一节课，请有关人员听课，听后大家将每个教师的课与优秀教师的课进行比较，接近或超过优秀教师者都作为优秀课。

（二）绝对评价法

绝对评价法是指在受评对象的团体之外确定一个标准，即客观标准，然后把评价对象与客观标准一一进行比较的方法。该客观标准应反映国家对教学的基本要求，比较客观、公正且稳定。其优点是使被评价者借此方法找出自己与客观标准的差距，明确今后努力方向，但若标准定得过高，则会使被评价者丧失信心。

（三）记分法

记分法是通过分项记分来评价教师教学质量的方法。根据前述授课质量的评价指标体系列出分项，规定每个项目的分数与评分标准，要求评价者分项记分，最后得出总分，通过统计，计算出被评教师个体所得分数，根据分数高低显示其优劣。此方法能够区分每位教师的教学质量高低，但必须注意评分的严格与公正，以免造成不良后果。

目前，国内大多院校教师授课质量评价都采用评定等级量表的方法来进行。由考评人员（至少3人）听课，根据教师的授课情况在评定量表相应的指标上打分，然后汇总考评表，统计分析并得出评价结论。评价指标体系的量化方法一般有两种：一种是一次量化，即对指标直接赋值；另一种是二次量化，又称模糊评判法，即对指标先做定性描述（如很好、较好、一般、较差、差，或A、B、C、D、E等），再对不同级别的定性描述赋予定量分值。二次量化简便易行、便于统计处理，被广泛采用。

（四）调查法

调查法是通过问卷或座谈会的形式了解教师授课质量的一种重要方法。问卷调查即要求学生或教师以笔答的形式对预先设计好的调查题目提供有关信息，问卷题目一般简明扼要，答卷人可以自由评论，自由选择答案，但所获得的资料必须经过统计分析才可使用。座谈会调查要求召集部分学生对教师上课情况进行集体交谈，座谈会前，评价组必须先拟定好问题，明确目的，做到有的放矢。通过此方法可以了解到教师授课的真实信息。

第三节 学生学业成绩的评价

学业成绩评价是根据一定的标准，通过各种考核方式来完成的，对学生的学习效果和水平进行价值判断的过程。它是教学过程的一个重要环节，受到教育工作者的高度重视。在护理教学活动中，学生学业成绩评价是学生入学、升级、毕业等的依据，也可为教师和教学管理人员调控教学过程提供丰富可靠的信息。因此，必须重视对学生学业成绩的评价。

一、学生学业成绩评价的作用及依据

（一）学生学业成绩评价的作用

1. 在高校，学生学业成绩的评价主要用于检查学生知识和技能发展水平是否达到教学目标要求，并作为决定其升级、留级、毕业、结业，授予学分、学位的手段。

2. 学生学业成绩评价可促使学生及时复习功课、深入巩固理解所学知识，培养精确、细致、刻苦、认真的学习态度，还有利于其发现自身学习上的长处和不足。因此，定期组织正确合理的评价，不但能不断提高学生的学习质量，而且对学生思想品质的培养也有重要的意义。

3. 学生的学习效果在一定程度上反映了教师的教学效果和教学水平。学生学业成绩的评价结果，为教师自我检查教学效果、总结教学经验提供反馈信息，教师据此进行认真深入分析，有助于其有效地调整教学内容，不断改进教学方法，以提高教学质量。

4. 学生学业成绩的评价是学校校长、教务部门了解教学情况的一条重要途径。评价的结果可以提供分析教与学的质量、发现教与学存在的问题的原始资料，作为指导教学和教育工作的依据之一。

5. 学生学业成绩的评价还是教育评价中使用的一种重要的测量方法和手段，是高等教育评估，包括学校评估、专业评估和课程评估的重要内容和基础工作。

总之，学生学业成绩的评价，对高校学生的学习、教师的教学、学生学籍管理及教育评估等方面均有重要作用。高校师生应从思想上正确对待学业成绩的考核评价，避免单纯将评价成绩作为学习的目的，反对片面追求高分和投机取巧、弄虚作假等不良现象。学生在行为上应刻苦钻研、认真努力学习，不断提高学习效果，争取获得优秀成绩。高校管理部门应当认真地组织实施学生学业成绩的评价，从措施上改善和健全考核评价制度，以使高校学生学业成绩的考核评价发挥更积极的作用。

（二）学生学业成绩评价的依据

1. 教学目标　学生学业成绩评价的主要依据是教学目标，学生学业成绩评价的本质是检验学生对教学目标的达到度。护理院校的课程计划规定了护理学专业培养目标，针对整个课程体系的要求，规定了每门课程应达到的目标，因此，护理学课程计划中的教学目标和课程标准是学生学业成绩评价的主要依据。课程标准比较抽象，其所规定的目标必须转变为具体的、可测量的、可操作的形式，如分解为试题和指标的形式，组成试卷或指标体系，才易于进行评价。护理教学目标一般包括认知、情感态度和动作技能三个领域，是评价学生学业成绩的客观的质量标准。在对学生进行学业成绩的评价时，应避免传统的重知识、轻能力的片面评价，应将三方面统筹兼顾，以保证评价的全面性。在对护理学专业学生认知领域方面评价时，可用识记、理解、应用三个层次来编制试卷。

2. 评价目的和内容　学生学业成绩采取何种评价类型取决于不同的评价目的。若旨在了解学生学习前的知识、技能准备情况，或者要分析学生学习困难的原因，应采取诊断性评价；若要了解教学过程中学生的学习情况，可采取形成性评价；若要了解一段时间以来学生学习的状况，则易采用总结性评价。

同样，不同的评价内容决定不同的评价方法。对学生认知领域进行评价，最常用的方法是笔试；对学生情感态度领域进行评价，可运用观察法、问卷法、访谈法等；而对学生技能领域进行评价，则可运用操作考核法、口试法等。

二、学生学业成绩评价的方法

在护理教学过程中，对学生学业成绩评价的方法主要是考核法。考核法（assessment method）是以某种形式提出问题，由考生用文字（笔试）或语言（口试）予以解答，并据此判断质量。由于它能按评价的目的有计划地进行预定的测量，故针对性强，应用普遍。在高等院校，考核法又可分为考查、考试、答辩三种方式。

（一）考查

1. 理论根据　考查是高校学业成绩考核的重要方式，它属于定性考核方法。根据认识论，人们对许多事物的认识，往往无法或不必做定量分析，对学生许多课程学业成绩的认识亦如此。因此，在难以定量考核或无需定量考核的课程中，往往采取考查的方式。

2. 考查形式　考查分为平时考查和期末考查。①平时考查形式：有课堂提问、检查学生平时的课堂或课外作业、检查实习与实验报告、评价讨论的发言及评定平时书面测验的成绩等；②期末考查形式：有实践性作业、现场操作演示、撰写论文（包括概括性评述和总结性报告）等。

3. 考查记录 考查一般采用两级制，即通过（合格）和未通过（不合格）。这一记录可为平时考查的总结，也可为期末考查的一次性评定。一般来讲，考查课程不应采用期末全班性书面测验的方式来评价学生的学业成绩，因其极易混淆考试与考查两种方式的界限。考查与考试无论在形式上还是要求上都是不同的，应严格区别。

4. 应用现状 目前，由于高校教学不再囿于单一的课本教学模式，各课程的教学形式及考核要求日趋多样化、强调实践性教学环节及减轻考试负担，这要求今后高校的教学活动要充分发挥考查方式的优点，因此考察评价法必然在一定程度上扩大其应用范围。然而，在高校实际教学活动中，由于理解上的偏差和实际进行中的难度，考查方式的运用还存在不少问题。例如部分院校将考查课与考试课的区分仅作为调节一学期内各课程学习量的手段，使师生误认为不重要的、不费时的课才规定为考查课，因而普遍不重视考查课，影响了教与学的深入；有的学校为使学生重视考查课，以期末命题书面测验的方式进行考核，仅在成绩记录上用等级制而不用百分制，这就使考查课与考试课只有记分方式的不同，使考查方式徒有虚名，同时，也增加了学生的考试负担，影响了其他课程的学习。上述考查方式不能正确、充分应用的状况是普遍存在的，应该引起重视。

（二）考试

考试是高等学校学生学业成绩评价的主要形式，为高校大部分课程的考核所采用。它可对学生的学习效果做定量分析，一般采用百分制这种连续的变量来评定学生学业成绩的高低，使考核工作精确细致。可按不同分类标准进行分类。

1. 按考试形式可分为笔试、口试和操作性考试。

（1）笔试：笔试是由教师命题，将事先编制好的试题印成试卷，要求考生按规定在试卷上书面作答，主考教师根据评分标准统一判卷评分。此法简便易行，是考试的主要方法，普遍适用于大部分理论知识课程的考核，以检验学生的基本理论、基本知识和能力等。

优点：①一次考核试题量大，涉及面广，考核学生对知识掌握的深度、广度及运用知识的能力，其信度和效度较高；②学生能够比较准确地表达自己的思想和观点，训练书面表达能力；③大批考生同时应试，费时少，效率高；④考生心理压力相对小，易发挥正常水平；⑤因所有学生采用统一考题，教师便于掌握评分标准，可比性强。

缺点：①无法考察学生的口头表达能力、动作技能及情境应变能力；②考生可能凭借猜测或作弊得分。

（2）口试：口试是通过师生对话方式，对学生学业成绩进行考核的一种方法。教师事先拟好题目，根据试题的性质、难易程度适当搭配，做成与学生人数相同或稍多一些的考签，由学生抽签后略作准备，一般主考教师先提出问题，学生针对问题做出系统回答，最后主考教师据考生所述答案质量，给予评分。口试中，答题不受文字限制，若主考教师认为学生答案不足以判断其知识的掌握程度与能力，可要求考生做出补充说明或澄清，考生亦可为自己的答案辩护。此法适用于少数理论性较强、重在培养学生语言表达能力和思辨能力的课程考核。平时的课堂教学中，教师亦可采用此法检查学生的学习情况，给予口头评价，激励并督促学生勤奋学习。

优点：①考生当场回答问题，可比较准确、深入地考核学生对所学知识掌握的牢固和熟练程度、思维敏捷性及口头表达能力；②主考教师能够通过连续发问，及时搞清考生回答中表达不清的问题，从而提高考核的深度和清晰度；③能够考察考生的个人特征，如气质、性格和情境应变能力；④考生不易作弊；⑤由于试题多，覆盖面广，可以督促学生全面复习；⑥可避免笔试时经常出现的因一时疏忽而影响考试结果的情况。

缺点：①口试准备工作量大，并对考生逐个考核，不能同时考核考生群体，费时、效率低；②每个考生的考题不同，评分标准难以保持一致，并易受主考教师个人偏好的影响，考试信度较差；③考生面对主考教师往往精神紧张，影响思考过程，难以发挥原有水平。

（3）操作性考试：是通过学生实际操作而进行的一种考试方法。操作考试时可以全班同学做同一项操作，也可以由学生抽签做同一课程所要求的若干项操作之一。此法适用于实践性较强的课程，如护理学基础的实践性考试，用于考核学生掌握操作技术达标程度、有关护理用具及仪器的使用和制作技能、理论联系实际的能力等。

操作性考试以技术的熟练化或技术的效果为评价中心，常采用观察法考核学生掌握技能达到教学目标的程度。对学生操作的结果可采用分析评价的方法，即对操作过程各步骤逐一进行评价，也可通过评价整体效果来做出概括性评价。操作性考试有利于考核学生的实际动手能力、创造能力等，但不管采用何种方式都必须注意操作性考试的客观性，教师应避免考试结果受主观因素的影响。

综上各种考试形式各有其特点和优缺点，分别适用于不同目标及内容的考核，一般考核知识和智力多用笔试，考核口头表达能力及应变能力用口试，考核操作技能宜用操作性考试。

2. 按考试答卷要求可分为闭卷考试、开卷考试和半开卷半闭卷考试。

（1）闭卷考试：在考核学生成绩中用得最广泛。它对学生应考要求严格，在闭卷情况下每个学生都有同等的答卷条件，答卷时不允许学生查阅教材、参考书、笔记等，并限定时间交卷。这种方法能够比较客观准确地检查学生对知识的掌握情况，促使学生深入、全面地复习所学的知识。适用于高校大部分课程的考核。但闭卷考试容易流于单纯记忆能力的考试，而难以全面检查学生各方面的情况。

（2）开卷考试：学生在考试时可查阅教材、参考书、资料等，利用这些书籍答题，同学间不得相互商讨。所考试题常常在书本上找不到现成答案，需要自己对所学知识进行分析、组织、综合才能答好，故可考核学生对材料的组织能力和文字表达能力。此法对考生要求较高，适用范围相对较小，尤其适用于文理科及其他重在训练学生写作能力和综合分析能力的课程。因开卷考试给学生抄书的机会，难以测量学生对课程内容的实际掌握情况，特别是记忆情况，所以对高校大部分课程来说是不适用的。

（3）半开卷半闭卷考试：通常在一份试卷中，考核基本知识、基本概念部分用闭卷考试，交卷后答论述题或综合应用题时采用开卷考试。该法可综合开卷和闭卷考试的优点，弥补各自的不足。

3. 按考试的时间可分为期中考试和期末考试。

高校多数课程的教学以一学期为限，通常进行两次考试，即期中考试和期末考试。两类考试在性质上有区别，一般来讲，期中考试属于形成性评价，用于检查教学过程中的问题，作为改进或补救教学的依据；期末考试属于总结性评价，用于考核学生是否达到规定的教学要求。期中考试应在不给学生任何准备时间的情况下进行，分数在总分中的比例应不大于20%，期中考试考过的内容在期末考试中仍应有部分重考，但期中、期末考试的命题应有区别，前者覆盖面可以小一些，各题难易的梯度可以大一些，后者则相反。教学实践中，要克服将一学期课程分为两段，期中考试考前半段，期末考试考后半段，分数各占50%的做法，因其不利于学生完整地掌握一门课程的教学内容，同时混淆了两类考试的性质。

4. 按考试的参照标准分为常模参照性考试和目标参照性考试。

常模参照考试是将全班学生在考试中的平均成绩作为考试命题的参照点，这一平均成绩称为“常模”。目标参照考试是以教育的最低标准或熟练标准为参照点来命题判分，高等学校的考试一般是课程达标考试，应以教育目标为参照。但传统的乃至今天的高校考试大多是常模参照考试，即根据全班学生知识掌握情况命题，根据全班学生应考情况判分，及格率与优秀率控制在一个固定的比例数中，这是因为学生对课程目标达到何种程度没有绝对的标准，而学生在群体中的地位则容易确定。近几年，目标参照考试，如学校间某门课程的统考、全国性的英语四（六）级统考等，此种目标参照考试，即考试的目标、项目、形式和过程都是确定的，对考试结果的解释也有统一的方法和标准，克服了传统的常模考试比较随意的弊端。也应看到，常模参照考试仍有其合理的部分，它不需要专门的考试机构制卷，简单经济，适用面广。况且，常模参照考试与目标参照考试并不是明确可分的，没有常模的目标是不存在的，而没有目标则不可能有教学。两种考试的区别在很大程度上具有理论研究意义，向教师提供一种思考考试问题的视角，使其取一种倾向性的而非确定性的态度。

综上所述，几种考试方法各有利弊，决定采用何种考试方法，应根据教学目标、学生的特点、课程的内容灵活掌握和选择，以便发挥考核应有的功能。

（三）答辩

答辩不同于一般教育活动中的回答问题，而是已获得一定学术教育，具备一定学术研究与探讨能力的高校学生，从不同角度阐述自己的学术观点，就教师的提问和质疑为自己的学术观点解释和辩护的一种学业考核方式。它主要用于学位论文、毕业设计的考核，是高等教育特有的一种教学活动，伴随着高等教育学位制度的建立，已成为高校学生重要的学业考核方式。我国现行学位等级有学士、硕士及博士三级，获取各级学位一般都应撰写学术论文并通过公开答辩，当然，也有某些应用型硕士学位不必撰写论文，某些大批量的学士学位论文不必进行一一答辩。答辩是一个复杂的过程，它包括论文答辩申请和举行论文答辩两个基本阶段，各阶段都要遵循一定的程序和规范要求。

1. 论文答辩申请　高校学生在完成学位课程的学业后，可开始撰写学术论文并申请答辩。申请人在交出论文后，导师根据学术论文基本要求的有关规定，审核该论文并指导学生修改，对定稿写出详细的学术评语，并在教研室内介绍。答辩前应聘请与论文有关学科的专家评阅论文（所聘专家的数量和学术职务要求视不同学位等级而定）。若评阅人中有持否定意见的，答辩不能举行，并应增聘一人评阅。若有两人评阅意见为否定，则此次申请无效。经重新修改论文后，可允许下次再申请。答辩之前，申请人应做好充分准备，包括掌握所阐述论文的主要内容，阐述时必须借助的挂图、图表、资料和数据等。公开举行的论文答辩，应先将论文原本或打印本分送答辩委员会委员，并放在适当的地方供公共阅览。要提前公布答辩的时间、地点、论文题目、答辩人及主持人，欢迎广大师生旁听。

2. 举行论文答辩　学位论文答辩一般由院、系学术委员会或学位委员会主持，并组建答辩委员会具体实施。参加学士论文答辩人数较多的学校，也可由专业教研室主持答辩。学士、硕士、博士不同等级学位论文答辩委员会的组成，应有不同规格要求。学士和硕士论文答辩委员会，应由同行专家 3 ~ 5 人组成（博士论文答辩委员会要求 5 ~ 7 人），其中教授、副教授应占半数以上（博士论文答辩委员会成员应全部为教授和副教授，且必须有 2 名外单位专家参加），委员会主席由副教授以上专家担任（博士论文答辩委员会主席必须是教授）。

答辩时间，一般学士论文答辩限定在一小时以内，硕士和博士论文答辩时间可分别限定在两、三个小时内。

答辩的程序，先由论文作者简明扼要介绍论文的主要内容、指导思想和本课题的学术价值、实际意义，然后由答辩委员会主席代表委员就论文提出主考问题，其他委员提出辅考问题，参加者也可以提出质疑，由论文作者一一答辩。所提问题不得超过论文范围，或横生枝节。答辩结束，休会后由答辩委员会根据答辩情况写出评语，并就是否同意授予学位做出决议。决议采取不记名投票方式，经全体成员 2/3 以上同意方可通过。复会后由答辩委员会主席宣读评语和决议。

答辩之后，校系学术委员会根据答辩评语，参考指导教师的评语，进行讨论，然后采用表决方式通过。

答辩一定要具备考核性质，能对学生全程学习做终结性评价。切不可流于形式，仅成为象征学业终结的典礼性仪式。有的学校为避免论文选题过专过窄，难以全面反映学生学习情况，还在答辩前举行毕业考试，也是可行的。

除考核法外，护理教学中还常采用观察法以评价学生在临床见习和实习时的学习情况（详见第八章第六节相关内容）。

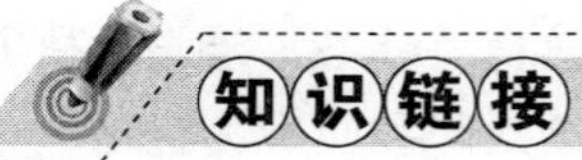

一种新型评价方法——档案袋评价（portfolio assessment）

又称“学习档案评价”或“学生成长记录袋评价”，是 20 世纪 80 年代在美国教育实践中涌现出来的一种新型的质性教学评价方法。它以档案袋为依据对评价对象进行客观的、综合的评价。档案袋是指由学生在教师的指导下搜集起来的，可以反映学生的努力情况、进步情况、学习成就等一系列学习作品的汇集。它真实地记录了学生的学习过程，通过前后比较看到学生的成长轨迹，促进了学生的成长。它与传统的评价最大的不同在于学生是评价的直接参与者，是选择档案袋内容的决策者甚至是主要决策者，从而为学生提供了一个学习机会，并使他们能够学会自己判断自己的学习质量和进步。

三、学生学业成绩考核的原则

考核原则是考核这一教育活动内在规律的反映，是在长期积累的考核经验的基础上，经过理论提高而制订的对考核的基本要求。考核原则具有实践性，是指其源于考核实践，对考核实践起指导作用，同时又受到考核实践的检验；考核原则具有历史性和阶段性，是指考核受到一定社会教育制度的制约，随着教育制度的发展而变化。在现行高等教育制度下，考核原则如下：

1. 强制性原则　是指考核时要求各考生必须参加，缺考者以零分记录成绩。这是现行教育中的强制因素所要求的，如果考核失去强制性，则现行教育制度将难以为继。因此，在对学生进行学业成绩评价时，教师应坚持强制性原则，慎重对待学生缓考、免考要求，根据学校的相应的规定严格执行。

2. 公平性原则　是指考核对各考生在形式上必须是公平的（因学生存在个体差异、学习能力水平不一，考核在实际上是不公平的），不允许有学生得到特别的帮助。考试作弊是对公平性原则最大的破坏，为了维护此原则，必须防止并严肃处理作弊行为。

3. 时限性原则　即考试要有时间规定，要造成应试的紧张氛围，短期内充分调动学生的智力和精力，起到强化考核的作用，使其不与复习、作业等其他的教学环节相混淆。

4. 揭晓性原则　即严禁在考前向学生通知、泄露和暗示考核题目，不到揭晓时不应让其知道。从原则上讲，考前所做的应试重点复习、圈定试题范围等做法都是不适宜的。

除上述一般原则外，学生学业成绩考核还有一些具体原则，如考核中的命题原则等，将在考试命题中介绍。

上述考核原则既相互补充又相互制约，共同组成一个统一的原则体系，违背任何原则都将破坏整个评价体系。例如，若不严格遵守揭晓性原则，则公平性原则无从谈起。所以，应当同时遵守上述考核原则。

四、考试命题

命题是考试的中心环节，在整个教学过程中占有重要地位。考试的指导思想主要体现在命题上，考什么和怎样考对学生起着导向作用，故命题影响到教学的发展方向。若考题通常仅强调记忆教材，就会导致学生养成死记硬背的学习习惯，抑制学生其他能力的发展；若考题不注重掌握基本概念和原理，通常仅凭常识即可发表议论并作答，就会使学生不重视复习，满足于泛泛而谈。因此，必须十分认真、慎重地对待考试命题，正确引导学生学习和应考。为准确测定学生的学业成绩，必须掌握命题的原则、方法和要求，根据考试命题的原则和要求，恰当选择试题类型，以保证试题质量。

（一）命题原则

虽然高等学校学科门类繁多，各个专业、各门课程的特点不同，考题的具体编制要求和技巧也不同，但具有下列共同的命题原则。

1. 覆盖面与重点相结合的原则　为全面了解学生对课程内容的掌握情况，所用的试题要覆盖大纲所规定的一般内容，覆盖面宜宽不宜窄，要有恰当的广度。同时，考虑到在有限的时间内不可能全面考核，试题又要突出课程重点内容的掌握情况，即基本原理、基本概念和基本技能，以及一些关键性的有重要实际意义的内容，引导学生把精力投入在主要内容上。既要考虑有覆盖面，又要考虑有重点，做到重点内容与一般要求相结合，全面客观地反映学生的成绩。根据这一原则，试题中要有一部分照顾到"面"的内容，又要有主要部分用于"点"的内容。教师命题中须认真合理地分配考题内容，体现点面结合原则。

2. 考知识与考能力相结合的原则　目前高校教学基本上是知识教学，考核学生对知识的掌握程度是必须的，但同时又要注重学生智能水平的考核。因此，试卷中既要有一部分试题单独考核基本概念、基本原理的掌握情况；又要有部分试题考核综合分析、理解和运用所学知识的能力。而后一部分试题的编制尤其需要教师付出创造性的劳动。根据这一原则，要求试题的类型要多样化，以便既能检查学生对知识技能的掌握情况，又能测定学生的智能发展水平。

3. 试题独立性和试卷整体性相结合的原则　各个试题应力求彼此独立，不互相牵连。在一个题目中考过的内容，在其他题目中不应重复，对任何一个题目的回答不应以另一个题目是否掌握为前提，题目之间不可互相暗示。保持题目独立性是为了明确判定学生对课程各个内容的掌握程度。此外，命题还应考虑试卷的整体性，根据分值大小、难易程度、耗时多少合理搭配考题，在布局方面应当由浅入深，呈一定梯度。

4. 信度、效度、难易度及区分度综合监测的原则　命题应当有较高的信度、效度、难度及区分度，成卷后应做必要的检测。

（1）信度（reliability）：指考试的可靠性，指考生考试中得分的一致程度。信度高的试题，较少受偶然因素的影响，对任何学生的多次测定，都会产生比较稳定的、前后一致的结果。

（2）效度（validity）：指考试的准确性，是指一次考试能正确测量到的知识和能力的程度。它反映了测量到的与所要测量的二者之间相符合的程度。效度高的试题，能较准确地测出学生掌握知识和运用知识的真实程度。

（3）难易度（difficulty）：指考试对学生的适宜程度。试题应难度适中，试题太难或太易，都不能检查出学生的真实水平。难度过大，学生低分的比率过高，会使学生丧失学习的积极性；难度过小，容易引起分数贬值。常模参照考试的命题难度，应从大多数中等水平学生出发，以大多数学生在掌握教材内容基础上经过努力思考能够回答为宜；目标参照考试命题的难度，应从广泛的范围考虑同类学生对考试的适应程度。

（4）区分度（discrimination）：是指测验对于考生不同水平能够区分的程度，即具有区分不同考生的能力。试题有一定的难易梯度，以便明显地区分优秀生和差等生。

信度、效度、难易度和区分度是评价考试的四个重要指标，也是衡量命题是否恰当的标准。

（二）试题类型

按照试题应答方式及评分手段的性质分类，试题分为主观性试题和客观性试题两大类，而每一类试题又包括各种不同形式的题目。

1. 主观性试题（subjective item）　又称自由应答型试题，即由学生根据试题要求，自由组织答案，教师主观判定评分。常见的题目形式有论述题、论证题、简答题、病例分析题等，也可用于操作技能考核。此类试题强调学生的主动性，是用于测量较高层次的思维过程和能力的试题类型。它对学生的思维逻辑性与条理性、文字表达能力、分析问题与解决问题的能力有较高的要求和较好的检查效果。虽然这类试题易于编制，但存在评分标准难以客观统一、评分主观性强、题量小、覆盖面窄、测验费时等问题，故其测验效果的可靠性和有效性相对较低。

2. 客观性试题（objective item）　又称固定应答型试题，指命题时事先确定了标准答案，学生只能从给定的几个答案中做出选择，阅卷者以事先确定的标准答案为依据评分。常见的题目形式有选择题、是非题、匹配题等。

此类试题一般适用于测量知识、理解、应用、分析等层次的认知目标，而不适用于测量综合、评价等高层次认知目标。此类试题在单位时间内的题量大，覆盖面广、测验效果的可信度高，而且评分标准统一且易于掌握，甚至可以由非专业人员或机器阅卷。但其编制需要专门技巧，编制难度大、命题费时，易受考生阅读能力的影响，且考生对试题的随机猜测，尚有一定的猜对几率，故长期过量使用客观题，易致学生死记硬背知识，不利于有效测出学生对问题的思考过程及组织材料的能力、文字表达能力和创造力，不能排除学生猜测答案的可能性等。

关于主观性试题与客观性试题的比较请见表 9-1。

表 9-1　主观性试题与客观性试题的比较

比较的维度	客观性试题	主观性试题
运用目标	知识、理解、分析、应用	理解、应用、分析、综合、评价
答题时间	短	长
时间使用	阅读题目和思考答案	思考问题和书写
覆盖面与代表性	覆盖面大，代表性好	覆盖面小，代表性差
题量及问题含义	题量多，含义窄	题量少，含义广
测验信度	较高	较低
猜题的可能性	答案的猜测性大，题目范围的猜测性小	答案的猜测性小，题目范围的猜测性大
编制难度与时间	命题费时、困难	命题省时、容易
评分与记分	客观、简单、可靠	主观、困难、可靠性差
影响得分的因素	阅读能力和猜测	写作能力与表达能力
试题质量	取决于编写者的水平	取决于评分者的水平
测量效果	鼓励记忆、理解、分析他人的观点	鼓励组织、整理和表达自己的观点，可测表达力、创造性及知识面

两种命题类型各有优点与缺陷，如果仅仅局限于用某一题型对学生测试，就难以全面、有效地考核学生掌握和运用知识的能力。因此，教师在不同课程的考试中，应根据课程情况和教材内容合理地配置各种题型，科学地评价学生的知识、能力和智力，发展学生的智能和创造性。

（三）命题方法和要求

命题是一项严肃、慎重而又复杂、细致的工作，需要科学设计、周密安排，避免东拼西凑。无论传统试题编制还是标准试题编制，都要遵循一定的程序进行，包括制订编题计划、拟题、安排题序、确定标准答案和分数分配等。

1. 制订编题计划　又称设计试卷蓝图，旨在克服命题的盲目性，提高其可控性和计划性，使整个试卷对知识和能力测量的要求符合命题者的意图，帮助其主动把握试题的比例与分量，以提高命题效率和质量。同时，还有利于审查测验的有效性和覆盖面。编题计划包括两个维度的内容，一是课程内容结构，二是学习目标水平，故又称为双向细目表（表 9-2）。在此基础上，确定考核的各知识点在能力层次上的具体要求，以及它们在整个试卷中所占的比重和采用的题型等。

通常，制订编题计划包括三个步骤：

（1）列出考核的知识内容：双向细目表中知识维度反映测验对知识内容及范围的要求，目的是保证试卷对考核知识的覆盖面。在编制双向细目表时，可以视具体情况对知识内容进行粗排或细排（表 9-2）。

表 9-2 试卷设计双向细目表

教学内容	学习目标水平层次						合计
	识记	理解	应用	分析	综合	评价	（%）
第一章	4	5	4	3	2	0	18
第二章	2	3	2	2	1	0	10
第三章	3	4	5	3	3	2	20
第四章	3	4	4	4	4	2	21
第五章	4	2	3	3	3	0	15
第六章	5	5	2	1	2	1	16
合计（%）	21	23	20	16	15	5	100

粗排主要用于测验内容范围广、容量大的情况。在期末考试、升学考试时，一次测验不可能考察全部的知识，因考查内容多，范围广，应将各单项细小的知识点合并归类，组成大的知识块，再以知识块的形式呈现在双向细目表中。

细排则用于测试内容容量较小的情况。在平时教学中，学过某一单元之后进行的测验，所涉及的知识容量不大，应将所有的知识点详尽排列。

（2）确定学习目标水平层次：目标水平层次反映测验对学生能力方面的要求。可参照布鲁姆教育目标分类层次，或者结合具体学科特点或不同测试要求，进行层次划分。认知领域各层次所占比例，不同性质的考核也各有不同。例如日本国家医生考核，知识的回忆占25%，知识的理解占35%，解决问题的能力占40%；某些国家研究生的考核，知识占15%，理解占25%，应用占30%，分析占15%，综合占10%，评价占5%。

（3）确定各部分所占比例：在确定知识内容和目标水平层次后，安排各方面知识相应的比例是一件细致而重要的工作。一般分为三步进行：

1）纵向设计：根据教学大纲要求，参照各部分知识在教学中所用的时间，及其应用价值等因素，确定考核知识在整个测验的知识范围内的相对地位和重要程度，确定各部分知识所占比重。

2）横向设计：了解各部分知识在不同学习目标水平层次中的具体要求，决定其在整个测验知识中所占的比例。在具体分配时，主要参照考试目的进行。

3）汇总与调整：确定各部分知识在学习目标不同水平层次的相应比例后，应该按列，即按“识记、理解、应用、分析、综合、评价”等各层次进行汇总，依据汇总情况，分析整个试卷蓝图在学习目标水平方面的要求是否符合考试目的、教学大纲要求以及学生的实际情况。如果发现要求偏高或偏低，则应适当调整学习目标不同层次的比例。在做出总体调整的情况下，再进行各知识点的相应调整，以保证试卷整体的有效性，使整份试卷设计达到预期测验目的和要求。

2. 拟题 即编制试题。

（1）客观性试题的编制：客观性试题的主要题型有选择题、是非题及匹配题。其中选择题的应用最广泛。

1）选择题的编制：选择题（multiple-choice question）在结构上包括两部分：一是题干，

表示题目的情境，多为一段叙述、一个问题或一份简短病历（有时附图表、照片）等，由问句或陈述句构成，陈述句可以是完整的，也可以是不完整的；二是选择项，又称备选答案，是由正确答案和错误答案组成，其中正确答案称为正确项，错误答案称为干扰项，一个题目中的选择项一般有4~5个，答案是对题干的回答或使题干的含义完整化。

选择题的类型有多种，一般情况下，选择项中只有一个正确项的选择题为单项选择题，选择项中有至少两个正确答案的称为多项选择题。

选择题的主要优点：①试题覆盖面广：单位时间内能进行较多题量的考核，一份试卷少则十几道题，多则上百道题，可使考核的覆盖面大为增加，提高测验内容的代表性和有效性。②结果可靠：评分客观、不受主观因素影响，信度高。③评分方便、容易：选择题的解答是通过书写符号，或者是在一定位置上涂抹记号来实现，因此，为评分工作提供了极大的方便，使本来非常复杂的阅卷工作变得十分简单。阅卷者无需花费高强度、高层次的智力劳动，只需辨认一些简单符号即可完成。非专业人员也可以参加评卷，而不会影响评卷质量。采用特制试题卡答卷时，还可用机器评卷。④提高答题速度：选择题答案不必详尽书写，因此可以提高答题速度，为增大题量提供了可能性。⑤测量的目标层次较广泛：选择题较其他客观性试题，甚至包括主观性试题中的部分限制性试题测量的目标层次更为广泛，仅次于主观性试题中的自由应答性试题，可以从知识的单纯识记到分析水平的各项考核，甚至可以用于对更高层次能力的考核。

由于选择题不仅具有较强的客观性，而且与其他客观性试题相比，在测量范围和高层次认知能力考核方面更具优越性，因此在标准化考试中，已成为编制试题的主要题型。

选择题的主要缺点：①看不出考生的解题思路：选择题只要求填写符号，因而无法看出考生解答问题的思路，也不能考查学生构思文章、书写表达的能力。对学生发生理解错误的原因及其程度、理解正确者有无创见等皆无从考查。②限制学生思维：选择题提供固定答案，故会限制考生思维，不利于其发散性思维能力的发展。所以，选择题主要用于测量认知领域较低层次学习能力的考核。对较高层次的学习目标，尤其是综合和评价能力的测量，不如论述题适宜。③题目编制难度大：选择题的干扰项要求有一定迷惑作用，这就需要精心设计。因此，编制选择题不仅需要设计题干，找出正确答案，同时需要认真构思干扰项。这就增大了命题工作量，使编制选择题在时间和精力上的耗费明显多于其他题型。此外，采用选择题组卷，往往题量较大，也增大了命题的压力。④提供猜测机会：给出选择项的形式，为考生提供了凭随意猜测选中正确答案的机会。⑤养成学生死记硬背的学习习惯：长期采用单一的选择题考核方法，有可能养成学生单纯靠死记硬背学习知识的习惯。

编制选择题的一般方法：

① 采用提问的方式编制：将题干设计成一个直接问句，随后是供选择的答案。

如：发生压疮的最主要原因是

A. 局部组织受压过久　　B. 病原微生物侵入皮肤

C. 机体营养不良　　D. 用甲板时衬垫不平

② 采用不完整的陈述句编制：将一句表达重要意义的话分成两部分，把容易混淆的部分作为一个选择项，另一部分作为题干，这时题干是一句不完整的陈述句。

如：输液引起空气栓塞，致死原因是栓子阻塞了

A. 肺动脉入口　　B. 肺静脉入口

C. 主动脉入口　　D. 上腔静脉入口

③ 采用分辨正确或错误的方式编制：将学生对一些重要概念、原理及知识在理解上常见的典型错误，连同正确理解一并列出编制题目，以考核学生掌握知识的牢固程度。

如：对慢性肾炎病人健康指导内容错误的是

A. 不宜妊娠　　B. 防止受凉

C. 长期低盐饮食　　D. 避免过度疲劳

④ 将其他题型的题目改编为选择题：对于解答简明的填空题、是非题及简答题，可以在原题答案的基础上，根据学生常见的理解错误，再设计几个干扰项，连同原答案组成选择项，而题干部分只需将原题做些适当的变更即可。对自由应答型题目，可以采取两种方式改为选择题。一是将答案简缩提炼，用其论点或者依据的重要原理、结论及结果作为新答案编制选择题；另一种是将原来的大题分为若干小题，编制成选择题。

如：计算题：直接给病人输血200ml，需备4%枸橼酸钠多少毫升？

将具体解题过程省略，只提供答案，并根据学生常出现的错误编制干扰答案。改编后的选择题为：

直接给病人输血200ml，需备4%枸橼酸钠

A. 10ml　　B. 20ml　　C. 30ml　　D. 40ml

编制选择题的注意事项：

题干部分：①语言尽量精炼、准确、清楚，陈述内容应注意既要避免给考生提供答案线索，又能使考生容易明确题目的要求。②避免与正确项使用相同的修饰词语，以防给考生提供选择答案的线索。③否定陈述方式不宜过多。如果采用否定式陈述，最好标注着重符号以引起学生注意，避免思维定势造成学生理解上的错误。

干扰项部分：①干扰项要有迷惑性，起到适当的干扰作用。错误答案不能错得太明显，否则形同虚设，考生很容易通过排除法找出正确答案。所有备选答案中的错误项表面上看起来似乎都正确，只有真正牢固掌握知识要领者，才能找出真正的正确答案。②每个选择项与题干在语法、逻辑、形式及语气上应保持一致，编题时不能只注意正确选项与题干的搭配和表述，而忽略干扰选项与题干的搭配，使考生得到暗示。③选择项叙述的详略和长短，不应成为考生选择答案的暗示因素。④同一个选择题的选择项在形式上应该协调一致，或用文字叙述，或用数字、图形表示，应该在一个题目中基本统一。⑤同一题目选择项的排列应按同一原则、同一逻辑顺序、同一规律和方向进行。如按时间先后、数值大小等规律排列。⑥选择项中正确答案的出现不要在同一位置上，如都排列在“A”项，应尽量使其在每个位置上出现的几率大致相等。

目前，国内护理教育测量中常用的选择题有三种类型：最佳选择题（A型题）、配伍题（B，C型题）、复合选择题（X型题、K型题）。其中最佳选择题又分为单句型最佳选择题（简称A1）、病例摘要型最佳选择题（简称A2）、病例组型最佳选择题（简称A3），护士执业注册考试多采用A型题。

A1题型结构是由一个题干和4～5个供选择的备选答案组成。答案中只有一个最佳选项，其他均为干扰答案（以下各例题凡标有“*”符号的为正确答案）。

例：构成护理程序基本结构框架的理论基础是

A. 解决问题论

★B. 系统论

C. 人类基本需要层次论

D. 应激与适应理论

E. 生长发展理论

A2题型题干是以一个小病例出现的，有4～5个供选择的备选答案。

例：病人李某，男，49岁，胃癌晚期，病情日趋恶化，近日对医务人员工作一直不满，常常对陪伴家属发脾气，请问该病人的心理反应属于。

A. 否认期

★B. 愤怒期

C. 忧郁期

D. 协议期

E. 接受期

A3题型是开始描述一个以病人为中心的临床情境，然后提出多个相关问题。通常一个病例组试题包括的问题不超过三个，每个问题都与起始的以病人为中心的临床情境有关，但测试要点不同。试题的设计要保证每一问题的回答都是相互独立的，应试者要为每个问题选择一个最佳的答案，其他的选项可能部分正确，但仅有一个最好的回答。

例：病人吴某，输血过程中出现头胀、四肢麻木、腰背部剧痛、呼吸急促、血压下降、黄疸等症状。

① 该病人可能因输血发生了

A. 发热反应

B. 过敏反应

★C. 溶血反应

D. 急性肺水肿

E. 枸橼酸钠中毒反应

② 病人尿液中可含有

A. 红细胞

B. 淋巴液

C. 大量白细胞

D. 胆红素

★E. 血红蛋白

③ 护士可给病人应用热水袋，放置于病人

★A. 腰部

B. 腹部

C. 足部

D. 背部

E. 腋窝处

2）是非题的编制：是非题（true or false）是一种让考生对给定命题做出真假、正误判断的试题。可将其看做是选择项只有“正确”和“错误”的二择一特殊选择题。不过，因两个固定选择项一般并不出现，因此在形式上与一般选择题有明显区别。所以，习惯上把是非题从选择题中分离出来，视为一种独立题型。有时，也先让考生判断命题正误，然后对错误之处予以改正或说明错误理由。

是非题的主要优点：①命题容易：编制者只需编写一个含义完整的陈述句，而不必苦心设计具有一定迷惑性的若干答案，因此其编制较选择题更简单、容易。②节约答题时间：是非题只是提供一个命题让考生做出判断，这比解答选择题用的时间更少。考生不必像做选择题那样，逐个审查不同的选择项。这样就可以在一份试卷中用更多的试题考查学生，使试卷覆盖面更广泛。③评分客观：是非题答案只有“对”、“错”两种固定格式，有时也采取划符号“√”、“×”表示，因此其评分客观，可有效排除主观因素的干扰。

是非题的缺点：①只能测量低层次的学习目标；②不易准确反应考生实际水平。是非题没有实质性的干扰项，因而对同一内容的题目来说，其难度较选择题小。不能准确反映考生水平。③易靠猜测得分，是非题靠猜测得分的可能性高于任何一种题型，其猜中的几率是50%。因此，一般情况下，不单独采用是非题组卷，往往与其他题型配合使用。

是非题的编制原则：①抓住关键性的本质问题编制题目：重点考核学生对重要概念、原理的理解和应用，不要在枝节问题上做“文章”。②避免从教材中直接摘录句子或短语：断章取义地从教材中直接摘录句子或短语作为是非题，往往使命题似是而非，失去单一正确性，令叙述从某个角度理解是对的，而换个角度理解却是错误的。③避免直接用教材中含义完整的判断语句作是非题：应该编制需要考生运用所学知识，经过一定的思考才能推断命题正误的试题，使题目具有一定深度。④所给命题应具有一定的迷惑性：命题应是从表面看似是而非，而实际上泾渭分明。只有真正掌握了知识，才能得出确定的选择，而不是模棱两可、界限不清。⑤随机排列试题，尽量避免“是”、“非”出现的规律性，以避免考生发现规律后猜测答题。

（2）主观性试题的编制：分为自由应答性试题和限制性试题两类。对考生的答案不做任何限制者，称为自由应答性论述题（free response question），此类试题对于答案内容要求的广度和深度控制较难，故不适用于对学生特定教学内容的考核，但有利于测量学生选择材料进行综合及评价的能力。对答案的范围、字数或完成答案的时间等给予一定限制者，称为限制性论述题（restrictive test questions），此类试题对考生的答案加以控制，适用于测量理解、应用和分析层次的学习能力，但对综合、评价层次的测量价值不大。

1）自由应答性试题的编制：在编制自由应答性试题时应注意下列问题：①明确题意：试题应明确表达答题条件和要求，避免学生对题目产生歧义。②加强试题的综合性，以测量较高层次的学习水平：对考生高层次学习能力的测定主要通过主观性试题中的自由应答性论述题来完成。在编制题目时，应注意问题的综合性。此类问题实际上是一些知识应用的有机组合，各环节的联系隐秘，需要考生在彻底弄懂原理、掌握其内在联系的基础上，通过认真思考，加以综合才能找到解决问题的途径，得出比较准确、全面的结论。③要给考生提供展现才华的机会：自由应答性试题应能提供机会让考生展示其聪明才智，并从中考查学生的创新能力和独到见解，看清其解题思路和思维过程。④突出重点内容：自由应答性试题应突出考试范围内的重点内容，从而增加有关学习内容高层次水平的测量比重，使考查重点和教学重点吻合一致。⑤要出“活题”：设计一种新颖的问题情境，尽量避免书上的原文照搬和使用成题，使考生不能套用死法或照搬书本解答问题，而是依靠在理解基础上对知识的灵活运用，从而考查其掌握知识和智能发展的实际水平。但应注意不能脱离考试范围和要求，随意拔高；也不能脱离学生实际水平，一味追求灵活；更不能出偏题、怪题，刁难学生。⑥编制题目的同时，制订明细合理的评分标准：评分标准应包括题目的参考答案和给分办法及说明。参考答案应注意含义完整、层次清晰；要点分明，步骤分列；尽量考虑各种可能的解法，并列出几种主要解答方法。给分办法应明确规定各个要点或步骤的得分，对特殊情况应作具体规定，以便按照统一标准评分。

2）限制性试题的编制：常用的限制性试题包括简答题、填空题和改错题等。简答题是一个简单的问句或陈述句，填空题是略去一些关键词或数字而留有需要填写空白的不完整句子。此类试题的优点是编题容易、答案由考生提供，减少了因猜测获得正确答案的可能性，特别适合于考核学生对术语、事实、方法、原理和程序等实际知识的记忆和理解。缺点是不适宜测量复杂的学业成绩，有时评分困难。

编制限制性试题的注意事项：①明确限制要求，让考生清楚了解命题者的要求：可以采用“简述”、“简要说明”等对解答的形式提出具体要求，使考生回答问题做到简捷而完整，明晰而全面。达到既控制答题篇幅，又不至于限制考生水平发挥的目的。②小处着手，大处着眼：虽然限制性试题在试卷中是以小题形式出现，但其考核内容并非次要。命题应着眼于重点知识，抓住学生易于在理解上出错的地方，或对临床实际指导意义较大的关键问题进行考查。③填空题留空要恰当，空白所要填写的应该是一些关键词语。④填空题要让考生明确题目含义，不要将题目搞得支离破碎，面目全非，让考生摸不着头脑，无从下手。如：区分的根本标准，只能看这个事物是不是符合________，有没有________和________。这样的问题令人费解，不知所问。⑤填空题的答案要确切、简短，最好是只有一个正确答案，尽量避免对偶式问题，以免因问题有多个答案使考生不知道填写几个算正确。如：等腰三角形的______相等。这个问题的答案可以有多种，包括两腰、两底角、两腰上的高、两腰上的中线、两腰上的角平分线等，让学生不知道填写几个才能算正确，要求不明确。⑥填空题所留空白长短不应对考生有所启示，以避免提供其不必要的答题线索。

3. 安排题序　试题编排顺序对考生的心理状态影响很大，直接影响其能否正常应考。题序排列应以适应考生应考心理为原则。常用的题序排列方法有：①按题型排列：省时的题型在先，费时的在后；同一题型试题中，再按先易后难顺序排列。这是一种比较常用的排序方法。②按难度排列：容易的在先，困难的在后；同一难度的试题，按题型排列。采用何种排列方法，应视不同课程不同考试而定。

4. 确定标准答案　所有试题标准答案应该在拟题时与试题一并列出和印刷，供考试后阅卷者参考。

5. 分数分配　试题分数分配应依据试题编制蓝图，同时考虑答题时间和难度等因素进行。答题费时的，应适当增加分值；过易或过难的题目一般分值应小一些。

（四）题库的组建与使用

试题库（item bank）就是归类储存质量合格的各种试题的仓库。这些试题是根据教育测量原理，按照标准化试题要求编制的。题库建立和使用是使考试向科学化、标准化方向发展的重大工程，是高等学校深入教改的重要步骤。在同类高校间都有共同课程，在这些课程中建立题库尤其必要。建立题库在我国属于开创性工作，目前尚处于研究阶段。一般学校的题库是分类建立，以同类考生（同类学校、同专业、同年级）为对象。具体建库程序如下：

1. 采集或编制试题　由于题库所需试题数量巨大，而一般教师手中符合命题要求的现成试题为数不多，故应采集或组织教师编制大量试题以供筛选。该项工作劳动量很大，需组织专业力量进行。为避免重复劳动，应开展校际间协作。

2. 检测并筛选审定试题　对采集到的试题应先进行预试，然后根据预试结果，计算试题难度、区分度及答题时间。经过计算后，淘汰一些区分度差和过难的试题。

3. 登卡编号入库　为便于计算机管理，试题入库前应按一定规则登卡和编号。试题卡片登记内容应包括试题编号、题型、试题、答案、评分标准、考核内容、所属学科及年级、教学目标水平层次、难度、区分度、命题人及审定人姓名、题目使用情况、修改意见等，以便使用者根据不同需要在题库中检索并提取试题。

4. 确定试卷信度和效度　计算题库各种可能组成的试卷信度、效度的方法是：按照不同考试要求随机抽取试题组成若干份有代表性的试卷，再选取有代表性的测试对象进行测验，然后进行结果分析。对信度或效度不高的试卷做原因分析，或淘汰某些试题，或禁止某些试题组合。

5. 编制题库使用说明书　说明书是为了帮助教师了解和选用题库试题而编制。其内容包括该题库适用范围、试题所具有的指标、抽题方法、组卷方法等，还可包括该题库建立方法，各种指标计算方法和获取方法等。

题库建立属于一项专门技术，大部分高校教师并未接受过专门教育测量训练，能够从事题库建设的只能是少数人员。但大部分教师都有使用题库的机会，因此，了解题库建立和使用情况是必要的。

五、考试的实施与管理

考试的实施就是将试卷由单纯的测量工具转变为反映考生水平的测评结果。考试实施管理的目的就是保证考核过程顺利无误以及考核结果的客观真实。

1. 考试资格的审定　高校学生参加考试，应按学校规定取得考试资格。如有的学校规定，学生必须完成作业量的80%，并在考试前一周补齐所有作业和实验报告，必须有平时测验成绩，课程所附的实验课考查必须及格等，否则不准参加考试。这些规定的基本点是学生必须参加平时的学习且有学习记录，而不能只参加考试便取得成绩。学校教务部门和教师应在考试前审定每一个学生的考试资格。

2. 试卷的准备　学校应建立一套考试印刷、保管和保密制度。试卷应具有水平相同的A、B卷，由教务部门从中随机抽取一套作为考试卷，余下一套作为补考试卷。选用考卷应密封保管，临考前由监考教师当众拆封。试卷印刷形式，可以是试题与答题纸分别印刷，也可将试题和答题纸合印，可根据需要选择。前一种方式有助于方便阅卷、减少印刷工作量，节约经费。

3. 编制考试日程表　高校期末考试前应以学校或系为单位编制统一的考试日程表，并予公布。表中要注明时间、地点、考试班级、主考和监考人员等。考试日程不要安排过密，也不要拖得过久，每场考试以两个小时为宜。

4. 防止和处理舞弊　目前的教育制度还带有强制性的成分。有一些学生学习自觉性不高，或虽然努力却效果不好，又不能不参加考试，于是就以舞弊来应付。高校中考试作弊现象时有发生，其表现方式多种多样。舞弊手法主要有：考前通过各种途径打探试题；夹带书本、纸条，或将相关文字抄在衣服或者身体某一部位入场，供考场上抄袭；偷看邻座答案；传递纸条、打暗号，配合作弊等。对于这些考试舞弊现象，首先应当防范。要对学生进行端正学习与考试态度的教育，学校应制订《考试纪律》或《考场规则》，作为学生手册的重要内容发给每一个学生。考场安排尽力做到为各考生指定考场、座位，避免混乱。主考及监考教师应了解舞弊手段，严格监查，防患于未然。如果考生舞弊已成事实，监考教师应予以处理。情节较轻的，应及时严厉制止；情节较重的，应当场取消考试资格，试卷作废。

5. 填写考场情况和成绩登记表　主考人员应填写学校教务部门印发的《考场情况登记表》，登记各考场应试人员、缺考人数及考场纪律等，并签名以示负责。考试结束后，应按规定时间阅卷、评定成绩，填写《成绩考核登记表》并交送教务部门审核存档，同时由教务部门向学生及时公布成绩。

六、学生学业成绩的评分方法

（一）评分方法

学生学业成绩评价既可评价学生相对水平，又可评价学生实际水平。用于衡量学生相对水平的测验叫做常模参照测验，用于衡量学生实际水平的测验叫做目标参照测验。据此，在给学生学业成绩的评定上，有绝对评分法和相对评分法两种。

1. 绝对评分法　是一种使用最广泛的评分方法，以学生对考核所要求的全部知识内容掌握的实际情况为依据。此评分法与目标参照测验相关联，它一般采用百分制记分法，即答对全部试题可获满分 100 分，60 分为及格界线。绝对评分法简单易行，便于对考核成绩统计分析，根据学生对考试要求达到的程度，可以大致反映出试题的合理性。但绝对评分法也有不足之处，分数一旦离开试卷，难以反映学生的真实水平，因为得分高低与试题难易程度关系很大。

2. 相对评分法　是将学生考核成绩进行比较，以其在全班中所处的位置作为评分依据。此评分法与常模参照测验相关联，一般按优秀（90 分以上）、良好（80 ~ 89 分）、中等（70 ~ 79 分）、及格（60 ~ 69 分）和不及格（59 分以下）五个等级记分。各级分数价值等距。此评分方法通常根据学生的能力呈正态分布的理论来进行。相对评分法可以较准确地评定一个学生在全班水平中处于什么位置，可以激励学生之间的相互竞争，但不利于发挥考核的反馈作用。

护理学专业教师应根据不同护理学专业课程的特色，不同的考核目的与要求，选择适当的评分法，科学地判定学生的学业成绩。

（二）影响评分准确性和客观性的因素

对学生考试分数的评定必须力求准确、客观，才能真实地反映学生的水平。所谓评分的准确性、客观性是指不同教师评定同一份试卷或同一个人在不同时间内评定同一份试卷，所判给的分数应该是一致的。但在实际评分中，有时往往存在较大的差异性，主要是因为评分准确性和客观性受到多方面因素的影响，如教师的主观因素，题意表达不清、模棱两可等，给分数评定带来困难。

1. 教师的业务水平　评卷教师本人业务知识水平高低影响其对问题的理解和评分标准的掌握，尤其是对主观性试题的评分，当学生对问题有独到见解，表现出创造性时，更需评分者有较高水平。

2. 教师的精神状态　教师在不同精神状态下阅卷，所掌握的分数标准也不一样。精神饱满、心情愉快、头脑清醒时，阅卷速度快，评分也较准确、客观；而教师情绪低落、或身体疲倦时，评卷速度慢，评分客观性也较差。

3. 教师的个性特征　有的教师宽大为怀，评分就高不就低；有的则严格要求，扣分过严；有的适中，评定分数不高也不低。有的教师喜欢辞藻华丽，而有的则喜欢语言朴实、见解深刻；有人欣赏逻辑性，有人则追求书面整洁、美观。每个教师的个性皆有不同，所以教师常有不同的评分结果。

4. 其他心理因素　例如：有的教师对某些学生比较偏爱，常给其评分偏松。因而对同一题目答案接近的不同学生，其评定分数可能不同。有时教师连续评定试卷皆没有理想的分数，当改到一份稍好一点的试卷时，情绪好起来，可能一下子给出高分；有时阅卷时间太长，产生单调、厌倦感，也会影响评分的准确性和客观性。

七、试卷评定后的质量分析

经常进行试卷评定后的质量分析，可使教师进一步改进考核的方式方法，不断提高命题的质量，有利于其科学地判定教与学中存在的问题。试卷评定后的质量分析一般包括两方面，一是试题的质量分析；二是学生考核成绩的分析。

（一）试题质量的分析

试题质量高低的主要指标是信度、效度、难度与区分度。

1. 信度　考核中，题目的取样、实施考试的环境及学生本身的状态，都可能给考核的结果带来误差。检验信度通常用两次考核结果的相关性来表示，其相关系数称为可靠性系数或信度系数。教师应该力求使考核反映学生的稳定水平、真实水平，减少随意性。信度主要有以下几种类型：

（1）折半信度（split-half reliability）：是将全部试题区分为相等的两半，如奇数题和偶数题，并分别计算每个考生两半试题的得分，再求两个得分的相关系数。由于折半法只代表半数题的信度，故上述求得的相关系数必须用斯皮尔曼－布朗（Spearman-Brown）公式进行校正。S-B 公式如下：

$$rtt=\frac{2rhh}{1+rhh}$$

rtt：全考核的信度系数

rhh：两半试题得分的相关系数

例如某考核两半试题得分的相关系数为 0.79，全考核的信度系数为：

$$rtt=\frac{2rhh}{1+rhh}=\frac{2\times 0.79}{1+0.79}=0.88$$

由于 S-B 公式是建立在两半试题得分的方差相等的假定上的，而在实践中不一定能满足这一条件，所以可采用卢农（Rulon）公式。该公式既不要求方差相等，也不必用 S-B 公式校正。Rulon 公式如下：

$$rtt = 1 - \frac{Sd^2}{St^2}$$

（2）重测信度（test-retest reliability）：必须是同一考核在不同时间内对同一群体先后实施两次，这两次考核分数的相关系数即重测信度系数。它主要反映学生掌握知识的稳定程度，但易受时间间隔的长短、学生身心发育及学习经验的积累等因素的影响。

（3）复本信度（equivalent forms reliability）：是用两份题数、题型、内容、难度及区别度均一致，但题目不同的试卷来考核同一群体考生，然后求出两次得分的相关系数，即复本信度系数。它可以说明试题的取样是否有充分的代表性，但无法表示考生掌握考核内容的稳定度。

应用考核来测量评定学生成绩，一般要求信度系数在 0.90 甚至 0.95 以上，但有时考核的信度系数并不高，这是由于影响信度系数的因素很多，除随机误差外，还与试题的数量、质量、分数的分布以及评分者的评定有关。

2. 效度　考核的效度总是相对于一定的测验目标而言的。为了保证考核效度，要恰当地选择题目类型，以保证达到考核的目的。例如，客观性试题对学生知识面的测定效度较高，而对知识深度的测定效度较低；主观性试题对测定学生的知识深度和能力效度较高，但测定学生知识面的效度却较低。常用的效度类型如下：

（1）内容效度（content validity）：是指一次考核是否测量到了具有代表性的教学内容。因此试题的取样是否代表了课程目标的要求，是决定内容效度高低的关键。内容效度不能用量化的指标来反映考核内容的有效程度，而只能对考核内容进行逻辑分析和比较，故内容效度也可称为逻辑效度（logical validity）。

（2）效标相关效度（criterion related validity）：是以某一考核分数与其效标分数之间的相关来表示的效度，其相关系数就是效标相关效度系数。由于可以用数量化的指标来反映考核内容的有效程度，故也称统计效度（statistical validity）。效标是检验考核效度的一个参照标准，必须具有一定的信度。一次考核分数与其效标分数之间的相关系数的正值越大，其效度就越高；相关系数的正值越小，效度就越低。

效度和信度是密切相关的，效度受信度的制约，而信度是保证效度的必要条件而非充分条件，信度高不一定保证效度高。当考核成绩的信度和效度不能同时兼顾时首先应保证评价的效度，在此基础上再努力提高评价的信度。

3. 难度　试题的难度指数用 P 表示，难度指数越大，试题的难度越小。试题难易应该适中，整张试卷的难度应基本呈正态分布，以适应学生能力分布状态。当然考试的难度还要视考试目的而定。由于试题记分的方法不同，所以难度指数的计算方法也不同。

（1）0、1 记分试题难度指数计算：0、1 记分试题也称二分变量记分试题，即试题答案只有“对”或“错”二种。如果不考虑考生作答时猜测成功的机遇，0、1 记分试题的难度指数可用以下公式计算：

$$P = \frac{R}{n}$$

R：该题答对的人数

n：考生总人数

例如：有 100 名考生参加考核，答对某题的考生有 73 人，该题的 P 值为：

$$P=\frac{R}{n}=\frac{73}{100}=0.73$$

（2）非 0、1 记分试题难度指数的计算：非 0、1 记分试题是指得分可从 0 分至满分的试题。对于这种试题可用以下公式计算难度指数：

$$P=\frac{\overline{X}}{W}$$

$\overline{X}$：全体考生该题得分的平均值

W：该题的满分值

例如：某题全体考生平均得分 11.67 分，满分为 20 分，该题的 P 值为：

$$P=\frac{\overline{X}}{W}=\frac{11.67}{20}=0.58$$

在考生人数较多时可采用“两端法”，即将每个考生的总分由高至低排列，分别从高分和低分两端各取总人数的 27% 构成高分组和低分组，以代表全体考生的成绩。

试题的难度是评价试题拟定得好坏的指标之一，也是筛选试题的依据之一。试题的难度 P 值在 0.3 ~ 0.7 之间较为适宜，一份试卷所有试题难度指数的平均数最好在 0.5 左右，这样既可反映考生得分的最大个体差异，又不至于使试题偏易或偏难。

4. 区分度　区分度与难度有关，只有在测验中包含不同难度的试题，才能提高区分度，教师编制试题时要将整个试卷各类试题的难度进行合理的分配。单纯以难度和区别度来分析试题都是片面的。因为理想的难度不一定会有理想的区别度，而难度相近的试题，其区别度也会有很大的差异。

（1）0、1 记分试题区别指数的计算：采用“两端法”计算，公式如下：

$$D=P_H-P_L$$

D：试题的区别指数

P_H：高分组该题答对的人数比率

P_L：低分组该题答对的人数比率

例如：某题高分组答对的人数比率为 0.83，低分组该题答对的人数比率为 0.45，试题的区别指数为：

$$D=P_H-P_L=0.83-0.45=0.38$$

（2）非 0、1 记分试题区别指数的计算：对于非 0，1 记分试题来说，由于试题分数和考试总分均为正态连续变量，因此可以用考生在某题上的得分与其考试总分之间的积差相关来表示该题区别指数，计算非 0，1 记分试题的区别指数常用电子计算机或计算器来计算。

区别指数的数值范围在 -1 ~ 1 之间。如果某题区别指数为正值，其数值越大，则该试题的区别度越好。也就是说，高分组考生答对该题的人数多于低分组的人数，能将考生掌握该题考核内容的优劣程度区别开来。相反，如果某题的区别指数值很小甚至为负值，则说明高分组答对该题的人数相近于或者是少于低分组的人数，也就是说，该试题的区别度很差或者该试题有问题。此时应对该题分析，找原因，给予必要的修改或删除。一般认为区别指数在 0.15 ~ 0.30 之间为良好 的试题，大于 0.30 则为优秀的试题，小于

0.15 则不宜采用。

信度、效度、难度与区分度是评价考试试题质量的主要指标，四者之间相互依存。只有对考试结果进行经常性的项目分析与整体分析，不断修改，建立试题库，才能使整个试题的质量指标不断提高。

（二）学生考试成绩分析

对学生考试成绩的分析，传统的方法是将学生的所有考试成绩排队，或划分分数段计算学生百分比，并绘出分数分布的曲线图，这种分析学生成绩的方式很粗糙。为了搞好成绩分析，还需要用以下指标：

1. 平均分数　平均分数也称均数，就是用所有分数的总和除以分数的个数所得的商。均数反映的是集中趋势，其计算公式为：

$$\overline{X}=\frac{X_1+X_2+\cdots+X_n}{N}=\frac{\sum X_i}{N}$$

其中$\overline{X}$表示平均数，N 代表原始分数的个数，X_1，X_2，…X_n 代表所有原始分数，$\sum$ 为加总符号。

一般在每次考试后，学校都要求教师计算各班级或年级的平均分数。一个班级有几十名学生，有的学校一个年级几百名学生，学生个体存在着明显的差异，如果只看个别学生的分数很难看出教学效果的好坏，如果计算出平均分数就能看出总体处于什么水平。另一方面，每个教师都知道，仅凭学生一次考试成绩来确定其成绩优劣误差很大，常常用几次考试成绩的平均值作为学生的最终成绩，表明其真实水平。使用平均数估计学生成绩，可以看出一组成绩的全貌，也可用来比较两组成绩的高低差别。

2. 标准差　分数分布除了集中趋势外，还有一个重要的特征即离散趋势。我们分析一门课程分数分布的情况，不仅要考查分数的集中量数，还要考查分数的离散程度。描述分数的离散程度的量数叫差异量数，只有掌握了集中量数与差异量数，才能清晰地分析分数分布的全貌。差异量数中最主要最完善的是标准差，其计算公式为：

$$\delta=\sqrt{\frac{\sum X^2}{N}-\left(\frac{\sum X}{N}\right)^2}$$

其中，δ 代表标准差，N 表示分数个数，X^2 为原始分数的平方，$\sum X^2$ 为原始分数平方的总和。

当标准差为零时，说明班级水平都是一样的，没有差别；当标准差大于零时，其值的大小说明了分数的离散程度。一般认为，标准差≤ 10 时比较符合要求。

3. 标准分数　在成绩分析中，标准分数是衡量学生学习水平的重要标志，可以解决不同难度的课程与考试分数之间的可比性。我国每年的高校招生考试也在逐渐地使用标准分数累计学生成绩。原始分数不具有可比性，因为它们以各自的标准差为依据，相互之间没有一个统一的标准，不能说物理学的 80 分与数学的 80 分是等价的，因为各门学科难度不同。

为了使分数具有可比性，我们以平均数$\overline{X}$作为参照点，以标准差 δ 作为正态分布曲线图横坐标轴上的等值单位，这样就可以用标准分数来进行比较了。以 Z 表示标准分数，Xi 表示学生考核的原始分数，标准分数的计算公式为：

$$Z = \frac{X_i - \overline{X}}{\delta} \quad I = 1, 2, 3, \cdots n$$

Z值可以是负数，当Z>0时，说明该生的成绩超过平均数；Z=0时，说明该生成绩与平均数相等；Z<0，说明该生成绩低于平均数。如果把原始成绩化为标准分数校正后，由于都服从于具有相同参照点和标度的标准分布，不同课程间有统一的标准，所以，不同试卷的考核成绩可相互比较。

4. 分数的分布状态分析　由于影响学生考试成绩的因素是多方面的，因此，学生考试分数的分布状态也是多种多样的，一般来说有下列几种典型的形态：

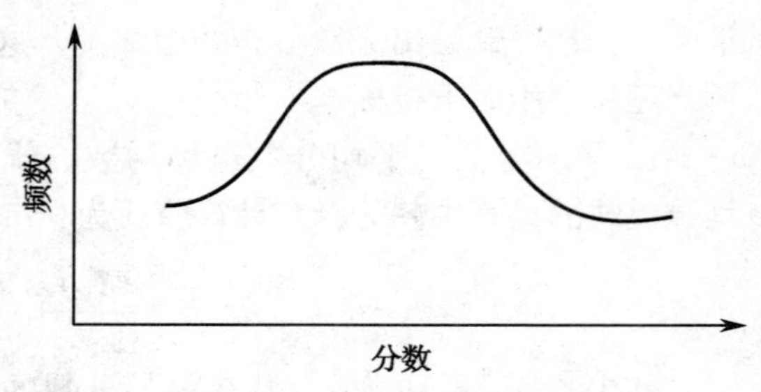

图 9-1　分数的正态分布

（1）正态分布：学生的分数呈正态分布是正常的，说明题目的要求难度符合大纲要求，命题设计合理，学生的知识程度能力水平符合正态分布的规律，比较客观地反映了教师的教学水平及学生掌握知识的程度和智力水平（图 9-1）。

（2）正偏态分布：大多数学生成绩偏低，水平考试难度较大或学生原有的成绩基础差，也可能是学生非智力因素的影响所致（图 9-2）。

（3）负偏态分布：大多数学生成绩偏高，说明学生考试成绩好，或原有基础好，也可能是考题容易、评分偏宽等，引起“分数贬值”的情况（图 9-3）。

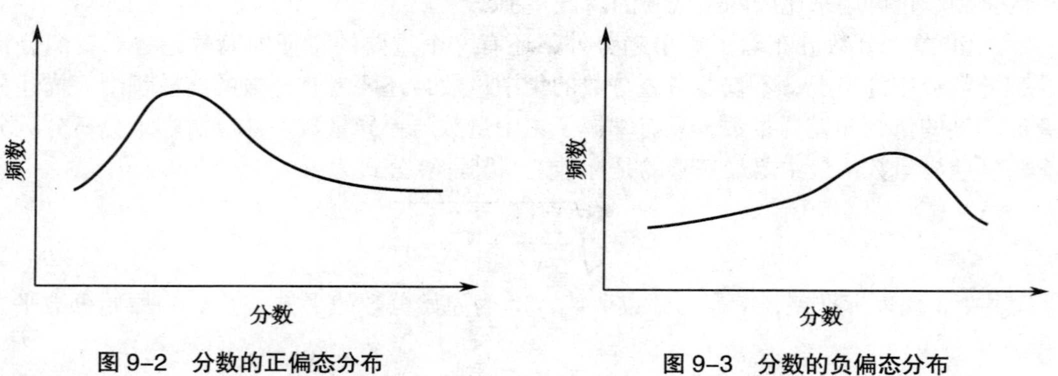

图 9-2　分数的正偏态分布　　图 9-3　分数的负偏态分布

不管分析哪一种形态，我们都可以从学生的知识基础、题目的难易程度及结构比例、评分的宽严、考试过程的时间与纪律的把握等多方面结合分析，科学地判定学生的考试分数所代表的真实意义。

总之，教学评价是教学过程中必不可少的一个环节，虽然它是教学活动的最后阶段，但其结论可以为后续的教学活动提供反馈信息，并作为修正教学目标、改进教学内容、教学方法和教学手段的重要依据，是有效教学的必要保证。教学评价也是对教师的教学工作和学生的学习质量做出客观衡量和价值判断的过程，可以提供教学的反馈信息，有利于及时调整和改进教学工作，保证教学目标的实现。

本章小结

本章介绍了教学评价的基本概念和相关知识，重点讨论了教师授课质量的评价及学生学业成绩的评价。教学评价是教学过程的重要组成部分，它贯穿于教学过程的始终。护理教育者只有掌握了教学评价的知识和技能，才能不断总结教学活动中的经验和教训，不断改进教学方法，提高教学质量。

（卜秀梅）

思考题

1. 教育测量与教育评价有什么区别和联系？
2. 比较分析各类型护理教学评价的功能及适用情况。
3. 本学期期末考试，学生王某《护理学基础》课程考试成绩为 85 分，《健康评估》课程考试成绩为 89 分，说明其后者学得比前者好，这种说法对吗？为什么？
4. 请简述各种试题类型的优缺点和应用范围。
5. 请举例说明护理教师的授课质量评价内容。
6. 为检查《基础护理学》的教学质量，请选择恰当的评价方法，并说明选择理由。
7. 某班考生期末考试《内科护理学》成绩呈负偏态分布，试分析其产生原因。
8. 根据本章所学知识，编制不同类型试题各 2 道。

第十章

护理教育中的素质教育

学习目标

识记：

1. 能正确描述素质、素质教育的特征和结构。
2. 能正确描述创新素质的特征。
3. 能正确陈述培养学生思想政治素质、科技素质、身体素质、心理素质、审美素质、创新素质及个性化素质的意义。
4. 能正确陈述思想政治素质、科技素质、身体素质、心理素质、审美素质、创新素质及个性化素质的主要内容。
5. 能正确叙述培养学生思想政治素质、科技素质、身体素质、心理素质、审美素质、创新素质及个性化素质的主要途径和方法。

理解：

1. 能用自己的语言正确解释下列概念：

   素质　素质教育　思想政治素质　情感陶冶法　修养指导法　品德评价法

   科技素质　身体素质　心理素质　审美素质　创新素质　个性化教育
2. 能结合实际阐释个性化教育的原则。
3. 能联系实际说明在护理院校开展素质教育的意义。

运用：

应用本章所学知识，论述思想政治素质、科技素质、身体素质、心理素质、审美素质、创新素质及个性化素质之间的关系，做到观点明确，论据有力。

《国家中长期教育改革和发展规划纲要（2010—2020）》指出，“坚持以人为本，全面实施素质教育是教育改革发展的战略主题。坚持全面发展，全面加强和改进德育、智育、体育、美育。坚持文化知识学习与思想品德修养的统一、理论学习与社会实践的统一、全面发展与个性发展的统一。”护理学作为一门为人类健康服务的综合性应用学科，要求护理学专业学生应该在政治、科技、身体、心理、审美、创新及个性等方面都具备较高的素质。作为护理教育工作者，需要充分理解素质教育的概念及具体实施的途径和方法，促进学生德、智、体、美等方面全面发展，真正培养出德才兼备、个性丰富的优秀护理人才以服务于社会，推动护理事业的发展。

第一节　概　　述

素质教育是符合教育规律的更高层次、更高水平、更高质量的教育，它集中体现了中国新时期教育改革与发展的方向和需要。为了更好地开展素质教育，必须明确素质和素质教育的含义、特征、结构以及在护理院校开展素质教育的重要意义。

一、素质和素质教育的含义

素质（quality）最初是一个心理学概念，是指“人的先天的解剖生理特点，主要是感觉器官和神经系统方面的特点，是人的心理内容和发展的生理条件，但不能决定人的心理内容和发展水平”。这个传统意义上的素质概念已不能充分表达出它在素质教育理论中所具有的本质属性，基于此，教育界提出，素质是指人的先天遗传的禀赋与后天环境影响、教育训练作用相结合而形成的相对稳定的、长期发挥作用的基本品质结构。由此可知，人的素质不仅指某一方面的知识或能力，而是人的内在品质的总和，涉及德、智、体、美等诸方面因素，包括人的品质、修养、性格、知识及能力等，这些因素对人的成长和成功起着至关重要的作用。

素质教育（quality education）是适应时代发展需要而产生的一种新的教育观念、教育思想、教育方法及人才培养模式。从本质上说，素质教育是为实现教育方针规定的目标，着眼于受教育者群体和社会长远发展的要求，以面向全体学生的基本素质为根本目的，以注重开发受教育者的潜能、促进受教育者德、智、体诸方面生动活泼的发展为基本特征的教育。素质教育集中体现了新时期我国教育改革与发展的方向和需要，因此，它是符合教育规律的更高层次、更高水平及更高质量的教育。

二、素质和素质教育的特征

（一）素质的特征

素质作为人的一种内在特质，具有潜在性、相对稳定性、可塑性、整体性、社会历史性、表现性、差异性及可分割性等特征。

1. 潜在性　素质是人本身所具有的一种不可直观的东西，它需要通过人的活动能力、社会行为才能表现出来，它是人的品质、才干形成及发挥作用的内在源泉。

2. 稳定性　素质表现为一个人某种经常性和一贯性的特点，具有相对稳定的特征。人的素质一旦形成，就会以较稳定的形式表现和反映出来，在各种不同的场合，显示出较为一致的品格。即使在空间和时间上偶尔有间断，但在总体上仍然是连续的。

3. 可塑性　人的素质是环境与个体能动性共同作用形成的，并非天生不变的。不健全的素质可以健全；缺乏的素质可以通过实践和学习获得一定程度的补偿；一般性的素质可以训练成为特长素质等。

4. 整体性　人的素质不是孤立存在的，它是一个多方位、多层次的整体结构。素质的各组成部分是相互依存、相互渗透、相互制约及相互促进的。

5. 社会历史性　人的素质是社会的产物，其形成和发展过程受到社会历史条件的制约。不同时代需要不同的素质，不同时代也造就不同的素质。

6. 表现性　虽然素质是内在的、隐蔽的，却会通过一定形式表现出来。一般表现在具体而实在的行为方式和行为结果中。

7. 差异性　人的素质间存在差异，同一个人的不同素质形成也有差异，且这种差异也会表现在人的行为方式和行为结果中。

8. 可分割性　素质对人们行为的作用是综合的，但人们对素质的认识又是可分割的。人们要把握整个素质系统，可以通过逐一认识素质的单个特征来实现。

（二）素质教育的特征

素质教育是适应时代需要而产生的新的教育观念、教育思想及教育方法，具有以下几个特点：

1. 教育对象的全体性　素质教育是面向全体国民的教育，对各级各类学校而言，则是面向全体学生的教育。它与应试教育的“选择性”和“淘汰性”相对立，旨在促使每个学生的发展，开发他们的特长和潜能。教育对象的全体性是素质教育的最基本特征。

2. 教育目标的全面性　亦称为整体性。即要求以促进学生在德、智、体、美等各方面全面发展为教育宗旨，形成包含思想政治素质、科技素质、身体素质、心理素质、审美素质、创新素质及个性化素质等方面要求的合理的素质结构，促进学生全面协调发展。

3. 教育过程的主体性　素质教育是一种主体性教育，这是素质教育的核心。素质教育要尊重学生的主体地位，培养学生的主体意识，充分发挥学生的主观能动性，使学习活动成为学生主动获取、主动发展的过程，并激励学生的探索和创新精神，促进学生个性化发展。

4. 教育内容的基础性　指在教育内容和要求上，要从最基本的、必需的、对今后发展有一定影响的方面出发，去培养人、发展人，为他们继续学习和为人处事乃至民族素质的提高打好基础，为未来人才的成长奠定基础。如果将人的素质分为专业素质和一般基本素质，那么素质教育培养的重点应放在一般基本素质方面。

5. 教育理论的实践性　素质教育的思想来源于教育实践，反过来又指导教育实践，这就是素质教育理论实践性特征的内涵。素质教育以培养学生的实践能力为重点，强调教育与生产劳动、社会实践相结合，培养学生热爱劳动的习惯和艰苦奋斗的精神，并启发学生在实践中找问题，带着问题学习理论和相关知识，做到学以致用，促进知识的转化。

素质教育的特征还有很多，如创新性、差异性、时代性等，我们既要抓住主要特征，又要兼顾其他特征，才能全面认识和有效实施素质教育。

三、素质和素质教育的结构

（一）素质的结构

素质包括生理素质、心理素质及社会素质。

1. 生理素质　亦称身体素质。指个体与生俱来的感知器官、运动器官及神经系统，特别是大脑在结构（解剖）与功能（生理）上的一系列稳定特点的综合，还包含个体生来就有的一些本能。生理素质属于先天因素占主导的素质。

2. 心理素质　指个体的心理发展水平和心理特征，是以先天的禀赋为基础，以生理素质为载体，在环境和教育的影响下形成发展起来的稳定的心理品质。包括智力和非智力方面的素质，是先天因素和后天因素相结合的素质。

3. 社会素质　指个体以先天因素为基础，通过后天的社会实践活动和学习活动获得的相对稳定的社会品质的综合，反映政治、思想、知识、道德技能及行为习惯等的各个方面。社会素质属于后天因素占主导的素质。

个体的生理、心理及社会素质分别居于素质的不同层次，它们相互作用、相互渗透，协同构成了个体素质的有机整体。生理素质是个体素质的自然基础和条件；心理素质是个体生理素质和社会素质的中介，能够促进生理素质与社会素质的发展和提高；社会素质居于个体素质的最高层次，标志个体发展的方向、性质及水平，对个体生理素质和心理素质都有很大的影响。

（二）素质教育的结构

素质教育是以高尚的人格主体精神为核心、身心健康为前提、科学教育和审美教育为两翼，注重对学生创新意识和能力的培养以及个性化发展的一种全面教育。素质教育的目的是使每个学生形成符合社会各类专门人才要求的素质结构，成为人格完善与和谐发展的专门人才，从而适应时代的发展和社会的需求。素质教育具体包括：思想政治素质教育、科技素质教育、身体素质教育、心理素质教育、审美素质教育、创新素质教育及个性化素质教育。

四、护理院校开展素质教育的意义

随着医学模式的转变，人们对健康认识的发展、对社会医疗卫生保健需求的增加，护理工作的任务由护理病人转向促进人类健康；护理工作的内容由单纯的疾病护理扩展至全身心的整体护理；护理工作的对象由病人扩充至全社会的人群；护理工作的场所由医院拓宽至全社会。随着护理工作的不断深化，人们对护理要求水平的逐渐提高，护理教育的内涵和外延也逐步向更深、更广的范畴扩展。这就要求护理教育必须培养出具有理想人格和全面发展的高素质护理人才，既适应时代发展和社会医疗保健发展的需要，又符合高等教育改革和发展的趋势。因此，在护理院校开展素质教育具有重要的意义，具体体现在如下方面：

第一，护理人员必须具有全心全意为人民服务的思想和人道主义精神，将来才可能献身护理事业，保障病人权益，把改善人民的身心健康和生命质量作为工作的目标。

第二，在护理工作中会不断更新、涌现出新科学、新理论及新技术，为了能够更好地理解和应用，就要求护理人员及时、准确掌握更多、更新的知识和技术，不断提高自身业务技能。

第三，心理作为健康的一个重要方面，已经受到人们的普遍重视。只有护理人员自身具备良好的心理素质才能够在工作中为他人解除心理上的问题。

第四，护理工作要求护理人员 24 小时对病人负责，其中有许多工作需要护理人员身体力行，特别是长期倒班的情况。如果没有健康的体魄，护理人员无法胜任正常的护理工作。

第五，病人在舒适、优美的环境中能促进更好地康复，这就要求护理人员凭借自身的审美素质来美化周围的环境。同时，也通过自身审美素质的发展，提高自身内涵，美化自身形象。

第六，学科的发展和新知识的应用都是在创新的基础上产生的。若护理人员没有创新素质，就不可能推动和实现护理学科向新阶段、新层次的发展。

第七，护理学专业的服务对象是人，具有鲜明的人文特色，从事护理工作的人员应该具备丰富、完善的个性，以充分体现护理学专业的价值。

因此，在护理院校开展素质教育可以使护理学专业学生获得从事护理工作所必备的高尚的思想政治素质、先进的科学技术素质、良好的心理素质、强健的身体素质、优化的审美素质、独到的创新素质及完善的个性化素质，从而使他们能够真正忘我地去研究护理学科发展中的各种问题，推动护理学科不断向前发展。

第二节 护理学专业学生的思想政治素质教育

思想政治素质是人最重要的素质，是人全部素质的核心和灵魂，是社会主义人才的本质特征，也是衡量一个国家或民族发达与文明的重要标志之一。

一、思想政治素质的概念

思想政治素质（ideological and political quality）包括政治素质和道德素质两个方面。政治素质是指社会的政治理想、政治信念、政治态度及政治立场在人的心理中形成的并通过言行表现出来的内在品质。它是人们从事社会活动所必需的内在基本条件和基本品质，是个人的思想观念、思想觉悟、理想信念以及政治方向、政治立场的综合表现。道德素质是指个人在先天的基础上，通过后天环境的影响和道德教育、道德修养而形成的稳定的、长期发挥作用的内在道德品质。

二、培养学生思想政治素质的意义

思想政治素质渗透于人的其他素质之中，起精神支柱的作用，所以培养学生的思想政治素质具有非常重要的意义。思想政治素质教育也称为德育。

1. 德育是全面发展护理教育的重要组成部分 人才全面素质提高的核心问题就是如何教会学生做人和创造性地进行工作，其中提高学生思想政治素质应放在首位。对于护理学专业学生，良好的思想政治素质有助于培养他们高尚的情操、树立崇高的职业道德、养成良好的道德行为习惯，从而尊重生命、热爱生命，积极研究和解决护理学科发展过程中的问题，坚定为护理事业献身的决心和信念。

2. 德育是帮助学生认识和把握社会现实的基础 人的需要归根到底是由所处的社会现实决定的，受社会需要的制约。思想政治素质教育能够使学生明辨是非曲直，自我评价和自我完善，自觉履行社会道德义务。同时，德育可以使学生从个人、社会整体及他人的多维利益角度出发，把握社会现实，探索和揭示社会未来发展的图景，把握个人成才的目标，形成正确的人生观和价值观。

3. 德育能够统率学生其他素质的协调发展 在人的素质中思想政治素质是基础，决定人才的发展方向和社会价值，并引导和激励其他素质的协调发展。首先，德育决定学生获取知识的思想动机和学习态度。不同的思想动机和学习态度会选择不同的学习方式，在学习的积极性、主动性、坚韧性等方面会产生明显的差别，直接影响知识的获取和能力的形成，甚至使学生走上完全不同的成长道路。其次，道德素质决定人才的发展方向及其产生的社会价值，人才的实践动机有利群与利己之分。极端利己主义者唯利是图，往往把能力用错了方向，产生了危害社会的恶果。相反，利国利民的创新则能坚持“实现自身价值与服务祖国人民的统一”，并且勇于探索、追求真理，在不断的发现、创新中前进。

三、思想政治素质的内容

（一）爱国主义

爱国主义是指人们对自己祖国的热爱，是一种为把祖国建设成为繁荣、昌盛的现代化强国而贡献自己一切的崇高精神。它是一个国家的人民最强大的凝聚力，是推动我国社会历史前进的巨大动力。其具体内容是：①热爱社会主义祖国；②热爱人民；③热爱中国共产党。

（二）国际主义

国际主义是指全世界无产阶级和劳动人民，不分民族和国家，在为共同的共产主义事业斗争中所表现出来的团结一致、相互支持的精神。其具体内容是：①团结世界各国人民；②反对霸权主义和强权政治；③维护世界和平与稳定。

（三）集体主义

集体主义是指善于在集体中生活和工作，关心集体的利益并愿意为集体贡献一切的道德品质。它能满足个人的归属感，使人从中汲取力量并学会如何尊重、接纳、爱护及帮助别人，从而形成诚实、宽厚、礼让、勇于牺牲等优秀品质。其具体内容是：①相信群众，依靠群众；②热爱集体、关心集体；③在集体中生活、工作的习惯与能力。

（四）理想

理想是指青年对未来的向往和追求，是他们在人生的道路上为之奋斗的目标。如果没有正确的理想，就很可能偏离社会主义的方向而走向歧途。其具体内容是：①树立共产主义的伟大理想，树立把我国建设成为社会主义现代化强国的革命理想；②把远大的革命理想和个人当前的实践活动联系起来。珍惜大学的学习生活，勤奋学习，努力拼搏，勇攀科学高峰，为把自己培养成为对社会主义事业有用的护理学专业人才奠定良好的基础。

（五）社会公德

社会公德是指全社会共同遵守的公共道德，是人们在长期共同生活中形成的调节行为的规范和良好风尚。其具体内容主要包括：①尊老爱幼、尊敬父母和长辈；②关心、爱护集体，乐于奉献；③勇敢正义；④自力更生和艰苦奋斗的精神；⑤自觉维护生态环境。

（六）慎独品质

慎独是指在无人监督的情况下，个体自觉遵守道德规范的一种能力和品德。慎独品质对护理学专业的学生来说意义重大，这是因为护理人员在工作中会经常单独执行护理操作，在这些情况下，就需要护理人员按照护理道德良心的要求，遵守护理操作规范，为病人的健康负责，做到慎独。其主要内容是：①教育学生认识慎独品质对专业护理人员的重要性；②为学生创设各种情境，培养学生的慎独能力和品德。

（七）乐学敬业品质

敬业是指忠于职守，热爱本职工作，尽职尽责，坚守岗位，必要时甚至以身殉职。敬业品德的培养应从培养学生乐学品质开始。其主要内容是：①认识学习是学生的本职工作，学习专业知识是其大学生活的主旋律；②勤奋好学，努力钻研业务，为将来做好本职工作奠定扎实的基础；③不断追踪学科发展的前沿，掌握学科的新知识、新观点及新方法，以适应知识迅速发展的时代对专业护理人员更高的要求；④树立正确的专业思想，培养事业心、责任心、主人翁态度等敬业品德。

（八）诚实守信品质

诚实即忠诚老实，守信即遵守自己的信约。诚实守信的道德素质就是指对党的事业、对人民的利益忠心耿耿、诚心诚意。其具体内容包括：①忠厚老实，不贪不欺；②勇于责己，不护己短；③光明磊落，襟怀坦荡；④言出必行，反对空话；⑤表里如一，力戒虚伪；⑥实事求是，敢讲真话等。

思想政治素质的内容十分广泛，并随着社会的发展而发展，在不同的历史时期，根据社会的需要会增添新的内容或提出新的重点。但是，其基本内容是稳定的，它的各项内容之间相互联系、相互渗透，构成一个有机整体。

四、培养学生思想政治素质的途径和方法

德育必须通过有效的途径，并采取适当的方法才能达到预期效果。

（一）培养学生思想政治素质的途径

思想政治素质的培养必须借助一定的形式，通过一定的途径。其基本途径包括：各科教学、学生集体组织及其活动、课外活动及社会实践活动。

1. 各科教学　各科教学是对学生进行思想政治素质教育的主渠道。主要通过两个方面来完成：①教师在传授学科知识的同时，充分挖掘教材内容的思想性，达到科学性与思想性的有机统一；②在组织教学的过程中，注重学生的学习动机、目的及态度的教育，培养他们高度的责任感、严谨的治学态度、相互帮助和谦虚求实的学习习惯，实现教书和育人的统一。

2. 学生集体组织及其活动　通过学生各种集体组织及其活动，可以充分利用集体的心理优势，影响学生的认识方式、价值取向、行为方式和习惯，从而塑造学生良好的思想政治素质。一般说来，学生集体组织主要有下列几种：

（1）学校集体：学校集体是一个学校全体学生的共同组织，对学生思想政治素质的形成具有很大的影响。因此，必须建设良好的学校形象，包括校风、教风、学风及校园文化建设等。

（2）班集体：班级是学校行政进行教导工作和思想政治素质教育的最基本的集体组织形式。班级道德素质教育工作的好坏直接关系到学生品德素质的形成和巩固。

（3）学生会组织：学生会是学校中学生自治的集体组织，有利于调动学生的积极性，培养他们自我教育、自我管理的能力和品质。学生会组织活动时要遵循目的性、实践性、趣味性及自主性等原则。

3. 课外活动　在学校教育范围内，凡是课堂教学以外的各种教育教学活动，都称之为课外活动。例如学生参加的校内外各种兴趣小组、科技制作小组、文体活动小组等。它是课

堂教学的延伸和补充，是学生的“第二课堂”，是整个教育教学环节必不可少的组成部分，也是思想政治素质教育的有效途径之一。课外活动通过生动活泼的情境体验，可以促进学生对理论认识的深化。学校各职能部门和院系都可以利用各自的教育资源和优势，广泛开展主题鲜明、各具特色的教育活动，营造课内与课外、校内与校外、学校与家庭、学校与社会齐抓共管的良好氛围。

4. 社会实践活动　学校有计划地组织学生走出课堂，深入社会，接触各种人群，开展社会实践活动，是学校思想政治素质教育的重要途径之一。通过实践锻炼，既能促使理论和信念转化为行为，又能检验转化的能力和效果，并借以形成稳固的行为习惯。社会实践活动主要包括社会调查、生产性勤工俭学劳动、社会公益劳动及志愿者活动等。

5. 构建网络教育体系　以互联网为载体开展学生思想政治素质教育，能够极大地提高思想政治工作的针对性、时效性及主动性。鉴于高校学生较高的上网人数，网络已成为实施开展学生德育工作的重要阵地。通过建立网站，搞好网上服务，建立网上对话、心理咨询等，为学生答疑解惑。

6. 临床学习活动　对于护理院校的学生，到医院进行临床见习和生产实习也是思想政治素质教育的重要时机。在临床带教教师的指导下，学生通过亲身参与各项护理工作，明确护理工作的性质和意义，意识自身责任的重大，有利于养成学生严谨慎独、一丝不苟的工作态度及一切以病人为中心的职业道德，为形成良好的职业道德品质奠定坚实基础。

德育的途径是多种多样的，除上述基本途径外，还有一些其他途径，并且随着社会的发展还会不断创新、增加及完善。不同的教育途径之间相互联系、相互配合，共同发挥作用，以取得思想政治素质教育的最佳效果。

（二）培养学生思想政治素质的方法

德育的方法是指为实现思想政治素质教育目标所采用的措施和手段，它受教育目的、任务及内容的制约。德育方法的选择和应用是否恰当直接影响着德育的效果。德育的方法可以概括为以下六种基本类型：

1. 说服教育法（persuasive educational method）　思想政治素质属于人的思想认识问题，解决这类问题只能用引导说服的方法，而不能用强制压服的方法。因此，说服教育法是德育最基本、运用最为广泛的方法之一。它是通过摆事实、讲道理，循循善诱，因势利导，使学生心悦诚服，自觉接受教育，提高思想认识的一种正面教育方法。

（1）讲解、报告、谈话：讲解是指通过比较系统而具体地解说道德理论知识和行为规范，提高学生认识、知识水平及思想觉悟的方式，多用于课堂教学和专题讲座。报告是指根据学生实际和客观形势的需要，由学校领导或教师、社会上的老前辈、英雄模范人物或科学家，针对某一个或某几个特定问题做出系统全面的阐述。谈话是指教育者就某一问题与学生交换意见，尤其适用于对学生进行个别教育。

应用讲解、报告、谈话的方式教育学生时，要注意：①做好充分准备；②观点鲜明；③耐心沉着，平易近人；④讲究说话艺术，晓之以理、动之以情，使学生真正受到鼓舞和启发。

（2）讨论和辩论：是指教育者指导学生就某一个或某几个道德问题交换意见、各抒己见，经过探讨和研究，得出正确的结论，以提高学生的思想认识的方式。该方式多用于解决焦点问题。

应用讨论和辩论的方法教育学生时，要注意：①做好充分准备；②教师要发挥主导作用，营造良好氛围；③教师要善于对讨论或辩论的情况和结果进行总结。

（3）指导阅读：是指教育者指导学生阅读书报、杂志及有关文献，补充口头说理不足的方式。通常与其他说理教育方式结合起来应用。

2. 情感陶冶法（emotional culture method） 是指教育者通过有计划、有目的地创设良好环境和组织有意义的活动，潜移默化地培养学生良好品质的方法。情感陶冶法不同于说服教育法，这种熏陶不是立竿见影、一蹴而就的，但一旦形成影响，其效果是扎实的，会成为深刻而持久的人格特征。

情感陶冶法主要有三种方式：①人格感化，是教师对学生要投入诚挚的感情，以情感人，以情育情。②环境陶冶，是加强学校内部道德环境的建设，美化、绿化及净化校园环境，建设浓厚的校园道德文化氛围以陶冶学生的品德，以境育情。③艺术陶冶，是充分利用各种艺术作品的感染力量，通过音乐、美术、诗歌、文学、戏剧、电影及舞蹈等所传达的对真善美的追求，来培养学生的思想品德，以形育情。情感陶冶法要求良好的环境与启发说服相结合，营造良好的氛围。

3. 实践锻炼法（practical training） 是指教育者组织学生在学习、劳动、生活等不同环境和条件中，有目的、有意识地去从事符合道德规范的各种活动，从而接受教育，形成良好思想品质的方法。只有在实践中反复锻炼、反复体验才能促使学生思想观点转化为坚定的信念，并付诸于实际行动中，形成稳固、良好的道德行为习惯。实践不仅是道德的根本要求，而且是完善道德认知和增强道德情感的重要途径。

实践锻炼法的方式是多种多样的，主要包括：①通过布置各种具体任务，在完成任务中培养学生的优良品德和行为习惯。②组织学生参加各种道德实践活动（如社会公益劳动），养成严格的组织纪律性和良好的生活习惯。③让学生按照一定的规章制度进行锻炼，由此培养学生的集体观念、惜时观念、组织纪律性及良好的生活习惯等各种道德素质。

应用实践锻炼法的具体要求是：①明确目的、严格要求；②坚持督促检查；③注意因人因材施教；④注意与说服教育法相结合。

4. 榜样示范法（modeling method） 是指教育者以正面人物的模范行为和英雄事迹影响学生的方法。榜样的力量是无穷的，具有多方面的教育作用。榜样以具体、生动及鲜明的理想形象教育、引导、感召及震撼学生，激励他们模仿榜样，像榜样那样认识和处理问题，做到爱憎分明、克服困难、勇往直前。

应用榜样示范法的具体要求是：①要向学生提出明确的学习目的；②要注意选择榜样的真实性、典型性及多样性；③要开展必要的活动，落实在行动上；④注意引导学生进行榜样分析，对照榜样，找出自己的差距，明确自己的努力方向；⑤教师要言行一致，严于律己，身体力行，做出示范，打造人格魅力。

5. 修养指导法　亦称自我教育指导法（self-education method）。是指在教育者的指导下，学生进行自我教育和自我提高的过程。它是指导学生进行自我教育，不断克服缺点、发扬优点以完善自我个性、提高自身思想品德的方法。德育过程是教育者教育和受教育者的自我教育的双边活动过程。

指导学生进行自我修养可以从以下几个方面进行：①指导学生认识自我修养的重要性，激发学生自我教育的愿望；②指导学生掌握思想修养的标准，明确努力方向；③指导学生参加各种实践活动；④指导学生进行自我评价，从而使学生正确认识自己。

6. 品德评价法（moral evaluation） 是指教育者根据德育的要求和标准，对学生的品德进行评定，从而影响学生品德形成的方法。其具体方法包括奖励、惩罚及操行评定等。品德评价法是建立在激励机制作用的基础上的。

奖励是对学生的优良品行进行评价的方法，是一种积极强化的教育方法，以达到巩固和发扬优良品行的作用。惩罚是对学生不良品行进行评价的方法，是一种消极强化的教育方法，以达到克服和改正错误行为的作用。操行评定是在一定时期内，对学生的思想品德所做出的全面评价，以促使学生发扬优点，克服缺点，不断提升自身道德修养。

应用品德评价法的具体要求是：①评价要有明确的目的；②评价要客观、公正；③评价要争取得到大多数学生的认可。

上述培养学生思想政治素质的方法各有其特点和作用，它们之间相互联系、相互渗透、相互结合，从而构成思想政治素质教育方法的完整体系。在具体的德育实践活动中，我们应根据具体问题具体分析的原则，选择适当的德育方法，使思想政治素质教育收到最佳的效果。

第三节　护理学专业学生的科技素质教育

科学技术是人类认识世界和改造世界的伟大成果和强大武器，它正逐渐成为当今世界经济社会发展的决定性力量，成为综合国力竞争的核心要素。较高的科技素质是现代人才的显著标志，是现代人才贡献社会的根本。培养学生的科学素质是实施素质教育和高等教育改革的重要内容，是保证素质教育取得实效的重要环节。护理学专业学生应该紧跟时代步伐养成良好的学风，刻苦攻读，牢固掌握护理学的基础及专业理论知识，形成合理的知识结构，并在学习知识的过程中提高观察能力、想象能力、分析问题及解决问题的能力。

一、科技素质的概念

科学是指反映自然、社会、思维等客观规律的综合知识体系。技术是人类改变或控制客观环境的手段或活动。科学与技术是两个不同的范畴，但两者之间相互交叉、相互渗透，综合发展，几乎不存在没有技术的科学，也不存在没有科学的技术。

科技素质（science quality）是指一个人具有用科学观点认识和描述客观世界的能力，具有在科学精神、科学理论、科学方法启示指导下养成的科学思维习惯，具有处理与科技问题有关事务的能力。科技素质不仅是科技进步、科技创新的动力和基础，也是与科学技术进步发展相适应的时代素质。科技素质决定人才综合素质的高低。它包括科学精神、科学思想、科学知识、科学方法及科学技能。

二、培养学生科技素质的意义

1. 培养学生科技素质是知识全球化的要求　21 世纪是人类依靠知识创新和可持续发展的时代，全球化已成为这个时代的特征。我国的现实国情决定了，若想在尽量短的时间内赶上并超过发达国家，就必须有一大批具备更合理知识结构、更有能力、更开放、更富于创新精神的人才。因此，国家多次发出“提高全民族科学素质”的号召，中国科协于2003年向社会宣布实施“2049”计划，即《全民科学素质行动计划》。因此，学生作为科技的先行军，应率先提高自身的科技素质，适应时代发展的需要。

2. 培养学生科技素质是社会主义市场经济的要求　社会主义市场经济是信誉经济，它需要求实、坚持人道主义、高度责任心、宽容大度等科学精神。同时，市场经济又是动态的、充满机遇、充满竞争、风险及挑战的经济，是讲求效率的经济。这就要求市场经济中的人们拥有知识、智慧和能力以及由此而形成的自信、顽强的毅力和不断进取、创新的精神。目前我国就急需一大批拥有这种精神的优秀人才，而这些正是科学素质所能给予的。国民的科技素质影响一个国家的国际竞争力，科学技术进步已经成为经济发展的源泉。

3. 培养护理学专业学生科技素质是护理学专业发展的要求　护理是为人服务的，需要对人的健康认真负责。要想满足病人的需求，不仅需要护理人员有扎实的护理理论知识，而且要有精湛的护理技术以及在实际中解决问题的能力。另外，在护理学专业的发展进程中，如果没有宽广的基础、尖端的技术以及创新的能力，就不可能实现专业的持续发展。

三、科技素质的内容

（一）基本的科学理念

科学精神是指科学家群体在长期科学活动中形成的价值观念和行为规范，是科学家人格、精神气质中的精华部分。它有着深刻的思想文化内涵和极强的思想文化教育功能。科学精神主要包括公有主义、无私利精神、独创精神及有条理的怀疑精神，另外还包括人道主义、高度的责任心、对人类未来的深切关怀等，并随着科学活动的继续发展而不断丰富和发展。科学精神的“实、理、独”与人类追求的最高精神境界“真、善、美”是一致的。

（二）合理的知识结构

知识结构是指知识体系的结构，是人的知识的各个组成部分及其相互关系。知识体系包括工具性知识、自然科学知识、专业基础知识及专业知识。合理的知识体系应该为“A”字型，如一座金字塔，表示其知识组成基础宽厚、文理兼通、高低相宜、结构合理。总之，学生建立的应该是一种网络化、复合型的知识结构，实现专业理论与自然科学、社会科学的对接。

（三）不断创新的智能结构

智能结构是指一个人智力和能力的有机组合。智力是指人们认识、理解客观事物并运用知识、经验等解决问题的能力，包括观察力、注意力、记忆力、想象力及思维力，属于认识活动范畴。能力是人们运用知识和智力成功地进行实际活动的本领，包括自学能力、操作能力及创造能力等，属于实际活动范畴。知识经济时代的显著特征是知识创新，要求人才具备创新能力。因此，有机的、不断创新的智能结构是发展学生科学素质，促进其成才的重要保证。

四、培养学生科技素质的途径和方法

根据学校教育的特点，学校科技素质培养大致可以通过下列三个途径和方法来实施：

（一）课堂教育

课堂教育是培养学生科技素质的最根本途径。学生的基础知识、专业基础知识及专业知识最初都是从课堂教育得来的，因此，课堂教育的各个环节都应始终围绕提高学生科技素质展开，并注重教学方法的改进和优化，增加相关课程设置，以激发学生的学习欲望和探索热情。在教师的指导下，学生通过学习，才能建立起自己的知识和智能结构。课堂教育的质量直接影响着学生科技素质的品质。

（二）社会实践活动

社会实践活动可以帮助学生充分理解科学精神内涵，提高科学素养，内化和巩固科学精神，升华人格气质。因此，在培养学生的科技素质中应注重实践活动，加强实验、实习环节，提供充分开放和自由的实验环境，增强学生科研动手能力。也只有在实践中了解到科技的社会功能，了解到科技应用过程中产生的各种社会影响，才能正确理解和把握科技的本质特征，形成正确的科技价值观念，具备全面的科技应用能力。

（三）课外活动和选修课

课外活动和选修课是课堂教育的必要补充，满足现代科技发展所呈现的综合性、开发性的特点，能够加深学生对所学知识的理解，开阔视野，培养兴趣和实践运用能力。课外活动包括积极参加读书报告会、研讨会、课外科技活动、参观及义务服务等。选修课则可根据教学和学生的需要来设置。

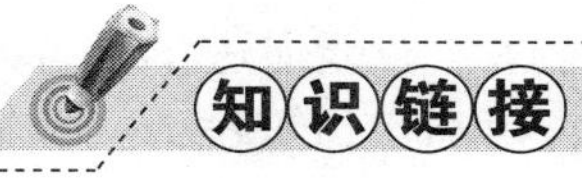

全民科学素质行动计划（2049行动计划）

自上个世纪下半叶，国民素质，尤其是国民的科学素质越来越受到各国政府和社会的普遍重视。1999年，在中国建国50周年之际，中国科学技术协会（CAST）向中共中央、国务院提出了关于实施“全民科学素质行动计划”的建议。该计划着眼于未来40～50年，立足中国国情，发挥政府、非政府组织、企业、社区的全社会作用，目标是从整体上促进我国公民科学素质的提高，到2049年，也就是建国100周年的时候，使我国成年公民具备基本的科学素质，达到与中等发达国家经济社会发展程度相适应的水平。2002年4月中国国务院对“全民科学素质行动计划”给予了批准答复。

2003年10月，中国的“全民科学素质行动计划”制订工作正式启动。这个又被称为“2049行动计划”的制订工作分为两个阶段，第一个阶段启动计划制订的基础研究，第二个阶段是根据这些基础研究来进行相关文件的起草。

第四节 护理学专业学生的身体素质教育

身体素质是人们进行各项活动的基础，与人的健康水平、工作能力密切相关。只有具备了健康的体魄、良好的身体素质，学生才能胜任繁重的学习任务，牢固掌握科学文化知识，为将来奉献社会打下坚实的基础。通过科学的体育锻炼，能够促进学生身体素质的全面提高，并推动其他素质的迅速发展。

一、身体素质的概念

在体育中，身体素质（physical quality）主要指力量、速度、耐力、灵敏及柔韧性等人体功能的表现，是评定人的身体总体状况的一项综合指标，可以具体分为力量素质、速度素质、耐力素质、灵敏素质及柔韧素质等相互依存又相互制约的几个方面。在医学上，“体质”专指人体在遗传性和获得性的基础上表现出来的功能和形态上相对稳定的固有特性。现在认为身体素质是人作为个体从遗传上获得的先天性的特质与成长过程中受环境影响，通过劳动及体育锻炼获得的后天性的特质的总和。

二、培养学生身体素质的意义

1. 培养身体素质可以满足日常的基本活动能力　身体素质教育，使学生具备相关知识，并能按照生理活动的特点和规律，自觉地参加运动、锻炼身体，增强体质。在这一过程中，培养学生终身体育的意识、兴趣、习惯及能力，使学生在走向社会后，不仅有一个健康的体魄，而且具有一定的体育素养，以适应现代化生产方式和生活方式，提高生活质量。

2. 培养身体素质是提高学习和工作能力的基础　科学地培养身体素质能促进学生各系统、各器官功能的健康发展，帮助学生掌握身体各种基本活动能力，提高机体抵抗力，调节心理状态，从而提高学习和工作的能力及效率。因此，良好的身体素质是学生学习科学文化知识的重要保证，是学生顺利完成学习任务的物质基础。

3. 培养身体素质是促进心理健康的必要条件　拥有良好的身体素质，学生个人身体健康，既能在学业上有所建树，又能积极影响他人，在同学们需要帮助时有能力伸出关爱之手。只有这样才能保持情绪愉快，减小压力，保证心理健康。只有心理健康的人，才能把握生活，支配环境，适应各种变化，并能在面向未来时，勇于进取，自强不息，显示生命的价值。体育运动是一种积极的心理卫生措施，对促进心理健康具有很大作用。

4. 培养身体素质是对学生进行道德品质教育的重要手段　身体素质的培养过程中具有极丰富的道德品质教育因素。通过体育锻炼和体育竞技，为学生提供竞争场景，可以培养学生的爱国主义和集体主义思想，团结友爱、互助合作的精神，高度的组织性、纪律性、勇敢顽强等良好的道德品质以及竞争意识和进取精神。

5. 培养身体素质有助于审美素质的发展　身体素质的培养能促进正确姿势、姿态的形成，能改善肤色、塑造体形及矫正身体的畸形发展、保持身体健康。健就是美，美又体现于健。同时，不同形式的体育训练，可以协调、美化学生的动作，增加节奏感和韵律感，提高学生的审美素质。

三、身体素质的内容

健康的身体是独立生活和为社会作贡献的物质基础。学生只有具备良好的身体素质，才能顺利完成各项繁重的学习任务，并为未来的工作打下坚实基础。良好的身体素质包括优美的体魄、充沛的精力及坚定的意志。

（一）健康优美的体魄

青年大学生进校以后，正处于身体功能逐步完善、身体素质发展和保持阶段，身体不断发育成熟，生长速度惊人，男女生体形呈现出明显差异。在此基础上，男女生都应锻炼健康的体魄，塑造优美的体态，表现为胖瘦适宜匀称，男生棱角分明，女生线条流畅，而且灵活自如，步履轻盈，充满蓬勃的朝气。

（二）充沛旺盛的精力

学习需要消耗大量的体力和脑力。同样学习四、五个小时，对于不同身体素质的人来讲，其效果截然不同。这是因为学习不仅需要毅力，其效果还在很大程度上取决于人的精力是否旺盛充沛。身体素质是决定个体精力旺盛与否的主要因素之一。个体身体素质状况良好，则精力充沛，充满活力；个体能以旺盛的精力完成每天的任务而没有过度疲劳则证明其身体素质状况良好。

（三）坚定顽强的意志

一个身体素质良好的人，才能拥有坚定顽强的意志，拥有坚持不懈的毅力。因为人的物质有机体与精神状态是密切联系、相互影响的。一个身体虚弱的人，是很难具备强有力的意志的。良好的身体素质为磨炼意志提供了物质基础与保障，使青年大学生能够充满活力与自信地去面对学习和生活。

四、培养学生身体素质的途径和方法

学生的身体素质可以通过学校体育教育来获得，而学校体育可以通过体育教学、早操和晨间锻炼、课间活动、课外群众性体育运动、各种运动队以及体育运动竞赛等途径来实施。具体方法如下：

（一）体育课

体育课是高等学校实现体育教育目的和任务的基本途径。通过体育课教学，可使学生系统地掌握体育运动的知识和技能，使学生的身体得到全面发展。

（二）早操和晨间锻炼

早晨空气新鲜，进行早操有利于增进人体的健康，使人从睡眠的抑制状态转入到兴奋状态，从而提高一天的学习效率。清晨活动有利于良好习惯的形成。清晨的体育锻炼除做广播操外，还可以进行跑步、爬山等其他专项运动。

（三）课间活动

利用课间十分钟的时间，在室外做些较轻松、简单的体育运动，可以消除大脑的疲劳，调节情绪，提高下一节课的学习效率。同时，这些短时间的体育活动积累起来的效果也是很大的。

（四）课外群众性体育运动

课外群众性体育运动可以巩固和扩大体育课的效果，是体育课的基础和延伸，能使学生得到全面性的经常锻炼，从而增强体质、活跃课余生活、调节情绪。每周应保证学生有一定的课外体育运动时间，做好宣传工作，使学生明确锻炼的目的。同时，加强技术指导，坚持循序渐进，防止强迫命令和形式主义。

（五）各种运动队

在广泛开展群体活动的基础上，选拔对某项运动特别爱好，以提高其运动成绩为目的的并有一定基础的学生组成各种运动队，利用课外活动时间进行专项运动训练，培养良好的体育道德作风和意志品质，形成优秀的运动队后备人才和学校体育骨干，从而进一步推动群体活动和提高各项运动技术水平。

（六）体育运动竞赛

体育运动竞赛是推动学校广泛开展群众性体育运动的有效形式。它是以争取优胜为直接目的。学校定期举行运动会或开展小型多样的竞赛，如拔河比赛、排球赛等，可以活跃校园生活、促进学生锻炼的积极性及提高运动技术水平，同时也可以培养学生团结友爱和集体主义的道德品质等。大学的体育竞赛分为校内、校外两大类。

第五节 护理学专业学生的心理素质教育

在护理教学中，学生的心理健康已经成为素质教育的重要内容。学生的心理素质不仅会影响学生的“学”，还会影响教师的“教”，从而成为决定教学成功与否的重要因素。

一、心理素质的概念

心理是脑的功能，脑是心理的器官。客观现实作用于人的感官，通过神经传导影响人脑，人脑又以它特有的方式反映客观现实产生了人的心理。人的任何活动都是在一定的心理活动参与下进行的，活动越是复杂，心理活动的参与程度就越大，对心理素质的要求也就越高。

心理素质（psychological quality），主要指人的心理发展和心理特征，是以先天的天赋为基础，在环境和教育的影响下形成并发展起来的稳定的心理品质。它是社会实践的产物，是心理活动长期积累的结果，所反映的是人在某一时期内的心理倾向和达到的心理发展水平，是人进一步发展和从事活动的心理条件和心理保证。心理素质包括认知、需要、情感、意志、兴趣、动机及性格素质等。

二、培养学生心理素质的意义

学生心理素质教育是培养学生全面发展的重要环节，是提高整体素质的关键，学生各种素质的形成和发展都必须以心理素质为中介和先导。良好的心理素质是人才不可缺少的基本素质。培养学生心理素质，对帮助其健全、完善人格和个性具有重大的现实意义。

1. 良好的心理素质是适应当代社会迅猛发展的需要　日益激烈的全球经济竞争、迅猛发展的社会及多元化的冲突与挑战，都给学生带来了许多心理的困惑和矛盾，甚至导致过重的心理压力。作为日后人才预备队的大学生，不仅要有强健的体魄、渊博的知识、精湛的技术，而且还应具有坚强的意志，积极的竞争意识，开拓进取、执着追求、勇于创新、承受挫折及适应环境的良好心理素质，成为适应时代发展的新型人才，这是社会发展的客观需要。

2. 良好的心理素质是学生自我完善和持续发展的内在需要　在大学阶段，学生会经历人生最关键的时期，他们将面临学习、就业、恋爱、交友及社会适应等一系列的问题，这也是个体的品德信念、个性形成的关键时期，这些都将会对其以后人生的发展产生重大的影响。同时，这一时期也是人生的危机潜伏期，由于学生心理发育不成熟、情绪不稳定等，会使他们面临各种心理困扰，从而产生困惑、迷惘、焦虑及不安，这些困扰不利于学生的成长和成才。因此，通过对大学生心理素质的培养，帮助他们树立正确的世界观、人生观及价值观，提高学生的整体综合素质，推动他们的成熟和独立。

3. 良好的心理素质是高校素质教育的重要方面　心理素质是全面提高学生素质的基础、核心及归宿。学生各种素质的提高最终都要转化为心理素质，都必须经过内在的心理过程才能最终完成。健康的心态和良好的心理素质是学生顺利完成学业的重要保证，因此消除心理障碍、防治心理疾病是大学教育的根本任务之一。培养心理素质，不仅能使个体在面对各种问题时保持良好健康的心态，同时也能为个体接受其他方面的素质教育提供良好的心理基础。如果心理素质不良，智能将被窒息，创造力就会泯灭，从而阻碍成才之路。

总之，在高校开展心理素质教育，提高学生的心理素质，对其自身的全面发展具有重要作用。引导学生形成深刻认识，帮助他们不断提高自我完善心理素质的自觉性，是促进心理素质教育深入开展的可靠保证。

三、心理素质的内容

心理素质可以分为两个层次：第一个层次指初级的基本心理健康，即没有心理疾病的状态；第二个层次是指已经具备了基本心理健康的学生，在健康基础上的自我发展、自我完善，即追求个性完美、开发人体潜能的过程。

（一）基本心理健康

基本心理健康就是符合国际卫生组织的普遍健康观并结合学生的社会角色特征所确定的健康标准。包括：①智力正常；②情绪健康；③意志健全；④人格完整；⑤自我评价正确；⑥人际关系和谐；⑦适应能力强；⑧心理行为符合大学生的年龄特征。

（二）发展心理素质

发展心理素质包括：①成就意识与自我成就能力；②自我意识和自我调节能力；③竞争意识和社会适应能力；④合作意识和人际关系能力；⑤挫折意识和心理承受能力。

四、培养学生心理素质的途径和方法

健康的心理素质的培养是现代素质教育的基础和关键的教育内容。根据学校教育的特点，学校心理素质培养大致可以通过下列五个途径和方法来实施：

（一）教学中的心理辅导

课堂教学中的心理辅导主要指学习辅导，就是在辅导知识本身的基础上，强调学习方法和策略、元认知等。学习方法和策略的辅导是指导学生在学习的过程中掌握阅读、记笔记、检验的方法以及注意、理解、记忆及决策等策略。元认知策略的辅导是指使学生了解、熟悉自己的认知特点，能够自我监控学习。同时，从心理学的角度来提高学生的学习效率，挖掘其创作潜质。

（二）开设心理素质训练课程

直接对学生进行提高心理素质和社会适应性的指导。根据学生的心理特点及各年龄段存在的共同心理问题，提出培养的标准和重点，编写出相应的心理训练教材，以课堂教学的形式进行讲解和操作，使学生能够了解必要的心理学知识和自我心理调控的方法，通过实际操作提高分析和解决问题、应对挫折、表达思维和情绪的能力，实现心理素质与社会适应能力的提高，促进心理素质的自我发展和自我培养。

（三）课外学习中指导学生调控自我情绪

学生在学习过程中难免会遇到问题，因此，教师指导学生控制自我情绪就显得非常重要。具体方法包括：①承认不良情绪存在的事实；②对情绪做建设性的宣泄，如听音乐、跳舞、阅读及运动等；③采取实际行动改善不良情绪；④把握现在；⑤运用积极的心理防御机制，如升华、利他、合理化等，帮助学生保持自尊、减少压力、恢复心理平衡。

（四）心理咨询

目前，许多高校建立了学生的心理咨询机构，建立健全了学生心理健康档案，对学生的心理发展状况进行分析、预测，积极开展心理咨询和辅导工作。对学生中存在的共性心理问题通过讲座、宣传等形式进行团体咨询，对个别学生存在的心理问题通过门诊、书信、咨询、电话、通信及宣传咨询等方式予以针对性的个别咨询，为他们提供倾诉的场所，帮助他们疏通存在的心理障碍、心理冲突及心理困惑等，走出心理困境，预防心理疾病。同时，通过心理咨询，使学生养成主动寻求心理帮助的意识。

（五）社会实践

人的心理素质在面对实际问题时才能准确地表现出来，也只有在克服困难的实践中才能得到有效的锻炼。学生由于本身的社会经验和阅历不足，在一定程度上造成了部分学生不健康的心理问题和心理疾病。因此，将心理素质教育同社会实践相结合，积极组织学生参加生产劳动和社会实践，实现与社会的良好对接，帮助他们认识社会、了解国情，增强使命感。同时，对于社会实践中出现的不良现象给予指正引导，帮助学生提高分析问题和解决问题的能力，特别是辨别是非的综合判断能力和承受挫折的适应环境能力。

现代社会充满机遇充满挑战，比以往任何时代都更需要人们具备优良的心理素质。为了健康成长、早日成才，每一位大学生都应努力提高自身心理健康水平，优化心理素质，全面发展。

第六节　护理学专业学生的审美素质教育

自从有了人类，就有了对美的感受、理解及追求。美在人们的生活中起着巨大的作用，它使人的精神生活更加丰富多彩、更加高尚，使人有美好的理想和远大的奋斗目标，使人朝气蓬勃，精力旺盛。

护理工作具有美的性质，是一种追求美、创造美的过程。在医院环境中，对病人来说，护士是美的化身。护士的仪表美、形态美、姿态美、语言美、行为美及心灵美对病人的康复过程产生非常重要的影响。因此，护理教育中对学生加强审美素质的培养是十分必要的，有助于塑造具体、生动、综合、完善、高尚的护理学专业形象。

一、审美素质的概念

审美素质作为一种国民素质，是比文化、道德等素质更高、更综合的人类社会文明进步的标志。审美素质（aesthetic quality）是指人们在长期生活、工作、学习中随着知识、思想、道德的积累、升华，而表现出来的一种对美的鉴赏能力。审美素质主要包括审美态度、审美趣味、审美理想、审美经验、审美人格、审美领悟等几个方面。审美素质既体现为对美的接受和欣赏的能力，又转化为对审美文化的鉴别能力和审美文化的创造能力。审美素质不但是人的高雅情趣、完美人格形成的强大内在动力，而且是科学探索中的重要学习方法。

二、培养学生审美素质的意义

人的塑造过程是一个复杂、精密的艺术过程，需要有美的伴随、参与及滋养。审美教育的根本价值在于提高人的整体素质。审美素质的培养在促进学生德、智、体各方面的全面发展，促进学生人格魅力的完善和综合素质的提高，影响学生思想、学识及性格等精神风貌中都具特殊意义。

1. 培养审美素质可以提高道德修养　思想性是艺术的灵魂。优秀的艺术作品所反映的事物，不是客观现实的简单再现，而是经过艺术的加工，使现实生活中的事物更典型化，更集中地反映社会生活的本质。欣赏艺术作品能使人通过形象感知而达到理性的认识，从而辨别真、善、美与假、恶、丑，达到对客观世界发展规律的认识，引起人们内心的共鸣，使人们受到深刻的思想教育，从而提高道德修养。

艺术家的政治观点、道德认识可以通过艺术作品传达给欣赏者。这是一种潜移默化的影响，是一种情绪、情感的感染，使学生在不知不觉中受到熏陶，从而形成持久、高尚的思想品德和情操。

在品德教育中也不能缺少审美过程，否则德育将变成单调、抽象的概念定理，难于让学生理解接受。只有将德育审美化，让学生以审美的心理结构和审美过程自觉地接受思想品德之美，明确思想品德和审美标准，才能逐步培养起学生健康正确的思想品德审美观，进而使学生形成科学进步的人生观，达到“以美育德”的作用。

2. 培养审美素质可以促进智力水平的发展　在人的大脑左右两半球中，左半球主管语言、数学等逻辑思维，而右半球主管形象思维。用审美激发大脑右半球活动，使左右半球共同活动、和谐发展，可以促使学生大脑全面发育。具体、生动、形象的自然美和现实美，能够使学生开阔视野，增长智慧，提高他们的观察力、想象力、思维力及创造力，这对促进学生智力的全面发展有着积极的促进作用。另外，人们通过对自然美、社会美、艺术美的鉴赏，可以在精神愉悦的同时，了解历史、了解自然、了解社会，获得自然科学和社会科学的知识，掌握事物的内在规律。美不仅可以丰富人的知识，而且还可以促进创造力和想象力的发展。对美的追求所激发的热情，是科学创造的动机之一，达到“以美启智”的作用。

3. 培养审美素质可以促进学生个性的发展　个性，指一个人经常的稳定的具有一定倾向性的心理特征，即人的整体心理面貌。艺术可以引导学生自觉地从健康向上的艺术作品中不断汲取精神力量，克服自己个性上的弱点，从而构筑健康、坚定的内心世界，产生蓬勃向上、勇于实现自我价值和自信、自强、自尊、自爱的个性。健康的审美观念、良好的审美能力是大学生自我发展的需求。

4. 培养审美素质可以促进学生身体健康发展 心情愉快，精神愉悦，有助于身心健康，强健体魄。体育可以说是健与美有机结合的艺术。它要求在机体的活动中，各部位的动作协调、优雅美观、富有节奏感。培养审美素质，可以激发学生对体育活动的兴趣，能够运用对美的感受能力，在体育活动中更好地掌握技术要领，促进学生体态匀称地发展，形成坚毅乐观的性格。

总之，审美素质教育作为一种情感教育，其作用并不是立竿见影的，而是渗透在人的心理领域的各个方面，不仅给人以美的愉悦，而且给人以真的启迪、智的诱发、健的促进。美育以它特有的功能，对人的全面发展起着十分重要、不可替代的作用。没有美育，就不是完整的教育。加强审美素质、提高审美能力是一个学习和实践的过程，学生为了把自己培养成全面发展的建设人才，就必须提高自身的审美素质。

三、审美素质的内容

从整体上讲，审美素质的内容包括内在美和外在美两个部分。人的内在美是属于人的本质和精神的深层次的美，是美的本质和核心；人的外在美是借以显现人的本质、精神的外露的美。内在美与外在美的有机结合，构成了护士美的形象。具体来说，审美素质的内容包括以下几个方面：

（一）仪表美

仪表指人的外表，是形成第一印象的重要组成部分。护理人员的仪表包括护士的着装、表情、化妆、修饰及谈吐等方面。护理着装美是指护士工作时的衣着应以素雅、整洁、庄重、大方、得体、衣裙长短及松紧度方便工作为原则，并且与工作环境和谐一致。其他方面的美则表现为精神饱满，表情自然、友好，且常带微笑，面着淡妆，修饰得体，谈吐彬彬有礼，作风谦虚而不拘谨。

（二）形体美

形体美是指人的形体作为审美对象所表现出来的容貌和体形的美，是仪表美的物质基础。形体美首先要求局部与整体、局部与局部应协调和谐，即形体美应是均衡匀称的。其次，形体美应是健、力、美的结合。健康、匀称的体魄是人体美的首要条件，只有健康、匀称的人体形象，才能充分表现出生命力的美。护士的形体美应是健、灵、美的结合。

（三）姿态美

人的形体姿态与动作，可以表达人的思想与感情。护士的姿态美包括优美的站姿、坐姿及走姿。

1. 站姿 站姿美是一种静态美，是所有姿态中最基本的姿势，是培养其他优美的姿态的起点和基础。站姿的优美关键在于头正、颈直、挺胸、收腹、立腰、提臀，另外要目视前方、下颌略收、肩自然打开下沉，手贴放身体两侧或相搭放于体前，两脚呈“丁”字步或两脚稍分开前后错步站立。

2. 坐姿 护士端庄的坐姿不仅有利于护士的身体健康，减少疲劳，还能体现出护士认真负责的工作态度，给人以可信任感。护士在工作中一般采用浅坐姿，即臀部位于椅子的前

1/2 或 1/3 处，上体端正挺拔、两肩稍后展，两腿并拢后收，肩臂放松，双手自然交叉或相握置于上腹处或大腿上，体现出文静、稳重及诚恳。

3. 走姿　轻盈稳健、优美匀速的行走能给人一种干练愉悦的感受，并能节省体力，有助于更好地完成护理工作。行走姿势美应牢记："不能从脚动，而是从腰动，腰部以下不晃动，膝盖以后要伸直，左膝右膝轻轻碰，上身正，视线平，肩放松，一步一步有节奏。"

（四）语言美

语言是展现个体形象的重要手段，是护士完成护理工作的重要工具。护士通过语言了解病人的病情、需要，通过语言建立良好的医护、护患关系，通过语言表达治疗康复信息，因此，使用语言的能力直接影响护理工作的效果。

作为护士，在说话中应掌握"一个中心，三个基本点"，即以病人为中心，热情诚恳的态度、精确通俗的内容以及清晰柔和的表达。除了要熟悉一般交际活动中的交谈礼节和语言技巧外，还应针对不同的病人、不同的护理场合采用不同语言，并遵守某些特殊礼仪要求。

（五）行为美

行为是心灵的外在形式，反映着行为主体的内涵、修养及价值观等。行为美主要是在神态表情、举止行动、待人接物中显露出来的美，不仅包括了一个人的举止风度、手势、操作时表现出的美，更侧重于与道德意义上的"善"相联系。

护士的行为美要求护士的行为必须符合护理工作的行为规范及执业要求。主要表现在职业的荣誉感、护理病人时的同理心、责任心以及职业的进取心等多方面。

（六）心灵美

人的精神和心灵美，是人的美的根本和灵魂，它主要包括人生观和人生理想、品德和情操等方面。高尚的人格和美好的情操主要表现在善良、正直及谦虚等方面。一个优秀的护士，一定是以心灵美为外在美的源泉和动力，以真为基础，以善为灵魂，是真、善、美的统一。

四、培养学生审美素质的途径和方法

根据学校教育的特点，学校审美教育大致可以通过下列四个途径和方法来实施：

（一）学科教学

在课堂教学中开展美育活动，教材是基本的工具。教师要有效利用教材中反映美的内容，因材施教、有的放矢、启发诱导，提高学生的审美情趣、增强审美意识，积累审美经验，引领学生去发现美、感受美、鉴赏美、表达美及创造美，从中受到美的陶冶，达到美的自我完善。

培养学生审美的过程可大致分为三个环节：①根据不同的学科，挖掘教材的美点，确定美育的角度和方法；②分析教材美点，引导学生发现美、表达美；③融汇教材美点，培养学生的审美知识结构。

此外，课堂教学中，教室优美的环境，教师自身仪表、语言、教态的美，授课时课件的设计、板书布局的美，以及和谐的课堂气氛等都会产生良好的美育效果。

（二）艺术性课外活动

艺术性课外活动是艺术教学课堂的延伸，是对课堂所学知识的补充和实践。学校应有意识地安排一些具有思想性、艺术性、知识性及趣味性的文艺性课外活动，如有关文学、音乐、美术等方面知识的讲座等。既能发展学生的文艺特长，有助于调动学生的积极性和主动性，又能直接而集中地提升学生知、情、意的审美境界，增强对美丑的识别，进而提升发现美、体验美、欣赏美、创造美的能力。使学生在活动中既能掌握一些美学的知识和审美技能技巧，又能陶冶情操，提高审美能力。

（三）大自然陶冶

客观世界中的自然景物、自然风光都能给人带来愉悦和满足，都能令人心旷神怡，唤起人们积极向上的力量。姿态万千的自然美给人的感染和陶冶是多方面、多层次的。学生在欣赏自然美的过程中，既丰富美化了生活，又激发了爱国热情，陶冶了品格情操。教师要注意抓住时机引导学生感受自然美，并在此基础上培养学生再现美、创造美的能力。可以指导学生摄影、写生、创作等，以巩固和实践所学的美学知识和技能，进一步升华美感，将悦耳、悦目与悦心、悦志相结合。

（四）日常生活

社会生活中到处蕴藏着美，呈现着美。教师可以通过帮助学生挖掘日常生活中的美来培养学生的审美素质。学生除在现实生活中感受、体味及鉴赏社会生活美之外，更重要的是应积极投身于社会实践，用自己的双手创造美。

1. 创造优美的校园环境　优美的校园环境应该具有自然性、知识性、趣味性，并充满优雅明快的色调。它不仅给学生提供了一个良好、幽雅的学习环境，还能对陶冶学生性情，培养学生情操起到潜移默化的教育作用。美化校园环境可以通过组织学生种草植树绿化校园、自己布置教室宿舍、开展校内各种环境美的评比等活动来实现。

2. 营造积极的文化氛围　积极向上的校园文化氛围，可以使学生时刻感受到生活学习中的美，从而远离庸俗、腐朽、消极的事物。在校园中定期举办知识竞赛、座谈会、先进事迹展览、爱国主义教育，鼓励文娱活动上档次、出精品，使校园的文艺舞台上涌现出一批主题鲜明、内容健康、品味适合、形式多样的艺术佳作，这些都可以带动和推进整个校园文化的开展，提升学生的精神面貌。

3. 建立和谐的人际关系　在学校，要求每个学生做到语言美、行为美、心灵美及环境美，使人与人之间建立起平等、和谐的关系，形成充满人性美的环境氛围。

4. 帮助学生树立正确的伦理美学观念　美德只有以恰当的表现形式转化为学生文明优雅的作风、言谈时，才能给人以美感。教师应该向学生介绍他们要遵守的行为道德规范，树立伦理美学观念。

第七节　护理学专业学生的创新素质教育

创造是人类永恒的主题，是思想智慧的最高升华、认识发展的客观标志、社会前进的推动力量。人类社会发展的历史，就是一部不断创新的历史。社会的进步、人类的发展、科技的飞跃归根到底在于人才的创造性劳动。没有创造，就没有人类社会的进步和发展。创新素质是人的素质中最精华的部分，是现代人才成就事业的关键。

大学教育不可能为学生准备够用一生的知识，学生必须树立培养创造性的学习观念，走出传统上的“一次学习，终生受用”的怪圈。素质教育就是要唤起学生的创新意识，激活其创新思维，培养其创新能力，完善其创新知识，坚定其创新品质。

一、创新素质的概念

作为科学概念的创新最早源于经济学，1912年由美籍奥地利经济学家约瑟夫·阿洛伊斯·熊彼特在《经济发展理论》中首次提出。他认为，创新就是把生产要素和生产条件的新组合引入生产体系，简言之，就是指运用已有的知识想出新办法、建立新工艺、创造新产品。此后，随着人们对创新问题研究的逐步深入，创新的内涵也有了新的发展。在《辞海》中将创新解释为：首创前所未有的事物，例如发明创造、创新技术、设计新产品等。创新是人类特有的认知能力和实践能力，是人类主观能动性的高级表现形式，是推动民族进步和社会发展的不竭动力。

创新素质（innovation quality）是指人们在认识的基础上，对新理论、新事物进行创造的意识和能力。它是成功地完成某种创造性活动所必须的心理品质，与一般能力的区别在于它的新颖性和独创性。创新素质包括五个方面：创新思维、创新意识、创新知识、创新能力及创新人格。创新素质是学生全面发展的重要标志。

创新素质的核心是创新思维。创新思维分为准备、酝酿、顿悟、验证四个阶段。准备阶段，个体从学习中获得基础知识，重点在收集、整理及积累资料；酝酿阶段，个体把基本资料转换成一种速记或模式的形式，多以潜意识的形式操作资料；顿悟阶段，个体表现出顿悟或因发现而体验到豁然贯通的感觉，并明了解决问题的关键；验证阶段，就是将发明的概念加以证实，赋予实用的形式。

二、培养学生创新素质的意义

1. 创新素质的培养是时代的需求　当今时代是知识经济时代，是以高科技为先导，以知识、传播及应用为特征，其核心在于创新。创新能力将成为直接影响一个国家综合国力和国家竞争力的重要因素。因此，只有具备较高的创新素质，才可能使学生适应未来充满“挑战性”、“多样性”、“新奇性”的社会需求。

中国提出走中国特色自主创新的道路，到2020年建立创新型国家，使科技发展成为经济社会发展的有力支撑。因此，培养学生的创新能力是高等教育乃至整个教育界的一项重要任务。大力开展学生创新素质教育是高等学校适应时代要求的全新人才培养模式的重要手段和主要内容，也是高校科技创新体系的重要组成部分。

2. 创新素质的培养可以使学生的内在潜能得到充分的发挥，更好地实现人生价值　创新是学生自我发展、自我实现的必备条件。创造力的开发、创造素质的培养对于个体来讲就是将自身蕴藏的巨大潜能充分发挥出来以解决实际问题。使学生从传统的“填鸭式”教育中解脱出来，注重学生的个性发展和个体因素，更好的发展自己的兴趣爱好，发挥自己的特长，实现综合素质的全面提升，成为推动自身健康成长的内在力量。学生在自身潜能释放的同时，也实现了个体的人生价值。

3. 创新素质的培养是学生更好地贡献社会的根本　大学生不仅是学习者，更是创新和奉献的主体，是社会宝贵的人力资源。现代科技突飞猛进，创新推动着时代的进步，大学生作为社会的高层次人才只有具备坚定的创新意识、积极的创新思维、广博的创新知识、较强的创新能力以及顽强的创新品质，才能立足社会并为社会做出更大的贡献。对于教育者来说，培养学生的创新素质，不仅是学生个人为社会做出贡献的根本，也是高等学校为社会做出巨大贡献的根本。

三、创新素质的特征

创新素质是人类特有的一种综合性本领。它具有以下几个特性：

1. 创新素质是多种心理功能的综合系统　创新素质是以创造性思维为核心的，以正常的思维为基础，以一定的个性品质为支撑，在一定的环境下进行创造活动的系统的心理特征。在创造的过程中，许多心理因素参与并组成了一个系统的整体，这个整体只有高度的团结协作，才能有创新的成功。

2. 创新素质是以客观现实为基础　创新素质从本质上讲是一种复杂的心理现象，而心理现象的内容又来源于客观现实。因此，创新素质是依赖客观现实并以客观现实为基础的。

3. 创新素质具有积极的能动性　创新素质虽然是客观现实在大脑中的反映活动，但这种反映绝不是简单、直接、被动的反映，而是自主、能动的反映。创造性思维进行的过程中，思维因子积极地、主动地、自主地向着目标构建新的联结方式，情感意志也达到了高潮的状态，积极地涌动各种心理功能促成问题的解决、新事物或新思路的产生。

4. 创新素质具有可培养性　人人都具有创造潜力，而且这种创造的潜力是取之不尽、用之不竭的。创造性思维是可以被激发和培养的，构成创新素质的其他因素诸如智力等也是可以被激活和提高的，知识和知识结构可以通过学习获取和优化，个性品质可以改变，因此创造力是完全可以被培养的。

5. 创造性的结果具有社会或个人价值　创新素质产品是以某种形式存在的思维成果，它既可能是一种新观念、新设想、新理论，也可以是一项新技术、新工艺、新产品。它具有新颖性和独特性，具备社会或个人价值。

四、创新素质的内容

创新素质是以创新思维为核心的智能综合系统，包括：创新思维、创新意识、创新知识、创新能力及创新人格。

（一）创新意识

创新意识，即创造的欲望，是与创新有关的一切思维和活动的起点，是人类创新本能的体现，是创新思维和创新能力的前提条件。只有在强烈的创新意识引导下，人们才可能产生强烈的创新动机，树立创新目标，充分发挥创新潜力，解放创新激情。创新意识主要体现在六个方面：创新精神、自信心、兴趣和好奇心、独立性与批判性、高尚的动机及较强的团队素质。

（二）创新思维

创新思维是整个创新活动智能结构的关键，是创新素质的灵魂。它决定着一个人能否创新及创新能力的大小。它具有独立性、连动性、多向性、跨越性、综合性及无畏性六个基本特征。

（三）创新知识

创新知识是人们在社会实践中积累起来的创新理论和创新经验，是创新素质的重要组成部分，对创新素质的形成有直接关系。知识为创新提供原料，创新是知识的转化和整合。需要指出的是，思维和知识是辩证的关系，它们之间相互影响、相互作用、相互依赖。在创造力的范畴，思维是站在知识的基础之上的，是驾驭知识的主人。

（四）创新能力

创新能力是指个人提出新理论、新概念或发明新技术、新产品的能力。它是创新意识与创新思维在实践中的外化和具体体现，是创新活动的实际操作指标，它反映主体的动手和实践能力。对学生而言，创新能力包括创新学习能力和创新实践能力。

（五）创新人格

创新人格是创新型人才的核心要素，没有创新人格，人的创新潜能很难充分发挥。其表现为强烈的好奇心、求知欲，具有良好的心理素质和自我控制能力、人际交往能力等，敢于怀疑、敢于批判、敢于冒险的人格特征。创新不仅是一种能力的开发，也是一种特质的培养，即要提高一个人的创新能力，基础在于培养一个人与创新有关的个性特质。

五、培养学生创新素质的途径和方法

学校创新素质的培养，可通过各种不同的途径和方法。

（一）创新性教学

在创造性的教学过程中，应从教学气氛、教学方法及环境等方面培养学生的创新思维。

1. 营造民主的教学气氛　民主、自由、和谐的环境有利于减轻学生学习上的精神负担，使学生在教师的关爱、尊重及期待中产生强烈的求知欲望，从而充分发挥个人的创造力和主体地位，积极主动地参与教学。这就要求：①教师的教学态度要和蔼可亲，保持幽默，提供一个轻松、愉悦的气氛。②不排斥学生的错误或失败，给学生改进的机会，引导他们从错误中学习，从失败中获取经验。③鼓励学生发表各种不同的观点和意见，并设法加以系统化。④应鼓励每个学生都参与教学活动。

2. 运用创造性的教学方法　创造性的教学方法应该是生动活泼、有声有色、趣味横生、不断赋予教材新意和活力的方法，它可以打破学生的思维障碍，充分发挥其想象力，学会集思广益，激发学生的创新意识。这种教学的特点包括：①要克服思维定势；②培养学生的创造性思维，如运用立体思维、多路思维、侧向思维及逆向思维等；③训练学生承受挫折的忍受力和感觉敏锐性等；④重视提问，延迟判断；⑤注重整体结构；⑥尽可能创造多种条件让学生接触不同的概念。

3. 建立创造性的教学环境　建立创新的管理制度和评价机制，为学生创新素质的培养和提高创造良好的环境。同时，营造良好的校园环境，提供足够的空间使学生自由地、不受干扰地进行创造活动，并给学生提供一些必要的支持，激发学生的创造力。

（二）作业及评价

可以通过改进作业及评价的方法，来增强学生的创造能力。教师在指定作业及命题方面，不要完全以书本为唯一的取材范围和评判标准，作业及命题应力求变化，计分应具弹性，充分运用发散性思维的题目，鼓励学生提出多种恰当的答案，以增强其创造性思维的能力。

（三）实践与发明

学生除了可以借助于前人的实践经验和理论总结外，更重要的是要积极参加校园文化活动、科技创新活动、科研训练及社会实践调查等，依靠自己在大量实践活动中不断观察、体会及发现，并结合专业实践，发挥爱好特长，积极参加发明创造活动。因此，要鼓励学生进行正课以外的学习活动，使他们有机会尝试新的体验，对于有兴趣的事物做进一步的探究。在实践中学习，在实践中探索，在实践中创造。

（四）自我训练

学生不能仅仅依靠外部力量来获得创造力的培养，而且还需要有意识地从各个方面把握创造力和创造性思维的特点，培养自己独立获取知识的能力，主动自觉地通过训练来提高自己的创造力，从而树立创新意识。应鼓励学生独立、主动、广泛地学习，充分发挥学生的积极性和能动性。

第八节　护理学专业学生的个性化素质教育

21世纪是创新的世纪，是尊重个性、弘扬个性的世纪。个性化素质是新时代教育基点的战略性转移，是各国教育改革的共同趋势。良好的个性品质已成为人才诸因素中最为凸显的一部分，是个体为社会服务的基本条件。没有个性特点、平庸无奇的人，就无法进行知识的摄取、转换和建构性再创造。联合国教科文组织在《学会生存》（1972年）的报告中把促进人的个性全面和谐发展作为当代教育的基本宗旨。护理学专业是以人为服务对象，因此从事护理工作的人员应该具备丰富、完善的个性。

一、个性化素质的概念

个性是一个多元化的概念。从心理学界定来看，个性是指一个人的整体心理面貌，即具有一定倾向的各种心理特征的总和；从教育学角度来看，个性是类特性、民族性、阶级性、地区和社区特点、教育性和时代特性在具体个体身上的独特组合。个性是共性和特性的统一。人的个性是在先天自然素质的基础上，通过后天学习、教育与环境的作用，在个体生活过程中逐渐形成的。因此，个性是可以认识、把握的，也是可以改变的。这为学校开展个性化素质教育奠定了基础。

个性化教育（personalized education）是指教育者在教育的不同阶段，面对独特的个体，通过运用适合每个个体的手段，发掘个体生命的潜能和优势，引导、促进个体自由发展。个性化教育是一种承认差异、重视个体、发展个体、促进个性全面和谐发展的教育。它的实质是以受教育者的个性差异为重要依据，让每一个学生找到自己个性才能发展的独特领域，并以个性充分发展、人格健全为目标的教育。在个性化教育中，个体培养、形成的稳定性的品质特征称为个性化素质（individualized quality）。

二、培养学生个性化素质的意义

（一）对个体的意义

在教育中遵循以人为本的教育思想，考虑学生已有的认知基础和个性特点，承认个性差异，尊重个性特点，强化个性优势，进而因材施教，为每一个学生最大化的发展搭建平台。发现、激发、唤醒学生的个性潜能，引导和挖掘学生的个性特点，使全体学生都能在优化个性中发展综合素质，成为人格健全、学识宽厚、合作创新、开拓进取的时代新人。良好的个性意识和个性能力影响个人创作力的发展，是人才成功的关键。

（二）对社会的意义

随着科教兴国战略和人才强国战略的广泛推进，现代社会对人才的要求日趋多样化，培养创新型人才是当代教育改革的核心。创新型人才的培养离不开个性发展，开展个性化素质培养，就是要培养学生的创新精神和实践能力，使个体具备创造力和适应力，形成精英型、创新型、应用型人才，既符合社会发展的潮流、适应社会的发展，又推动社会的前进。个性的发展就是社会的发展，个性发展的多样性成就了社会的蓬勃发展和持续前进。让每个人的个性都得到发展和完善，这是人的本性要求，更是现代社会发展的需要。

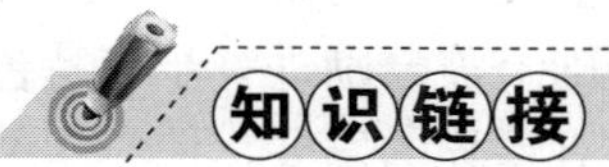

个性化的发展

理想的基础教育是共同文化传承与学生个性发展的统一。近年来，世界各国的教育无不体现出以人为本的取向，关注弱势学生群体、学习困难学生的发展和学生之间的差异性。因此，在各国的教育政策规划中把学生个性化的发展提到重要议事日程上来，多次强调学生的个性化发展方面的内容。

英国：促进个性化学习。2007年，英国政府委托有关专家研究发布了改革英国基础教育的重要报告——《2020愿景：2020年教与学评议组的报告》，报告贯穿始终的核心理念是“个性化学习”。英国希望以“个性化学习”理念统领基础教育改革，缩小学生成绩的两极分化，促进教育公平和社会公正。

俄罗斯：强调个性自由发展的优先性。依照1992年7月颁布的《俄罗斯联邦教育法》，俄罗斯希望在学校课堂教学、课程结构、课外校外活动以及社会教育活动中更多地强调教育应该成为个性平安自由发展的条件，通过教育更多地体现个性自由发展的优先性。

法国：破除年级概念，建立新的教学组织形式。为使教学能够更好地适应学生水平的差异，保障每个学生的平等学习机会和学业成功机会，20世纪90年代法国初等教育进行一项改革尝试，即把幼儿教育与小学教育合为一体。其指导思想的核心是重视学生的个体差异，并以学生为中心组织教学。

新加坡：推行“少教多学”新型教育体制。2004年在新加坡的国庆大会上，总理李显龙革命性地提出要求全国教师教得少一点，以便使学生能够学得多一点，即“少教多学”。其将重点放在提高教师和学生之间互动的质量上，以便学生更加致力于学习，取得理想的教育效果。

资料来源：张志勇．中国教育的拐点[M]. 北京：教育科学出版社，2010.

三、个性化素质的内容

个性化素质的内容包括很多方面，但最主要的体现在以下几个方面：

（一）主体性

主体性是个性的本质特征之一，是指在一定条件下，个人对自己活动具有支配、控制的权利和能力。学生作为未来社会的主体，必须具备主体性才能发挥自身的积极性和创造性。个性化素质就是要求学生处于主体地位，培养主体意识、主体能力、主体价值以及主体精神。因此，学生应学会自主学习和自我管理，以免盲目受到客观环境的支配。

（二）独特性

每个人都有自己独特的精神世界、个性特点及内心感受，有着不同于他人的观察、思考及解决问题的方式。个性是人与人之间的差异性，是人的特殊性。但是，人的个性并不脱离人的共性，而是在共性的基础上形成的。学生在“一般发展”的基础上被鼓励进一步有特色地发展他所喜爱、所擅长的方面，在“共同发展”的前提下被允许有差异的发展，使学生的情感、兴趣、特长得到充分激发。在这个过程中，学生努力挖掘自我潜能，认识自我价值，发展积极健康的个性品质，实现每个学生最优发展的目标。

（三）探究性

所谓探究性，是指探索与研究的特性，探索揭示人类、社会与自然的奥秘，研究分析其形成、发展及消亡的规律。人的探究性是一种先天倾向，它推动自然、社会及人类本身的不断发展。发展学生个性的探究性，是培养学生个体健全发展的重要内容。

（四）创造性

个性与创造性是紧密联系、息息相关的，它是个性发展的最高形式，是一个人必备的素质，是个性化教育的目标。个性化教育要求培养学生的创造能力，强化学生的创造意识，乐于接受新事物和新观念，善于调整知识结构和思维方式具备较强的应变能力与适应能力。在注重个性化素质培养的过程中，突出创造性是当务之急。

（五）完整性

个性是一个多层次的整体结构，包括动力结构、特征结构及调节结构三个方面，内含能力、气质、性格、需要、动机、态度及价值观等具体内容。各方面及各内容之间并不是孤立存在的，而是相互协调、相互联系的，构成一个有机整体。个性化素质的培养应强调个体的全面发展，不能顾此失彼，实现学生个性的完整性和丰富性。

四、个性化教育的原则

个性化教育是目的性十分明确的教育。在实施过程中，可以从教育规律出发，根据下列相关的教育原则来开展个性化教育。

（一）全面性原则

亦称整体性原则。它包含三个方面的含义：①对象全面，即教育面向所有学生，而不是少数的尖子或有特长的学生；②内容全面，即个性化教育涉及生理、心理、社会适应性等多个层面的内容；③范围全面，即个性化教育实现社会、学校、家庭三位一体的宏观教育，并且要将个性化教育渗透在德、智、体、美等素质教育中。

（二）自主性原则

这是指在个性化教育中，要树立以学生的个性发展为本的观念，突出学生的主体地位、自主地位，充分发挥其主动性和积极性。因此，提倡在民主教育环境中，培养学生自主学习的能力，提倡同学间合作学习，发挥课堂讨论的教学策略等，从而改变原始的不是基于学生的需要，而是基于教师的需要；不是“生本”教育，而是“师本”教育等。力争教育既要有利于学生个性的发展，又要有利于学生潜能的最大化开发。

（三）针对性原则

这是由个性的差异性决定的。针对性是指个性的教育必须从学生的具体实际出发，及时纠正不良个性，发扬优良个性，最终使学生的个性能够顺应社会发展的客观要求。开展个性化教育要从每个学生不同的智能结构、认知特点及学习方式出发，配以相适应的教学内容、教学方法；从学生主体出发，主动适应每个学生的个性潜能和需要，真正的做到因材施教。

（四）活动性原则

活动对个体个性素质的发展起着重要的作用，可以说是个性素质发展的载体。活动性是个性化教育中最显著的特征。个性化教育要求学校为学生提供良好的活动环境，提供丰富的实践机会，使校内校外、课内课外相结合，让每个学生都能参与其中，在实践活动中培养和锻炼个性品质。

（五）适度性原则

无论是纠正不良的个性还是发展优良的个性都应该适度，避免出现矫枉过正或发挥过多的情况，失去个性化教育的意义。例如，因材施教是差异教育，一方面要大力提倡和鼓励特长，采取开放的态度，让学生走向社会，获取尽可能多的机会参与社会，表现自己、锻炼自己，发现特长、培养特长；另一方面又要强调学生的自我控制和自我规范，在自由选择的基础上规范自己的言行举止。

（六）发展性原则

个性的产生来源于一定的生理基础，个性的发展依赖于环境教育的影响。学生的性格正处于发展时期，尚未定型，需要学校通过适应的教育去引导其进一步发展，包括对不良个性的重新塑造和优良个性的持续发展。因此，在重视学生个性品质塑造的基础上，着重强调学生未来的发展。用发展的眼光对学生做出全面客观的评价，通过培养学生的各种能力和素质，增进学生的自我发展。

五、培养学生个性化素质的途径和方法

根据学校教育的特点，学校个性化素质教育大致可以通过下列六个途径和方法来实施：

（一）设立发展学生个性的教学目标

培养有个性的学生，学校要具特色，学科专业也要有特色。学校需要转变教育思想，制订发展学生个性的教学目标，注重促进学生个性的和谐发展。高校的教学目标，即培养什么样的人才，决定着学校课程设置、教学方法、教学组织等方面。国外许多高校都做了有益的探索，如美国提出的个性化教育目标是培养社会需要的体力、智力、情感及伦理等方面得到全面发展的人，同时又是个性鲜明、富于创造力的人。日本则把“重视个性的原则”作为第

三次教育改革最基本的原则。高校专家应借鉴国外的先进做法，结合我国的自身特点和发展需要，制订与之相适应的个性化教学目标。

（二）建立适宜的课程管理模式

个性化素质教育要求改革原有的课堂教学结构，构建合理的课程管理模式，包括课程内容、课程体系及课程结构，注重其个性化和公开化。如许多国家的教育管理部门已经将课程设置的权力下放到各高校，高校可以根据自身的情况对各专业课程进行设置，这样使高校在开展个性化教育时，具有了充分的自主权。也有的高校向学生公开教学计划，使学生有目的、积极地投入到教学中去。适宜的课程管理模式的有效实施和逐步完成，为保护发展学生个性，优化知识结构，促进学生的综合素质培养，实现知识、能力、素质的最优化创造了良好的条件。

（三）实施个体化的教学方法

即因材施教，开展个体化、针对性教学。要了解学生，教师们首先应自觉“将观察学生纳入职务范畴，专门花时间与学生交流，发现学生思想的闪光点和学习中的疑惑”。采用启发式、交互式等教学方法，让学生真正参与到教学过程中来。以每个学生的“材”，施以不同的“教”，激发学生积极的动机系统，开发学生的心智潜能，促进学生注意力、观察力、想象力、记忆力和思维力、创造力的发展，使之形成较强的求知欲和探索精神。这样的教学才是个体身心发展的推动力，才能带动、加速个体发展。长其善而救其失，让学生打开眼界认识自己，使他们找到表现自己的领域，形成积极的自我概念，树立自信。

（四）建立多元化的教学评价体系

学生个性素质的培养是否有效，或者在多大程度上起到了效果需要通过相应的评价机制进行客观的评价，这是个性化教育得以实施的关键。评价体系的建立，既可以了解学生的素质状况，又可掌握我们实施个性化教育，培养学生综合素质工作的状况，从而有助于我们进一步调整、改进及深化我们的工作。评价内容应涉及培养内容的各个方面，评价方法应灵活多样且动态与静态、定性与定量、过程与终末有机结合，形成多维度、全方位、立体化的评价。同时针对大学生已有的不同发展水平来设置不同层次的评价标准，进行过程性评价而非终结性评价。

（五）构建和谐的师生关系

民主、和谐、平等、合作型的师生关系是开展个性化教育的基础。要求教师转变教学观念，遵循民主教学的原则，尊重学生的人格和个性，站在学生主体地位的角度来考虑，积极创造宽松、和谐、民主、平等的课堂氛围，消除学生的紧张和顾虑，增加学生对问题、现象的敏感度和好奇心，促进师生间的双向交流，实现教学相长。鼓励学生求异，大胆质疑，在质疑中发展思维，充分培养学生的创新精神并发展其能力。

（六）加强校园文化建设

学校是大学生活动的主要场所，也是大学生个性素质发展的主要舞台。校园文化是社会文化的缩影，学生的个性总是在校园文化的引导和影响下形成和发展，并在校园文化中得以展示和表现。校园文化建设的发展进程就是对社会文化了解、吸收、整合、内化的过程。校园文化分为物质文化、制度文化、课程文化及精神文化四个层次。

高等学校应加强校园文化建设，积极探索和把握校园文化建设与大学生个性培养的内在联系，努力激活和培养高校校园文化新的增长点，着实创建和营造一个大学生个性多层次、多向性发展的成长空间和环境氛围；把校园文化创建成个性发展的重要环境，营造百家争鸣的学术风气，以发挥文化的引导和教化功能，帮助学生形成良好的个性品质，增强学生的社会适应能力，从而引导学生个性素质的健康健全发展。

素质教育集中体现了新时期我国教育改革与发展的方向和需要，是使中国护理教育以崭新的面貌面向世界、面向未来的根本性策略，也是目前护理教育改革的基本内容。在护理教育中要推进素质教育，需要转变观念，摆脱应试教育的束缚，才能使护理教育培养出来的人才更加符合现代社会和护理发展的需要。

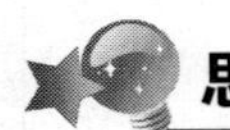

本章小结

素质教育是适应时代发展需要而产生的一种新的教育观念、教育思想、教育方法及人才培养模式。素质教育具体包括：思想政治素质教育、科技素质教育、身体素质教育、心理素质教育、审美素质教育、创新素质教育及个性化素质教育。在护理院校通过有效的途径和适当的方法开展素质教育，使护理学专业学生了解素质教育的内容、开展原则及意义，从而获得从事护理工作必备的高尚的思想政治素质、先进的科学技术素质、良好的心理素质、强健的身体素质、优化的审美素质、独到的创新素质及完善的个性化素质，促进学生的全面发展。

（丁　哲）

思考题

1. 请结合实际论述在护理院校如何遵照个性化教育的原则开展个性化素质教育。
2. 请你谈谈作为一名护理学专业的学生，应该从哪些方面提升自身的素质？如何提升？
3. 请联系实际论述当今护士哪些方面的素质有待提高？并请提出相应的策略。

第十一章

继续护理学教育

学习目标

识记：

1. 能正确描述继续护理学教育的教学原则。
2. 能正确说出继续护理学教育的程序。
3. 能正确叙述护士岗前培训的对象与内容。
4. 能正确叙述护士规范化培训的对象与内容。

理解：

1. 能用自己的语言正确解释下列概念：

   继续教育　继续护理学教育　护士规范化培训　专科护士
2. 能正确理解继续护理学教育的意义。
3. 能正确理解继续护理学教育的现状。
4. 能正确理解我国专科护士培训的内容、形式和方法。

运用：

1. 能通过客观分析我国继续护理学教育教育现状，正确阐述继续护理学教育的发展趋势。
2. 能正确实施继续护理学教育项目与学分的管理。

随着科学技术的迅速发展及知识更新周期的不断缩短，终身教育的观念已得到人们的广泛认可。为适应新的医学模式与多元化护理服务发展的需要，提高护理服务质量，护理人员必须逐步树立终身教育的思想，不断更新知识和技能，以满足人们日益增长的医疗和护理服务的需求。本章节主要就继续护理学教育的概念、内容与形式、程序，继续护理学教育项目与学分管理、护士岗前培训、规范化培训及专科护士培养等内容进行介绍。

第一节　概　　述

继续护理学教育是继续医学教育的重要组成部分，是终身教育思想在护理教育中的体现。继续护理学教育是护理教育体系中一个重要的教育阶段，参加继续护理学教育既是广大护理人员享有的权利，也是应尽的义务。

一、继续护理学教育的概念

（一）继续教育

继续教育发端于第二次世界大战前后的英、美两国。对于“继续教育”国内外学者有不同的理解。联合国教科文组织1974年出版的《职业技术教育术语》中将继续教育定义为：“那些已脱离正规教育、已参加工作和负有成人责任的人所接受的各种各样的教育。”美国有学者认为继续教育是“在规范教育以后进行的一种范围很广的教育，使成人不断获得有关自己职业的新知识、新技能，同时增长对其他的职业的了解。”在我国《成人教育辞典》中将继续教育（continuing education）定义为：“学历教育的延伸和发展，是成人教育的重要组成部分。主要对已获得一定学历教育和专业技术职称的在职人员不断进行的旨在更新知识和提高职业能力，以适应社会发展和科技进步的教育。”1987年，国务院批转了国家教委关于改革和发展成人教育的决定，其中提到继续教育是“对具有大专以上学历和中级以上职称的专业技术人员和管理人员经常地进行扩展知识、提高技能的教育。”

近30年来，继续教育制度受到了终身教育思想的深刻影响。终身教育（life-long education）是于20世纪60年代形成的一种国际教育潮流。1965年联合国教科文组织国际成人教育促进委员会首次就终身教育提案进行讨论，引起各国对终身教育思想的重视。1976年，美国政府颁布《终身学习法案》，大力倡导终身教育，标志着终身教育实践的进一步深化。1983年德国汉堡《国际终身教育会议》再次强调了终身教育原则的重要性。继续教育作为终身教育的基本和重要组成部分，已在许多发达国家中形成制度，并在国家立法等有效措施的保证下，在全体人员中得到普遍开展。

（二）继续护理学教育

继续护理学教育（continuing nursing education，CNE）是继毕业后规范化专业培训之后，以学习新理论、新知识、新技术、新方法为主的一种终身性护理教育。继续护理学教育最早起源于美国。1970年美国护理学会将继续护理学教育定义为：继续护理教育是建立在专业护士原有教育背景和经验基础上的有计划的教育活动，目的在于提高护士在护理实践、教育、管理、研究、理论等方面的能力，其最终目的是促进公众的健康。

2008年5月12日，我国颁布了《护士条例》，从护士的权利和义务、医疗卫生机构的职责、法律责任三个角度规定和强调了护理继续教育的重要性。条例中明确规定：“护士有按照国家有关规定获得与本人业务能力和学术水平相应的专业技术职务、职称的权利；有参加专业培训、从事学术研究和交流、参加行业协会和专业学术团体的权利；医疗卫生机构应当制订、实施本机构护士在职培训计划，并保证护士接受培训；根据临床专科护理和专科护理岗位的需要，开展对护士的专科护理培训。”

二、继续护理学教育的意义

随着医学科学的发展和整体护理观的形成，护理学范畴不断扩展，对护理人员专业工作能力和业务水平等都提出了更新、更高的要求。继续教育作为在职护士学习新理论、掌握新技能、获取新信息的一种主要手段，已经成为优化护理队伍结构、提高综合服务技能的重要途径，对培养新型护理学专业人才、提高临床护理服务质量及推动护理事业可持续发展具有重要的意义。

（一）可以促进护理学科的可持续发展

护理学科是一门不断发展的学科，不仅发展速度之快令人惊叹，而且在微观和宏观方面多方位同时发展，专业分化和学科交叉渗透同时进行。要适应社会和学科的发展，护理教育就必须根据护理实践的需要，不断更新教学内容，改革教育模式。一次性的学校教育显然已无法适应护理学科发展的需求，只有对护理人员实施阶段性、分专业的终生专业知识教育，使其不断更新知识、优化知识结构、提高知识水平和技能水平、保持良好的工作状态和竞争优势，才能与时俱进、开拓创新、推动护理学科的可持续发展。

（二）是培养护理人才的有效途径

护理学的知识结构在不断扩展，已由生物学扩大到心理学和社会学等学科领域，形成了新的护理模式和护理理念。护理学高速发展的同时，知识更新速度也在加快，知识更新周期逐渐缩短。研究表明：一个人如果连续 4 年不继续学习，原有的知识 50% 将废旧；如果 8 年不继续学习，知识废旧率将达 75%，因此护士在校期间获取的知识已远不能满足现代临床护理工作的需要。只有注重护士的继续教育，通过严格的岗前培训、护士的规范化培训与系统的继续护理学教育，使在职护士不断更新自身的知识和技能，及时接触护理前沿动态，掌握国内外护理学科发展动态，不断提高业务能力、科研能力、管理能力、创新能力，从而全面提升护士的核心竞争力，最终成为高素质的应用型、创新型护理人才。

（三）可以满足社会发展和医学模式发展的需要

随着社会发展和医学模式的转变，护理学专业服务领域不断扩大，护理学专业性质已从职业向专业发展，护理工作模式已从单一的疾病护理转向多元化的健康服务，护士的职能也由单纯执行医嘱转为“以人为中心”，为护理对象提供生理、心理、社会和文化全方面的照顾。多元化的护理角色要求护士应通过继续护理学教育，不断优化知识结构，不仅要掌握扎实的专业知识和技能，还要具备人文科学、社会学科等多学科知识，在护理工作中能与病人和家属进行良好的沟通，了解病人的身心需要，以满足服务对象不断增长的需求，提高护理服务质量。

三、继续护理学教育的教学原则和内容

（一）继续护理学教育的教学原则

1. 按需培养原则　继续护理学教育是护理人员继学校教育后的终身教育，旨在提高护理人员临床解决实际工作的能力。因此，应根据护理人员的教育背景、学历层次、工作岗位的差异实施个体化培养。在实施继续护理学教育时，教学内容应围绕“以问题为中心”，针对不同岗位的具体需要和本人的知识缺陷来确定教育的内容，进行分层次和分专业的“应用型”教育，体现针对性、适用性和效益性的特点，有目的地进行教育，学以致用，为临床培养实用型护理人才。

2. 理论与实践相结合原则　护理学作为一门实践性学科，必须坚持理论与实践相结合的原则。继续护理学教育在更新护理理论知识的同时，应重视和加强护理基本技能和专科护

理新技术等的训练，密切结合临床护理需求和护理学科新进展，使护理人员在掌握基本知识和技能的同时，通过临床实践，培养护理人员的思维能力和独立解决问题的能力，不断提高护理质量。

3. 知识教育与道德教育相统一原则　德与智的统一是一切教育都要共同遵循的基本教育原则，把道德教育与个人能力的培养结合起来，在不断更新知识的同时不断提高思想情操和道德水平。护理工作服务于人，要求护理人员必须具备良好的心理素质、严谨的工作态度和无私奉献的精神，因此，道德教育在护理教育中有着特殊的意义。

4. 教育形式多样化原则　由于继续护理学教育是以成人为对象所进行的全员性培训，因此护理人员各自的学习目的和教育需求存在差异。为了满足各个不同层次护理人员学习的需要，使人人都有受教育的机会，办学形式应多样化，采取多层次、多渠道的办学形式，灵活多样的教学方法，以满足各类护理人员继续教育的需求。

（二）继续护理学教育的内容

继续护理学教育的内容应充分考虑护理学科的专业特点，从原则上做到“四新”和“三性”。即一切与护理学专业相关的新理论、新知识、新技术和新方法都是继续护理学教育的内容，内容要适应各层次护理人员的不同需要，注重针对性、实用性和先进性。主要内容包括以下方面：

1. 护理学专业的知识与技能　进行护理基本理论、基本知识和基本技能的巩固教育；专科理论与专科技能的培训；学习护理新理论、新知识、新技术和新方法，掌握新的护理理论在实际工作中的应用；了解护理发展前沿动态与趋向等。

2. 护理相关的人文知识　进行护理人文知识培训，如护理伦理学、护理心理学、护理美学、护理礼仪、护理社会学及人际沟通等知识的教授。学习护理管理理论与科学管理方法在护理中的应用，学习护理科研方法，增加社区护理、疾病管理、健康促进等相关内容，关注护理职业道德的培养，提高护理人员的职业素养。

3. 护理相关学科的知识　加大与护理学科相关的基础医学、临床医学、预防医学与医学边缘学科和交叉学科的培训力度。

四、继续护理学教育的形式与方法

继续护理学教育是对普通护理教育的补充，旨在提高在职护理人员的学历层次，学习护理学专业的新理论、新知识、新技术和新方法。卫生部《继续护理教育试行办法》中明确指出继续护理学教育应以短期和业余学习为主，其形式和方法可根据不同内容和条件，灵活多样。继续护理学教育可以根据目的的不同分为学历教育和非学历教育。学历教育主要包括护理学专科教育、护理学本科教育与护理学研究生教育。非学历教育的主要形式有专科进修、短期培训班、执业考试与执业注册及自学等。具体内容详见第一章第三节。

第二节　继续护理学教育的历史、现状及发展趋势

继续护理学教育是终身教育理念在护理领域的体现，是帮助护理人员进行知识更新、完

善技能的重要方法。人们已充分意识到继续护理学教育在促进护理学专业发展中的重要作用，因此，积极倡导开展继续护理学教育。

一、继续护理学教育的发展历史

（一）国外继续护理学教育的发展历史

自继续护理学教育观念形成初始至今，经过近百年的发展，其教育内容、教学形式与方法等都在不断完善，许多国家通过立法等措施大力促进其发展，并结合各国具体国情，形成了各具特色的教学体系和教学形式，值得借鉴和学习。

美国的继续护理学教育自1896年美国护理学会成立之时起就备受重视。从20世纪初开始，医院向护士提供基础教育后的教育项目，并且在特定的临床领域提供培训，这被认为是护士继续教育的最早形式。20世纪20年代，美国护理学会和国立护理教育联盟为护士继续教育设立机构，大学护理学院开始参与护士继续护理学教育活动，逐渐形成了在职教育和在职进修课程。1970年，美国护理学会正式建立了继续教育委员会，并颁布了有关继续护理学教育的规章制度及项目标准。1971年，加利福尼亚成为第一个以法律规定将继续教育作为护士重新注册要求的州。至1996年，共有25个州做出了同样的规定。同时，继续护理学教育培训机构不断扩充，继续教育项目提供机构由大学扩展到护理组织、健康保健机构、私有企业以及其他一些非营利性机构和特殊机构。

继续护理学教育在欧洲国家、亚洲的日本和新加坡等国也备受关注，逐渐形成完整的教育体系。英国相继颁布和通过的巴特勒法案、罗宾斯报告、《教育改革法案》和《继续高等教育法案》，使英国的继续教育得以确立和发展。2003年，英国颁布了《卫生执业人员能力保证条例》，其中规定："注册护士每3年至少完成60小时的持续的专业教育"，继续教育证明是护理人员连续注册的必要条件。法国是世界上第一个通过立法将继续教育形成制度化的国家，其《继续教育法》确定了职工享有继续教育权利。日本为办好继续护理学教育，于1948年设立了护理教育研修中心，专门承担继续护理学教育管理，并于1987年建立继续护理学教育研究基地。此外，日本政府也颁布相关法律，提出护士的培养、待遇改善、提高职业素质、促进就业等宗旨，使继续护理学教育受到法律的保护，为护士提供终身学习的机会。澳大利亚出台了《高等教育法》、《职业教育法》、《职业培训法草案》等法律法规，确保继续教育的实施。

（二）国内继续护理学教育的发展历史

20世纪70年代末、80年代初，继续医学教育的观念被首次引进我国，并应用于护理教育中。1996年，我国成立卫生部继续医学教育委员会，对继续医学教育实行规范化管理。1997年，随着卫生部继续教育委会员护理学组成立及《继续护理教育暂行规定》和《继续护理学教育学历授予试行办法》的颁布，明确指出了我国继续护理学教育的定义、对象、内容与形式、项目申报程序及学分授予规定等，继续护理学教育在护理领域得到规范实施。2000年，卫生部颁布《继续医学教育规定（试行）》，明确规定护士必须接受继续护理学教育。2002年，中华护理学会成立护理教育部，专门负责协调、指导全国各省市的继续护理学教育工作，并有计划地组织继续护理学教育活动，使我国继续护理学教育项目在数量与质量上不断提高。2008年国务院通过《护士条例》，明确规定护士有参加专业培训、从事学术研究和交流的权利和义务，进一步保障和促进了继续护理学教育的开展。继续护理学教育试行办法详见附录Ⅵ。

在我国香港和台湾地区，继续护理学教育也得到快速发展。1999 年，香港特别行政区政府在教育改革相关法案中首次提出建立多元模式的高等教育体制，为终身学习提供更多的途径和机会。2002 年，香港护理理事会提出了继续护理学教育的提案，并建立继续教育质量保证机制以保障教学质量。香港医管局下设护理深造学院、香港护士会及专业护理学会均可向护理人员提供护理训练课程，继续教育机构还设立了各种专科护理文凭课程供护理人员深造学习。我国台湾地区的继续教育起源于 20 世纪 20 年代，台湾卫生署、护理学会和各医疗机构均非常重视护理人员的继续教育，已形成较完善的继续护理学教育体系，向在职护理人员提供以护理学专业知识为主的继续教育课程。

二、继续护理学教育的现状

（一）国外继续护理学教育的现状

在许多发达国家，继续护理学教育受到领导层的重视，在相应的法律和政策保证下，通过长期的发展与完善已形成多元化的教学模式、灵活多样的教学形式和有效的质量管理体系。

美国继续护理学教育起步最早，经过近百年的发展已形成完整的教学体系。美国的继续护理学教育的教育内容是建立在护士原有知识、技能、态度的基础上的与护理相关的概念、原理、研究结果及理论，所涉及的内容均与护理实践有关。其教学形式灵活多样，包括学术会议、专项技能训练、讨论会、短训班、专题讲座、自学等。也可借助计算机、多媒体等技术，通过因特网、数据库、计算机辅助教学软件等方式进行交互远程教育，使护理人员能及时方便地接受继续教育。医学高等院校、医院、护理学团体、护理专家及其他相关机构均可提供继续护理学教育项目。医院每月举办 1 次护理继续教育课程，时间均为业余时间，授课教师由医院护理教师担任，授课内容涵盖临床护理产品的使用、符合法律的正确医疗护理记录及临床护理技能培训，参加培训学员可以获得学分。美国护理学会及其他护理团体也为护理人员提供包括专门的课程培训计划、研讨会等许多学习和提高的继续教育项目和机会，并设有专业的学习和教育网站，如“American Association of Critical-Care Nurses Premier Continuing Education Selections”和“Medscape Nurse Continuing Education Selections”等供护士开展继续教育。

英国的继续护理学教育以学习新知识、新技术为目标开设进修课程，由总护理委员会负责，采取医院与大学合作的模式，由有资质的护理学院承担护理人员的继续教育任务，总护理委员会制订各类护理人员的培训标准、规定医院培训的条件。继续教育培训课程内容多样，形式灵活，包括全日制、部分时间制、工学交替制及远程网络护理教育等多种形式，护理人员可根据专业及时间安排选择不同的教学形式与内容，完成本学年继续教育后获得相应的学分。

日本继续护理学教育采用护理研修中心教育与护理人员在职教育相结合的方式，以主讲及分组讨论相结合的教学方式帮助护理人员完成继续教育。日本护理学会每 2 年举办 1 期继续护理教育计划实施和总结培训班，学习继续护理学教育的基本理念，总结前两年继续教育的情况，制订下一年的继续教育目标和计划。每年有约 3000 人全脱产接受为期不等的护理继续教育，研修科目包括护理管理、护理教育、护理实践等。学习期限从1周到半年不等。

此外，澳大利亚的继续护理学教育将护理学历教育与岗位培训相结合，提供护理升级课程、护理学位后研究生教育、短期培训课程及护理远程教育课程等多种继续教育课程。新加坡将继续护理学教育分为岗前培训、全员教育和强化教育三部分，针对不同工作资历的护理人员提供个体化的继续教育。

（二）国内继续护理学教育的现状

近30年来，我国继续护理学教育发展迅速，逐步与国际接轨，已具备相当的教学规模，教学内容和形式不断丰富和完善。我国继续护理学教育活动分理论学习和临床护理实践学习两部分。教学内容主要涉及护理管理、基础护理、专科护理、护理人文知识、护理科研教育及护理科研成果报告等方面。近年来，以网络为平台建立的现代远程教育方式也被应用于护理教育中，并探索与尝试客观结构化临床考试（OSCE）在护理继续教育领域中的应用。虽然，我国继续护理学教育发展很快，但由于起步较晚，当前仍存在较多的问题与困难。

1. 继续护理学教育发展不均衡　由于不同地区经济水平、地域特点及医疗护理水平不同，继续教育资源存在很大差异，继续护理学教育的开展情况也有所不同。经济发达地区和医疗护理水平发展迅速地区，继续教育开展丰富，专业水平高，而老少边穷地区则较为贫乏。此外，在城市及大型医院工作的护理人员同在乡镇及小型医院的护理人员相比较，前者可获得的接受护理继续教育的机会较多，这些原因也制约了继续护理学教育的普及。

2. 教学内容与形式有待优化　目前我国继续护理学教育的形式较单一，虽然教学渠道已得到大大的拓宽，但还是以传统的面授形式较多，如各种进修班、讲习班、学术讲座、学术会议、学历教育等。教学内容相对陈旧，不同层次间的培训内容重复较多，缺乏针对不同岗位、阶段和层面的护理人员的整体培训要求和计划，专科化特色不突出，不能有效满足护理人员的继续教育需求。

3. 教学评价体系不够健全　教学评价是教学活动的重要环节，开展继续护理学教育项目的教学评价，可为继续教育体系的自我完善和相关决策的制订提供依据。目前，我国继续护理学教育的规范化管理不够完善，缺乏有效的评价体系。如一些护理继续教育项目，包括院内或院外的短期学习班、进修等，仍缺乏教育效果的评价。对专科护士的培训缺乏统一的相关标准和考核制度。

三、继续护理学教育的发展趋势

（一）国外继续护理学教育的发展趋势

在其他各国，尤其是发达国家，继续护理学教育经过多年的发展和完善，已逐渐形成系统的教育体系、健全的评价机制和相应的监督管理机构。继续护理学教育未来的发展趋势主要集中在教学方法与手段及课程安排等方面的改革与创新。为满足临床护理人员工作与学习时间的安排，在课程安排上将更加灵活，采用全日制、部分时间制及工学交替制等多元化授课形式，侧重发展因特网远程护理教育，积极推行远距离继续护理学教育。在教学方式与手段上，将依托计算机和现代多媒体技术，通过因特网、数据库、计算机辅助教学软件、虚拟图书馆等方式进行实时交互式学习，确保临床护理人员能便捷地进行继续教育学习。

（二）国内继续护理学教育的发展趋势

中国继续护理学教育未来的发展将围绕提高护理人员整体素质的目标，加强护理继续教育的制度化、法制化和规范化建设，健全管理机制和效果评价体系，推动继续护理学教育的可持续发展。

1. 规范继续教育内容，拓宽教学渠道　为适应护理模式的转变和临床护理人员的需求，继续护理学教育的内容应不断补充、更新和完善，拓展教育内容的深度和广度，注重护理人员知识技能的更新和综合素质的培养，提高教学内容的针对性、实用性、科学性和先进性。根据不同学科、专业和行业领域的发展趋向及专业技术人员素质的要求编制科目指南，合理整合在职学历教育课程，明确各层次专业培训目标，开设专科化课程，做好课程间的衔接。根据实际情况建立国际教育互联网、远程教育等网络教育，推行远距离培训，拓宽教育渠道，提供更多的继续教育机会，满足护理人员继续教育的需求。

2. 健全继续护理学教育的评价体系　继续护理学教育质量的评价是保障教学效果的重要措施，是继续教育工作不可缺少的重要组成部分。2006年，卫生部《继续医学教育"十一五"规划》中指出要不断完善和严格执行继续医学教育考核、登记和评估制度，强化激励和约束机制。虽然继续护理学教育在继续教育管理、组织形式和项目审批等方面已逐渐规范，但在继续教育内容、成效及教育质量的评价等方面仍有待加强。今后在开展继续教育工作中，组织者应加强学习考核，定期对继续护理教学工作进行评估，对项目执行情况、教学内容及效果进行检查与评价，随时调整培训方案，确保继续护理学教育的质量。

3. 加快继续护理学教育的制度化和法制化　为确保继续护理学教育的有效实施，应加快其制度化和法制化建设进程，尽快出台相关法规，规范继续教育形式，完善制约机制，成立全国性护理继续教育机构，规范医学培训市场，保证教学质量，普及护理继续教育项目，保障受教育者的合法权益，保障继续护理学教育工作在有法可依的轨道上健康深入而有效地开展。

4. 完善继续护理学教育的管理机制　继续护理学教育的健康发展需要完善的管理机制和组织、制度的保障。各级卫生行政部门要不断提高对继续护理教育工作重要性的认识，切实加强继续医学教育工作的领导和管理，为教育工作的开展营造良好的环境。各级医疗卫生单位应鼓励和组织护理人员积极参加继续教育活动，完善相关制度和措施，通过制订切实可行的继续教育工作规划和实施计划，为继续护理学教育创造良好的发展条件，提高护理人员参加继续教育的积极性，扩大继续护理学教育工作的覆盖面。

第三节　继续护理学教育的程序

继续护理学教育是护理人员更新知识和完善技能的重要途径。继续护理学教育项目的开展需要国家政策和法律的保证，也需要相关部门的支持和护理教育者不懈的努力，更需要护理人员的积极配合与参与。继续护理学教育是一个连续的过程，其程序包括评估及诊断需要、制订计划、实施计划和评价效果。

一、评估及诊断继续护理学教育的需要

开展继续护理学教育时，首先应评估继续护理学教育的需求，提高继续护理学教育的质量。继续护理学教育的提供者应系统地收集、分析和整理有关学习者或集体教育的需求，对护理人员的知识结构进行全面、客观的评估，测量学习者现有能力水平与期望能力水平之间的差异。

评估的方法应根据评估的目的、性质以及资源情况适当选择，具体的方法包括调查问卷、访谈、观察等多种形式。当一种评估方法无法全面准确揭示学习者教育需求时，可考虑将多种方法联合使用。评估后应根据继续教育需求的评估结果，判断护理人员在知识、能力和态度三大领域的缺陷，经过科学论证，确定学习者的需求，明确其需要补充、完善的知识领域和内容，并针对教育对象的特点，灵活选择恰当的教学模式。

二、制订继续护理学教育计划

在评估和诊断护理人员对继续护理学教育的需求后，继续护理学教育的提供者应根据具体需要制订切实可行的继续教育计划，并填写继续护理学教育申报书。计划内容包括教学计划和教学资源计划。制订教学计划是继续教育的核心工作之一，要根据评估结果确定教育目标、教育对象、教学内容、教学形式及评价方法等。教学计划的好坏将直接影响继续护理学教育项目的质量。教学资源包括人力、物力及财力三方面。教学资源计划即对继续护理学教育的师资力量、教学场所、教学设施及教育经费来源与使用进行合理设计。

三、实施继续护理学教育计划

当继续护理学教育项目获得批准后，主办单位应将教育计划付诸于实践，采取措施落实计划。计划的实施应根据实际情况具体安排，包括拟定实施时间和地点、联系师资、起草发放继续教育通知、后勤保障等相关事宜。在实施过程中应严格加强组织管理，使计划真正落到实处，保障教学质量；采用灵活多样的教学形式与方法，充分发挥远程教学、多媒体教学等新型教学方式的优势，使学习者通过不同途径获得知识和信息，提高教学效果；重视实践教学，组织学习者参加临床实践，提高分析问题和解决问题的能力，提升护理人员的整体素质。

四、评价继续护理学教育的效果

美国护理学会将继续教育评价定义为："是对继续教育项目提供者单位及每一个项目的整合的、持续的、系统的质量保证过程。评价包括对学习者影响的测量，如果可能的话，还包括对组织结构和对护理服务影响的评价。"建立有效的继续护理学教育效果评价机制是继续教育过程的重要组成要素，其目的是通过收集和分析所获得的信息，确定继续教育所产生的效果或影响，以利于做出有关继续教育的决策。继续护理学教育的评价结论可为后续教学

活动提供反馈，是保证教学质量的重要措施。

国外在继续教育质量管理中十分注重教学效果的评价，并借鉴或发展了许多评价模式，如质量保证模式、决策导向模式、行为研究模式、质量持续改进模式等。在我国，卫生部于2006年继续医学教育“十一五”规划中要求对继续医学教育工作进行评估，每年要对继续医学教育项目的执行情况进行检查，检查项目数不低于举办项目数的10%。目前，继续教育的评价内容主要包括以下几个方面：

1. 需要性评价　常采用发放调查问卷的形式，评价继续护理学教育能否满足学员对知识、技能和态度的需要，了解学员对学习内容、课程安排的满意情况及对该培训项目的意见和建议等，以确定此教育项目是否继续开展。

2. 效率性评价　评价继续教育所获得的结果与耗费资源之间的关系，旨在提高继续教育的效率。因我国继续教育的资源有限，只有提高教育效率，以更低的费用得到更理想的效果，才可推动继续护理学教育的可持续发展。

3. 效果性评价　评价继续护理学教育的结果是否符合预定的目标。效果性评价包括近期效果和远期效果的评价。近期效果的评价可组织采用理论考试、技能考核等考核方式，评价学员的学习效果和学习成绩，使继续教育的提供者了解教学效果，促进其在以后继续教育实施中不断改善办学模式、内容与方法。远期效果的评价是在继续教育项目结束后，通过比较学员培训前后知识、态度、技能的改变程度，评价其学习效果。总之，通过近期与远期的效果性评价，有利于教育者及时掌握信息，完善培训方案，提高继续教育的针对性、科学性与实用性，满足广大护理人员的学习需求，发挥继续护理学教育的作用。

第四节　继续护理学教育项目及学分管理

一、继续护理学教育项目管理

（一）继续护理学教育项目的类别

继续护理学教育项目根据其教学内容及办学条件等经申报与评审后可划分为国家级、省级及市级继续护理学教育项目。

1. 国家级继续护理学教育项目　国家级继续护理学教育项目包括：经全国继续医学教育委员会继续护理学教育学科组评审、批准并公布的项目；由国家级继续医学教育基地申报，经全国继续医学教育委员会评审、批准并公布的项目。项目内容应以现代医学科学技术发展中的新理论、新知识、新技术和新方法为主要内容，即体现“四新”，并注重项目的针对性、实用性和先进性，即“三性”。项目必须符合下列条件之一：①本学科的国际发展前沿；②本学科的国内发展前沿；③边缘学科和交叉学科的新进展；④国外先进技术、成果的引进和推广，国内先进技术、成果的推广；⑤填补国内空白，有显著社会或经济效益的技术和方法。

2. 省级继续护理学教育项目　省级继续护理学教育项目包括经各省继续医学教育委员会护理学科组评审以及由各省卫生厅批准公布的继续护理学教育项目。其内容应体现“四新”和“三性”（同国家级继续护理学教育项目），项目必须符合下列条件之一：①本学科的国内外发展前沿；②边缘学科和交叉学科的新进展；③国内外先进技术、成果的引起和推广，获省政府科技进步奖成果的推广应用；④具有推动本省医药卫生学科发展的作用；⑤卫生管理理论与实践的提高和应用。

3. 市级继续护理学教育项目　市级继续护理学教育项目包括经各市继续医学教育委员会护理学科组评审以及由各市卫生局批准公布的继续护理学教育项目。其内容要适应护理学科和临床医学的发展和各级护理人员的实际需要。应充分考虑护理学科的专业特点，注重护理实践技能的培养，体现整体护理所需要的知识结构。应关注人文社会科学，增加社区护理、健康促进，护理干预、预防保健等教育项目。应加大护理管理理论与科学管理方法、高新技术设备的应用与护理配合以及与护理学科相关的临床医学、医学边缘学科和交叉学科的培训力度。

（二）继续护理学教育项目的申报与审批

1. 国家级继续护理学教育项目的申报

（1）申报资格：医疗卫生、教学、科研机构可按申报程序申报国家级继续护理学教育项目，其他机构须先经全国继续医学教育委员会批准获得申报资格。

（2）申报时间：每年申报次年项目的时间为9月，申报单位将下一年度拟举办的国家级继续护理学教育项目按统一要求填写后，按程序向全国继续医学教育委员会申报。

（3）项目负责人：国家级继续护理学教育项目负责人至少应具有副高级专业技术职务，负责的项目内容须是其所从事的主要专业或研究方向；其当年申报的国家级继续护理学教育项目最多不超过2项。

（4）审批机构：申报的项目由全国继续医学教育委员会办公室进行形式审查，全国继续医学教育委员会进行审批。

（5）申报程序：各单位应将拟举办的国家级继续医学教育项目申报表按统一要求，先报所在省、自治区、直辖市继续医学教育委员会，经核准后，由所在省、自治区、直辖市继续医学教育委员会负责向全国继续医学教育委员会推荐。中华护理学会拟举办的国家级继续医学教育项目，以及有关部属单位可直接向全国继续医学教育委员会申报。

（6）项目公布：全国继续医学教育委员会每年年底将批准认可的下一年度国家级继续医学教育项目，按学科分类，列出项目编号、项目名称、主办单位、项目负责人、学分数、日期、地点等并向社会公布，供各地医疗卫生单位和有关卫生专业技术人员选择参加。

国家级继续医学教育项目申报表详见附录Ⅶ，国家级继续医学教育基地项目备案表详见附录Ⅷ。

2. 省级继续护理学教育项目的申报　拟举办省级继续护理学教育项目的单位应于每年年底将下一年拟举办的省级继续医学教育项目名称、主办单位、内容和形式、申请依据、教学对象和人数、办班时间和地点、项目负责人和师资情况等按有关报表要求向所属各地市继续医学教育领导小组申报，经同意后向省继续医学教育委员会推荐；省属事业单位（包括教学、科研机构、省级学术团体）直接向省继续医学教育委员会申报。

3. 市级继续护理学教育项目的申报　拟举办市级继续护理学教育项目的单位应于每年年底将下一年拟举办的市级继续医学教育项目名称、主办单位、内容和形式、申请依据、教学对象和人数、办班时间和地点、项目负责人和师资情况等按有关报表要求向所属各区县继续医学教育领导小组申报，经同意后向市继续医学教育委员会推荐；市属事业单位（包括教学、科研机构、市级学术团体）直接向市继续医学教育委员会申报。

国家级继续医学教育项目的网上申报程序

1. 登录网址：国家继续护理学教育项目实行网上申报、网上评审和网上公布。拟申报项目的负责人需登录 http://cmegsb.cma.org.cn（国家级继续医学教育项目网上申报及信息反馈系统），输入用户名和密码；若没有密码，请点击进入用户操作说明，下载并填写“立项用户账号申请表”，加盖公章后提交上级继续医学教育主管部门，由后者提供用户名及密码，输入后点击进入；已经批准并公布的国家 CNE 项目当年没有举办，拟第二年举办，应作为新项目重新申报。

2. 填写申报表：申报新项目需填写和报送国家级继续医学教育项目申报表；申报远程项目需填写和报送国家级继续医学教育项目（远程项目）申报表；申报备案项目需填写和报送当年国家级继续医学教育项目备案表；申报远程教育备案项目需填写和报送国家级远程继续医学教育项目备案表；申报基地备案项目需填写和报送国家级继续医学教育基地项目备案表。

3. 上报申报材料：网上申报的同时，还须报送纸质申报材料，纸质材料内容应与网上填报的内容完全一致。只报送纸质申报材料而未进行网上申报或只进行了网上申报而未提交纸质申报材料，均视为无效申报。自 2011 年起，国家级继续医学教育项目（含国家级继续医学教育基地项目）申报或备案都不再收取评审费。

（三）继续护理学教育项目的实施与管理

1. 认真执行项目计划　继续护理学教育项目申报获批后，项目主办单位和项目负责人要按照项目申报书及项目批准部门公布的项目名称、教学对象、日期、地点、学分数及项目申报的授课教师和授课内容等组织项目活动。在教育项目实施中如有变动必须经项目批准部门同意。

2. 充分做好举办项目的前期准备工作　继续护理学教育项目主办单位应积极充分做好前期准备工作。根据申报项目内容起草发放学习班通知，通知内容包括举办学习班的目的、授课内容、授课教师、学分授予、办班的时间和地点、住宿安排、交通指南等，并应附有回执，通知末尾加盖单位公章。会务准备方面包括收集任课教师讲义、印刷学习资料、联系食宿和授课场所等，并做好后勤保障。

3. 加强项目实施的过程管理　项目实施过程中要有专人负责管理，严格按照原定的教学时数、教学内容、任课教师等组织教学，应充分利用现代化的教学手段，强化实践教学，注重教学效果，确保教学质量。项目主办单位不得随意变更任课教师，调整学分标准，压缩教学时数。加强学员管理，严格考勤制度。此外，项目所在单位职能科室及所属卫生管理机构要加强对继续医学教育项目举办过程的管理，确保项目的质量。

4. 项目总结与汇报　项目结束时举行简短的闭幕仪式，对学习情况做总结。继续教育项目结束一个月内将项目基本情况（学员和授课情况）填写于专用的表格，上报批文单位。

（四）继续护理学教育项目的评价

继续护理学教育项目的评价可分为前期评价、中期评价和后期评价三类。

1. 前期评价 项目的前期评价有助于管理者进行项目选题、组织实施等问题的决策。评价内容包括学习需求的评价、师资状况的评价和培训条件的评价。

（1）学习需求的评价：评价继续护理学教育项目能否满足护理人员知识的需要，即该项目有无存在的必要。具体评价方法包括：①在项目申报过程中，主办单位通过填写继续教育项目申报书中的国/省内外本领域的最新进展、本领域存在的问题、项目的目标、项目的创新之处、项目培训需求及效益、效果分析等方面内容，经专家评审认可。②项目结束后，通过由学员填写的评价表进行反馈。

（2）师资状况的评价：对项目负责人水平从职称、教学经历、项目论文和学术地位等方面进行评价；对整个项目组师资水平从职称结构、学历结构、教龄结构等方面进行衡量。全面评价实施项目培训的教师应具有的教学和教学研究能力以及在本专业领域内的学术水平和地位。

（3）培训条件的评价：包括评价继续教育项目的教学支持条件和后勤保障条件。教学支持条件包括教学设施与设备、实验室设备、教材建设、课程安排与学员信息等。后勤保障条件主要包括经费管理和住宿等生活服务。这些指标反映的是承办单位应具有的办学条件和经费保障，是继续教育项目顺利进行的基础。

2. 中期评价 通过对项目进展状况的评价，有助于管理者发现项目实施中存在的问题，以修正项目的计划或实施的决策，通过对项目的控制确保项目预期目标的实现。项目中期评价主要反映培训阶段性完成情况，包括培训实施情况和管理情况等，是项目评价的重点。具体评价内容如下：

（1）教学组织评价：评价培训计划与落实情况、项目开办率、单位内外教师任课比、实际参加与计划人数比、参加者的入学率等。

（2）教学实施评价：评价教学内容、教学方法、教学手段、教学管理等。

（3）教学质量评价：评价教学满意率、对教材满意率、结业考核成绩合格率等。

3. 后期评价 项目的后期评价是对继续护理学教育项目好坏的最终测评。后期评价既要对近期结果进行评价，也要关注其长期结果。后期评价内容主要包括培训对象受益和派出单位受益两个指标。培训对象受益包括其在本职工作、个人发展、论文发表等方面显示出来的成效。派出单位受益则指给派出单位带来的科技效益和经济效益。

二、继续护理学教育的学分管理

（一）学分类型

按照继续护理学教育活动，学分分为Ⅰ类学分和Ⅱ类学分两类。

1. Ⅰ类学分

（1）国家级继续医学教育项目：①由全国继续医学教育委员会评审、批准并公布的项目。②由国家级继续医学教育基地申报，经全国继续医学教育委员会评审、批准及公布的项目。

（2）省级继续医学教育项目：①由省级继续医学教育委员会评审、批准并公布的项目。②由省级继续医学教育基地申报，经省级继续医学教育委员会评审、批准及公布的项目。

③由中华护理学会所属各学术团体申报的非国家级继续医学教育项目在经学会组织评审并批准后，由全国继续医学教育委员会统一公布的项目。

（3）推广项目：推广项目是为适应基层卫生专业技术人员培训、卫生突发事件应急培训以及面向全体在职卫生人员开展的培训需要（如职业道德法规教育），由卫生部或省（自治区、直辖市）卫生厅（局）组织和批准的项目（包括现代远程教育项目）。

2. Ⅱ类学分　自学、发表论文、科研立项、单位组织的学术活动等其他形式的继续医学教育活动授予Ⅱ类学分。

（二）学分要求

继续护理学教育实行学分制，可按照《继续医学教育学分授予试行办法》执行。护理技术人员每年必须参加继续护理学教育活动，所获得的学分应不低于25学分，其中Ⅰ类学分须达到3～10学分，Ⅱ类学分须达到15～22学分。省、自治区、直辖市级医院的主管护师及其以上人员5年内必须获得国家级继续护理学教育项目授予的5～10学分。Ⅰ类、Ⅱ类学分不可互相替代。

（三）学分授予标准

1. Ⅰ类学分计算方法

（1）参加国家级继续护理学教育项目活动，参加者经考核合格，按3小时授予1学分；主讲人每小时授予2学分。每个项目所授学分数最多不超过10学分。

（2）参加省级继续护理学教育项目活动，参加者经考核合格，按6小时授予1学分；主讲人每小时授予1学分。每个项目所授学分数最多不超过10学分。

（3）国家级远程继续护理学教育项目和推广项目按课件的学时数每3小时授予1学分。每个项目所授学分数最多不超过5学分。

2. Ⅱ类学分计算方法

（1）凡自学与本学科专业有关的知识，应先制订自学计划，经本科室领导同意，写出综述，由所在单位继续医学教育主管部门授予学分。每2000字可授予1学分。由全国继续医学教育委员会或省、自治区、直辖市继续医学教育委员会制订或指定的杂志、音像、光盘等形式的有关“四新”的自学资料，学习后经考核，按委员会规定该资料的学分标准授予学分。此类学分每年最多不超过5学分。

（2）在刊物上发表论文和综述按标准授予学分（表11-1）

表11-1　发表论文和综述授予学分标准

刊物类型	授予学分		
	第一作者	第二作者	第三作者
国外刊物（具有国际标准刊号ISSN）	10	9	8
国内统一刊号（CN）刊物	6	5	4
省级刊物	5	4	3
地（市）级刊物	4	3	2
内部刊物	2	1	1

（3）科研项目：已批准的科研项目，在立项当年按标准授予学分（表 11–2）

表 11–2 立项科研项目授予学分标准

课题类别	课题组成员排序（余类推）				
	1	2	3	4	5
国家级课题	10	9	8	7	6
省、部级课题	8	7	6	5	4
市、厅级课题	6	5	4	3	2

（4）出版护理学著作，每编写 1000 字授予 1 学分。

（5）出国考察报告、国内专题调研报告，每 3000 字授予 1 学分。

（6）发表护理学译文，每 1500 汉字授予 1 学分。

（7）单位组织的学术报告、专题讲座、技术操作示教、新技术推广等，每次可授予主讲人 2 学分，授予参加者 0.3～0.5 学分。参加者全年所获得的该类学分最多不超过 10 学分。

（8）科室组织的案例讨论会、大查房，每次主讲人可授予 1 学分，参加者授予 0.1～0.2 学分。参加者全年所获得的该类学分最多不超过 10 学分。

（9）出版国家或省市继续护理学教育项目录像教材成品放映可授予 10 学会，幻灯片每 10 张可授予 1 学分。

（10）各类成果奖按标准授予学分（表 11–3）。

表 11–3 各类成果奖授予学分标准

	国家级成果奖			省部级成果奖		
	第一作者	第二作者	第三作者	第一作者	第二作者	第三作者
一等奖	20	18	16	12	10	8
二等奖	15	13	11	10	8	6
三等奖	11	9	7	8	6	4
四等奖	9	7	5			

3. 凡经单位批准，到上一级医疗卫生单位进修（含出国培训）6 个月及以上人员，经考核合格者，视为完成当年的继续医学教育 25 学分。

（四）学分登记与评价

1. 学分登记　目前，我国已建立继续护理学教育的登记制度。登记的内容包括：项目名称、编号、日期、内容、形式、认可部门，学分数、考核结果、签章等。登记证由省、自治区、直辖市继续医学教育委员会印制和发放。登记证由本人保存，在参加继续护理学教育的项目后由主办单位签章认可，作为参加继续护理学教育的凭证。

2. 学分评价　各单位均已建立继续护理学教育档案，将护理技术人员参加继续护理学教育活动的情况作为本人绩效考核的内容之一。此外，护理技术人员须按规定取得每年接受继续护理学教育的最低学分数，才能作为再次注册、聘任及晋升高一级专业技术职务的条件之一。

（五）学分证书的发放与管理

1. 学分证书的发放 国家级和省级继续医学教育项目学分证书分别由全国和省级继续医学教育委员会统一印制。指定社团组织应按全国继续医学教育委员会统一规定的样式印制学分证书。远程继续医学教育项目Ⅰ类学分证书，先由举办项目的远程教育机构提供学员参加学习的有关材料，经学员所在地的省级继续医学教育主管部门核实后发放相应的学分证书。

2. 学分证书的管理 国家级继续医学教育项目和指定社团组织举办的由全国继续医学教育委员会统一公布的项目，应接受项目举办地省级继续医学教育委员会的监管。举办单位应在项目举办2周前将有关资料报项目举办地省级继续医学教育委员会备案。凡弄虚作假、滥发证书、乱授学分的单位，一经查实将视情节轻重分别给予批评、全国通报、1~3年停办国家级和省级继续医学教育项目资格等处罚。

第五节 护士的岗前培训和规范化培训

一、护士的岗前培训

（一）培训目的

护士的岗前培训（pre-job training）是新护士上岗前一项重要的工作，可帮助新护士完成从护生到护士的角色转换。通过岗前培训，可使新护士尽快地熟悉医院与科室环境，明确医院各项规章制度，有助于减少新护士对医院临床护理工作的陌生感，使其能愉快地融入医院护理团队，尽快地投入临床护理工作，从而达到安全独立地开展工作的目的。

（二）培训对象

各个层次的护理学专业毕业生上岗前都必须接受岗前训练和教育。

（三）培训内容

护士岗前培训的内容包括公共部分和专科部分。

1. 公共部分 护士岗前培训的公共部分是新护士共同学习、培训的内容，具体包括：①医院环境简介：医院的布局，包括门诊部、住院部、办公区、生活区等；②医院职能部门介绍：医院的组织机构、规模、功能、任务、目标及管理模式；③职业道德：医务人员道德规范；④法律法规；⑤职责、制度介绍：护士职责、各项规章制度；⑥基础护理操作技术：生命体征测量、肌内注射、静脉输液、青霉素过敏试验、给氧、吸痰、导尿、灌肠、鼻饲、铺床、卧床病人更换床单、无菌技术操作等；⑦护理书写：体温单、医嘱单、医嘱本、病区交班报告、特护记录单等的书写；⑧护士行为礼仪规范。

2. 专科部分 护士岗前培训的专科部分是护士到所在专科后需要培训的内容，具体包括：①科室人员结构；②科室环境；③各班工作程序、工作重点、标准及各类人员职责；④专科主要常见病的临床表现、治疗原则、护理措施；⑤专科主要常见急症的临床表现、救治原则、护理措施；⑥专科主要检查及特殊诊疗技术的临床应用及护理，如心电监护、呼吸机、各种造影检查等。

（四）培训的形式与方法

岗前培训的形式因培训内容而定，可采取集中式或分散式。集中式适合于公共内容的培训，由护理部负责护理教育的专职人员承担；分散式适合于专科内容的培训，各科护士长安排临床师资人员负责。具体的教育方法有视听、讲课、示教、练习、实地参观、临床带教等多种形式。可根据培训目标、培训内容、学员人数、医院设施等选择恰当的教学媒体。岗前培训的时间公共部分可为1～2周，专科部分可为4～8周。

（五）注意事项

新护士岗前培训是为刚从医学院校毕业、即将走上护理岗位的护理人员能尽快完成角色转变，胜任本职工作而进行的培训活动。岗前培训应以新护士工作任务为导向，结合岗位特点，注重知识、技能、态度、观念等培训之间的连贯性，科学合理地设置培训内容，设定培训目标，全面提升新护士岗位胜任力。在培训方法上应体现“以人为本”的教学理念，采取多种培训方法相结合的模式，重视新护士的个体差异，多给予鼓励和肯定，增强新护士的自信心。

二、护士的规范化培训

（一）培训目的

护士的规范化培训（standardized training）是指护理学专业院校的毕业生继岗前培训后所接受的护理学专业培训。目的是通过岗前的系统培训使其在护理基础理论、基本知识、基本技能、外语水平和医德医风等方面得到全面提高，达到卫生部《卫生技术人员试行条例》规定的护师的基本条件。

（二）培训对象

规范化培训的对象是护理学专业硕士、大学本科、专科及中专毕业后从事临床护理工作的护士。

（三）培训内容

护士规范化培训的内容包括职业素质、医德医风、基础护理和专科护理理论知识、基础护理和专科护理技术、护理教学、科研能力及专业外语等。护理技能培训以临床实践为主，理论知识和外语以自学为主。

1. 职业素质和医德医风　培养全心全意为病人服务的思想和团结协作、勇于奉献的精神，端正护理学专业思想，树立刻苦钻研、严谨求实的科学态度。

2. 护理理论知识及临床护理技能的培训　在掌握护理基础理论、基础操作和基本技能的基础上，掌握内科、外科、妇产科、儿科、眼科、耳鼻咽喉科、危重医学学科、急诊科等专科护理理论知识与护理技能。

3. 教学能力　培养护士带教意识和理论授课能力，将理论和临床实践相结合，认真进行护生、进修护士及低年资护士的带教工作和培训工作。

4. 科研能力　培养护理科研思维和书写能力，结合临床护理实践写出个案护理、综述、论著等护理论文，并在核心期刊上发表。

5. 专业外语　以自学为主，相应阶段培训为辅，阅读护理学科相关的外文专著和期刊。

（四）培训的形式与方法

培训方式以临床实践为主，理论知识和外语以讲座和自学为主。培训方法依据大学本科、专科、中专三个学历层次的不同分阶段进行，培训时间分别为1年、3年、5年。

1. 大学本科毕业生　培训时间为1年，主要培训内容包括参加各科室的临床护理工作，进行严格的临床护理基本操作技能训练，同时学习有关专业理论知识，逐步进行专业培训，使其具备独立运用护理程序为病人实施整体护理的能力。

2. 大学专科毕业生　培训时间为3年，分两个阶段进行。第一阶段为期1年，主要培训内容包括参加本学科主要科室的临床护理工作，进行严格的临床护理基本操作技能训练，同时学习有关专业理论知识。第二阶段为期2年，主要培训内容包括逐步进行专业培训，深入学习和掌握本专业的临床操作技能和理论知识。

3. 中专毕业生　培训时间为5年，分三个阶段进行。第一阶段为期1年，主要培训内容包括参加各科室的临床护理工作，严格进行各项基础护理技术操作的训练。第二阶段为期2年，学习有关专业的理论知识及部分临床护理技能操作。第三阶段为期2年，逐步进行专业培训，深入学习和掌握本专业的临床操作技能和理论知识，使其具备独立为病人实施整体护理的能力。

（五）注意事项

护士规范化培训是护生毕业后继续教育的重要组成部分，护理管理者应根据学科发展和社会需求，不断丰富培训内涵，创新培训模式，加强新护士的规范化培训与管理，培养新护士独立处理问题的能力和评判性思维能力，并在实践中不断优化，以促进护理队伍的整体建设和护理学专业的发展，从而为病人提供高质量、安全的护理服务。

第六节　专科护士培训

一、专科护士的概念及职能

专科护士（clinical nurse specialist）是指在某一特殊或者专门的护理领域具有较高水平和专长的专家型临床护士。专科护士在概念上不可与“在某一专科工作的护士”等同起来。专科护士的工作职能主要包括以下几个方面：

1. 提供临床护理服务 专科护士是专门领域的护理专家，利用在某一领域的知识、专长和技术为病人和社会人群提供护理服务，并为病人提供相应的健康指导、健康咨询，促进其康复和提高自我生活照顾、健康管理的能力。

2. 提供护理指导 专科护士可通过对同业的护理人员提供专科领域的信息和建议，指导和帮助其他护理人员提高对病人的护理质量。

3. 开展护理研究 专科护士应开展本专科领域的护理研究，并将研究的结果应用于本专业领域的护理实践。

4. 参与护理管理 专科护士应参与临床护理管理，完成专科领域的护理质量的评价工作。

二、国内外专科护士的发展

（一）美国专业护士的发展

专科护士最早在美国提出并实施开展。最初的专科护士始于20世纪30～40年代，美国开始在医院和护士学校开设短期培训班，为麻醉科、产科、手术室等特殊科室培养具有专业知识技能的护士，使之成为某一领域的专家。从1954年开始，美国专科护士的培养逐渐定位于硕士以上的教育，并扩展至临床的许多专业，包括ICU护理、急救护理、糖尿病护理、造口护理、癌症护理、老年护理、临终护理、感染控制等领域，为临床实践培养高质量的专科护士，提高临床护理实践水平，促进护理学专业技术水平与诊疗技术和公众的健康需求相适应。现在美国已经在200多个专科领域培养了几十万名专科护士，这些高素质的护理人才在医院临床护理、社区保健、家庭护理以及护理科研等方面发挥着非常重要的作用。

（二）中国专科护士的发展

20世纪80年代末，我国护理专家依据学科与社会的发展需要，首次提出在专科护理领域培养专科护士的观点。90年代末，有文献报道专科护士的内容。进入21世纪后，专科护士逐渐出现，造口和ICU两个专科护士发展较早也相对成熟。2001年，中华护理学会、中山大学护理学院、香港大学专业进修学院和香港造瘘治疗师学会联合开办了中国内地第一所造口治疗师学校，招收具有注册护士资格且有相关专科实践经验的临床护士，结业时可获得世界造口治疗师协会认可的执业资格证书。2002年，中华护理学会、香港危重病护理学会、协和医科大学护理学院三家联合举办"危重病护理文凭课程"学习班，培养ICU专科护士。2005年7月，卫生部颁布《中国护理事业发展规划纲要（2005—2010）》中指出：根据临床专科护理领域的工作需要，有计划地培养临床专业化护理骨干，建立和发展临床专业护士，同时颁布《专科护理领域护士培训大纲》，提出在重症监护（ICU）、手术室、急诊、器官移植和肿瘤5个临床护理技术性较强的护理学专业领域规范开展专科护理领域培训工作。近几年，北京、江苏、上海等地已经在危重症护理、糖尿病专科护理和造口治疗师等领域开展专科护士的培训，部分地区在专科护士培训方面已经具备了一定的基础和条件。

三、中国专科护士培训的形式和方法

（一）中国专科护士的培训形式

我国专科护士的培训形式主要有以下4种模式：

1. 以医院为基础的专科护士培养　由医院负责专科护士的培养，依托临床科室的优势，培养专科护士，如医院开设糖尿病专科护士、造口专科护士等学习班。由于我国专科护士的培养和使用仍处于起步阶段，相关政策和制度还不够健全，因此在学员的选拔、师资的配置、课程的设置和教材的选择上尚没有统一的规定，主要为各个培训基地根据自身条件并结合国内外已有的经验自行设计培养方案。

2. 以学校为基础的专科护士培养　由护理院校负责专科护士的培养，培训方法、教学内容及教学实施均由学校负责，理论学习在学校完成，临床训练部分在医院完成，如开设专科护士研究生课程培训项目。在学校培训中，有业余培训和脱产培训两种形式，培训的运行根据学生的数量决定，参加培训项目的护士经考核合格后由学校颁发专科护士证书。

3. 医院和学校联合培养模式　由护理院校和医院联合进行专科护士的培养，培训项目由医院设计，课程由院校负责讲授，理论部分在学校完成，临床实践在医院完成，主要以培养临床护士为主。项目设计、课程时间和教学内容取决于医院的需求。此种培养模式有效地将理论知识和实践技能充分结合，是我国培养专科护士的主要发展方向。

4. 医院间联合培养模式　由一个地区的多所医院联合进行专科护士的培养。如进行专家评估，选择医院为“专科护士培训基地”，开设专科护士培训班，由各医院共同培养专科护士。此外，还有与国外医学机构合作的专科护士培养方式。

（二）中国专科护士的培训方法

我国专科护士培训分为脱产培训和半脱产培训，包括理论学习和技能训练。具体方法有专题讲座、讨论、示范操作、护理查房、专科进修、论文撰写等。进修学习以本专科为主，辅以与本专科关系密切的科室及必要的辅助检查科室，以熟悉和掌握本专科疾病知识、专科诊疗护理技术等。

四、中国专科护士培训的内容

在我国，专科护士培训的内容包括专业必修课程、核心课程和专科课程。必修课程是指所有专科都应具备的基础知识；核心课程是针对专科护士开展的临床护理所需的知识；专科课程是由各专科护理学会组织指定的、该专科所必需掌握的专科理论知识及专科临床实习。其他课程可根据不同的环境、学生特征等进行补充。

（一）重症监护（ICU）专科护士的培训内容

1. 理论学习　主要内容包括：重症监护学概论，重症监护的专业技术，呼吸系统、心血管系统、神经系统等疾病重症病人的护理，重症监护病房医院感染的预防与控制，重症病人的疼痛管理，重症监护与心理护理，重症监护病房的护理管理等。

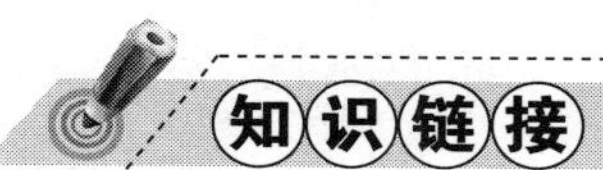

美国临终关怀专科护士

美国临终关怀专科护士的职能是通过合作来满足患有生命受限疾病的病人及其家属身体、心理、情感和精神方面的需求，让病人能够尽可能舒适地度过生命的最后阶段。从事临终关怀和姑息护理服务的护理团队包括临终关怀高级实践护士、注册护士、儿科注册护士、执业护士、助理护士和行政管理者等。

美国临终关怀专科护士首先必须具有国家护理人员从业的资格，并且有2年从事临终关怀和姑息护理的工作经验。此外，需要参加并通过由美国国家临终关怀和姑息护理认证委员会（The National Board for Certification of Hospice and Palliative Care Nurses，NBCHPN）提供的资格认证考试。各级临终关怀专科护士的准入资格如下：

1. 临终关怀助理护士（certified hospice and palliativenursingassistant，CHPNA）　需具备过去2年里在注册护士的监督下完成2000小时护理实践的相关证明。NBCHPN要求参加者应该有至少2年的作为临终关怀助理护士的经验。

2. 临终关怀执业护士（certified hospice and palliative licensed practical/vocational Nurse，CHPLN）　持有美国的执业护士执照。

3. 临终关怀护士（certified hospice and palliative nurse，CHPN）和临终关怀儿科护士（certified hospice and palliative pediatric nurse，CHPPN）　持有美国的注册护士执照或者加

拿大与之同等的执照。NBCHPN 建议参加者有至少 2 年的提供临终关怀和姑息护理服务的经验。

4. 高级临终关怀护士（advanced certified hospice and palliative nurse，ACHPN） 持有美国的注册护士执照或者加拿大与之同等的证书，已完成通过评审的具有培养研究生资格的学院的护理学专业的学习。拥有以下资格之一：①持有研究生或者更高学历，参加了经过认证的高级姑息护理实践教育课程，包括理论部分和参加考试前 1 年内至少 500 小时的临床实践部分；②硕士，参加考试前一年内有至少 500 小时的临床姑息护理方面的实践；③持有护理高级实践计划（APRN）的硕士、硕士研究生或者更高学位，作为临床护理专家或者开业护士，在参加考试前 1 年内提供姑息护理服务（直接或者间接）至少 500 小时的硕士后实践；④将会成为临床护理专家或开业护士。

5. 临终关怀护理管理者（Certified Hospice and Palliative Care Administrator，CHPCA） 参加者在过去的 3 年里有至少 2 年作为全职管理者的工作经历，并提供证明文件以备核查。

2. 临床实践学习　主要内容包括：综合 ICU 病房进行临床实践技能的学习，依据培训对象原专业选择其他重症监护病房，如心血管重症监护病房（CCU），新生儿重症监护病房（NICU）等进行临床实践技能学习。

（二）手术室专科护士培训内容

1. 理论学习　主要内容包括：医院手术室护理概论，手术室管理及规章制度，手术室医院感染的预防与控制，洁净手术室的管理，手术病人围术期护理，病人安全管理，手术配合技术和护理操作技术，手术室新技术和新业务，手术室的职业安全与防护，手术室突发事件的应急处理等。

2. 临床实践学习　主要内容包括：综合医院普通手术室临床进修，洁净手术室进修，心脏外科、神经外科及骨科等专科手术室进修。

（三）伤口护士的培训内容

1. 理论学习　主要内容包括：伤口护理概论、伤口的类型与评估、伤口清洗溶液、伤口清疮、敷料的种类与特性、创伤和烧伤的护理、手术切口感染及脂肪液化的护理、坏死性筋膜炎护理、体表脓肿切开术后伤口护理、压疮护理、下肢血管性溃疡的护理、糖尿病足的护理、癌症伤口护理、失禁病人的皮肤护理、伤口敷料粘贴技巧、伤口渗液的管理等。

2. 临床实践学习　主要内容包括综合医院外科实践技能进修。

（四）急诊专科护士的培训内容

1. 理论学习　主要内容包括：急诊医学与急诊护理概论，急诊分诊，急诊室医院感染的预防与控制原则，常见危重症的急救护理，器官衰竭病人的急救护理，创伤病人的急救护理，急诊重症病人的监护技术，急救中常见的护理操作技术，急危重病人的心理护理及沟通，急诊护理管理，突发事件的急救等。

2. 临床实践学习　主要内容包括综合医院急诊科或者急救中心临床实践，如急诊抢救室实践和急诊监护室实践。

（五）血液净化专科护士的培训内容

1. 理论学习　主要内容包括：血液净化专科护理概论、血液透析中心的组织与管理、血液透析的基本知识、血液透析的基本技术与护理、血液透析血管通路的技术及护理、血液透析中的抗凝技术及护理、特殊血液净化的技术及护理、血液透析器的复用技术、特殊病人的血液透析技术及护理、血液透析病人的综合管理与健康教育、腹膜透析的技术及管理等。

2. 临床实践学习　主要内容包括血液透析中心和腹膜透析中心实践技能学习。

（六）老年专科护士的培训内容

1. 理论学习　主要内容包括：老年专科护理概论，人体老化的原因和机制，人体老化的过程，老年人的健康评估，老年人的日常保健与护理，老年人常见的心理和精神健康问题的护理，老年人特有症状的护理（跌倒、卧床、压疮、便秘、大便失禁、尿失禁等），老年常见疾病的护理，老年临终关怀，老年人的健康管理等。

2. 临床实践学习　主要内容包括老年医院和老年病房实践技能学习。

（七）疼痛专科护士的培训内容

1. 理论学习　主要内容包括：疼痛管理概述，护士在疼痛管理中的作用，常用药物和非药物镇痛方法，疼痛的神经阻滞疗法，疼痛与心理护理，医院疼痛的管理措施，慢性疼痛的治疗，癌痛的规范治疗，癌痛护理，姑息治疗中的疼痛管理，中医腕踝针镇痛疗法，术后疼痛护理，风湿性疼痛管理，外伤疼痛的管理，临床病人疼痛的处理等。

2. 临床实践学习　主要内容包括：在疼痛病人较多且疼痛管理开展较好的病房，如普外科、肿瘤科、中医科、胸外科、骨科、风湿免疫科等及疼痛门诊实践技能学习。

（八）化疗专科护士的培训内容

1. 理论学习　主要内容包括：肿瘤发病治疗与护理概况，化疗病人的心理护理及家庭社会支持，化疗操作防护的新进展，化疗药物的分类与作用机制，化疗方案的新进展及化疗相关的护理研究，化疗药物毒副作用的临床表现与作用机制，化疗药物的护理要点，肿瘤区域性化疗与生物治疗病人的护理，肿瘤病人化疗期间的营养支持与康复治疗及生活质量测评，肿瘤干细胞移植病人的护理，肿瘤病人的中医药疗和食疗，静脉输液新技术（中心静脉留置管 CVC 与经外周静脉中心静脉留置管 PICC）的护理，持续性化疗的应用及护理等。

2. 临床实践学习　主要内容包括：综合性医院肿瘤科及肿瘤专科医院的进修，包含肿瘤病人的病情观察、症状处理、化疗综合治疗病人的护理及肿瘤护理新技术与新业务的学习等。

五、专科护士培训的认证

（一）美国专科护士培训的认证

1. 美国专科护士执业准入制度　专科护士执业准入制度是指注册护士经过专科护士培养程序的培养，达到预定的培养目标，获得在某一护理专科从业的能力，通过一定的程序授予资格证书以证明这种能力，并通过一定的程序获得政府管理部门的执照以示允许执业。执业准入制度包括资格制度和执照制度。对于初级专科护士而言，因为其一般是以注册护士的身份执业，而注册护士身份是其参与继续教育方式获取专科护士资格必需的，所以初级专科护士不需要专门的专科护士执照，只需拥有专科护士资格证明后继续从事专科领域内的注册护士工作。对于高级专科护士而言，因为法律法规已经将其规定为一种高级的注册护士类型，所以在其获得专科护士资格证书后，还必须向护士局申请专科护士执照。

2. 美国专科护士认证　在美国，注册护士通过继续教育、临床实践、自学、毕业后（研究生）教育等学习后，通过资格认证考试可以获得相应护理专科的资格证书。目前，美国主要由各个专科认证组织负责制订注册护士获准参加资格考试的标准和要求，组织本专科的资格考试，并为通过者颁发专科和亚专科护士资格证书。各专科护士资格认证机构都制定有严格的专科护士资格认证程序，具体包括申请条件、考试要求、证书发放、证书更新、管理与费用等。申请专科护士资格认证的学位条件因专科护士资格级别和专科护理领域不同而各异。目前，美国申请所有类型高级专科护士资格认证的入门学位为硕士学位，申请初级专科护士资格认证的入门学位没有硬性规定，因不同的专科而异，但一般要求学士学位及以上，也有少数未作要求。专科护士资格证书一般都有有效期限，期限的长短主要由各认证组织自行规定，初级专科资格证书的有效期一般为 3 年，高级专科证书的有效期一般为 5 年，超过期间应该进行再认证。

（二）中国专科护士培训的认证

1. 专科护士资格认证考试　由于我国专科护士相关制度尚未健全，因此仍未形成专科护士资格认证考试制度。目前的专科护士培训大多是由各培训基地自行给予考核，考核合格后由所在的省卫生厅颁发培训合格证书。

2. 专科护士资格授予　我国专科护士资格证书的授予单位是卫生行政机构。学员完成全部理论与实践部分的培训后，进行理论、操作考核，对通过考核的护士由相应机构发放证书。国内有些省市还要通过结业答辩才能获得证书。

本章小结

继续护理学教育是继毕业后学习护理学新理论、新知识、新技术和新方法的终身性教育，是护理教育体系中的重要组成部分，包括学历教育和非学历教育两种形式。开展继续护理学教育需在评估诊断教育需要的基础上，制订继续护理学教育计划，并按计划逐步实施，最终评价教学效果。继续护理学教育项目根据类别可分为国家级、省级和市级三种，需按程序申报与审批后实施。在实施继续护理学教育项目过程中，应按计划执行，并实施过程管理和效果评价。我国继续护理学教育采用学分制管理，在完成继续教育培训后按规定授予相应的学分。护士在正式上岗前需经岗前培训和规范化培训，巩固护理基本理论和技能，提高护理专科知识与技术，使其尽快适应临床护理工作。同时，为适应社会需求和护理学科发展，需要在专门护理领域内培养专家型的临床护士，如重症监护专科护士、手术室专科护士、急诊专科护士等。

（吴炜炜）

思考题

1. 请解释下列概念

继续护理学教育　护士规范化培训　专科护士

2. 简述继续护理学教育的教学原则。
3. 针对我国护理教育现状，分析我国继续护理学教育存在的问题及未来发展趋势。
4. 继续护理学教育项目在实施过程中要注意哪些问题?
5. 如何对继续护理学教育项目进行评价?
6. 根据我国护理发展与需求，分析目前我国专科护士培养存在的问题及未来发展趋势。

第十二章

护理教育管理

学习目标

识记：

1. 能正确陈述护理教育管理的基本原则。
2. 能正确描述护理教育管理的职能。
3. 能正确陈述护理教学质量的控制及保障体系的基本内容。

理解：

1. 能用自己的语言正确解释下列概念：
   护理教育管理　护理教学质量保障体系
2. 能举例说明护理教育管理的基本原则和职能。
3. 能联系实际说出护理学专业良好的师生关系的特点和构建策略。
4. 能比较其他职业劳动正确说明教师劳动的特点和意义。

运用：

1. 能运用本章所学的知识对你所熟悉的教师的心理素质、教学效果做出恰当的分析。
2. 能运用所学知识举例说明护理教学质量监控的作用及保障体系的构建。
3. 能举例说明教务管理的意义。

教育管理（educational management）是贯彻教育方针，实现教育目标，提高教学效果的基本前提及保证。护理教育管理是教育管理在护理教学中的具体化，其目的是提高教学质量，向社会输送合格的护理人才。学习护理教育管理，可以帮助学生理解护理教育中的计划、组织、领导和控制等管理过程，明确教育管理的基本理论知识及内容，以更好地维护教学秩序，实现教学过程的良性循环。

第一节　护理教育管理概述

自从有了教育，教育管理就以一定形式存在了。现代教育管理是指国家、地方政府及学校的教育管理部门对教育系统进行的计划、组织、领导、控制等一系列活动。护理教育管理包括各级各类与护理教育有关的机构和学校的管理工作，是提高护理教学质量的重要环节与保证。

一、护理教育管理的概念及原则

（一）护理教育管理的概念

护理教育管理学（nursing educational management）是将教育管理的一般概念运用于护理学专业教育中，研究护理教育系统中的管理问题，揭示护理教育管理的过程及其规律的科学。教育管理者要明确管理中的各种主要矛盾，遵循一定的管理原则，按照管理过程的客观规律进行科学的、民主的、规范的管理。

护理教育管理对完成护理教育目标，提高护理教育质量具有重要意义。要求管理者必须根据国家的教育方针、政策、任务办学，并将教学规律作为制订相应管理措施的指导原则，在学习国外先进教育思想及管理经验的基础上，结合中国的实际，努力探索具有中国特色的护理教育管理理论、管理制度及管理体系。

（二）护理教育管理的基本原则

护理教育管理原则是正确处理护理教育管理中各种矛盾的指导思想，是护理教育管理者在管理过程中必须遵循的行为准则及基本要求。它是根据护理教育的目的、任务、方向、性质及教育的客观规律而提出的，是护理教育管理经验的高度概括与总结。

1. 方向性原则　要求护理教育管理必须坚持正确的办学方向，坚持四项基本原则，适应社会主义政治、经济及文化发展的客观规律。将国家的教育方针和培养目标作为自己全部工作的出发点，制订教学计划，组织教学过程，进行教学控制，遵循教学工作的基本规律，正确处理好理论与实践、政治与业务、知识与智能、课内与课外的关系，以培养社会主义建设所需要的合格护理人才。

2. 科学性原则　要求教育工作者要按照客观规律办事，正确处理好主观与客观、理论与实际、传统经验与现代管理科学之间的关系，使管理思想、方法和手段科学化。①管理思想科学化：指教育管理者要学习护理学、教育学和管理学的先进经验和先进知识，不断丰富自己的头脑，并将学到的知识应用到教育管理的实践中。总结自身和别人的经验，找出规律并指导自己的实践。②管理方法和手段科学化：指从实际出发，结合传统的管理经验和现代科学技术的发展成果，正确运用各种现代化的管理手段及方法，以提高护理教育质量和工作效率。如应用系统分析的方法，计算机技术和电化教学的手段等。

3. 有效性原则　有效性是教育管理中的基本目标，要求教学管理的一切方针、政策、法规、方法等，必须高效率地使用教学中的人力、物力、财力、时间、信息等资源，用最少的资源，获得最佳的教学效果。①在人力资源管理方面：要求充分发挥人的作用，注意充分调动人的积极性，发掘人的潜力，尽量做到人尽其才，才尽其用。并重视对教职员工的培养和提拔，充分发挥员工的潜力。②在物力管理方面：要做到物尽其用，努力提高物资设备的利用率。使有限的物力资源充分发挥作用。③在学院财力管理方面的：要加强财务制度的计划性，周密地进行财务预算。在经费一定的情况下，分清事情的轻重缓急，保证有计划的开支。建立严格的财务管理制度，做到账目健全，事事有细目表，定期公开财务收支情况。④在时间管理方面：要学会科学地安排、计划及利用时间，减少时间的消耗及浪费。在管理中要做好周密的计划，重视时间的使用方法，根据科学规律合理安排时间，注意劳逸结合，保护师生的身心健康。⑤在信息管理方面：要充分地利用各种信息管理系统，提高工作效率，提高教育教学质量。

4. 民主性原则 教育管理要求管理者将全体教职员工既看成是管理的客体，又看成是管理的主体。每个组织及成员既接受管理，又参与管理，为实现教育目标而相互合作、相互监督。教育管理中发扬民主，组织全体教职员工关心教学，讨论教学，监督教学。

贯彻此原则要求：①领导干部要以身作则，调动全体员工的积极性，运用各种方法，增强群体凝聚力，增强团队精神，使人人为实现教育的总目标而贡献出自己的力量。②发扬民主，依靠教师。教师是学校教育工作的主力军，也是学校管理的主体。必须信任、帮助、关心和依靠教师，合理安排教师工作，鼓励教师改革创新。深入教师队伍中，真诚互助，交友谈心，充分听取教师对教学的意见，强化他们的责任感及主人翁意识。③学生参与，自我管理。利用各种组织和班级活动，产生各类学生干部，建立健全各个团体的规章制度，开展各种各样的活动进行自我教育和民主管理。这样既锻炼教育了学生，又可使学生成为学校管理的一支重要力量，还可丰富学生的业余生活，达到自我管理、自我教育和自我监督的作用。同时领导人员、班主任等要不断深入学生的日常生活，与他们谈心，了解他们的想法和对教育问题或实践的认识，并且及时纠正学生认识的偏差和错误，从而掌握教育的真实结果和努力方向，不断促进护理教育的发展。

5. 灵活性原则 教育管理的灵活性原则必须以规范性为前提。规范性是指按照国家护理教育的基本目标和方向，执行规定的办学方向和人才规格标准。建立健全规章制度，稳定学校秩序，使各项工作有章可循，井然有序，职责分明，奖惩合理，为提高教学质量提供必要的条件。

在规范办学的同时又要考虑到国家各个地区发展的不平衡，生源不同，师资力量不同等因素，采取灵活的执行措施。例如对于如何达到教育目标，各个学校可以采取不同的、适合本校实际的管理方法，而且当内外部环境条件基本成熟时，可以对部分计划加以调整或修改。可以制订特色教材，采用灵活多样的教学方法，形成自身的办学及良好的教学风气，并不断改进和完善各种教学管理。

6. 创新性原则 教学秩序要保持相对稳定，若频繁改变会使学生和教师在心理上产生混乱情绪，也不利于积累经验。但是世界科技日新月异，新技术层出不穷，人们的思想观念也在不断更新，教育必须不断发展变化，进行必要的创新，目前我国的护理教育还不能完全适应社会主义建设的需要，教育思想和理论还有待于进一步的完善及创新改革。只有对护理教育的管理体制、管理方法不断创新、发展，才能使教育面向现代化，面向世界，面向未来，不断满足社会对护理人才的需求。在创新过程中，要从实际出发，发扬民主，充分酝酿，科学论证，经过试点，不断推广。

二、护理教育管理的职能

护理教育管理的职能指教育管理系统所具有的功能及作用，与其他专业的管理环节和职能基本相似，主要包括计划、组织、领导、人力资源管理、控制五个方面。教育管理五个职能之间互相衔接，以完善护理教育管理活动。

（一）计划职能

护理教育管理的计划职能是管理者依据社会对护理教育的需要，考虑需要解决的问题，经过科学的预测和分析，权衡客观需要和主观可能，提出未来要达到的护理教育培养目标及实现目标的途径和方法。

计划是护理教育管理的第一环节。要使管理工作顺利而有效地开展，必须抓好计划环节。护理院校的整体管理计划是教职员工的行动指南，应符合人的社会实践规律。对学校的教职员工来说，计划既是指令，又是指导与激励。一份良好的教育管理计划能使全校师生员工全面掌握学校情况，明确学校发展的前景，并根据计划完成自己的工作。护理教育管理计划的种类繁多，从计划的性质上看，有常规性和临时性计划。常规计划如学校的学年计划、学期计划、教师教学安排计划、班主任工作计划等。从计划的适用范围看，有国家的教育方针、护理院校的整体计划、部门计划和个人计划等。学院的计划应具有方向性、连续性、预见性、可行性、创造性、灵活性及可检验性等特点。护理教育管理计划的主要要求包括以下方面：

1. 方向正确，切实可行　计划既要做到符合社会主义的办学方向、贯彻教育方针，又要注意从学校的实际出发，不过高强求，也不偏低无求。

2. 全面安排，突出重点　护理教育管理工作千头万绪、错综复杂，这就要求计划既要统筹兼顾，又要突出重点。一方面注意将教育工作纳入统一的计划，又要突出以教学为中心，使教育管理活动都能围绕着教学运转。

3. 分层落实，留有余地　计划是一个组织的行动纲领，要求一定要按照组织结构的完整性逐层落实，任务到人，使组织成员人在其位，各负其责。同时也要留出余地，保持一定的弹性，在人力、物力、财力和时间的安排上有一定的机动性，适应计划过程中的突变。

4. 要求明确，便于检查　计划是为目标服务的，计划执行的结果要靠检查来鉴定。计划要求明确才有利于贯彻执行，才有利于以后的检查和落实。

（二）组织职能

组织工作是保证教学计划付诸实施的必要手段，护理教育的组织管理包括人力、财力、物力、时间和信息的合理配置，建立有效的组织机构，并考虑组织内部诸要素的协调和外部环境等因素的影响。组织工作是执行计划，实现目标，完成任务，取得成绩的基本保障。

一般护理院校的组织机构及体制相对稳定，在发挥组织职能时主要是对人力、物力、财力、时间和信息等方面的有效组织及利用。为了更好地发挥护理教育管理的组织职能，教育管理者一方面要注意保持本单位人员组织结构的完整性和稳定性，另一方面还要深入实践第一线，获取各种真实信息，及时发现问题，并了解原因，及时处理，清除计划实施过程中的各种障碍。护理教育管理者的组织职能主要体现在：

1. 考察每个成员的能力及特点，将所有人员安排在合适的工作岗位上，保证事得其人，人尽其才，最大限度地发挥每个人的潜力。

2. 合理分配物力和财力，作到物尽其用，财尽其利，将有限的物力和财力应用到最需要的地方。同时要注意多方筹措资金，开发财力，引入先进设备，并培训职工，引导职工对新技术、新成果的关注和使用。

3. 充分利用时间和信息，使组织成员有秩序、有节奏地工作、学习和生活，使教育工作不断地输入和输出新的信息。

（三）领导职能

领导职能是对组织中的全体人员进行指导、沟通和联络，运用各种科学的管理手段和方法，使各个机构和各类人员在实际计划过程中发挥作用，从而使计划得到落实。护理教育管理的领导职能是管理者运用科学的方法，使各项管理职能有效地实施、运转并取得实效的统帅职能，为其他各项职能的进行提供保证。教育的领导在于正确处理教学的各个环节、各教研室、科室之间的关系，统一思想，形成团队精神，增加教职员工的凝聚力，为更好地完成教学任务和目标运筹帷幄。护理教育领导职能的具体原则如下；

1. 教学为主，坚持护、教、研工作的整体性　护理院校是一个整体系统，只有其内部的各个小系统协调一致，才能发挥整体的最佳效能。学校的中心工作是教学，其他各项工作都是为教学服务的，以保证教学的顺利进行，从而提高教学的质量。提高教学质量要注意抓教学的全过程，学院应建立一套完整的教学指挥系统，学院院长是指挥系统的核心，是决策的领导人。一般护理院校有三条教学领导指挥线路，即教务行政系统、教学研究系统和后勤保证系统。但是教学为主并不意味着教学唯一，还要注意使各项工作的全面协调，保证政治工作、教学工作、科研工作、总务工作等方面的整体协调，体现整体性、全面性、统一性和协调性的结合。

2. 依靠教师，调动全体教职员工的积极性　学校是教书育人的场所，教师是最主要的载体及关键的环节。学校领导必须认识和承认教师的崇高地位，保证教师学习和工作的时间，为他们提供图书、资料、实验器材等各种教学条件。在充分发挥教师主导作用的同时，注意发挥全体教职员工的积极性。

3. 加强工作计划、以身作则，按规章办事　学院办学要注意制订计划，好的计划可以防止工作中的盲目性、片面性和主观随意性。规章制度是实施计划的必要保证，因此，必须根据教育法、学校管理法等办学，形成一定的具体规章制度，以保证学校的正常教学秩序，提高工作效率，形成良好的院风。

4. 重视经济效益，实行勤俭办学　教育是一种生产性的投资，必须投入一定的人力、财力、物力和时间，其最终的输出产品是教育质量。学院的各项工作都有一个效益问题。只有成果符合了目标才有效果和效益。学院的领导者要根据情况．使最少的投入产出最大的满意效果，取得良好的经济效益。

（四）人力资源管理

人力资源管理（human resource management，HRM）是护理教育管理的核心职能，指管理者根据组织管理内部的人力资源供求状况所进行的人员选择、使用、评价、培训的活动过程，以保证人力资源的有效利用和开发以及护理教育任务的顺利完成。即选人、用人、评人、育人和留人。

（五）控制职能

控制（control）是一项重要的管理职能，是每一位护理教育管理者都要面临的重要工作内容。控制的核心是教育质量。包括监督组织各项活动，在出现偏差时及时采取纠正措施。控制的成功必须以目标和计划执行者的积极性、主动性为基础。必须保证畅通的信息渠道，以利于传递及时准确的信息，不断提高控制人员的素质。

第二节 护理教育管理的内容

护理教育管理内容涉及了整个护理院校对学生教育的各个方面，还包括对教师、科研和后勤等管理。为了便于理解和认识护理教育管理的内容，本节主要介绍教学组织管理、人力资源管理中的教师管理、学生管理、财务管理及后勤管理。

一、教学组织管理

教学组织管理（teaching Management）也有被称为教务管理，分学校、学院、教研室层面的管理。

（一）教学档案资料的管理

教学档案资料管理是教学管理的一个重要组成部分，是教学工作的信息库，对总结教学经验，改进教学，提高教学质量具有重要的意义。教学档案资料的管理内容及方法如下：

1. 教学文件的管理　教学文件主要包括两部分：①国家及上级教育部门等下发的教育工作方针、政策、法令、条例、规划及制度等。②本校制订的各种教学管理条例、规章制度及管理决议；每年的教学运行指令、总结、重要会议记录等。教学文件一般由教务处及各教研室派专人负责，进行收集、分类整理及保管工作。

2. 教学计划、教学大纲及教材的管理。

（1）教学计划的管理：教学计划（teaching plan）是护理院校培养各类护理人才的总体规划，是组织教学工作的主要依据。我国现行的护理学专业的教学计划，是根据国务院批准的专业目录，经国家教委审定并颁发的，是指导性的教学计划。各院校根据本地区和本校的实际与特点，制订具体的执行计划。

护理教学计划的管理主要是要由护理院校的院长和教学副院长负责，根据护理学专业的总体培养目标和培养要求制订。教学计划一经制订，就应被视为学校的教学法规，要求相对稳定，认真执行。在执行过程中，如发现有不妥之处，应经过一定的论证和审批手续加以适当修改，防止随意频繁地改变教学计划，以免引起教学秩序的紊乱。

（2）教学大纲的管理：护理院校的教学大纲（syllabus）是各课程教师组织教学和学生学习的指导性文件，也是考试命题的依据和学生准备考试的复习提纲。要求教师安排讲授和实习实验内容时，必须按教学大纲要求，完成教学大纲所规定的教学内容。教研室和教师可以选用不同的教材，指定一些参考书，或者发放一些教学参考资料，但必须是在完成教学大纲规定的教学内容的基础上。教师安排课外阅读资料，也必须是在完成大纲的前提下，发挥教师个人的专长，介绍本学科最前沿的研究成果，扩大学生的知识面和眼界。

教学大纲管理包括每学期检查各门课程教学大纲的实施情况，同时向有关人员提出修改意见。教学大纲不但授课教师人人要有，而且也要向学生发放。教师勿需额外编写复习提纲，教学大纲就是课程的考试大纲。

（3）教材的管理：教材的编写、选择及其质量是影响护理教育教学质量的重要因素。教材管理是行政管理的一个重要方面，教材的编写要根据专业培养目标、课程教学大纲的要求及高等护理教育的特点和社会的需求，介绍本专业领域的基本理论、基本知识、基本技能以及有定论的科学资料和最新科研成果，同时编写必要的辅导材料和实习大纲或实习指导，为更好地完成临床内容的学习和实践创造条件。

教材要根据院校情况择优挑选，首选统编规划教材。选用的教材形式和内容应该体现教育观念的转变和教育改革的成果，体现相关学科发展的水平和要求，适应科学的发展和社会的需要。教材应具有相对稳定性，符合课程教学大纲的要求，满足教学过程的全部需要。教材选定后要经过教研室主任签字后逐级审批，然后购买。凡列入选用计划的教材，教师不得随意更改。

有时为了更好地适应本地区的特点，需要自编教材。护理自编教材的编写要注意内容少而精。在照顾到地区特点的基础上，尽量精简内容。教材内容的容量要按照国家教委规定的每学时字数安排，不得超出大纲要求，以免增加学生的学习和经济负担。

教材编写的同时，要注意实习或实验等辅助教材的更新和质量，还要注意对录音、录像、幻灯片、网络内容或电教片的制作和更新，以促进学生的学习和教学手段、教学方法现代化的进程，为促进教学质量和开阔学生的视野提供更先进良好的条件。

3. 教务档案的管理　主要包括四个方面：

（1）学生档案：即学生名册及有关文件，是对学生基本情况的最可靠的文字记录资料的总和，包括学籍档案、在校的学习成绩及其他方面的发展及表现、健康状况的登记等。学生档案一般由教务处统一负责整理及保管。

（2）教学组织资料：教学日历及进度表，各种教学统计报表、教学总结及各类有关的文件。一般由学院的教育处、学院（系）教务科以及教研室分别保管。

（3）教研及教改资料：包括对所有教学改革资料的收集、整理、分析、总结及保存。一般要求按照改革的课程或改革的主题进行分类，由教务处统一保管，各教研室也应保存与教学改革有关的各种档案。

（4）教师业务档案：包括教师的个人情况、业务考察记录、晋升、奖惩等情况的记录等。一般由学校的人事部门负责整理及保管。

4. 与教育有关的信息资料　教学信息的管理是保证科学、有效、完善的现代化教学不可缺少的环节。护理院校必须加强各种教学信息的管理，应用现代化的信息管理方法及手段，形成灵敏而高效的信息网络情报系统。有条件的学校应采用现代化的信息管理技术及手段进行学校的信息管理及收集：如应用计算机网络体系，形成自动化的信息管理系统，以高效率、大容量地收集各种护理教育所需要的信息。护理教育信息管理的内容主要包括以下方面：

（1）学校行政管理信息：学校的行政指挥系统需要及时了解各级组织机构日常管理工作信息，掌握计划的落实情况，以便根据具体的情况及时调整及完善教学管理。学校的有关职能部门需要对上报的信息进行归纳、分析及科学的统计处理。以数据或表格等量化的方式表明各项工作的进展情况、质量与效果，然后按照组织管理的要求向有关部门汇报。此方面的工作多由校长办公室统一负责收集及整理后交主管校长。

（2）护理科学技术信息：护理院校教学、科研及其他护理工作的发展，必须收集及追踪国内外护理发展的最新信息。护理科学技术信息的收集内容包括护理学的最新发展趋势，护理理论的研究及发展进展，临床护理中各项新技术成果的应用，最新的护理科研成果，护理管理模式等方面的信息。

（3）社会发展信息：护理院校必须及时收集国内外政治、经济、科技文化等方面发展信息，如社会对护理人才的需求，社会政治经济的变革对护理学专业的影响，医学科学的发展对护理学专业的影响等。这样才能使护理教育依靠科技进步，把握时代脉搏，及时按照社会的需要调整自己的教学方向，为社会培养需要的护理人才。

（二）教学过程的管理

1. 课堂教学管理　课堂教学管理应抓好四个中心环节。①开学前：应以制订好各项计划为中心环节，使各项工作在开学初期能按计划，有条不紊地进行，为教学的开始做好人、财、物等各方面的准备。②开学初期：以组织教学实施及日常的监督为中心环节，层层落实计划，保证各项教学活动的正常进行。③期中阶段：应以全面检查为核心，及时发现教学中的先进经验典型及方法进行推广；及时发现教学中所存在的问题，并采取适当的措施及时解决及控制。④期末阶段：应以全面的考核及总结为重点，以计划为标准，对教学的各个环节进行全面的考评。对于教学过程和教学效果的评价，可以由学院教学办公室统一组织进行。在整个课堂教学过程管理中，要注意加强集体备课制，统一教案书写格式，使学生对课程有整体的了解。同时集体备课也能起到既照顾到各门课程教学内容的全面性，又避免不必要的重复的作用。

2. 实验室教学管理　实验教学是将理论和实践相结合的重要教学过程，是整个教学的一部分。为了保证和提高实验教学质量，学院应围绕培养目标制订实验教学计划和实验教学大纲，并完善实验指导书或实验教材等教学资料。制订实验室相关的制度，严格执行实验室教学程序，按照教学进度表和学生课表编排实验运行表，并上报院（系）教学办备案。按照实验运行表提前做好教学准备工作，实验课后工作人员应做好上课记录，如所需用的各种仪器设备的登记、保养、维修和计量工作。实验指导教师和实验工作人员应密切合作，开展实验教学研究，改进教学方法，更新实验项目，培养学生理论联系实际的学风、严谨的治学态度，提高学生观察问题、分析问题和解决问题的能力。加强实验教学的质量管理，应有实验教学的考试考核制度，凡实验考核课不及格者与理论不及格者同样对待。建立《实验教学档案》，收存本专业、本课程实验教学文件、典型教案及标准实验报告等资料。

3. 临床教学管理　临床教学的管理要注意选择好实习基地。实习医院应该具备病员充足，病种较多，带教人员能胜任教学工作等条件。注意做好对临床教学各个环节的组织领导，加强定期检查，做好总结工作。总结的内容一般包括实习收获，效果，教学计划完成的程度及质量等内容。在总结的基础上分析实践教学环节中存在的主要问题和解决这些问题的经验教训，并提出今后管理方面应注意的问题等。

二、人力资源管理

护理教育人力资源管理的核心是对人才的选拔、培养及合理使用，其目的是最大限度地调动各级各类人员的积极性，为学校建立一支包括教师、教学辅助人员、行政人员、后勤人员等在内的队伍，以充分发挥每个教职员工的聪明才智及个人潜力，做到人尽其才，才尽其用。护理教育人力资源管理的原则包括：知人善用、职能相称、精简效益、激励指导及合理流动等。

学校管理的最终目的是提高教学质量，在完成这一目的的过程中，教师起到了极其重要的作用。因此，教师的管理是护理教育人力资源管理的核心部分，本节将重点介绍教师管理的相关内容。

（一）教师管理的意义

高校的教学是通过教师来实施的，所以对教师的管理是教学管理中的关键环节。通过教师的管理过程，可以调动教师的教学积极性，使其自觉地、创造性地完成各项教学工作，从而提高教学质量。因此，加强教师管理具有重要的意义。

1. 教师管理是学校管理的重要组成部分　在学校教育过程中，教师要根据政府和学校的要求及学生身心发展的规律和特点，创造性地贯彻执行教育教学计划，有针对性地对学生进行教育和培养，从而为社会培育合格的公民。为了让教师准确理解国家的教育方针，正确认识学生身心发展的规律，保证教育教学工作的质量，政府和学校必须制订相关的教师管理制度和规范。也正因为如此，教师管理必然是学校组织运行的基本前提和学校管理的一个重要组成部分。

2. 教师管理有利于教师的成长和发展　现代的教师管理应当是一个含义宽泛的概念，它不仅包括对教师的使用和管辖，而且还应包括如何通过各种培训制度和措施，为教师的成长和发展提供良好的环境和条件。现代教育环境下，教师的成长成才不仅来源于自身日积月累的教学经验，也来自于政府和学校为教师的专业成长所提供的各种客观条件。

3. 成功的教学改革有赖于合理的教师管理　教育教学符合一切事物发生发展的规律，也需要在不断的改进中前行。因此，教育改革是世界各国教育事业发展中的长久命题，它为各国的教育事业发展带来了勃勃的生机。教学改革的成功需要多种条件来做保障，其中教师的素质甚为关键。教师必须首先从认识上接受教学改革的理念和观点，而后才能发挥自身聪明才智，实践教学改革的各项措施。从这个意义上来说，教师是教育改革最终的也是最直接的贯彻者和执行者。

（二）教师管理的理念

高校教师有较高的文化层次，有较丰富的知识经验，有独立的思想观点和方法，思想敏感活跃，主体意识突出，尊重、理解、信任的需要更为强烈，成熟度较高，而且重情义、重学识、重人品，轻权势，习惯以理服人，因此对于教师的管理如果一味运用行政手段，有可能挫伤其积极性，所以当代教师管理应首先树立先进的管理理念。

1. 树立“以人为本”的管理理念　在高校教师管理中，必须牢固树立以人为中心的管理思想，做到对教师的管理方法的科学化、民主化、法制化和管理体制的合理化、规范化，因此，在管理过程中应该尊重教师的个人尊严与自我价值，了解教师的需求和意见，切实解决教师生活和工作中的困难和问题，为教师搭建施展才能的科研、教学和生活的平台。提倡在保证完成课堂教学任务的前提下，多给教师一些自由支配的时间以及足够的活动空间，以便让教师去创造发挥。同时，不硬性规定教师的教育手段和教学方法，构建每个人都能得到主动发展的人文环境。

2. 树立“以情为主”的柔性管理理念　柔性管理是在尊重人的人格独立与个人尊严的前提下，在提高组织成员对组织的向心力、凝聚力和归属感的基础上所实行的分权化管理。柔性管理强调以人为本，以发挥人的潜能、调动人的积极性为目标，在满足教师合理需要的基础上，大力倡导和发扬教师的敬业精神，激励其创造性，满足其事业追求的成就感、卓越感，充分发挥教师的主动意识、创造意识和参与意识。因此，柔性管理的本质是一种以人为中心的管理，它更符合高校教师的心理特征和劳动特点，能极大地调动教师的积极性。

（三）教师管理的内容

教师管理是学校对教师教学、科研活动进行组织、协调和控制的过程。对教师的管理是多方面的，其原则要求尊师重教，注意教师的选拔、使用及培养，教师管理的目的就是选拔并建设一支政治坚定、思想过硬、知识渊博、品德高尚，精于教书、勤于育人以及数量适度、结构合理的教师队伍，创设宽松的环境，使他们自由、充分发展，最终培养出合格的人才。一般认为，现代教师管理的基本内容应主要包括教师的任用、评价、培训以及激励。

1. 教师的任用

（1）教师的从业资格：资格通常是指人们从事某项活动应有的条件。职业的专门化程度越高，从业资格就越高，可替代性就越低。教师职业作为一种专门职业，对从业者的资格有多方面的要求，包括思想品德、学历学位、学术水平、工作能力等。1994 年我国施行的《教师法》中规定，对教师资格的要求是“遵守宪法和法律，热爱教育事业，具有良好的思想品德，具备国家规定的学历或经国家资格考试合格，有教育教学能力”。

（2）教师的聘任：不同于计划经济时期的统一调度和安排，现代学校的教师的管理也在一定程度上适应市场经济的基本规律。因此，只有通过对教师的供给和需求状况的科学预测和分析，制订必要的政策和措施，才能确保学校在需要的时间和需要的岗位上获得需要的人才。

1）发展规划：首先分析学校现有教师的年龄结构、性别比例、学历规格、专业情况、学科分布等状况；其次，预测校内教师的流动情况，并在此基础上测算未来各学科人员的需求，有针对性地物色或培训人才；最后，在前两者的基础上做出相应的人事决策，包括招聘计划、岗位调动、培训深造、薪金调整等，以保障教师资源的充分开发和有效管理。

2）选聘程序：高校教师选聘程序包括：①确定教师岗位，发布招聘信息，接受应聘材料；②院系等基层单位根据预定的岗位任职标准进行初选；③将通过初选的候选人送审，请校外同行专家匿名评审；④请候选人到校面谈、试讲，当面考察；⑤学院（和系部）学术委员会对候选人进行集体评审，投票表决推荐；⑥学校学术委员会对候选人进行集体评审决定取舍。从整个选聘程序来看，我国高校教师聘用制度已日益接近国际通行做法。

3）聘任制度：2000 年，中共中央组织部、人事部、教育部联合下发了《关于深化高等学校人事制度改革的实施意见》，明确要求破除职务终身制和人才单位所有制，在高校工作人员中全面推行聘任制度。

2. 教师的评价　教师评价是指依据一定的标准对教师的工作状态和工作成就做出判断和评定的过程。评价的结果一方面可以了解教师工作能力，促进教师工作的改进与提高；另一方面也可以作为人员晋升、岗位调整等的依据。

（1）评价的内容：教师评价的内容主要包括 4 个方面：①师德状况：主要评估教师的政治思想素质和职业道德水平，关注教师在课堂上的思想言论与教师角色和岗位职责是否吻合。②能力状况：主要评估教师的学术水平和工作能力，包括获取和运用知识的能力，分析和解决问题的能力等。③工作行为态度：主要评估教师的工作态度和敬业精神，包括责任感、主动性、协作性、积极性以及对规章制度的执行情况。④教学任务完成的情况：教学方面主要是看教学内容、教学方法、教学效果等指标；科研方面主要有教师承担的科研项目、发表的论文论著、获得的奖项或成果推广情况等。

（2）评价的原则

1）客观公正：这是评价教师的首要原则。一般而言，学校应具有经过民主集中的程序制订的评价方法和标准并事先公布；评价要做到以事实为依据，避免主观臆断和个人偏见；评价的结果要予以公示，允许质疑和申诉；必要时可建立评价监督机制。

2）全面评价：教师工作中有三对关系值得关注：显性工作与隐性工作的关系，定量评价与定性评价的关系，结果评价与过程评价的关系。教师工作除了反映在学生的成绩上，还体现在教书育人的过程中，比如对学生思想的引导、课堂教学的设计等，这些都是难以用数量来计算和衡量的，在评价过程中要尤其注意。

3）注重实效：教师工作的成效具有滞后性，很多学生参加工作之后才会开始感怀教师的教诲，因此，在教师的评定上也不能因为短时间内的成绩而否定个人，更应该结合其他方式进行评定，并鼓励中青年教师大胆改革，逐年提高、不断改进。

（3）评价方式：对教师的评价应采取平时考核与定期考核相结合，个人总结、群众评议与领导鉴定相结合的办法。平时考核主要指通过正常教育教学活动中的指导、监督、检查来进行，包括听课，对教师的教案和学生成绩的抽查等。在平时考核的基础上，每学期或学年对教师政治思想、文化业务及本职工作的完成情况进行一次小结。在单位内部，教师各自进行述职报告，开展同事之间的相互评议。在此基础上，由各级绩效考评委员会进行集体讨论，给出考评结论，装入教师业务考核档案。除此之外，还可以组织学生对教师进行评估以做参考。当然，最好的教师评价是将各类评估者的意见综合起来。

3. 教师的培训

（1）培训原则：护理学专业教师的培养应坚持以下原则：

1）全面规划，全面培养：教师的培养是提高护理学专业教育水平的基本方法及途径，必须根据本单位的需要及学科发展的趋势进行统一规划及部署，对每个层次的教师必须有具体完善的培养计划。注意全面培养教师的能力及素质，重视教师的政治思想教育、提高职业道德水平，使教师热爱护理学专业，具有高尚的职业道德及良好的业务水平。

2）在职培养为主，脱产培养为辅：由于护理教师有自己的工作任务，应该以在职培养及提高为主，根据需要进行适当的脱产培养。

3）普遍提高和重点培养相结合：由于护理学科不断发展，护理学专业教师应接受终身教育以适应教育的需求。因此，应向每个教师提供接受继续教育及培养的机会。同时，也应根据教学的需要及教师的能力，选拔有培养前途的年轻教师去国内外优秀院校学习。

4）注意临床师资的培养：临床教学是护理学专业教学的一个重要组成部分，要提高临床教学的质量，必须建立及保持一支数量足够、质量良好、相对稳定的临床护理师资队伍，因此应重视对临床师资进行临床教学方法、临床评价方法及护理新知识、新业务等方面的培养。

（2）培训途径：护理学专业教师的培养可以采取多种途径，如在职培养、脱产学习、短期进修、参加学术交流及短期培训班等（具体内容详见第三章第一节），使护理学专业教师了解护理学及其他学科的最新发展趋势，拓宽知识面，更新知识结构，提高教学及科研能力，更好地胜任护理教学工作。

4. 教师的激励　高校教师是专业型的学术人员，合理运用激励手段，满足教师需求，可以极大地调动教师工作的积极性和创造力，并以此为导向，形成良性循环，也正因为如此，管理学家们致力于激励理论如马斯洛的“需要层次理论”，赫茨伯格的“双因素理论”、道格拉斯·麦克雷格的“X-Y 理论”等的研究，这些理论对我们的管理均起到了积极的指导作用。

（1）动力激发的途径：人的积极性源自于需要，每个教师都会有不同层次的需求，因而激励因素可以分内外两种途径对教师产生作用。①内部激励因素：主要作用于教师对个人事业的热爱，体会到的责任感、尊重感和自我实现的价值上，对应了马斯洛需要理论的高层次需要和赫茨伯格双因素论中的“激励因素”。②外部激励：通常包括工资待遇、工作条件、晋升的希望等，这些因素的改善也都能提升教师工作的热情。因此，在教师工作动力的激发中，应当两者兼顾，侧重于内部激励路径的运用。

（2）教师激励的策略：理论研究者和实际工作者都对教师激励的策略进行了大量的研究，有人归纳并总结了工作激励、榜样激励、感情激励和参与激励等策略。在此主要介绍工作激励、薪酬奖励和情感激励 3 个方面。①工作激励：只有当教师发现了自己工作的内在尊严和快乐时，他的工作动力才会是强大而持久的。因此，工作的重点是首先引导教师认识自身工作深层的、巨大的社会价值；其次，提供有助于专业成长的各类培训，给年轻教师定目标、压担子，用富有挑战性的工作为他们锻炼成长提供机会；再次，领导应以“多施雨露，少降风霜”为原则，对教师在工作中的点滴进步予以肯定，引导教师关注自我成长。②薪酬奖励：根据双因素理论，薪酬体系中的基本工资、基本福利属于“保健因素”，而岗位津贴、业绩津贴属于“激励因素”。要让教师认识到自己的努力能够获得良好的绩效评估成绩，而这种成绩又能给自己带来所珍视的奖酬。③情感激励：管理的最高层次要主动听取教师的意见和建议，让教师参与学校管理，融入学校发展的洪流，这是一种情感激励；评选先进，公布表彰，给予荣誉，也是一种情感激励。它的实质就是对人的信任、尊重和关心，体现了人文主义的情怀。

5. 教师管理的方法

（1）思想上充分尊重，严格要求：在管理过程中要对教师表示充分的理解和信任，鼓励他们发挥自主创新性。同时要注意，虽然师德水平能较集中地反映教师的政治思想、教育思想和职业道德修养，但政治思想水平不能代替师德水平。对个别教师出现的言行不符合教师风范、贪图物质享受、工作得过且过等现象，必须要予以耐心的纠正和教育，有了进步要及时肯定和鼓励。

（2）工作上大胆依靠，积极支持：首先通过翻看档案资料，在教学实践中观察等方式，充分了解教师的工作态度、专业基础、业务能力等各个方面的情况。在服从国家规定的教学计划的需要及服从学校实际工作需要的前提下，根据教师评估的结果，恰当分配工作，尽量做到专业对口，人尽其才，充分发挥教师的专长。

（3）生活上热情关心，满足合理需求：教师作为普通的个体，也会有各种各样的需求。领导要从教师群体内部不同年龄阶段进行考察，经常了解教师的需要，并分析研究这些需要产生的原因，在合理范围内尽量满足教职工的合理要求，改善教师的生活、工作条件，减少教师的后顾之忧，以便更加轻松地投入到教书育人的工作中去。

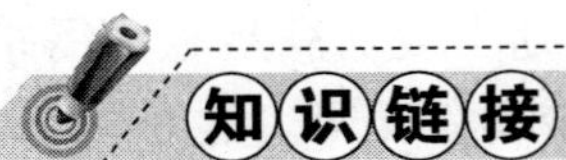

我国高校教师资格的报考条件

1. 申请认定教师资格者应当遵守宪法和法律，热爱教育事业，履行《教师法》规定的义务，遵守教师职业道德。

2. 申请认定教师资格者应当具备《教师法》规定的相应学历。

3. 申请认定教师资格者的教育教学能力应当符合下列要求：

（1）具备承担教育教学工作所必须的基本素质和能力；

（2）普通话水平应当达到国家语言文字工作委员会颁布的《普通话水平测试等级标准》二级乙等以上标准；

（3）具有良好的身体素质和心理素质，无传染性疾病，无精神病史，适应教育教学工作的需要，在指定的二级甲等（县级）及以上医疗机构体检合格。

4. 高等学校拟聘任副教授以上教师职务或具有博士学位者申请认定高等学校教师资格，只需具备第1条、第2条、第3条（3）项规定的条件。

三、学 生 管 理

学生管理有广义与狭义之分。广义的学生管理除了包括学生在校内学习和活动的管理，还包括学生在校外学习和活动的管理；狭义的学生管理是学校内部的学生管理，主要指学校对学生在校期间学习、生活、活动方面所进行的管理。本章所涉及的学生管理主要是指狭义的学生管理。

（一）学生管理的意义

在学校教育中，如果没有正确的学生管理就没有学生的全面、协调发展，也没有学校管理水平、办学质量的全面提高。因此，学生管理具有重要的意义，具体表现在以下几个方面：

1. 学生管理工作是学校管理工作的重要组成部分 “没有学生就没有学校。”学生的素质和发展水平是学校办学水平中最重要的衡量标准，而学生管理是学生素质提高和学生发展的重要保障。因此，只有有效开展学生的管理工作，才能保障学校各方面工作的正常运转，提高学校办学水平，从而促进学生的发展和素质的提高。

2. 学生管理工作是学生成长的必要保障 当代学生视野开阔，自主性强，思维活跃，具有较强的自主意识与务实精神，但同时也存在着盲目自信、社会经验不足、心理耐挫力不强等问题。在即将踏入社会之际，若没有对上述问题加以修正，必然会对学生未来的发展产生影响。学生管理工作正是针对学生这些问题来展开的，旨在提高学生思想道德素质、科学文化素质、身心素质以及创新能力。

3. 有利于学生管理理念与实践应用的相互结合 多种先进的管理理念，如学生的自主管理、新型师生关系建设等，既来源于学生管理的实践，又有待于在进一步运用的过程中改进和完善，可以说，学生管理本身就是一项教学相长的实践运动。

（二）学生管理的原则

1. 加强管理与积极教育相结合的原则　学生的思想教育管理是以培养学生为根本目的的，学生管理制度和学生行为规范的制订和实施，都要着眼于培养目标的实现，促进学生健康成长。对学生的思想教育和行政管理是相辅相成的。学生良好行为的培养和训练，离不开严格的管理。教育管理者要注意把思想教育工作贯穿于管理工作的始终，同时充分发挥行政管理的教育职能。

2. 教育管理与自我教育相结合的原则　学校行使教育管理的职能部门主要是党政有关部门、教务部门、学生管理部门和其他有关部门。学生管理，既要发挥教育管理者的主导作用，又要引导和培养学生自我教育及修养的能力。教育管理者要深入了解学生，做学生的知心朋友，充分调动他们的主观能动性。

3. 严格要求与尊重学生相结合的原则　学生有自身的特点，要注意尊重他们的人格、身心特点和个性。要注意培养学生的责任心，保护他们的自尊心，注意正确引导，平等对待。学生精力充沛，求知欲强，兴趣广泛，感情丰富强烈，富有理想，易受外界的影响而情绪波动。管理者要注意正确引导，创造条件满足他们的合理要求。学生的个性特征千差万别，教育管理者要注意按照规章制度办事，但不能阻碍其优良个性的发展。

4. 严肃纪律与解决问题相结合的原则　对学生的管理，要注意培养其维护教学秩序和参与集体生活的良好习惯，规定一系列的规章制度，并严格执行。但学生管理的目的不是约束，而是解决他们在学校中所遇到的具体问题．促进他们的健康成长。

（三）学生管理的内容

学生管理涵盖的内容广泛，按照具体的管理事务可以将其分为学生学业管理、学生生活管理及学生心理健康管理。

1. 学生的学业管理　学业管理的根本目的是端正学生的学习态度，使其养成良好的学习习惯，培养自我学习的能力，促进学生的协调发展。主要内容包括：学生入学、学籍、档案管理等教务行政工作以及学生学习的方式方法、学习的思想和态度、就业指导和规划等方面的管理工作。

我国对学生实行学籍管理制度，学生须经过一定的程序取得学校的学籍。学籍管理是学校对学生在校期间学历的管理，内容涉及学生德、智、体各方面，包括学业成绩、留级、升级、肄业、结业、毕业的管理；专业及学籍转移、休学、复学、退学事宜的处理；品德鉴定、奖励惩处的实施办理等。学籍管理涵盖了学生的整个学习过程，从学生的入学考试，在校期间的学习，到毕业离校都是学生学籍管理的内容，它贯穿了学生从入学到离校的整个过程。

对学生具体学习事务的管理，如课堂学习的管理，对学生学习方法和态度的管理必须从课堂抓起，加强课堂常规管理，严肃课堂纪律，抓好考勤；对学生学习的各个环节给予指导和帮助，教给学生好的学习方法，帮助学生养成课前预习、课后复习的习惯；营造良好的课堂学习环境，完善课堂学习设备；营造良好的课堂学习氛围，引导学生主动思考、自主学习、敢于发言等。

找到合适的工作是学生和家长的殷切期望，随着我国经济体制的转型，毕业生的就业方式也发生了根本的变革，虽然部分高校已经着手开展职业规划教育，然而由于人力资源的限制，教育密度的不足，所起的作用并不明显。护理学专业的毕业生就业相对容易，但是一部分学生对于未来的职业缺乏明确的规划，学校应加强其这方面的教育，尽量多提供就业和培训信息。

2. 学生的生活管理　学生生活管理的目的是要使学生养成良好的生活行为习惯和学习必要的生活技能。许多学生是第一次离家在外，缺乏独立生活的基本技能，而这些技能的获得要通过多种实际锻炼才能形成。学校可以开展生活常识讲座和丰富多彩的课外活动，如烹饪比赛、寝室文明评比大赛等，让学生在活动过程中增长必要的生活知识和技能，锻炼独立生活的能力。

生活管理就是要从日常生活规章制度抓起，通过规章制度的执行，使学生养成自我约束的自觉性。学生宿舍守则、食堂守则、图书馆守则等都是重要的生活规章制度，有助于学生养成良好的生活习惯。宿舍是对学生进行教育的第二阵地，通过管理反映在宿舍日常生活中的行为习惯，如按时作息、讲究卫生等，有助于学生形成健康的生活习惯。在宿舍管理过程中可以通过多种形式评比文明宿舍，并给予奖励，通过评比树立学习的榜样，使学生形成争当优秀、互相监督的氛围，激发学生自觉遵守行为规范的积极性。另一方面，对不遵守日常生活规章制度的学生，需进行必要的惩罚，以达到警戒的作用。对有不良生活习惯的学生要让其知道问题所在，明确问题的危害性，并帮助他们克服纠正。

生活管理还应引导学生树立正确的人生观，热爱生活。学生在校生活的过程也是不断社会化的过程，这个时期所确立的价值观、人生观会对学生今后的人生产生重要影响，所以学生生活管理也肩负着让学生学会做人，学会构建和谐的人际关系的任务。为了促进学生之间的情感交流，体会到人与人之间的温暖，可以通过开展多种形式的活动，如体育活动、郊游活动等，在学生中形成互相帮助的氛围，体会生命的美好。学校在管理过程中对生活上有困难的学生，也要采取一定的措施，给予物质上的帮助和精神上的关心、体贴，包括助学贷款、奖学金、勤工俭学的岗位等，帮助他们克服自卑心理，融入集体，从而热爱集体，热爱生活，关心他人，乐于助人。

3. 学生的心理健康管理　据美国哈佛大学调查显示，哈佛大学的学生在过去一年里至少有 40% 以上的学生出现过不能继续学业的抑郁状态。我国大学生群体的心理问题也呈现出以焦虑、强迫等症状为主的情形。这些都表明在关注学生学业和生活问题之外，学生的心理健康状况也不容忽视。随着社会的急剧变化，社会竞争压力变大，学生面临的压力也逐渐增加。学生的心理问题主要来自以下几个方面：①学业压力：学生由于学业上的挫折而产生焦虑、自卑心理，甚至有轻生的念头；②生活压力：对新环境的不适应、人际交往困难、家庭贫困等问题容易导致心理问题的产生；③前程压力：即将毕业的学生在找工作过程中碰壁，或一时找不到合适的工作；④情感上的问题：如情绪低落、压抑、失恋等。其中，大三学生的压力最大，前程与学业压力则是大学生主要的心理危机源。如果对学生的心理问题不予以重视，可能会酿成不堪设想的后果。因此，学生管理者必须加强对学生心理的管理。可采取个体辅导和团体辅导的形式，前者更具有针对性，包括辅导员谈话、心理咨询、心理指引，预防心理问题的发生。也可开设相关的选修课程，帮助学生认识和发掘自身能量，使其更加全面地、乐观地看待周围的的人、事、物，促进学生的心理健康。

学生的学业管理、生活管理以及心理管理 3 方面是学生管理工作的主要内容，只有把这 3 方面的工作做好，并使之互相配合、互相协调，才能有助于学生的健康成长。

（四）学生管理的方法

学生管理可有多种方法，如思想道德教育，制度管理，学生自主管理以及提升学生管理人员的素质、构建新型师生关系。

1. 思想道德教育

（1）意义：行为的转变必然以思想的转变为先导，要想在学生管理工作中取得实效，首先要抓的就是学生的思想教育工作，具体说来就是学生的德育工作。在当代市场经济体制的冲击下，西方文化的渗入必然会对学生的思想产生一定的影响，学生在就业方面遇到了前所未有的挑战，在校的学生们也出现了对未来和前途的无助和渺茫。在这种状态下，我们首先要对学生开展以爱国主义为核心的民族精神教育。在奋斗不息的历史岁月中，中华民族形成了团结统一、爱好和平、勤劳勇敢、自强不息的伟大民族精神，具体体现在长征精神、“非典”精神、抗洪精神、玉树抗震精神等。要结合社会上涌现出的道德楷模和具体事例，发挥榜样的引导激励作用，对学生的人生观、价值观进行再教育。同时指导学生客观认识和正确评价当前形势，放眼未来，做到厚积薄发。要让学生意识到他们的历史使命与责任，每一个人都承载着父母的期望，都要力争成为中华民族振兴的脊梁。

（2）途径：国家教育部2005年颁布的《高等学校学生行为准则》中涵盖了对学生道德方面的要求，各学校要结合现有资源和自身特点，制订学生思想道德教育的目标和切实可行的措施，保障德育工作的有效开展（具体形式和方法请参见第十章第二节）。

2. 制度管理

（1）学生管理制度的类型：学生管理制度涉及学生学习、生活的方方面面，按层次的不同可分为：①国家制定的管理制度，如《普通高等学校学生管理规定》、《高等学校学生行为准则》；②学校制订的管理制度如校规、宿舍管理制度、学习制度等；③学生自己制订的制度，如学生会部门职责、班级公约等。

（2）学生管理制度的作用：规章制度对学生良好的学习、生活、行为习惯的养成都有着重要的作用。具体体现在以下几个方面：①保证正常的学生管理秩序：任何组织都要有一定的制度来统领组织成员的认识与行动，保证组织的正常运转。学生管理制度，可以使学生管理工作做到有章可循、有规可循，为学生营造良好的生活、学习、工作秩序，保证管理工作的高效性。②有利于学生养成良好的学习与生活习惯：学生在一定程度上仍然缺乏自律性，没有制度的学生管理等同于放任自流，因此，真正的管理必须通过一定的规章制度和纪律措施，对被管理者施加影响。学生在纪律的要求下，久而久之，就会内化为自觉的行为习惯。③有利于形成良好的校风学风：校园文化虽然是一所学校的软实力，但是它的建立和发展却需要刚性的政策予以支撑。对学生行为的约束，实际上就是使学生在潜移默化中受到教育，在良好的育人环境中进行学习和生活，从而形成良好的学风和校风。

（3）落实学生管理制度需要注意的问题：学生管理制度建设的根本问题是制度的施行。正确执行学生管理制度需要从以下几方面入手：①进行必要的宣传：校方可以通过组织学生集体学习、举办知识竞赛等活动，增进学生对制度的了解和认识。②灵活运用：在执行制度时，必须做到有法必依，不应以教师的个人主观意志为转移，以充分体现规章制度的严肃性与约束力。同时，对学生所犯的错误，要查明缘由，本着“教育从严、处理从宽”的原则来处理，并根据实际情况做到宽严适度、惩治恰当。③自觉行动与检查监督相结合：成功的制度执行应使规章制度转化为学生的行为习惯，成为学生的一种自觉行为。当学生的自觉性尚不稳定的情况下，必须通过必要的检查进行督促。检查督促的次数可依学生的具体情况而定，如对于学历层次高的学生，可以适当减少检查督促的次数。

3. 自主管理

（1）概念：教育的目的不仅是造就一代牢固掌握现代科学文化知识的新人，而且还要重视培养学生的情感、意志、信念、兴趣、性格等非智力因素，即塑造学生的主体人格。当代大学生对于自己的学校、家庭以至社会，由以往的服从或逆反逐渐变得自强自立和积极热情，希望得到别人的尊重，有着强烈的参与意识，渴望成为生存环境的主人，有着更多地突出自主的意识。

自主式管理（self-management）是学生在教师的指导下，根据学院的有关规章制度，自己设计、组织、协调和开展各种日常的校园活动，以达到自我约束、自我提高、自我培养的目的。这种管理方法更易于发挥学生的主观能动性，提高他们的创造性思维能力，缩小师生之间的距离，消除抵触情绪，更富有民主性和开放性的特点。高校学生管理工作者应看到大学生的潜在价值和心理需要，为他们提供广阔的空间，搭建更多的平台，让学生们尽情发挥其才能，施展其才华。

在自主管理过程中，学生管理工作者应注意运用科学的原理、方法，通过对相关信息的研究，为学生的生理、心理、学习、发展、择业等问题给予直接或间接的指导和帮助，确保学生自主管理的顺利实施。

（2）自主管理的主要实现途径

1）班级的学生管理：班级是学生管理的最基本单位，也是学生实现自我教育、自我管理的场所。良好的班集体不仅能为学生提供良好的学习环境，还有利于学生锻炼能力，提高社会适应性。学校的大部分活动都是以班级为单位开展的，对班级的建设是学生管理机构建设的重要内容。

班集体具有多种功能：首先，班集体具有组织协调、约束和沟通功能。一个优秀的班集体一旦有了共同的理想与工作目标，就会形成强大的凝聚力，把全体成员维系在一起，使大家充分发挥个体的主观能动性与积极性，为了共同的目标而奋斗。其次，良好的班集体所制订的规章制度、所形成的良好氛围都会对学生起到约束作用，使学生朝着积极的方向发展。最后，班集体对外能够加强与学校其他部门的联系，做到上下贯通、左右沟通，更好地为学生服务。

2）学生会的学生管理：学生会是学生自我教育、自我管理、自我服务的群众组织。校学生会的主要职能包括配合学校的学生教育，组织各种文体和社会活动，关心同学的学习和生活等。在校学生都属于学生会的成员，他们可以通过学生会举办的活动受到教育、得到锻炼；也可以通过参与学生会的组织行使自身的权利。有些情况下，学生会甚至可以解决许多仅依靠教师解决不了或不好解决的问题，这正是学生自我管理的优越性。在管理上，学校党委和团委应重视学生会在学生管理工作中的地位，并对学生会的组织建设给予指导与帮助，使之成为反映学生意见、维护学生权益、实现学生自我管理、增长才干的学生管理组织。

4. 提高管理人员的素质，构建新型师生关系 做好学生管理工作的第一步就要从学生管理工作者自身的建设抓起。作为高校的学生管理工作者，应当从自身的思想认识和知识技能上进一步提高和完善自己。师生关系是一个由多层面关系构成的关系体系，传统的师生关系过于强调尊师重道，学生是被灌输的对象，没有自主权。因此，一种新型师生关系亟须建立。目前，有些高校实行了"本科生导师制"，教师真正实施了传道、授业、解惑的职能，使得学生在教师的引导下积极地参与教学活动，能够感受到以独特的个体存在的价值、感受到心灵成长的愉悦。提高管理人员的素质，构建新型师生关系的具体策略如下：

（1）转变教师角色：传统意义上的师生关系是不平等的，有学生“遵从”教师的意味，要构建新型的师生关系，必须首先转变教师的思想和角色。教师更多的应该作为学生的“指路者”、“启发者”、“指导者”，帮助学生发现问题、解决问题。

（2）理解和尊重学生：首先，教师要站在学生的立场，以学生的眼睛来观察，以学生的心灵来感受，设身处地地为学生着想，并时刻提醒自己，每个学生都是独一无二的个体，有着不可剥夺的利益和主体尊严，都是需要尊重的对象。教师在管理过程中务必要尊重学生的人格和感情，同时做到公平公正，一视同仁，方可赢得所有学生的支持与信赖。

（3）提高自身修养：学生管理者必须不断提高文化素质，具备基本的国家政策、法律知识，熟悉教育学、心理学、社会学等方面的知识，并注重知识的更新。此外，教师要以自己崇高的理想、科学的世界观和人生观、渊博的知识、多方面的爱好与兴趣等来吸引学生。应经常进行自我反思，克服个人的偏见和思维定势，构建和谐的师生关系。

（五）学生管理的实施

1. 制订管理制度及行为规范　主要依据国家教委颁发的《学生守则》，并根据实际情况设立相应的规范及制度，注意引导学生自觉遵守各项制度所规定的内容。

2. 制订管理的实施计划　学校党政各级各部门都要像制订教学计划一样认真检查学校、学院或专业的政治思想、教育计划，要求以爱国主义教育为中心，从护理院校学生大部分为女性的特点出发，制订内容新颖、形式多样、分层次、分步骤的实施计划。

3. 组织上进行协调　即要在学校党委的统一领导下，统筹安排，分工协作，发挥学校各级党政工团、学生会、广大教职员工的作用，进行协调和控制。

4. 开展检查和评比　注意发扬民主，上下组合，建立完善的评比制度，总结交流经验，发现问题及时解决。同时对学生进行学年总结，操行评定，奖学金评定等。

四、财 务 管 理

护理院校的财务管理对于正确地筹集、分配及合理的使用资金，不断促进教育事业的发展，促进校园建设，保证教学及科研等各项任务的完成具有重要意义。

（一）财务管理的原则

1. 效益原则　力求以最少的经济消耗，培养出更多更好的护理人才。贯彻效益原则，必须从宏观及微观两个方面加强管理。宏观管理包括校园布局、专业设置、人才结构及社会需求等。微观管理包括教学、科研及资金的消耗、仪器设备的利用率等。

2. 综合平衡原则　要求根据自己院校的情况加强财务计划管理，搞好综合平衡，在资金安排上应“保证重点、兼顾一般、量入为出、留有余地”。

3. 依法办事原则　在财务管理中必须认真贯彻财务制度及财经法规。要求建立健全的财务制度，不能超越制度及法规自行其事，以防引起财务混乱。

（二）财务管理的内容及方法

护理院校的资金主要是国家拨给的教育事业费及基本建设费，其次是各院校自筹的资金。为此，各院校财务部门每年必须根据本院校的实际情况，编制综合的财务计划。按照国家的财政方针、政策及财务管理制度，正确地筹集、合理地分配及使用资金以提高资金的使用效率，避免浪费，保证教育事业发展的需要。

1. 教育事业费的管理　教育事业费是国家用于教育事业发展的资金，一般称为“预算资金”或“教育经费”。教育事业费用包括劳动工资、助学金及奖学金、设备图书购置费、修理费、科研经费、业务费、公务费及其他各项费用。教育事业费的预算及支出，要严格贯彻执行国家各项财政制度及财经纪律，按照国家预算支出的规定及范围，认真组织核算及管理。

2. 预算外资金的管理　预算外资金是国家财政年度内分配的教育事业以外的由各院校在国家的方针、政策及财务规章制度允许的范围内，通过各项活动所获得的经费。预算外的资金主要来源于计划外办学、转让技术成果、协作科研、各项赠款及资助款项等。预算外资金的筹集，必须执行国家有关方面的财政方针、政策、法规及财经纪律，不得妨碍教学、科研等各项业务工作的正常进行。预算外资金必须纳入财务部门统一管理，统一核算。使用预算外资金应做到先收后支，合理使用，严格管理。

3. 财务监督及核算　财务监督是财务管理的一项重要内容，其目的是维护国家关于经济工作的方针及政策，更好地促进学校的财务管理，提高经济效益。财务监督的方式一般包括对财务预算、经费收入及使用、经费使用效果的监督。通过监督，及时发现问题，采取措施纠正问题，保证各种费用的合理使用。

五、后勤管理

学校后勤工作是为教学、科研提供设备、技术、材料，为师生员工生活提供服务的部门。目前学校后勤正在经历着社会化的改革，做好后勤工作的管理和发挥后勤的作用已经成为促进学校安定团结、稳定学校秩序及提高教学及学术水平的重要保证。

（一）后勤管理的原则

高等护理院校的后勤工作，从根本上讲是服务性工作，后勤工作应该遵循以下原则：

1. 服务性原则　后勤人员要热爱本职工作，任劳任怨，对待工作认真负责，克己奉公。在服务过程中，后勤管理人员要以身作则，带头执行各项规章制度，及时为师生员工排忧解难，实行有效的管理和服务。

2. 勤俭节约原则　后勤部门和管理人员要不断改善管理制度，充分挖掘学校各方面的潜力，合理使用资金、设备等。千方百计地保证教学、科研工作的物质需要，努力改善师生员工的生活条件。

3. 教育性原则　即全校各部门教职工在工作中要对学生进行教育，作为学校组成部分的后勤部门也应当贯彻这条原则。此原则体现在后勤工作的各个方面，比如后勤人员要以身作则，为人师表，以自己的良好思想和良好作风影响学生，使后勤管理过程成为对学生积极进行教育的过程。保持学校环境优美、整洁、安静、井然有序，把学校环境建设成对学生发挥积极教育作用的环境。另外，后勤部门不仅自己要勤俭节约，也要引导学生养成节约的好习惯。

（二）后勤管理的内容

高校的后勤管理包括技术后勤和生活后勤两方面。

1. 技术后勤管理　技术后勤管理包括设备的选购、安装调试、使用、维护、更新直至报废的整个过程。这些技术设备是保证学校教学、科研事业的重要物质保证。在技术后勤工作中，首先要根据需要添置技术设备，如护理学基础、各临床护理学专业课、健康评估示教室内的设备，图书馆等内的图书及设备等。选购了合适的设备，还要提高技术设备的使用率。技术设备的使用效率越高，其效益越大，体现的管理水平也越高。

技术设备的保养与维修是管理工作的一项重要内容。应该制订严格的技术设备开机保养维修办法，及时更换已经磨损的零部件和排除可能发生的故障，不断改善设备的状况，延长设备使用寿命。按需要对设备及时更新，并做好安全保障工作。

2. 生活后勤管理　生活后勤（也称为总务后勤）管理包括膳食科、房地产、水电维修、医疗保健、幼儿园、校园绿化、车房等的管理。

（1）膳食科：学校膳食科的管理关系到教学工作的正常运行，关系到学生德、智、体全面发展，也关系到社会提供体质健康的人才问题。学校对于膳食科的管理，首先要注意搞好营养、卫生工作，有计划地认真培训炊事员，向他们传授营养和卫生的科学知识，督促他们为学生调整膳食结构，研制对学生的健康发展有利的餐具和消毒隔离办法。对于膳食科的收入，要加强管理，账目清楚，并制订必要的规章制度等以加强和保障膳食条件等。

（2）房地产：高等学校与学生有关的房地产管理包括教室等公用房和学生宿舍的管理。目前的教室是学生进行自学和上课两用的场所。一般要求是人数较少的班级有固定教室，供上课、自习和开会等活动专用；较大的班级，一般在大型阶梯教室上课，无固定教室，全校统一调配教室的使用，进行合理安排。示教室等公用房，要根据课程的开设情况，统一安排使用。

学生宿舍是高校房地产正在逐步完善的一个部分，对其管理应该提倡学生进行自我管理，采取轮流值日的办法，保持宿舍、楼道、卫生间等处的清洁卫生，培养学生的良好品德。可以采取定期评比和出板报的方式调动学生的积极性。

（3）校医院（室）：校医院（室）是学生在身体出现不适时就医取药的场所。对其管理要注意加强职工的职业道德水平和业务修养、人文修养，对学生的问题耐心解答，遇到疑难病例时，要注意及时转院，不能耽误治疗。

第三节　教育质量的控制及保障体系

教学管理的核心是教学质量的控制和保障。质量管理应抓好教师的教学及学生的学习两个方面。用系统的方法进行综合考察、协调及管理，以保证良好的教学质量，不断提高人才培养质量。

一、教学质量保障体系的概念

教学质量保障就是以教学行政主体为关键，以教师广泛参与为基础，以外部教学质量监控和学校内部不断追求教学质量完善相结合的活动。教学质量控制就是测量实际教学质量，将实际质量与教学质量标准对比，并对两者之间的差异采取措施的调节管理过程。

教学质量保障体系（quality assurance system，QA）是教育评价的深化、结构化与体系化的结果，对提高教学质量有十分重要意义。教学质量保障的基本理念源于工商业界的全面质量管理及诸如ISO9000质量认证活动，其特征是以企业对客户做出质量承诺，对生产过程做出严格规范，以取得客户的认可与信任。

ISO及ISO9000

ISO是一个组织的英语简称。其全称是International Organization for Standardization，翻译成中文就是“国际标准化组织”。

ISO通过它的2856个技术机构开展技术活动。其中技术委员会（简称TC）共185个，分技术委员会（简称SC）共611个，工作组（WG）2022个，特别工作组38个。ISO的2856个技术机构技术活动的成果（产品）是“国际标准”。ISO现已制定出国际标准共10 300多个，ISO制定出来的国际标准除了有规范的名称之外，还有编号，编号的格式是：ISO+标准号+[；杠+分标准号]；+冒号+发布年号（方括号中的内容可有可无），“ISO9000”不是指一个标准，而是一族标准的统称。根据ISO9000-1：1994的定义：“‘ISO9000族’是由ISO/TC176制定的所有国际标准。”

教育质量保障体系的应用及研究是从高等教育开始的。自20世纪80年代中期，高等教育质量保障体系提出后，迅速成为一种国际化的发展方向，在促进学校教学质量的不断提高及完善等方面发挥了重要的作用。同时，建立教育质量保障体系也是政府职能部门控制教育质量的有效手段。

二、教学质量控制模式

教学质量控制（quality control system，QC）是教学管理工作的手段之一，这一过程包括质量控制和质量反馈两个阶段。

（一）教学质量控制

教学质量控制一般要树立全局性、全员性及全过程性的全面质量管理观点，制订教学质量标准，严格按照标准执行及检查，以及时了解及总结教学过程中的问题及取得的经验，以控制及提高教学质量。

1. 计划过程的质量控制　在研究和制订教学计划时，一定要把好质量关。要使按照教学计划培养出来的人才符合培养目标的要求，具有现代水平的专业知识和智能结构，必须在课程开设、教学安排、课程结构、教学程序、教学时间、教学方法、教学手段等各个教学环节上深思熟虑，做出科学、合理的决策和安排。

2. 教学过程的质量控制　在整个教学过程中，教师一般通过课堂讲授，实验（实习）、指导答疑、成绩考核等各个教学环节来完成教学任务，实现人才培养。所以，教学过程的质量控制，关键在于各个环节的质量控制，要严格要求，一丝不苟，按章办事，定期检查。

3. 辅助过程的质量控制　这里所说的辅助过程是指为教学过程服务的其他各个过程的

总称。其中主要是教学物质供应系统和教学环境后勤管理系统。虽然辅助过程对教学质量的影响是间接的，但是这一辅助过程中的某一环节一旦失调，则可转化为影响教学质量的主要矛盾。随着学校“后勤服务社会化”的进展，可运用“市场经济”机制，以逐步形成保证教学支持系统的有效运转。

（二）教学质量反馈

为了及时了解教学过程中存在的问题和取得的经验，以便控制教学质量，提高教学质量，应随时掌握教学信息，获得教学质量的反馈。通过对教学质量反馈信息的收集、分析，可以及时发现教学中存在的问题，以便对教学进行必要的调整，并采取相应的改进措施，进一步提高教学质量。获取反馈信息的途径很多，主要有下述几方面。

1. 定期教学检查　教学主管部门或教研室，应经常定期进行或组织教师共同进行不同形式的教学评价、教学质量检查。目前常采用的评价形式，如检查性听课、观摩教学、教学评比、座谈讲评等。通过检查、评价，可以了解教学的现状及问题，总结交流教学经验，及时解决教学中存在的问题。教学检查除以课堂教学为重点外，也要重视实验、实习课，尤其是临床教学的质量检查，重视各种类型课外活动的质量检查。同时也应重视其他环节的检查，如教学环境、设备、器材供应等各方面的检查。

2. 学习成绩检查　对学生学习成绩进行定期的考核，是检查教学质量、获取质量反馈信息的重要手段之一。通过全班（或者全年级）的考核成绩分析，可以较为准确的、定量的评估教学质量。当然，在考核过程中要抓好各个环节工作，提高考核的信度。因为考试结果的信度越高，获取的教学质量反馈信息也就越可靠，通过质量反馈信息所采取的调整、控制措施获得的结果也就会越明显。

3. 毕业生质量检查　毕业生质量检查是对教学质量进行高层次的质量分析，其获取的质量反馈信息，对教学全过程的改进具有重大意义。毕业生质量检查、分析，要以培养目标为依据，从知识，能力、素质几方面综合进行，应从社会进步、专业发展的角度要求人才质量。毕业生质量检查分析，可从两个方面入手：一是调查用人单位对毕业生的反映、评价及提出的质量要求，二是调查分析毕业生的分配去向及其工作的适应性和毕业生本人的感受。从毕业生调查获得的教学质量反馈信息，对学校的办学方向、教学改革的研究和实施都具有十分重要的意义。因此，要重视毕业生质量调查，学校应与历届毕业生及毕业生所在单位保持必要联系，为取得教学质量的社会反馈信息建立沟通渠道。

三、护理教学质量的控制

护理教学质量的控制工作首先要制订质量标准，然后确定质量控制的具体内容，再采取适当的控制方式，以提高教育质量。

（一）护理教学质量控制的内容

1. 人力　即对教学人力资源的投入的控制，包括教师、教辅人员等，以及对他们的引进与培养等。

2. 物力　即对教学物质资源投入的控制，包括仪器、设备、实验物品等。

3. 财力　教学活动经费的预算、成本和收效进行有效控制。

4. 信息　即准确地进行人才市场预测，对教学的条件、教学环境进行全面的分析等。

5. 时间　即准确地掌握各个课程的进展，合理安排课堂授课、实验或实习的比例。每个课程要结合专业要求和特点安排相应的时间等。

（二）制订护理教学质量标准

教学质量标准包括学科建设标准，如学科发展方向、教学水平、科研水平、学术梯队建设、学术环境和办学条件等；课程建设标准，包括师资队伍建设、教学条件和教学实施效果等项目，一般分为一类课程、二类课程、三类课程标准。

（三）护理教学质量控制过程

教学质量控制的过程，是将质量的完善看做是学校和教师自我控制的一个过程，是一个学校和教师在自我激励的基础上对课程进行自我评价、自我诊断及自我调节的活动。

1. 自我激励　教学质量保障体系的理念建立在国家行政部门应当相信学校有自我发展与提高的能力，只要政府能够给学校以必要的支持和条件保证，学校应当鼓励教师更新知识，提高教学与科研的能力，以激发其工作热情，提高工作业绩。

2. 自我评价　是教学质量保障中的一个重要组成部分。在教学质量保障中，学校应本着以评促建的原则进行评价。学校内部的教学评价不应该只是简单的自我评定等级，而更应当是自我诊断的活动，以不断发现学校教学中的问题，及时改进。

3. 自我调整　自我调整是学校和教师在自评的基础上的一种调节活动。学校和教师发现了教学环节存在的问题及不足，并在此基础上确定了改革的方向，不断地调整自己教学的各个方面，从而使学校课程日臻完善。

四、护理教学质量保障体系

教学质量保障体系是全面控制教学质量的组织与程序，系统渗透于教学活动的全过程，并在教学活动各个环节为教学质量提供全方位的保障服务。

教学质量保障体系可分为外部保障体系与内部保障体系。教学质量外部保障活动由全国性或地区性的专门机构承担，高等教育的控制机构一般直接隶属于政府教育行政部门，代表教育行政部门对学校教育质量的检查、监督或质量审计。教学质量的内部保障体系是由学校为提高教育质量配合外部保障活动而建立的组织与程序系统，它与教学质量的外部保障机构相互合作以完成教学质量保障的任务。教学质量保障体系主要包括以下四个方面。

（一）教育的输入

1. 组织与政策　包括领导素质、办学理念、管理结构、人员关系、财力支持、人员发展规划等。

2. 人力　包括教学教辅人员、动力、师生比、人员发展机会、个人指标等。

3. 图书和支持性服务　包括图书资料、阅览室开放时间、信息处理技术和媒体资源等。

4. 物质资源　包括教学物品、教室、宿舍、餐厅、运动场等。

5. 学生　包括报考率、入学率、入学标准、学习动机等。

（二）教育过程

1. 课程　包括课程的相关程度、课程计划、监测与总结等。

2. 教学　包括准备、实施、评估、师生关系及对新教师的工作支持等。

3. 科研　包括经费、出版物、索引、科研执行情况等。

4. 学生管理与指导　包括教师的咨询与指导、学生管理的效果等。

（三）教育输出

1. 学生学业成绩　包括考试通过率、就业率、工作岗位上的发展等。

2. 学科监测与评价　包括学期、学年鉴定和总结，学科的进展情况等。

（四）系统效应

1. 系统发展规划　包括教师、学生数量和层次上的规划等。

2. 系统对社会发展的作用　包括人力提供、专业发展和社会服务等。

本章小结

护理教育管理对保障及提高护理教育质量具有重要的作用。本章主要介绍了护理教育管理的概念、职能、内容及质量保障与控制体系。在护理教育管理中重点介绍了教学组织管理、教师管理及学生管理的主要内容与管理方法。教学组织管理是高校教学管理的中心工作，对维护正常的教学秩序、保证教学质量起着刚性作用；教师在教学中起着主导作用，对教师的管理旨在发挥教师的教学积极性，提高教学质量；学生是学习的主体，学生管理的目的是保证学生在校期间身心健康地完成学业，成为国家的栋梁之才。掌握护理教育管理的每一个环节，并抓住中心环节层层落实，对提高护理教学效率及质量、培养适应中国国情的高质量护理人才具有重要的意义。

（肖素香）

思考题

1. 请解释护理教育管理、教学质量保障体系的概念。

2. 护理教育管理的基本原则有哪些？

3. 护理教育管理的职能有哪些？

4. 教学组织管理包括哪些内容？

5. 护理学专业教师在与学生交往过程中，应如何建立良好的师生关系？

6. 为何有的教师受学生欢迎，而有的教师则相反？他们的区别在哪里？

7. 根据本章所学理论，辨别下列各观点的正误，并进行简要分析：

（1）只要具备一定的护理知识，就可以当好一名护理学专业的教师。

（2）教师应像父母一样关心每个学生。

（3）因为教师是教育者，学生是受教育者，所以教师是教育活动的主体，学生是教育活动的客体。

8. 试论述教学质量的控制及保障体系对提高护理教学效率及质量的作用？

附 录 I

美国高等护理教育标准

美国高等护理教育学会（American Association of Colleges of Nursing）于1986年制订“护理专业高等教育标准”，目的是定义护理学本科生毕业时具备的基本知识、价值观、专业行为和能力。该标准一直是美国护理本科教育的框架。1995年美国高等护理教育学会理事会又对此标准进行修订，于1998年1月完成修订工作。

美国“护理专业高等教育标准”主要定义了护理学科及护士角色和护理专业教育标准。护士角色包括提供照顾者、协调照顾者和专业成员；护理专业教育包括普通教育、专业价值观、核心能力、核心知识和角色发展。

1 护理学科与角色标准

1.1 护理学科 护理实践基于护理知识、理论和科研。未来，护士将增加促进健康和降低危害因素的角色功能。科学技术的进步将允许我们预测未来的健康问题，护士要去设计和实施措施，以减少危险因素和促进健康的生活方式。专业护士将继续提供病人照顾，但会有更多的护士从事直接与群体和社区打交道，目的是促进健康和减少危险因素。还有间接的照顾活动，例如管理他人提供的照顾。

1.2 护士角色 首先是为个人、家庭 、群体、社区和人口提供直接和间接照顾，其次是设计、管理和协调照顾，同时还有专业成员角色。要完成这些角色功能，毕业生必须做到：

1.2.1 实践基于现代知识、理论和科研；

1.2.2 为实践承担行为和后果责任；

1.2.3 与病人和其他健康服务人员建立伙伴关系；

1.2.4 在由不同的学科组成的健康服务小组中发挥成员和领导作用；

1.2.5 沟通、协作、商议；

1.2.6 实践于不同的机构，以不同的人口为对象；

1.2.7 获取、收集和评价卫生信息；

1.2.8 健康教育；

1.2.9 在健康服务系统内做病人利益的保护者（代言人）；

1.2.10 授权和监督病人的照顾活动；

1.2.11 分配和管理人、财、物资源；

1.2.12 评价护理照顾结果；

1.2.13 参与科研和运用科研发现；

1.2.14 承担终身学习的责任，有个人专业发展计划；

1.2.15 参与政策和制度的制订过程；

1.2.16 参与卫生服务系统的改革。

2 护理专业教育

2.1 普通教育 这部分课程有利于学生发展如下能力：

2.1.1 发展和运用更高层次的解决问题和评判性思维能力；

2.1.2 综合行为科学、生物科学、自然科学的理论，以理解自己和他人；

2.1.3 解译和运用量化资料；

2.1.4 以科学的程序和科学的资料为基础，发展、实施和评价护理措施；

2.1.5 运用有关社会学、政治、经济学、历史的知识，分析社会和专业问题；

2.1.6 以书面和口头的方式有效地沟通；

2.1.7 建立有效的工作关系；

2.1.8 欣赏多元文化，减少文化和语言障碍；

2.1.9 理解人类价值的本质；

2.1.10 发展个人的价值标准，以衡量新的观念和经验；

2.1.11 理解和珍惜专业特点。

2.2 专业价值观 本科教育应促进和发展专业价值体系和基于这一价值体系的行为。价值是一个人坚守的信念，反映在行为模式中。专业价值体系是实践的基础，它指引护士与病人、同事、其他专业人员和公众的联系。护理价值观是护理专业实践的核心概念，以下价值观和专业行为是对护理专业“关爱”本质的概括。

2.2.1 利他主义：利他主义是为他人的利益和状况的考虑。在专业实践中利他主义反映了护士对病人、其他护士和其他工作人员利益的关心。典型的专业行为包括：

2.2.1.1 表现出对他人的文化、信念和观点的理解；

2.2.1.2 做病人的代言人，特别是最脆弱者；

2.2.1.3 为病人和同事敢于承担风险；

2.2.1.4 指导其他专业人员。

2.2.2 自主性：自主性是自己做决定的权利。当护士尊重病人为自己的健康做决策的权利时，这样的专业实践反映了自主性。典型的专业行为包括：

2.2.2.1 与病人以伙伴关系做护理计划；

2.2.2.2 尊重病人和家属对健康照顾做决策的权利；

2.2.2.3 提供信息，使病人能做知情选择。

2.2.3 人类尊严：人类尊严是对人的价值和个体独特性的尊重。其专业行为包括：

2.2.3.1 提供具有文化能力和敏感性的护理；

2.2.3.2 保护病人的隐私权；

2.2.3.3 保守病人和同事的秘密；

2.2.3.4 设计对病人个人需求敏感的照顾计划。

2.2.4 正直：正直是指行为与伦理守则和实践标准一致。反映在护士诚实、提供符合专业伦理标准的照顾方面。专业行为包括：

2.2.4.1 向病人及公众提供诚实的信息；
2.2.4.2 准确诚实地将计划存档；
2.2.4.3 寻求修改自己或他人的不足；
2.2.4.4 为自己的行为承担后果责任。

2.2.5 社会公正：社会公正的含义是拥护道德、法律、人道主义原则。专业行为包括：
2.2.5.1 支持公平和没有歧视的护理照顾；
2.2.5.2 促进人人享有健康照顾；
2.2.5.3 支持与护理和卫生事业发展一致的立法和政策。

2.3 核心能力 核心能力包括评判性思维、评估、沟通和技术能力。

2.3.1 沟通技能 是复杂的、持续的互动过程，是建立人际关系的基础。课程和临床实践应使学生获得有关知识和技能，并做到：
2.3.1.1 在各种场合用各种媒介有效表达自己；
2.3.1.2 在评估、实施、评价、健康教育中表现出沟通的技能；
2.3.1.3 帮助病人获得和解译健康知识的意义和效度；
2.3.1.4 与其他专业人员建立和保持有效的工作关系；
2.3.1.5 对有特殊需求的病人运用不同的沟通方法，如感觉或心理障碍；
2.3.1.6 具有清晰、准确、逻辑的书写能力；
2.3.1.7 在护患关系中运用治疗性沟通；
2.3.1.8 能运用多种沟通技巧与不同人群恰当、准确、有效地沟通；
2.3.1.9 能从广泛的资源中获取和运用数据及信息；
2.3.1.10 为病人提供咨询和相关的、敏感的健康教育信息；
2.3.1.11 彻底、准确地将护理措施和结果存档；
2.3.1.12 引导病人澄清喜好和价值观。

2.3.2 护理技能：
2.3.2.1 监测和评估生命体征，包括体温、脉搏、呼吸、血压、血氧、三条连线心电图；
2.3.2.2 维持病人个人卫生；
2.3.2.3 运用感染控制方法：
2.3.2.4 评估和管理伤口，包括冲洗、换药、拆线；
2.3.2.5 提供和教会病人造瘘口的护理；
2.3.2.6 运用冷热装置；
2.3.2.7 提供和指导病人卧位及活动技术，包括活动范围练习、移动、活动、辅助工具的运用；
2.3.2.8 运用安全技术提供照顾，包括呼叫系统、束缚工具、鉴别措施，防火、放射线及其他有害物质；
2.3.2.9 实施心肺复苏技术（CPR）；
2.3.2.10 采集标本；
2.3.2.11 准确计算和记录液体出入量；
2.3.2.12 能通过各种途径给药；
2.3.2.13 实施、评价、调节静脉治疗；

2.3.2.14 运用和护理各种治疗性管道和引流；

2.3.2.15 提高舒适程度，减轻疼痛；

2.3.2.16 提供呼吸系统护理，包括胸部体疗、氧气治疗、复苏、肺活量训练、吸痰；

2.3.2.17 为治疗性操作提供教育、情感、生理支持；

2.3.2.18 提供术前和术后教育及照顾。

2.4 核心知识 核心知识包括以下有关方面：促进健康、降低危险性、预防疾病、病痛和疾病管理、信息和健康照顾技术、伦理、多元人类、全球健康服务、健康服务系统与政策。

2.4.1 伦理知识

2.4.1.1 澄清个人和专业的价值观，认识它们对决策和专业行为的影响；

2.4.1.2 将护理专业伦理守则及专业原则用于临床实践；

2.4.1.3 将伦理决策框架用于涉及道德概念、专业伦理及法律的临床情境，尊重不同的价值及信仰；

2.4.1.4 应用法律及伦理原则保护病人的利益和愿望；

2.4.1.5 应用沟通、商议和调节技巧于伦理决策过程；

2.4.1.6 为自己的实践负结果责任；

2.4.1.7 采取行动预防或限制他人的不安全或不符合伦理的医疗及护理实践；

2.4.1.8 帮助个人及家庭制订生活质量和结束生命的决策，以获得平静的死亡。

2.4.2 多元文化知识：学习的目的是理解不同文化、种族、社会经济、宗教和生活方式的不同表达形式，这些不同表达方式影响人的健康状况和人对健康照顾的反应。毕业生必须会运用与之有关的知识。鼓励学生学习第二语言。课程及临床实践应使学生获得如下的知识和技能。

2.4.2.1 理解文化、种族、宗教、性别、生活方式和年龄是怎样影响人类行为的；

2.4.2.2 为不同年龄段的各种人口的需求提供整体护理；

2.4.2.3 与具有不同背景的医务人员协作；

2.4.2.4 懂得健康政策和社会政策对不同背景人的影响。

2.4.3 全球健康服务知识：有关课程及临床实践使学生获得的知识和技能包括：

2.4.3.1 懂得卫生服务的全球环境；

2.4.3.2 根据全球环境因素（如国际法和国际公众健康）调整病人照顾计划或寻求适当的咨询。

2.4.4 健康服务系统与政策知识：有关课程和临床实践使学生获得的知识与技能包括：

2.4.4.1 懂得卫生服务系统的组织方式和经费来源以及对病人照顾的影响；

2.4.4.2 认识影响卫生服务的经济、法律和政治因素；

2.4.4.3 为病人或专业的利益参与健康政策的制订；

2.4.4.4 将经费预算的知识用于护理中；

2.4.4.5 懂得护理实践涉及的法律和制度。

2.5 角色发展 促进专业成员角色发展的课程和临床实践应使学生获得的知识与技能包括：

2.5.1 懂得护理专业历史和理论；

2.5.2 按照护理专业标准和责任去实践；

2.5.3 以组织和政策的程序维护专业实践标准；
2.5.4 懂得自己实践范围界限，坚持注册法和有关规定；
2.5.5 向公众描述专业的价值（与病人利益关系）；
2.5.6 作为多专业医疗小组成员为专业护士角色辩护和协商；
2.5.7 建立个人专业发展目标；
2.5.8 参加专业组织，支持专业发展策略。

附录Ⅱ

实习反思日记（范例）

实习以来的第一次抢救，发生在上个星期三的晚上，那天我和我的带教老师一起上夜班。凌晨两点钟左右，我和带教老师正准备去巡房，呼叫铃突然响起，铃的那头传来家属急迫的声音："护士姑娘快来啊，26床又吐了！"接到铃后，我和带教老师拿着血压计和血氧饱和度仪来到26床。到了床边，看到病人四肢抽搐，双眼上翻，向左凝视，呼之不应，呕吐的血性物打湿了半个枕头，家属在一旁焦急地说："护士姑娘，你们快救救他啊！"带教老师立即为病人测量血氧饱和度和血压，血氧饱和度为79%，血压为155/93mmHg，接着带教老师立刻给予病人高流量吸氧。看着在病床上不断抽搐的病人，再看看病人家属焦急的眼神，以及带教老师严肃的神情，我不禁呆住了，顿时间大脑一片空白，我试图回想书本上是怎么写处理这种情况的，但是就是想不起来，整个人呆若木鸡地站在那里。"钟××，钟××……"带教老师大声呼叫病人的声音打断了我的思绪，我回过神来，"老师，我能做什么吗？"情急之中，我终于想到了寻求老师的指导。带教老师一边打开床旁备好的吸痰用物一边对我说："打电话叫值班医生出来。"我迅速回到护士站打电话通知值班医生后快速的将抢救车推到病人床边。在带教老师向医生汇报了病人的情况之后，医生、老师、护工阿姨就各自忙了起来，医生为病人做体格检查，判断病人的神志，根据病人的情况下口头医嘱；带教老师为病人吸痰，建立静脉通道，抽血，复述医生的口头医嘱后即刻执行，护工阿姨则在一旁为医生和带教老师提供所需用物，而且都是以最快的速度完成。看着她们在紧张的气氛中有条不紊地完成各自的工作，自己站在一旁想帮忙却插不上手，感觉自己很没用，顿时心里有些难过。

经过积极抢救，3~4分钟后，病人抽搐逐渐缓解，生命体征趋于平稳，但仍意识模糊，给予病人心电监护，密切观察病情。遵照神经内科医师的会诊意见给予病人甘露醇脱水治疗和安定肌内注射，约40分钟后病人神志转清，对答切题，生命体征平稳，大家绷紧的神经也终于可以放松一下了，但是我的心情却更加沉重，在病人生命危在旦夕的时候，我只能站在一旁，一无所措，感觉自己大学三年学的书本知识没有办法及时应用，心中产生了些许挫败感。

经历了这一次抢救之后，我深深意识到要将书本上的理论知识运用到临床实践中去不是一个简单的过程，需要我们主动地去学习，不断地去学习。我查阅病人病历，钟××是一个肺癌晚期的病人，63岁，已经做过5次化疗以及16次的放疗，这一次入院的原因是突发的胸部疼痛。病人入院之后每天都会呕吐1~2次，对症处理之后都会缓解。为什么这个癌症晚期的病人会反复出现呕吐呢？通过查阅一些文献和向主管医生请教之后，我了解到颅内的占位性病变导致神经病变以及脑脊液循环受阻会引起病人颅内压增高，引起呕吐和抽搐（后来病人做头部MRI显示颅内有转移病灶）。当发生抽搐呕吐并伴有神志改变时极易引起误吸，处理不及时的话病人很可能在短时间内窒息死亡。当晚该患者就是呕吐之后发生抽搐并伴有神智的改变而发生了误吸。那么当病人发生误吸危及生命时，作为护士应该采取哪些积极的抢救措施呢？首先应该做什么呢？带着这些疑问，我查阅了一些文献并请教了老师，总结如下：对于发生误吸或者怀疑发生误吸的病人，首先应迅速准确地评估病人的生命体征、神志、瞳孔，特别是呼吸和血氧饱和度的情况，如病人呼吸困难且血氧饱和度低于90%，考虑存在窒息，应立刻进行抢救，即高流量吸氧；头偏向一侧，打开气道立即进行吸痰，及时清除口鼻腔的污物和污血等，保持呼吸道的通畅，必要时气管切开、气管插管或心肺复苏等措施。所以当晚在接到呼叫铃之后，带教老师做的第一件事就是拿着血压计和血氧饱和度仪到病人床旁，评估病人的生命体征，在判断病人有缺氧情况（血氧饱和度79%）之后立即给予病人高流量吸氧。后来我又查看了科室近半年以来的抢救护理记录，发现在临床上对于所有突发急症的病人，通常我们第一时间要做的就是测量病人的生命体征，通过测量的结果再综合病人的症状，来判断病人目前的情况，找出最危急的我们能够独立解决的问题，积极采取抢救措施如吸氧、吸痰、摆放正确体位、甚至是徒手心肺复苏等等，在医生到来之前为病人争取更多的抢救时间。其次，要快速建立静脉通道，通过补液维持有效循环血量，保证急救药品的应用，尽快缓解呼吸困难，提高血氧饱和度。再次，抢救过程中应严密观察病情变化，持续吸氧及心电监护，动态监测生命体征以及血氧情况，并做好记录。除了以上的护理措施之外，带教老师还教我：作为一个护士除了要准确无误的执行医嘱之外，还要学会前瞻性的评估病人潜在的危险。比如本例病人，这次因为突发的胸痛入院，因为害怕疼痛，病人往往不愿意变换体位，也会有意识地减少主动咳嗽的次数，减轻每次咳嗽的力度。这样一来，活动受到很大的限制，不能及时的更换自身的体位，不能有效咳嗽清除呼吸道的分泌物，再加上呕吐的情况，这个病人是很有可能发生误吸的。所以遇到这一类病人，即使医生不开医嘱，我们也要主动的把吸痰用物备到病人床边。听完带教老师的教导，我又去查阅了一些文献，了解到：对于呼吸系统疾病晚期伴有咳嗽咳痰无力的老年病人，由于自己不能有效地清除呼吸道分泌物，再加上其他因素如乏力，呕吐等等，很容易发生呼吸道阻塞和误吸，所以对于这一类的病人，我们要常规备好吸痰物品，以便抢救时可以及时地应用。

回想带教老师在这一次抢救中的干练和出色，再对比自己的手足无措，心中不禁问自己：为什么我就是想不到要怎么做呢？虽然自己只是一个实习生，虽然自己只是初到临床，但是就学的书本知识来说，我们并不比老师们少，而且我想如果是考试的话，我应该也能将题目回答得较完整的。因此，我们应该多实践，将课本知识在临床实践中融会贯通，还要多动脑，多总结，不断积累丰富临床经验。在平时工作中我还要注意培养自己的独立思维，丰富自己的知识面，增强自己的实际操作能力，使自己的护理工作更加专业化，在遇到危急情况时能够独当一面，展现白衣天使的价值和风采。

通过查阅资料和向带教老师以及医生请教，我学到了病人窒息时抢救的护理措施，但是为了下一次再遇到时不会手足无措，不仅需要不断学习专业理论知识，还需要在平时的工作中提升我的应急能力，提高心理素质，认真学习各项基本操作，做到操作娴熟，以做到有条不紊的配合老师和医生，共同应对。除此之外，我还要向我的带教老师学习，全面的评估病人，应用自己的专业知识和经验去为病人争取更多的生机，做一个有思维会思考的聪明护士。

附录 III

临床护理教师教学评价表

科室：　　　　　　　　　　老师姓名：　　　　　　　　　　总分：

项目	总分	评价内容	评价等级					实际得分	备注
			A	B	C	D	E		
专业素质	25	仪表端庄、规范	5	4	3	2	1		
		语言文明	5	4	3	2	1		
		生活护理踏实	5	4	3	2	1		
		严守劳动纪律	5	4	3	2	1		
		工作责任心强	5	4	3	2	1		
专业水平	20	护理理论水平	10	8	6	4	2		
		护理技能	10	8	6	4	2		
教学方法和教学水平	35	充分利用各种机会教学	5	4	3	2	1		
		讲解清楚、易懂	5	4	3	2	1		
		示范熟练、规范	5	4	3	2	1		
		提问（质量、技巧、频率）	5	4	3	2	1		
		指导健康教育、心理护理	5	4	3	2	1		
		指导护理程序的运用	5	4	3	2	1		
		放手不放眼	5	4	3	2	1		
人际关系	20	尊重学生	5	4	3	2	1		
		关心、爱护学生	5	4	3	2	1		
		有效与服务对象沟通	5	4	3	2	1		
		有效与护生沟通	5	4	3	2	1		
合　　　计									

评价者签名：__________　　填写日期：__________

附录 IV

护理学专业学生临床能力评价

一、护生操作技能评价表

静脉注射技术操作考核多维评分标准

单位＿＿＿＿＿ 班级＿＿＿＿＿＿ 姓名＿＿＿＿＿ 学号＿＿＿＿＿

项目		总分	技术操作要求	评分等级				实际得分	备注
				A	B	C	D		
仪表		5	仪表端庄、服装整洁，戴口罩	5	4	3	2		
评估		10	了解病情及局部皮肤、血管状况	4	3	2	1		
			与病人沟通，语言恰当，态度和蔼，	3	2	1	0		
			解释操作方法及配合指导	3	2	1	0		
操作前准备		6	无长指甲，洗手	2	1	0	0		
			备齐用物、放置合理	2	1	0	0		
			环境安排合理	2	1	0	0		
操作过程	安全与舒适	8	注意安全，认真核对医嘱、治疗卡	4	3	2	1		
			病人卧位正确、舒适、保暖	4	3	2	1		
	抽药	24	核对并检查药液及无菌物品的内容、方法正确	4	3	2	1		
			取用消毒剂、无菌物品方法正确，不污染	3	2	1	0		
			药瓶处理、消毒方法正确，不污染	2	1	0	0		
			取用注射器针头，不污染	6	5	4	3		
			抽药方式、剂量准确，不剩、漏，不污染	7	6	5	4		
			抽药后放置合理，不污染	2	1	0	0		
	注射	34	再次核对病人及医嘱，选择静脉	4	3	2	1		
			消毒皮肤范围、方法正确	2	1	0	0		
			系止血带部位、方法正确	2	1	0	0		
			排气方法正确，不浪费和污染药液	4	3	2	1		
			穿刺一针见血（退针一次扣 2 分）	10	8	6	4		
			有回血后及时二松（拳、止血带），固定针头	5	4	3	2		
			注射速度适宜，拔针方法正确	5	4	3	2		
			核对	2	1	0	0		

续表

项目	总分	技术操作要求	评分等级				实际得分	备注
			A	B	C	D		
操作后	8	物品用后处理正确并洗手 合理安排病人及床单位，注意用药反应	4 4	3 3	2 2	1 1		
评价	5	动作轻巧、准确、节力、操作正规 病人感觉良好	2 3	1 2	0 1	0 0		
总分	100							

二、护生临床护理能力评价

护生临床护理能力评价表

学生姓名:__________ 实习时间:__________ 总分:__________ 等级:__________

	4	3	2	1	0
Ⅰ. 展示运用护理程序满足患者基本健康需求的能力					
A. 通过体检收集资料的能力					
B. 通过病人、病史记录、其他工作人员等途径收集资料的能力					
C. 运用理论知识分析病人资料的能力					
D. 根据收集的资料确立护理诊断					
E. 针对每一护理诊断制定护理目的					
F. 制定可测量的护理目标					
G. 制定满足个体基本需要的护理措施					
H. 护理措施具有科学的理论依据					
I. 护理计划的实施					
例如：准确计算药物的计量、按时给药、具有相关的药理知识					
严格遵守无菌技术原则及防护措施					
保证操作的安全性					
J. 及时向带教老师或其他医务人员报告病人的病情变化					
K. 为病人提供恰当的健康教育					
L. 根据护理目标评价护理结果					
M. 根据评价结果修订护理计划					
Ⅱ. 展示护理病人的责任					
A. 明确作为实习学生的角色及职责					
B. 答复病人的需求					
C. 依据专业标准为病人提供高质量护理					

续表

	4	3	2	1	0
D. 对自身的护理实践负责（如准时、有准备、安全）					
例如：为实习做好充分准备					
准时到岗					
衣着规范					
生病时及时向带教老师报告					
离开病房时向带教老师或其他工作人员打招呼					
按时完成各项任务					
Ⅲ. 明确自身的学习需求及目标					
A. 明确自身的优点和缺点					
B. 利用各种学习资源					
Ⅳ. 与病人及工作人员有效沟通					
A. 在与病人的接触中运用治疗性沟通技术					
B. 准确交接病人的情况					
C. 护理记录简洁、清楚、正确					
D. 与其他工作人员有效沟通					

三、护生实习讨论会口头报告评价表

护生实习讨论会口头报告评价表

姓名____________

汇报的题目

对下列每项行为进行评价。将适当的数字画圈，在空的地方写下评语给报告者以反馈。

行为　　等级

1　2　3　4　5

很少　　很多

讨论会中的领导角色

1. 领导小组对主要观点展开讨论　1　2　3　4　5
2. 鼓励同伴积极参与讨论　1　2　3　4　5
3. 鼓励对观点的开放性讨论　1　2　3　4　5
4. 协助小组综合所报告的观点　1　2　3　4　5

评语

所报告内容的质量

5. 准备了报告的目标　1　2　3　4　5
6. 报告的内容与目标、护生的临床实践相关　1　2　3　4　5
7. 报告的内容正确且先进　1　2　3　4　5
8. 报告的内容反映了相关理论和研究　1　2　3　4　5

评语

报告的质量

9. 内容组织和报告具有逻辑性 1 2 3 4 5
10. 清楚地解释其观点 1 2 3 4 5
11. 报告中考虑到时间限制和小组的需求 1 2 3 4 5
12. 强调了关键点 1 2 3 4 5
13. 鼓励其他护生提问 1 2 3 4 5
14. 准确回答护生问题 1 2 3 4 5
15. 支持不同的观点并鼓励护生讨论 1 2 3 4 5
16. 具有热情 1 2 3 4 5

评语

四、护生专业素质评价表

护生专业素质评价表

学生姓名： 实习病房： 总分

项目	分值	考评内容	评分等级					实际得分	备注
			A	B	C	D	E		
仪表、举止	10	着装符合要求	5	4	3	2	1		
		举止端庄	5	4	3	2	1		
实习纪律	15	无迟到（发生一次扣5分）	5						
		无早退（发生一次扣5分）	5						
		无串岗脱岗（发生一次扣5分）	5						
学习态度	20	认真听取老师的指导	5	4	3	2	1		
		勤思考、多提问	5	4	3	2	1		
		责任心强	5	4	3	2	1		
		积极主动	5	4	3	2	1		
实习表现	20	生活护理踏实	5	4	3	2	1		
		适应及应变能力好	5	4	3	2	1		
		熟悉分管病人的情况	5	4	3	2	1		
		认真完成各项学习任务	5	4	3	2	1		
法律与安全意识	20	不擅自执行医嘱	5	4	3	2	1		
		严格执行查对制度	5	4	3	2	1		
		严格遵守无菌操作原则	5	4	3	2	1		
		爱护公物	5	4	3	2	1		
人际关系	15	尊敬老师	5	4	3	2	1		
		对病人服务态度好	5	4	3	2	1		
		团结同组实习的同学	5	4	3	2	1		
总　分									

评价者签名： 日期： 年 月 日

附录Ⅴ

护理临床教学环境评价指标体系

1 人际关系

1.1 临床带教老师及其他工作人员能够顾及学生感受。

1.2 临床带教老师及其他工作人员能控制自己的情绪，对学生表现出耐心与宽容。

1.3 临床带教老师及其他工作人员能对遇到困难的学生伸出援手。

1.4 临床实习负责人经常与学生进行沟通与交流。

1.5 临床带教老师及其他工作人员对学生的态度友好而周到。

1.6 临床实习负责人能经常到病房巡视并了解情况。

1.7 临床实习负责人关注学生遇到的问题，并及时做出反应。

2 工作氛围和团队精神

2.1 病房的工作人员都很容易接近。

2.2 病房的工作人员能很好地相互配合。

2.3 病房的工作人员具有团结的集体精神。

2.4 病房的工作人员全力以赴完成临床工作。

2.5 工作时间工作人员很少讨论与工作无关的事情。

2.6 在参加交班、护理查房、护士例会这样的讨论时，学生感到气氛融洽。

2.7 病房的氛围是积极向上且具有感染力的。

3 学生参与性

3.1 临床教师及其他工作人员愿意听取学生对临床工作及教学的合理建议。

3.2 学生并非被安排从事简单劳动，而是有充分的机会锻炼各项技术。

3.3 学生的工作能力及对病房的贡献能得到适当的肯定。

3.4 学生感受到自己是病房的一份子，有归属感及责任感，工作投入。

3.5 学生参与病房交接班工作及护士例会。

3.6 指导教师和临床工作人员能与学生共同讨论患者病情，使学生直接参与对病人的护理活动。

3.7 临床实习讨论会由学生占主导地位。

4 任务定位

4.1 学生知道自己在临床工作中的角色和工作范畴。

4.2 病房的工作分配清楚，学生们知道自己的工作内容。

4.3 临床环境井然有序，组织性好。

4.4 临床带教老师和工作人员常与学生讨论与教学有关的问题。

4.5 临床所有工作人员都能准时进行自己的工作。

4.6 病房工作人员及学生的工作量是经过认真安排的。

4.7 临床带教老师及其他工作人员对学生进行工作指示时，能说明重点。

5 创新性

5.1 病房经常会采纳合理的新想法。

5.2 临床教学方法经常会根据情况灵活变化。

5.3 学生的工作并不是单一的，而是多样的。

5.4 在一个病房实习较长时间时，学生能和不同的临床带教老师工作，体验不同工作方式。

5.5 临床教师能提出新颖又有助于学生独立思考的问题。

5.6 临床教师不使用权威、古板的方式指导学生，鼓励学生自由讨论、独立思考。

5.7 临床教学方法具有创新性、多样化的特点。

6 个性化

6.1 病房的工作人员完成一项工作时不拘泥于一种方式。

6.2 在不违反临床规则的前提下，学生通常可以自己决定完成任务的顺序和速度。

6.3 学生对排班有发言权。

6.4 学生可以就自己在临床的工作量提出建议，进行协商。

6.5 临床教学的内容、速度及方法可因学生个人能力及兴趣的不同区别设定。

6.6 学生有机会在临床学习中发展自己的兴趣。

6.7 在病房里，学生可以参与安排自己活动的决定。

附录 VI

继续护理学教育试行办法

继续护理学教育试行办法

卫继委发[1997]9

本试行办法根据卫生部《继续医学教育暂行规定》制定

第一条 为了提高护理技术人员素质，促进护理学的发展，必须逐步建立连贯性护理学教育的完整体系和制度，以适应社会主义卫生事业的发展。

第二条 继续护理学教育是继毕业后规范化专业培训之后，以学习新理论、新知识、新技术、新方法为主的一种终生性护理学教育，目的是使护理技术人员在整个专业生涯中，保持高尚的医德医风，不断提高专业工作能力和业务水平，跟上护理学科学的发展。

第三条 继续护理学教育的对象是毕业后通过规范或非规范化的专业培训，具有护师及护师以上专业技术职务的正在从事护理专业技术工作的护理技术人员。参加继续护理学教育，既是广大护理技术人员享有的权利，又是应尽的义务。

第四条 卫生部继续医学教育委员会是在卫生部领导下，对全国继续护理学教育进行领导、管理和质量监控的权威性组织。

第五条 卫生部继续医学教育委员会聘请医院、高等医学院校、科研单位和有关护理学学术团体等的7～9位专家组成继续护理学教育学科组。

护理学学科组受卫生部继续医学教育委员会委托承担以下任务：

1. 负责国家级继续护理学教育项目及其主办单位和学分的审定，报卫生部继续医学教育委员会批准。

2. 推荐优秀的国家级继续护理学教育文字、声像教材和电视节目，发展多媒体教学及远程教育。

3. 研究并提出全国继续护理学教育发展计划和指导意见，并向卫生部继续医学教育委员会提出建议。

4. 卫生部继续医学教育委员会交付的其他工作。

第六条 各省、自治区、直辖市继续医学教育委员会要重视继续护理学教育，成立护理学学科组，积极开展继续护理学教育。

第七条 各级卫生行政主管部门应加强对继续护理学教育工作的领导，各医疗卫生单位、高等医学院校和护理学学术团体应将开展继续护理学教育作为一项重要的任务，鼓励、组织和监督护理技术人员积极参加继续护理学教育活动，并从制度上予以保证。

第八条　继续护理学教育的内容要适应不同专科护理技术人员的实际需要，注意针对性、实用性和先进性，应以现代护理学科学技术发展中的新理论、新知识、新技术和新方法为重点。

第九条　继续护理学教育活动包括：学术会议、学术讲座、专题讨论会、专题讲习班、专题调研和考察、疑难病历护理讨论会、技术操作示教、短期或长期培训等，为同行继续护理学教育提供教学、学术报告、发表论文和出版著作等，亦应视为参加继续护理学教育。

第十条　继续护理学教育应以短期和业余学习为主，其形式和方法可根据不同内容和条件，灵活多样。

自学是继续护理学教育的重要形式，应有明确的目标并经考核认可，各单位要积极提供有关的文字和声像教材。

第十一条　国家级继续护理学教育项目的申报办法按《国家级继续医学教育项目申报、认可试行办法》执行。中华护理学会总会举办国家级继续护理学教育项目可直接向卫生部继续医学教育委员会申报。

第十二条　继续护理学教育实行学分制，可按照《继续医学教育学分授予试行办法》执行，护理技术人员每年参加经认可的继续护理学教育活动的最低学分数为 25 学分，其中Ⅰ类学分须达到 3 ~ 10 学分，Ⅱ类学分达到 15 ~ 22 学分。省、自治区、直辖市级医院的主管护师及其以上人员 5 年内必须获得国家级继续护理学教育项目授予 5 ~ 10 个学分。

第十三条　建立继续护理学教育登记制度。登记的内容应包括：项目名称、编号、日期、内容、形式、认可部门、学分数、考核结果、签章等。登记证由省、自治区、直辖市继续医学教育委员会印制和发放。登记证由本人保存，在参加继续护理学教育项目后由主办单位签章认可，作为参加继续护理学教育的凭证。

第十四条　各单位应建立继续护理学教育档案，将本单位护理技术人员参加继续护理学教育活动的情况作为本人考绩的一项内容。

第十五条　护理技术人员须按规定取得每年接受继续护理学教育的最低学分数，才能作为再次注册、聘任及晋升高一级专业技术职务的条件之一。

第十六条　本办法由卫生部继续医学教育委员会负责解释。

第十七条　本办法自发布之日起试行。

卫生部继续医学教育委员会

一九九七年十二月九日

附 录 VII

国家级继续医学教育项目申报表

申请代码：

国家级继续医学教育项目
申 报 表

项目名称 ________________________________

所在学科 ________________________________

申报单位（盖章）________________________________

邮政编码 ________________________________

申报日期 ________________________________

<table>
<tr><td colspan="9">国内外本领域的最新进展</td></tr>
<tr><td colspan="9"></td></tr>
<tr><td colspan="9">本领域存在的问题</td></tr>
<tr><td colspan="9"></td></tr>
<tr><td colspan="9">项目的目标</td></tr>
<tr><td colspan="9"></td></tr>
<tr><td colspan="9">项目的创新之处</td></tr>
<tr><td colspan="9"></td></tr>
<tr><td colspan="9">项目培训需求及效益、效果分析</td></tr>
<tr><td colspan="9"></td></tr>
<tr><td colspan="9">主办单位近几年与项目有关的工作概况
（包括开展的培训、科研工作以及师资队伍情况）</td></tr>
<tr><td colspan="9"></td></tr>
<tr><td rowspan="13">项目负责人简况</td><td>姓名</td><td></td><td>性别</td><td></td><td>出生年月日</td><td colspan="3"></td></tr>
<tr><td>职称</td><td></td><td>职务</td><td></td><td>最高学历</td><td colspan="3"></td></tr>
<tr><td>工作单位</td><td colspan="4"></td><td>从事专业</td><td colspan="2"></td></tr>
<tr><td colspan="8">工作简历</td></tr>
<tr><td colspan="8"></td></tr>
<tr><td colspan="8">教育经历</td></tr>
<tr><td colspan="8"></td></tr>
<tr><td colspan="8">本人曾开展过哪些相近的培训</td></tr>
<tr><td colspan="8"></td></tr>
<tr><td colspan="8">本人曾开展过哪些相近的研究</td></tr>
<tr><td colspan="8"></td></tr>
<tr><td colspan="8">本人曾发表过哪些相近的文章</td></tr>
<tr><td colspan="8"></td></tr>
</table>

<table>
<tr><td colspan="5">项目讲授题目及内容简要</td></tr>
<tr><td>讲授题目</td><td>内容</td><td>授课教师</td><td>学时</td><td>教学方法</td></tr>
<tr><td></td><td></td><td></td><td></td><td></td></tr>
</table>

授课教师	姓名	专业技术职称	主要研究方向	所在单位	签字

举办方式					
举办起止日期	年 月 日 —— 年 月 日				
举办期限（天）		考核方式			
教学对象		拟招生人数			
教学总学时数		讲授理论时数			
		实验（技术示范）时数			
举办地点		拟授学员学分			
主办单位		联系电话		联系人	
申报单位		联系电话		联系人	

项目负责人通讯地址			
项目负责人联系电话		项目负责人邮政编码	
省（自治区、直辖市）继续医学教育委员会、新疆生产建设兵团卫生局、卫生部直属单位、有关学术团体等单位意见	盖章 年 月 日		
备 注			

附 录 VIII

国家级继续医学教育基地项目备案表

2013 年国家级继续医学教育基地项目备案表

所在单位：（公章） 填表人： 电话： 申报日期： 年 月 日

<table>
<tr><td>基地名称</td><td colspan="2"></td><td colspan="2">基地负责人</td><td></td></tr>
<tr><td>基地负责人联系电话</td><td colspan="2"></td><td colspan="2">邮政编码</td><td></td></tr>
<tr><td>通讯地址</td><td colspan="5"></td></tr>
<tr><td>项目名称</td><td colspan="2"></td><td colspan="2">项目
所属学科</td><td></td></tr>
<tr><td>项目负责人</td><td></td><td>项目负责人
联系电话</td><td colspan="3"></td></tr>
<tr><td>项目负责人
所在单位及从事专业</td><td colspan="2"></td><td colspan="2">项目负责人
专业技术职称</td><td></td></tr>
<tr><td>举办目的</td><td colspan="5"></td></tr>
<tr><td>项目讲授题目及简要内容</td><td colspan="5"></td></tr>
<tr><td>项目水平及
在国内外的地位</td><td colspan="5"></td></tr>
<tr><td rowspan="3">授
课
教
师</td><td>姓名</td><td>专业技
术职称</td><td>所在单位及从事
专业</td><td>讲授题目</td><td>学时数</td></tr>
<tr><td></td><td></td><td></td><td></td><td></td></tr>
<tr><td></td><td></td><td></td><td></td><td></td></tr>
<tr><td>举办方式</td><td colspan="2"></td><td colspan="2">举办起
止日期</td><td>年 月 日—
年 月 日</td></tr>
<tr><td>举办天数</td><td colspan="2">天 / 期</td><td colspan="2">考核方式</td><td></td></tr>
<tr><td>教学对象</td><td colspan="2"></td><td colspan="2">拟招生人数</td><td>人 / 期</td></tr>
<tr><td>教学总学时数</td><td colspan="2"></td><td colspan="2">讲授理论学时数</td><td></td></tr>
<tr><td>实验示范时数</td><td colspan="2"></td><td colspan="2">拟授学分</td><td>分 / 期</td></tr>
<tr><td>举办地点</td><td colspan="5"></td></tr>
<tr><td>国家级继续医学教育基地审核意见</td><td colspan="5">盖章 年 月 日</td></tr>
<tr><td>备 注</td><td colspan="5"></td></tr>
</table>

中英文名词对照索引

E

F

G

H

X

Y

Z

参考文献

1. American Association of Colleges of nursing. Essentials for Baccalaureate Education for Professional Nursing Practice. Washington. DC：AACN，2008

2. 柯森主译．奥恩斯坦，等．课程：基础、原理和问题．第 3 版．南京：江苏教育出版社，2002.

3. 陈理宣．教育学原理——理论与实践．北京：北京师范大学出版社，2010.

4. 陈琦，刘儒德．当代教育心理学．北京：北京师范大学出版社，2007.

5. 邓艳红．课程与教学论．北京：首都师范大学出版社，2007.

6. Elliot W. Eisner. Benjamin Bloom. the quarterly review of comparative education.2000，9（3）

7. 黄金月．高级护理实践导论．第 2 版．北京：人民卫生出版社，2012.

8. 顾建民．高等教育学．杭州：浙江大学出版社，2008.

9. 姜安丽．护理教育学．第 3 版．北京：人民卫生出版社，2012.

10. 金娣，王刚．教育评价与测量．北京：教育科学出版社，2010.

11. 李剑平．大学教学论．济南：山东大学出版社，2008.

12. 李小寒．护理教育学．北京：人民卫生出版社，2003.

13. 李允，周海银．课程与教学原理．济南：山东人民出版社，2008.

14. 林菊英，陈淑英，阮洪，等．现代实用护理学．上海：复旦大学出版社，2007.

15. 刘建清．高等学校教务管理概念探析．教育教学论坛.2011，26：210-213.

16. 潘懋元．新编高等教育学．北京：北京师范大学出版社，2009.

17. 皮连生．教学设计．第 2 版．北京：高等教育出版社，2009.

18. 全国十二所重点师范大学联合编写．教育学基础．第 2 版．北京：教育科学出版社，2008.

19. 孙宏玉．护理教育学．北京：北京大学医学出版社，2009.

20. 谭英海，杨旭．新编现代教育理论．济南：山东人民出版社，2009.

21. 王道俊，郭文安．教育学．第 6 版．北京：人民教育出版社，2009.

22. 王彦才，郭翠菊．教育学．北京：北京师范大学出版社，2010.

23. 王以宁．教学媒体理论与实践．北京：高等教育出版社，2007.

24. 威廉 F. 派纳，威廉 M. 雷诺慈，等．理解课程（上）．张华，等译．北京：教育科学出版社，1999.

25. 吴式颖．外国教育史教程．北京：人民卫生出版社，1999.

26. 吴志宏．教育管理学．北京：人民教育出版社.2006.

27. 郄海霞．美国主要研究型大学教师队伍管理的特点及启示．比较教育研究，2006，（4）：65-69.

28. 夏海鸥，孙宏玉．护理教育理论与实践．北京：人民卫生出版社，2012.

29. 袁振国．当代教育学．北京：教育科学出版社，2010.

30. 张继华，滕明兰．高等教育比较研究．北京：人民出版社，2007.

31. 赵敏，江月孙．学校管理学新编．广州：广东高等教育出版社，2008.

32. 郑金洲．教学方法应用指导．上海：华东师范大学出版社，2006.

33. 郑修霞．护理教育导论．北京：北京大学医学出版社，2011.

34. 周晚田．可持续发展与素质教育．长沙：湖南师范大学出版社，2004.

35. 靳玉乐．现代教育学．成都：四川教育出版社，2011.

36. American Association of Colleges of nursing. Essentials for Baccalaureate Education for Professional Nursing Practice. Washington.DC：AACN，2008.

37. 黄金月，刘均娥．基于问题的学习法在生命末期照顾教学中的应用及启示．中华护理杂志，2012.47（6）：525-527.

38. 张积家．高等教育心理学．北京：高等教育出版社，2009.

39. 黄金月．高级护理实践导论．第 2 版．北京：人民卫生出版社，2012.

40. 陈琦，王亚东，尹娜，等．基于电子学习档案袋（e-Portfolio）的教学评价在医学教育中的应用研究．继续医学教育，23（2）：26-29.

41. 柴邦衡．ISO9000 质量管理体系．北京：机械工业出版社，2006.

42. 程春华，韩海彬．电大远程开放教育教学质量模糊综合评价．成人教育，2010，13（3）：17-19.